LES

GRANDS ÉCRIVAINS

DE LA FRANCE

NOUVELLES ÉDITIONS

PUBLIÉES SOUS LA DIRECTION

DE M. AD. REGNIER

Membre de l'Institut

CHARTRES. — IMPRIMERIE DURAND
Rue Fulbert, 9.

MÉMOIRES

DE

SAINT-SIMON

TOME XXIII

MÉMOIRES

DE

SAINT-SIMON

NOUVELLE ÉDITION

COLLATIONNÉE SUR LE MANUSCRIT AUTOGRAPHE

AUGMENTÉE

DES ADDITIONS DE SAINT-SIMON AU JOURNAL DE DANGEAU

et de notes et appendices

PAR A. DE BOISLISLE

Membre de l'Institut

AVEC LA COLLABORATION DE L. LECESTRE

ET DE J. DE BOISLISLE

TOME VINGT-TROISIÈME

PARIS

LIBRAIRIE HACHETTE ET Cie

BOULEVARD SAINT-GERMAIN, 79

1911

MÉMOIRES

DE

SAINT-SIMON

Seignelay[1] mourut fort brusquement d'une manière de pourpre[2]. Il étoit encore fort jeune[3], et, quoique fort gros[4], il excelloit à danser. Il s'étoit fait aimer et estimer à la guerre[5] et à la cour[6], avoit apprivoisé la Salle, dont, à la mort de son père, ministre et secrétaire d'État, on lui avoit acheté la survivance de sa charge de maître de la garde-robe du Roi avec exercice en son absence[7], qui

(Suite de 1712.) Mort de Seignelay; son* caractère. Maillebois maître de la garde-robe sans qu'il lui en coûte rien, et la Salle en tire le dou-

1. Marie-Jean-Baptiste Colbert : tome VI, p. 390.

2. Il mourut le 26 février (*Mercure* de mars, p. 85; *Gazette*, p. 132; *Journal de Dangeau*, tome XIV, p. 106; *Mémoires du marquis de Sourches*, tome XIII, p. 313-314). Rigaud avait fait son portrait en 1709, moyennant cinq cents livres.

3. Il n'avait pas encore vingt-neuf ans.

4. Comme son père, qui était lui-même gros et court.

5. Il était colonel du régiment de Champagne, qui, à Malplaquet, avait enlevé six drapeaux aux ennemis. Dans l'Addition n° 567 (notre tome XII, p. 489), Saint-Simon avait parlé de « la fine valeur de tous les Colberts. »

6. Les mots *et à la cour* ont été ajoutés en interligne.

7. Déjà dit dans le tome XV, p. 358. C'est à cause de ces fonctions

* Les premières lettres de *son* surchargent une M effacée du doigt.

ble. 12 000# de pension à Goësbriand.

le regardoit comme son fils, et il étoit parvenu aux bontés du Roi fort marquées[1]. Ce fut un vrai dommage. Il étoit gendre de la princesse de Fürstenberg[2], dont il ne laissa qu'une fille fort riche, aujourd'hui duchesse de Luxembourg[3]. La Salle y gagna une seconde fois sa charge[4], dont il fit aussitôt le marché avec Desmaretz pour son fils Maillebois, aujourd'hui chevalier de l'Ordre et maréchal de France, de la charge, et non de la survivance, moyennant cinq cent mille livres, et le payement actuel, en outre, de trois années d'appointements de sa charge qui lui étoient dues, et conserva son logement et les grandes entrées[5]. Il n'en coûta rien à Desmaretz : le Roi lui donna deux cent mille livres, et à son fils un[6] brevet de retenue du reste[7]. Ce ne fut pas tout : il obtint en même temps pour Goësbriand, son gendre, chevalier de l'Ordre, et qui

que M. de Seignelay avait un logement au grand commun de Versailles (*Dangeau*, tome XII, p. 29).

1. En janvier 1700, le Roi lui avait donné une pension de six mille livres.

2. On a vu ce mariage se faire en 1708 : tome XV, p. 358.

3. Marie-Sophie-Émilie-Honorate Colbert de Seignelay épousa en 1724 Charles-François de Montmorency, duc de Piney-Luxembourg, et mourut le 29 octobre 1747, à trente-six ans.

4. Dangeau explique que, par le traité fait entre MM. de Seignelay et de la Salle, si le premier mourait dans les dix premières années, la survivance passerait à son frère, et qu'au contraire elle reviendrait à M. de la Salle, s'il ne mourait que plus tard ; voyez aussi les *Mémoires de Sourches*, tome VI, p. 223-225.

5. *Dangeau*, p. 111 ; *Sourches*, p. 323. Les provisions, du 22 mars, sont dans le registre O¹56, aux Archives nationales, fol. 82-83. M. de la Salle eut des lettres de vétérance et la conservation de ses entrées (*ibidem*, fol. 85 v° et 86 v°).

6. *Un* surcharge *3*.

7. Ce brevet d'assurance de trois cent mille livres, daté du 24 mars, est dans le même registre O¹56, fol. 83 v°. Le don de deux cent mille livres au père y est mentionné, ainsi que les noms des financiers qui avaient prêté la somme nécessaire au payement comptant.

avoit un bon gouvernement[1], douze mille livres de pension[2]. Peu de jours après[3], il donna au duc de Guiche la survivance de son père des gouvernements de basse Navarre, Béarn, Bigorre, Bayonne, et Saint-Jean-Pied-de-Port[4], qui est un morceau de près de cent cinquante mille [livres] de rente[5], et où sont toutes leurs terres. En même temps, il fit le maréchal de Tallard duc vérifié[6]. De cette dernière grâce, je n'en ai point su l'intrigue ni l'anecdote: peut-être fut-ce un fruit de la nouvelle faveur du maréchal de Villeroy; au moins le[7] nouveau duc fut déclaré un jour ou deux après une fort longue audience que le Roi avoit donnée au maréchal de Villeroy, le soir, chez Mme de Maintenon[8]. En même temps encore, le Roi donna, avec une légère augmentation, l'appartement de Monseigneur qu'occupoit le Dauphin, à M. et à Mme la duchesse de Berry[9], et le leur aux deux fils du duc du Maine, avec la survivance de son gouvernement de Languedoc à l'aîné[10]. Il y avoit près de deux ans que son frère et lui avoient celles de l'artillerie et des Suisses.

Survivance des gouvernements de Béarn, Bayonne, etc., au duc de Guiche*.

Tallard duc vérifié.

Appartement de Monseigneur donné à M. et Mme la duchesse de Berry; le leur aux fils du duc du Maine, et, au prince de Dombes, la survivance du

1. Celui de Verdun : tome XX, p. 249.

2. *Dangeau*, p. 114. Les *Mémoires de Sourches* sont plus explicites (p. 335): « On sut que le Roi avoit continué au marquis de Goësbriand la pension de douze mille livres qu'il lui avoit accordée pour avoir défendu Aire, en attendant qu'il vaquât quelque gouvernement (notre tome XX, p. 223), quoique depuis il lui eût donné celui de Verdun. »

3. Le 24 mars : *Dangeau*, p. 114; *Sourches*, p. 336.

4. Petite ville fortifiée du diocèse de Bayonne, à une lieue de la frontière espagnole, avec une bonne citadelle; elle était regardée comme la capitale de la basse Navarre. Les appointements du gouverneur montaient à onze mille quatre cents livres.

5. Sur ces gouvernements, voyez notre tome XII, p. 84 et note 3.

6. *Dangeau*, p. 114; *Sourches*, p. 335. Les lettres d'érection sont dans l'*Histoire généalogique*, tome V, p. 248 et suivantes.

7. *Le* corrige *ce*, ou inversement.

8. Dangeau mentionne cette audience le 18 mars, et c'est le 23 que le duché nouveau fut déclaré.

9. *Dangeau*, p. 122. — 10. *Ibidem*, p. 145; *Sourches*, p. 387.

* Cette manchette est placée deux lignes trop haut dans le manuscrit.

gouvernement de Languedoc.

L'aîné [1] alloit avoir douze ans, et le cadet ne passoit pas sept et demi.

Estaing* vend sa charge dans la gendarmerie. Chimère de ce corps sur l'ordre du Saint-Esprit. Disgression sur le prétendu droit des fils de France, etc., de présenter au Roi des sujets pour

Estaing [2], lieutenant général de mérite et de bonne maison [3], mort chevalier de l'Ordre, avoit gardé jusqu'alors sa compagnie des gendarmes-Dauphins [4]. La gendarmerie est féconde en chimères et en prétentions. La Trousse [5], maréchal de camp avec la même compagnie, avoit été un des légers chevaliers de l'Ordre de 1688 par la protection de Louvois, dont il étoit le parent et l'affidé ; Villarceaux [6], brigadier avec la même charge, l'avoit été aussi en la même promotion, c'est-à-dire les chevau-légers-Dauphins [7], parce que Mme de Maintenon, plus que

1. Cette dernière phrase semble ajoutée dans le blanc resté à la fin du paragraphe.

2. François III, comte d'Estaing : tome XIII, p. 43.

3. La première lettre de *Maison* corrige une *m*. — Il a été parlé de la maison d'Estaing dans notre tome XIV, p. 178, note 5.

4. Cette compagnie avait été créée le 13 décembre 1665 pour le grand Dauphin, fils de Louis XIV, sur le pied de trois cents hommes. L'uniforme était « bleu turquin » avec des dauphins brodés en argent sur les housses des chevaux.

5. Philippe-Auguste le Hardy, marquis de la Trousse, d'abord capitaine de chevau-légers (1653), acheta en 1667 l'enseigne des gendarmes du Dauphin et devint sous-lieutenant la même année ; il passa capitaine-lieutenant en 1669, obtint en 1675 le grade de maréchal de camp, celui de lieutenant général en 1677, le gouvernement d'Ypres en 1678 ; il fut envoyé en Italie en 1682 pour commander les troupes françaises qui s'y trouvaient ; revenu en France, il s'empara d'Avignon sans coup férir en 1686 et reçut le collier du Saint-Esprit en 1688, vendit sa charge des gendarmes-Dauphin en 1690 et mourut le 10 octobre 1691. Il était cousin germain de Mme de Sévigné par sa mère, Henriette de Coulanges ; aussi la marquise fit-elle une donation à sa fille Henriette de la Trousse, le 22 août 1673 (reg. Y 232, fol. 30 v°). Il y a un portrait de lui dans le ms. Clairambault 1167, fol. 10. Sa terre de la Trousse, dans la Brie champenoise, commune actuelle d'Ocquerre, avait été érigée en marquisat par lettres d'août 1651.

6. Charles de Mornay-Villarceaux : tome I, p. 109.

7. Les chevau-légers du Dauphin avaient été créés en janvier 1663

* La manchette porte *Estain*, mais le texte *Estaing*.

très amie de son père [1], l'étoit toujours demeurée, l'avoit fait nommer dans la promotion, et lui, qui étoit vieux et fort peu de la cour demanda et obtint que son fils fût fait chevalier de l'Ordre en sa place [2]. De là la gendarmerie prit prétention que ces charges donnoient l'Ordre, parce que, le Dauphin n'ayant point de maison, ces deux charges faisoient toute la sienne. Ils vouloient ignorer que le Dauphin n'a point de maison parce qu'il n'est qu'un avec le Roi, dont tous les officiers grands et petits le servent, et que, parce qu'il est un avec le Roi, il est censé l'être en tout, et par conséquent ne lui présente point de son chef de chevaliers de l'Ordre à faire, comme les fils de France, qui ont une maison, et le premier prince du sang, qui en a une image. Ainsi d'Estaing, qui, par sa naissance, son mérite et ses services, n'avoit pas besoin de ce chausse-pied pour être chevalier de l'Ordre, l'avoit gardé pour cela dans l'idée chimérique que la gendarmerie s'étoit faite sur deux exemples auxquels Monseigneur n'avoit influé en rien, et la vendit dès qu'il ne vit plus qu'un Dauphin dans la première enfance [3]. Mais, puisque l'occasion s'en présente si naturelle, il est bon de dire un mot de ces présentations à l'Ordre.

être faits chevaliers de l'Ordre.

Les fils de France en prétendent deux, et voudroient aller jusqu'à trois, les filles de France au moins un, les petits-fils de France un, les petites-filles de France un, le premier prince du sang un; et maintenant les autres princes du sang n'avouent plus qu'ils n'en ont point, et ceux qui sont en usage d'en avoir, se sont avisés, depuis le ministère de Monsieur le Duc, d'en prétendre en toutes

et avaient eu pour premier capitaine-lieutenant le frère de Louise de la Vallière. Leur uniforme était un peu plus clair que celui des gendarmes.

1. Louis de Mornay, marquis de Villarceaux: tome I, p. 107.

2. Tout cela a déjà été dit dans le tome I, p. 107-109.

3. C'est en avril 1713 que M. d'Estaing vendit sa charge des gendarmes-Dauphin à M. de Jonzac, fils du marquis d'Aubeterre, pour le prix de cinquante mille écus (*Dangeau*, tome XIV, p. 379 et 382).

les promotions qui sont de plus de huit chevaliers, et ont trouvé la complaisance que le Roi s'est borné chaque fois à ce nombre pour ne les pas mécontenter, ou plutôt le cardinal Fleury. Ces prétentions seront bientôt examinées. Rien de cela ni qui ait le moindre trait dans les statuts de l'Ordre premiers, seconds, troisièmes, qui sont les changements et les variations qu'on a expliquées ailleurs[1]; rien non plus dans aucun chapitre, ni règlement postérieur ; ainsi, rien d'écrit qui puisse appuyer quoi que ce soit de cette prétention en tout ni dans aucune de ses parties. Il faut donc en venir à l'usage. Henri III, instituteur de l'Ordre, en a fait dix promotions, et, en pas une des dix, on ne trouve aucun chevalier présenté à faire. Le duc d'Alençon étoit pourtant son frère, qui avoit une maison et une cour nombreuse, qui, par le malheur des temps, figuroit plus que n'a fait Gaston du règne de Louis XIII, et incomparablement plus que n'a fait Monsieur. Si on dit que le duc d'Alençon se moqua de l'institution de l'ordre du Saint-Esprit, qu'il ne voulut jamais le prendre, et qu'il affecta toujours de porter celui de Saint-Michel seul pour des raisons qui ne sont pas de notre sujet, on répondra que ce qui pouvoit être bon pour lui, que l'ordre nouveau ne pouvoit honorer ni distinguer, ne l'étoit pas pour ceux qui auroient pu être présentés par lui pour l'avoir, qui en auroient été fort aises, et lui de nommer à un ordre qu'il ne vouloit pas recevoir ; mais, outre ce raisonnement, le fait parle. Le duc d'Alençon n'y a jamais nommé, et il ne paroît point qu'il l'ait jamais prétendu. D'autres fils de France, il n'y en avoit point ; mais la reine Marguerite étoit sœur d'Henri III, et ne fut brouillée avec lui que pour y avoir été trop bien. Le roi de Navarre son mari, depuis successeur d'Henri III, étoit premier prince du sang ; il a été catholique longtemps, et demeurant à la cour depuis la Saint-Barthélemy. On ne voit nul vestige

1. Voyez notre tome XI, p. 171, note 5.

d'aucun chevalier de l'Ordre fait à leur nomination, ni d'aucune prétention là-dessus de leur part. Ainsi, nul usage en cette faveur sous Henri III, instituteur de l'Ordre. Henri IV, en six promotions qu'il a faites, est le premier qui ait pu donner lieu à l'origine de cette prétention. Ce fut par une seule chose, et qu'il n'a pas réitérée. Il faisoit élever à sa cour le prince de Condé, né posthume à Saint-Jean-d'Angély [1], et l'avoit ôté aux huguenots et à Charlotte de la Trémoïlle, sa mère [2]. Il mit auprès de lui tous domestiques de son choix, lui fit une maison, et, parce qu'Henri IV n'avoit point d'enfants, et qu'il vivoit séparé de la reine Marguerite sans dessein de la reprendre, il regardoit alors le prince de Condé comme l'héritier de la couronne. Il lui avoit donné pour gouverneur M. de Chevrières [3], à ce qu'il me semble, quoique le dernier livre des armes, noms et qualités de l'ordre du Saint-Esprit dise que c'étoit le comte de Belin [4], qui avoit été gouverneur de Paris pour la Ligue avant M. de Brissac [5]. Quoi qu'il en soit, l'un étoit Mitte [6], avoit passé par divers emplois, et eut un fils [7], aussi chevalier de l'Ordre en 1619, lieu-

1. Henri II : tome I, p. 165. — 2. Tome VII, p. 236.

3. Jacques Mitte de Miolans : tome XVIII, p. 408.

4. Jean-François de Faudoas, comte de Belin, petit-neveu du maréchal de Monluc, sous lequel il fit ses premières armes, fut gentilhomme de la chambre d'Henri III, lieutenant de Roi en Picardie et gouverneur de Ham, Ardres et Calais ; dans les derniers temps de la Ligue, il fut gouverneur de Paris et en prêta le serment le 9 mai 1591 ; c'est en 1596 que Henri IV le nomma gouverneur du prince de Condé ; il mourut en 1609. Un portrait de lui accompagné d'une bonne notice a été reproduit dans la récente généalogie de sa famille qui va être indiquée ci-après, page 8, note 2. Dans le tome XVIII, p. 408-409, Saint-Simon avait déjà fait la même confusion entre lui et M. de Chevrières.

5. Charles II de Cossé : tome VI, p. 69.

6. Cette ancienne famille s'intitulait au dix-septième siècle premiers barons du Lyonnais. Saint-Simon en a vanté l'antiquité et les alliances : notre tome XVIII, p. 481.

7. Melchior Mitte de Miolans, marquis de Saint-Chamond, eut en 1612 la lieutenance générale de Provence, et reçut l'ordre du Saint-

tenant général de Provence, ambassadeur à Rome, et ministre d'État[1]. L'autre étoit Faudoas[2], tous deux de qualité par eux-mêmes[3] à être chevaliers de l'Ordre. Ce qui marque que celui des deux qui étoit gouverneur du prince de Condé n'eut point l'Ordre en cette qualité comme présenté, ou, comme ils prétendent encore, nommé par lui, c'est que de cette promotion, qui fut de dix[4] chevaliers, le duc de Ventadour[5] fut le premier, M. de Chevrières le second, M. de Belin le troisième. Or, celui de Monsieur le Prince eût été le dernier, comme on l'a vu depuis. Au contraire, M. de Choisy[6], chevalier d'honneur de la reine Marguerite, qui étoit l'Hospital, fut le septième[7]. Il ne peut donc plus être question ici de la nomination de Monsieur le Prince, et, quant à celle de la reine Marguerite, il n'est pas croyable que, n'en ayant point[8] prétendu sous Henri III, elle s'en fût avisée sous Henri IV.

Esprit en 1619; maréchal de camp en 1621, il fut envoyé comme ambassadeur à Turin en 1627, puis à Mantoue, et à Londres en 1632; lieutenant général depuis 1630 et appelé au Conseil comme ministre d'État le 10 février 1633, il commanda l'armée qui opéra en Champagne et contre Nancy; en 1635, on l'envoya comme ambassadeur extraordinaire en Suède; il alla ensuite en Allemagne (1637), puis à Rome (1644), et mourut le 10 septembre 1649, âgé de soixante-trois ans.

1. Ici Saint-Simon distingue bien le père et le fils; il les avait confondus dans le tome XVIII, p. 408-409.

2. Maison de Guyenne, du diocèse de Montauban, dont les généalogistes font remonter l'ancienneté jusqu'au onzième siècle. Du Fourny en a publié l'Histoire en 1724 et tout récemment (1908) l'abbé Ledru et M. Eugène Vallée en ont donné une *Généalogie* en trois volumes.

3. La dernière lettre de *mesmes* a été ajoutée après coup.

4. *17* corrigé en *10*.

5. Anne de Levis, duc de Ventadour, gouverneur de Limousin et lieutenant général de Languedoc, mort en 1622.

6. Jacques de l'Hospital, marquis de Choisy-aux-Loges, chevalier d'honneur de Marguerite de Navarre et gouverneur d'Auvergne.

7. *Septiesme* est en interligne au-dessus des mots suivants biffés « le penultiesme le penultiesme (*sic*) et M. de la Vieuville grd fauconnier de France et pere du Surintendt fut le 8e, » et *8e* surchargeait *dr*.

8. Avant *point*, il a biffé un premier *pretendu*.

Ce prince lui marqua toujours la plus grande considération depuis qu'elle eut donné les mains à la dissolution de leur mariage, et il n'est pas surprenant qu'il ait eu celle de faire chevalier de l'Ordre son chevalier d'honneur : on ne peut donc faire aucun usage de cette promotion pour autoriser la prétention ; mais on la remonte à celle de 1595, où Claude Gruel, sieur de la Frette[1], fut le vingt-cinquième et le dernier. C'étoit véritablement un fort petit gentilhomme, et dont les emplois ne le portoient point à cette distinction. On dit qu'il étoit au comte de Soissons[2], et qu'en recevant le collier, venant à dire, suivant la formule : *Domine, non sum dignus,* Henri IV se mit à sourire et répondit : « Je le sais bien, je le sais bien ; mais mon cousin le comte de Soissons m'en a prié[3]. » Premièrement, René Viau, sieur de Champlivault[4], qui précéda immédiatement la Frette dans cette promotion, n'étoit pas meilleur que lui, ni plus brillant en emplois. Secondement, il seroit étrange qu'Henri IV ; qui s'étoit porté avec tant de partialité pour le prince de Condé dans le procès que le comte de Soissons lui intenta[5], eût fait un chevalier de l'Ordre à sa nomination dans une promotion de vingt-cinq chevaliers, et qu'il n'en eût fait aucun à celle du prince de Condé, premier prince du sang, duquel il prenoit un soin si particulier qu'il le fit venir à[6] sa cour pour l'élever sous ses yeux, et qu'en novembre de la même année le Parlement le vint saluer en corps à Saint-Germain comme l'héritier de la couronne,

1. Tome XVI, p. 56. — 2. Charles de Bourbon : tome XV, p. 148.

3. Cette anecdote a déjà été racontée dans le tome XVI, p. 56-57.

4. René Viau, seigneur de Champlivault, en Sologne (Saint-Simon écrit *Chanlivaut*, comme l'*Histoire généalogique*), était gouverneur d'Auxerre et capitaine de cinquante homme d'armes des ordonnances. Son contrat de mariage avec sa seconde femme Anne de Barbançon, veuve d'Antoine du Prat, prévôt de Paris, daté du 18 juillet 1594, est aux Archives nationales dans le registre Y 135, fol. 210.

5. Il a été parlé de ce procès dans le tome XXII, p. 105.

6. Cet *a* corrige un *de* par surcharge.

en vertu d'une lettre de cachet qu'Henri IV en avoit expédiée au camp devant[1] la Fère[2]. On pourroit dire qu'en janvier, que la promotion se fit, le prince de Condé n'étoit peut-être pas encore à la cour[3] : ce ne seroit pas une raison d'omettre son droit, s'il en avoit eu ; mais au moins étoit-il à la cour en janvier 1597, qu'en une promotion de vingt-deux chevaliers, il n'en eut aucun, ni le comte de Soissons. Troisièmement, ce conte porte à faux : les chevaliers du Saint-Esprit n'ont jamais dit, en[4] recevant l'Ordre, *Domine, non sum dignus*. Cette formule n'est ni dans les statuts, ni dans aucun règlement[5] ; elle n'a jamais été en usage, et on n'en a ouï parler que pour faire ce conte et la réponse d'Henri IV, qui peut être plaisante, mais qui, outre qu'elle n'a pu être faite sur une formule imaginaire qui n'a jamais été prononcée, elle[6] seroit trop cruelle aussi pour être vraisemblable. De tout cela il résulte que, sous Henri III ni sous Henri IV, nul usage de ces nominations et que, si le comte de Soissons a fait faire la Frette chevalier de l'Ordre, ç'a été faveur et grâce accordée à sa prière, et rien moins qu'un exercice et un droit qu'il n'eut et ne prétendit jamais[7].

1. *De* a été corrigé en *dev.*, conformément au texte des lettres.

2. Saint-Simon prend ces détails dans l'*Histoire généalogique*, tome I, p. 336-337. La lettre du Roi, datée du 17 novembre 1595, du camp devant la Fère, est transcrite au 20 novembre dans les registres du Parlement X[1A] 1740, fol. 49.

3. Il était alors en effet à Saint-Jean d'Angély et n'arriva à Saint-Germain qu'en septembre.

4. Avant *en*, Saint-Simon a biffé un premier *en receva[nt]*, qui surchargeait d'autres lettres.

5. C'était cependant la réponse réglementaire prescrite par l'article xxxv des statuts primitifs, ainsi que nous l'avons déjà dit dans le tome XVI, p. 57, note 4.

6. Il y a bien dans le manuscrit cet *elle* inutile.

7. A la suite de ce paragraphe, il y a, dans le manuscrit, trois lignes biffées, dont le sens se retrouvera plus bas. En voici le texte : « Louis XIV n'a fait que 2 grdes Prom. en 1661 et en 1688 ; touttes les autres n'ont esté que de 2, 3, 4 au plus excepté celles des 8 M[x] de Fr.,

Louis XIII n'a fait que deux grandes promotions, l'une en 1619, l'autre en 1633 ; le peu d'autres n'ont été que d'un chevalier à la fois. En 1619, on n'en voit aucun pour Gaston, duc d'Orléans, son frère ; mais le père du maréchal de Rochefort[1], chambellan du prince de Condé, qui, des cinquante-neuf de la promotion, fut le cinquante-troisième ; le baron de Termes[2], grand écuyer de France, en survivance de son frère[3], peut-être même en titre, car il y fut un moment, et, lorsqu'il fut tué devant Clairac[4], en 1621, la charge de grand écuyer fut rendue à son frère, le baron de Termes, dis-je, le[5] suivit immédiatement ; Hercule de Rohan, marquis de Marigny puis de Rochefort[6], frère de père et de mère[7] du duc de Montbazon[8], vint après ; puis, le comte de la Rocheguyon Silly[9], qui fut ensuite duc

où il ne fit que les M^x. C'est donc aux deux nombreuses qu'il faut s'arester. Celle de 1661 fut de 63 chevaliers, dans laquelle il est vray que... »

1. Louis d'Aloigny, marquis de Rochefort, bailli de Berry, lieutenant général de la province de Poitou, était chambellan du prince de Condé et lieutenant de sa compagnie de chevau-légers ; il eut la surintendance des bâtiments en 1621 et mourut le 3 septembre 1657.

2. César-Auguste de Saint-Lary, baron de Termes, d'abord chevalier de Malte et pourvu du grand prieuré d'Auvergne, résigna ce bénéfice pour épouser en 1615 une Chabot, à la prière de son frère, le duc de Bellegarde, qui n'avait pas d'enfants et qui lui abandonna à cette occasion sa charge de grand écuyer de France, dont il conserva néanmoins la survivance. Termes étant mort le 22 juillet 1621, Bellegarde rentra en possession de la charge.

3. Roger de Saint-Lary, duc de Bellegarde : tome I, p. 162.

4. Clairac, en Agenais (Saint-Simon écrit *Clerac*), dans le canton actuel de Tonneins, était une petite place fortifiée qui appartenait aux protestants. Louis XIII y mit le siège le 23 juillet 1621 et la ville se rendit le 4 août.

5. Il y a *la*, par erreur, dans le manuscrit.

6. Tome V, p. 229. Saint-Simon se trompe en l'appelant *Hercule* ; il avait pour prénom Alexandre ; c'était son frère le duc de Montbazon qui se nommait Hercule.

7. Louis VI de Rohan et Léonor de Rohan-Gyé : tome V, p. 226-227.

8. Hercule de Rohan : *ibidem*, p. 228.

9. François de Silly, comte de la Rocheguyon, damoiseau de Commercy, fils de la célèbre marquise de Guercheville, eut la charge de

à brevet[1], le marquis de Portes, vice-amiral, père de la première femme de mon père[2], le comte de la Rochefoucauld, qui devint après le premier duc et pair de sa maison[3], et le dernier marquis d'Estampes, grand maréchal des logis de la maison du Roi[4]. Le Roi auroit-il fait un chevalier de l'Ordre pour Monsieur le Prince sans en donner un à Monsieur? Mais[5] c'étoit le temps des troubles et de l'évasion de la Reine mère du château de Blois, où elle avoit été envoyée après la mort du maréchal d'Ancre[6]. Cela n'empêchoit pas le droit de Monsieur, s'il en avoit eu, et qui auroit vu avec un juste dépit Monsieur le Prince exercer le sien, tandis que le sien à[7] lui demeuroit inutile. Il n'est donc pas possible d'admettre le marquis de Rochefort dans cette promotion, et au rang qu'il y tint, comme de la nomination du prince de Condé[8]. En celle de [16]33,

grand louvetier de France en 1626, et fut tué devant la Rochelle le 19 janvier 1628.

1. Il fut créé duc par Louis XIII, par lettres de janvier 1621 ; mais elles ne furent jamais enregistrées (*Histoire généalogique,* tome IV, p. 739).

2. Antoine-Hercule de Budos (tome I, p. 139), père de Diane-Henriette de Budos, duchesse de Saint-Simon (*ibidem,* p. 22).

3. François V : tome XXI, p. 225.

4. Jacques II d'Estampes, seigneur de Valençay, né le 28 novembre 1579, fut lieutenant-colonel de la cavalerie légère en 1610, grand maréchal des logis de la maison du Roi en 1618, gouverneur de Montpellier (1622) et de Calais (1626), et mourut le 21 novembre 1639. Il était maréchal de camp depuis 1622.

5. Avant ce *mais,* Saint-Simon a biffé la phrase suivante : « Mais Monsieur venoit de derober clandestinem[t] son mariage en Lorraine; il estoit hors du Royaume et mal avec le Roy. Au moins par là neut il point de Chev. de l'Ordre, et le rang où le M. de Rochefort le receut ne (ici il a biffé *parq*) marque pas qu'il le fust par la nomination du P. de Condé. S'il le fut de la sorte malgré ce qui se voit, c'est en 1619 qu'il faut mettre l'époque du p[r] exemple de cet usage, inconnu entierm[t] pend[t] tout un siecle que l'Ordre estoit créé. »

6. Voyez le tome II des *Mémoires du cardinal de Richelieu,* édition de la Société de l'histoire de France, p. 208 et suivantes.

7. Cet *à* a été ajouté en interligne.

8. Il est à remarquer que, pour cette promotion de 1619, Marie de

on ne voit, en quarante-trois[1] chevaliers, aucun pour Monsieur, qui alors étoit hors du royaume, ni pour M. le prince de Condé. Jusqu'ici donc, nul usage de ce prétendu droit.

Louis XIV n'a fait que deux grandes promotions en 1661 et en 1688; toutes les autres n'ont été que par occasions particulières, de deux, trois, rarement quatre à la fois, excepté celle de tous les maréchaux de France qui ne l'étoient pas[2]. C'est donc en ces deux grandes promotions qu'il faut mettre l'époque du premier usage de ce prétendu droit, c'est-à-dire après trois[3] rois grands maîtres. après un grand nombre de promotions, après quatre-vingt-deux[4] ans de l'institution de l'Ordre[5]. Il est vrai qu'en 1661, où la promotion fut de cinquante-trois chevaliers[6], Monsieur eut deux chevaliers, les comtes de Clère[7] et de Vaillac[8], capitaines de ses gardes[9], qui se suivirent l'un

Médicis fut très mécontente qu'elle ait été faite sans qu'elle ait pu exercer son droit de présentation (*Mémoires de Richelieu*, tome II, p. 392).

1. Dans le manuscrit, *43* surcharge *63* corrigeant *62*.

2. Qui n'étaient pas chevaliers de l'Ordre. Saint-Simon a longuement parlé de cette promotion des maréchaux en 1705 : tome XII, p. 351 et suivantes.

3. *Trois* est en interligne, au-dessus de *deux*, biffé.

4. Il avoit été fondé par Henri III en 1578.

5. Le chiffre *82* a été mis en interligne, au-dessus de *55*, biffé.

6. Tout ce qui précède, depuis *en 1661*, a été ajouté en interligne.

7. Charles Martel, comte de Clère, eut un régiment d'infanterie en 1636, un de cavalerie en 1647, fut nommé maréchal de camp le 7 juillet 1650, obtint, lors de la constitution de la maison de Monsieur, la charge de capitaine de ses gardes françaises, et conserva ces fonctions jusqu'à sa mort (avril 1669).

8. Jean-Paul Ricard de Gourdon de Genouillac, comte de Vaillac : tome II, p. 168, note 3.

9. Saint-Simon se trompe : lors de la promotion de l'Ordre de 1661, M. de Clère était seul capitaine des gardes de Monsieur; le comte de Vaillac était premier écuyer du prince; il ne devint capitaine de ses gardes qu'à la mort du comte de Clère (1669), et la charge fut alors partagée en deux. C'est peut-être de cette dernière circonstance que vient l'erreur de notre auteur.

l'autre immédiatement, et le furent de quatre autres qui fermèrent la promotion, dont le dernier fut Guitaut[1], premier gentilhomme de la chambre de Monsieur le Prince ; mais ou Monsieur n'en eut qu'un, ou bien Madame[2], n'en eut point. On répète que c'est le premier exemple ; on va voir que Monsieur ne s'en tint pas là. En 1688, où la promotion fut de soixante-dix, M. de la Vieuville[3], duc à brevet et gouverneur de M. le duc de Chartres, ne le fut point sur le compte de Monsieur, ni de M. le duc de Chartres, mais sur le compte du Roi, ce qui n'a jamais été mis en doute, et le marquis d'Arcy[4], aussi de cette promotion, qui ne fut qu'après[5] gouverneur du même prince, n'a pu être mis sur le compte du Palais-Royal ; mais Monsieur en eut deux, Madame un, et en fit passer un quatrième[6] sur le compte de M. le duc de Chartres comme premier prince du sang, quoique petit-fils de France avec un rang fort supérieur à celui des princes du sang : c'étoit la promotion de promesse d'avance[7] du mariage de M. le duc de Chartres, dont le chevalier de Lorraine avoit répondu au Roi comme on le voit au commencement de ces *Mémoires*[8], qui en eut la préséance sur les ducs. Il falloit donc avoir aussi de la complaisance pour Monsieur sans lui montrer pourquoi, et distinguer le marquis d'Effiat, le compersonnier[9] du chevalier de Lorraine dans ce marché de la

1. Tome XV, p. 147.
2. Henriette d'Angleterre, mariée depuis le mois de mars précédent.
3. Charles II : tome XVIII, p. 410.
4. René Martel : tome I, p. 91.
5. Les mots *ne* et *qu'* ont été ajoutés en interligne.
6. *4e* surcharge *3e*.
7. C'est-à-dire la promotion faite par avance sur la promesse du chevalier de Lorraine d'amener Monsieur à consentir au mariage.
8. Tome I, p. 58 et suivantes.
9. Dans le droit féodal, on appelait compersonnier celui qui tenait une terre avec d'autres gens, à charge d'une redevance pour laquelle tous étaient engagés solidairement. Notre auteur emploiera ce terme à diverses reprises dans la suite des *Mémoires* (édition de 1873, tomes

personne de M. de Chartres. Ainsi d'Effiat, quoi[que] de la naissance qu'on n'ignoroit pas, et le marquis de Châtillon[1] furent nommés par Monsieur ; d'Effiat fut le cinquante-troisième, et Châtillon le soixante-quatrième. D'Estampes[2], qui prétendoit l'emporter sur Châtillon, attendit Monsieur dans sa garde-robe, caché, et, quand Monsieur y fut entré, il lui dit mots nouveaux[3] sur son affection pour Châtillon, jusqu'à oser mettre l'épée à la main et menacer Monsieur de courre sus à Châtillon partout. Monsieur, qui craignit un scandale étrange, et dont les suites pouvoient être fâcheuses à son goût, fit tout ce qu'il put pour apaiser d'Estampes ; voyant enfin qu'il n'en pouvoit venir à bout, et[4] d'Estampes résolu à l'éclat le plus grand, ou à être certain de l'Ordre avant de sortir ou de laisser sortir Monsieur de cette garde-robe, il lui en renouvela parole, et, comme que ce fût, il l'assura qu'il le seroit, le fit nommer par M. le duc de Chartres, et c'est de ce prince que j'en tiens l'histoire. D'Estampes fut le soixante-huitième, et précéda immédiatement la Rongère[5], chevalier d'honneur de Madame, qu'elle nomma. Lussan[6] le suivit immédiatement, et fut le dernier de la promotion,

Plaisante anecdote sur la promotion d'Estampes à l'ordre du Saint-Esprit.

XVI, p. 152 et 394, et XVIII, p. 388) et dans une Addition au *Journal de Dangeau*, tome XVI, p. 302.

1. Alexis-Henri : tome II, p. 206.

2. Charles d'Estampes, marquis de Mauny, dit le marquis d'Estampes, eut d'abord un régiment de cavalerie, fut chevalier d'honneur de Madame en 1681, puis capitaine des gardes de Monsieur et après du duc d'Orléans, eut le collier des ordres en 1688, et mourut le 3 décembre 1716.

3. « On dit que *des gens se sont dits mots nouveaux*, pour dire qu'ils se sont querellés et qu'ils se sont dit des termes durs et peu en usage dans le commerce ordinaire de la société » (*Académie*, 1718).

4. *Et* surcharge *que d'* à la fin d'une ligne, et *d'* a été ajouté avant *Estampes* au commencement de la ligne suivante.

5. Hyacinthe de Quatrebarbes, marquis de la Rongère : tome XI, p. 340.

6. Jean d'Audibert, comte de Lussan : tome IV, p. 324.

non pour Monsieur le Prince, ni de droit, mais[1] par la prière de Monsieur le Prince, convenu qu'il n'avoit nul droit, comme il est raconté p. [2].

Voilà donc le premier exemple en faveur des fils et filles de France et du premier prince du sang. Il n'est pas étrange que Monsieur le Duc, premier ministre tout-puissant sous la jeunesse du Roi, qui attenta le premier à faire manger ses domestiques avec ce monarque et à les faire entrer dans ses carrosses, se soit avantagé de l'exemple de 1688 pour la promotion qu'il fit signer toute faite au Roi en 1724[3], et où il fourra le chien, le chat et le rat[4]. Il profita du nom de Tavannes[5] et de sa charge de lieutenant général de la plus considérable partie de la Bourgogne, et qui étoit gentilhomme de sa chambre, titre nouveau pour qui n'est pas premier prince du sang, et le mit le quarante-sixième de cette promotion, disant même qu'il n'avoit pas voulu [le] mettre le dernier, comme s'il [Add. St-S. 1054] eût été de sa nomination. Il admit Simiane[6] en quarante-

1. *Mais* est en interligne, et *par* a été répété deux fois.

2. Saint-Simon n'a pas raconté cela dans ses *Mémoires*, mais dans la notice du duché de LUYNES (*Écrits inédits*, tome VIII, p. 257-258), ainsi que nous l'avons déjà dit dans notre tome XV, p. 69, note 8.

3. *1624* corrigé en *1724*.

4. C'est-à-dire des gens sans notoriété et sans naissance, n'importe qui. Le *Dictionnaire de l'Académie* de 1718 indique cette locution familière : « On dit proverbialement qu'*un homme paye en chats et en rats*, pour dire qu'il paye en nippes et en bagatelles. » Walter Scott dans l'*Antiquaire* cite deux vers faits contre le roi Richard III et ses favoris Lovel, Ratcliffe et Catesby, dans lesquels il est justement parlé du chien, du chat et du rat :

A cat, a rat and Lovel our dog
Rule all England under a hog.

5. Charles-Henri-Gaspard de Saulx, vicomte de Tavannes, né le 25 août 1683, eut en 1702 un régiment d'infanterie de son nom, obtint le grade de brigadier en 1719, passa en 1723 à la tête du régiment de Quercy et fut fait chevalier des ordres en 1724 ; il était premier gentilhomme de la chambre du duc de Bourbon, lieutenant général de Bourgogne et gouverneur de Mâcon ; il mourut le 4 novembre 1753.

6. François-Antoine, marquis de Simiane-Esparron, né le 28 octo-

huitième[1], comme ayant parole et[2] la nomination de feu M. le duc d'Orléans, dont il étoit premier gentilhomme de la chambre, quoique sans droit par la mort de ce prince (car cela fut dit ainsi), après force allées et venues de la part de M. le duc d'Orléans d'aujourd'hui[3], quoique fort mal ensemble ; M. de Castries[4], chevalier d'honneur de Mme la duchesse d'Orléans veuve du Régent, eut sa nomination (et c'est l'unique d'une petite-fille de France), fut le quarante-neuvième, et Clermont Gallerande[5], premièr écuyer de M. le duc d'Orléans, premier prince du sang, ayant sa nomination, fut le cinquantième et dernier. De ce détail, qui est exact, on peut juger de la valeur de la prétention de nommer au Roi des sujets pour les faire chevaliers de l'Ordre[6], de celle de l'extension de cette prétention, et de celle encore, toute idéale, d'en prétendre en toute promotion qui passe le nombre de huit chevaliers.

bre 1674, servit d'abord en Espagne et parvint en 1719 au grade de brigadier ; il succéda à son frère en 1718 comme premier gentilhomme de la chambre du Régent, reçut le collier des ordres en 1724 et mourut le 1er décembre 1734, à Pierry, près Épernay, sans avoir été marié.

1. Les mots *en 48e* ont été ajoutés en interligne.

2. On avait jusqu'à présent lu *à* ; c'est bien un *et* en abrégé qu'il y a dans le manuscrit.

3. Louis d'Orléans : tome VI, p. 73. Voyez les *Mémoires de Mathieu Marais*, tome III, p. 83.

4. Joseph-François de la Croix : tome III, p. 328.

5. Pierre-Gaspard, marquis de Clermont-Gallerande : tome XX, p. 213.

6. Saint-Simon avait déjà traité cette question du droit de présentation à l'Ordre possédé par les fils de France et les princes du sang dans ses *Remarques sur l'ordre du Saint-Esprit* (vol. *France* 189), dont une partie a été donnée dans notre tome XI, appendice IV (voyez notamment la page 445). Dans les Mémoires, il en a déjà été parlé plusieurs fois : tome XV, p. 69 et 147. Il a toujours répété que c'était un usage et non un droit. A propos de la promotion de 1661, il y a dans le volume 170 du Dépôt de la guerre, fol. 266, à la date du 22 novembre, une lettre dans laquelle il est dit que le Roi, tout en consentant à accorder au prince de Condé la désignation d'un cordon, ne voudrait pas que cette prétention s'étendît jusqu'au prince de Conti.

On jugera aussi du nombre de ces nominations, qui, en promotions peu nombreuses et redoublées, égaleroit bientôt la nomination du Roi, et rendroit l'Ordre bien moins certain auprès du Roi qu'au service de ces princes.

Arras bombardé par les ennemis. L'Écluse emporté par Broglio.

Il se passa deux bagatelles en Flandres dans le courant du mois de mars. Les ennemis vinrent bombarder Arras pour brûler des amas de fourrages, et ne causèrent presque aucun dommage[1]. Le maréchal de Montesquiou apprit qu'ils avoient mis huit cents hommes dans le bourg de l'Écluse[2] : Broglio, aujourd'hui maréchal de France et duc[3], eut ordre de les aller attaquer. Il rencontra en chemin un parti de trois cents chevaux, qui, à sa vue, se retira sous le canon du château de l'Écluse. Il força les ennemis de se retirer dans ce château, qu'il prit après avoir emporté le bourg et les retranchements, prit ou tua les huit cents hommes et les trois cents chevaux[4]. On étoit si peu accoutumé aux aventures heureuses, qu'il fut beaucoup parlé de celle-là.

Ducasse arrivé avec les galions; son

Une beaucoup meilleure fut l'arrivée de Ducasse[5] à la Corogne[6] avec les galions très richement chargés qu'il étoit

1. *Gazette*, p. 144 et 168; *Gazette d'Amsterdam*, nos XX, XXI et XXVI; *Mémoires de Sourches*, p. 317; *Mémoires militaires*, tome XI, p. 10-12; *Histoire militaire*, t. VII, p. 32-34; *Mémoires du chevalier de Quincy*, tome III, p. 107-108.

2. Il ne faut pas confondre ce l'Écluse avec le port bien connu de la Flandre belge. Celui dont il s'agit ici est un petit bourg au milieu des marais de la Sensée, au sud de Douay et à quelques kilomètres à l'ouest d'Arleux. Les Alliés y avaient récemment construit un fort.

3. François-Marie, comte de Broglie : tome XIII, p. 132.

4. Saint-Simon suit le récit de Dangeau (p. 117-118); celui des *Mémoires de Sourches* (p. 340-341) est un peu différent. Voyez aussi la *Gazette*, p. 192, les *Mémoires de Quincy*, tome III, p. 109-110, et les *Mémoires militaires*, tome XI, p. 20. Cette expédition eut lieu le 30 mars.

5. Jean-Baptiste Ducasse : tome IV, p. 213.

6. Ville de la province de Galice, avec un bon port abrité par la presqu'île sur laquelle la ville est bâtie.

extraction, sa fortune, son mérite; est fait chevalier de la Toison.

allé chercher en Amérique[1]. On les attendoit depuis longtemps avec autant d'impatience que de crainte des flottes ennemies dans le retour. Ce fut une grande ressource pour l'Espagne, qui en avoit un extrême besoin, un grand coup pour le commerce, qui languissoit et où le désordre étoit près de se mettre, et un extrême chagrin pour les Anglois et Hollandois, qui la[2] guettoient depuis si longtemps avec tant de dépenses et de fatigues. Le duc de la Rochefoucauld d'aujourd'hui[3], né quatrième cadet[4], qui portoit lors le nom de Durtal[5], et qui étoit dans la marine, servoit sur les vaisseaux de Ducasse, qui l'envoya porter au Roi cette grande nouvelle. Le roi d'Espagne en fut si aise qu'il fit Ducasse chevalier de la Toison d'or[6], au prodigieux scandale universel. Quelque service qu'il eût rendu, ce n'étoit pas la récompense dont il dût être payé[7]. Ducasse étoit connu pour le fils d'un petit charcutier[8] qui

1. Dangeau annonce cette nouvelle les 10 et 11 mars (p. 110); voyez aussi les *Mémoires de Sourches*, p. 323.

2. Il y a bien *la* dans le manuscrit, comme s'il s'agissait de la flotte et non des galions.

3. Alexandre de la Rochefoucauld, né le 29 septembre 1690, titré d'abord comte de Montignac, puis de Durtal à partir de 1698, fut garde-marine en 1707, et parvint dès 1710 au grade de capitaine de vaisseau. Son frère aîné étant mort dans le courant de 1712, il quitta la marine pour prendre son régiment de cavalerie. En février 1713, son père obtint de lui céder son duché de la Rocheguyon. Brigadier en 1719, chevalier des ordres en 1728, il succéda la même année à son père comme duc de la Rochefoucauld et grand maître de la garde-robe du Roi, charge dont il avait la survivance. Il mourut le 4 mars 1762. Nous allons le retrouver ci-après, p. 229 et suivantes.

4. Il était le sixième fils du duc de la Rocheguyon; mais il n'avait plus avant lui que le prince de Marcillac, qui mourra en 1712, et l'abbé de la Rocheguyon, Roger de la Rochefoucauld (tome XV, p. 325).

5. Petite ville d'Anjou, à deux lieues de la Flèche, érigée en comté par lettres d'octobre 1564 (reg. X1A8626, fol. 265).

6. *Dangeau*, p. 121.

7. Voyez la fin de l'Addition de Saint-Simon au *Journal de Dangeau*, tome XIV, p. 120.

8. Saint-Simon écrit *chaircuittier*.

vendoit des jambons à Bayonne[1]. Il étoit brave et bien fait : il se mit sur les bâtiments de Bayonne, passa en Amérique, et s'y fit flibustier[2]. Il y acquit des richesses et une réputation qui le mit à la tête de ces aventuriers. On a vu en son lieu[3] combien il servit utilement à l'expédition de Carthagène, et les démêlés qu'il eut avec Pointis, qui la fit. Ducasse entra dans la marine du Roi, où il ne se distingua pas moins. Il y devint lieutenant général[4], et auroit été maréchal de France, si son âge l'eût laissé vivre et servir ; mais il étoit parti de si loin, qu'il étoit vieux lorsqu'il arriva. C'étoit un des meilleurs citoyens et un des meilleurs et des plus généreux hommes que j'aie connus, qui[5] sans bassesse se méconnoissoit le moins, et duquel tout le monde faisoit cas lorsque son état et ses services l'eurent mis à portée de la cour et du monde[6].

Mort et caractère du comte de Brionne.

Il mourut en ce même temps un homme de meilleure maison, mais d'un mérite qui se seroit borné aux jambons, s'il fût né d'un père qui en eût vendu : ce fut le comte de Brionne[7], accablé d'une longue suite d'apoplexie[8]. Il étoit chevalier de l'Ordre de 1688, et le premier danseur de son temps[9], quoique médiocrement grand et assez gros. C'étoit

1. Cela et tout ce qui va suivre a déjà été dit en 1703 : tome XI, p. 334-335.

2. Il écrit bien ici *flibustier ;* dans le tome IV, p. 212-213, il avoit mis *fribustier*.

3. Tome IV, p. 212-216. — 4. En 1707, à l'âge de soixante-et-un ans.

5. Avant *qui*, il y a un *et*, biffé, et *connu* est au singulier.

6. Déjà dit au tome XI, p. 335.

7. Henri de Lorraine-Armagnac : tome III, p. 156.

8. Il mourut à Versailles le 3 avril et fut enterré le lendemain dans l'église des Capucins (*Dangeau*, p. 118 ; *Sourches*, p. 343 ; *Gazette*, p. 192 ; *Mercure* d'avril, p. 173-176). Depuis bien des années, il avait de fréquentes attaques d'apoplexie (*Dangeau*, tomes VI, p. 56 et 93-94, et XIII, p. 466 ; *Sourches*, tomes V, p. 102 et 232, et XII, p. 385). Il en eut une le 27 mars et mourut huit jours plus tard (*Sourches*, t. XIII, p. 339 et 342). — Il y a bien *apoplexie*, au singulier, dans le manuscrit.

9. Le *Journal de Dangeau* mentionne des entrées de ballet ou des

un assez honnête homme, mais si court et si plat, que rien n'étoit au-dessous ; on ne le voyoit jamais que dans les lieux publics de cour, et, chez lui, ne voyoit personne ; sa famille n'en faisoit aucun cas, ni personne à la grande écurie[1]. Son père, qui lui avoit fait donner autrefois[2] ses survivances[3], l'avoit comme forcé, depuis deux ou trois mois[4], à s'en démettre comme on l'a vu[5], de la charge pour son frère[6], de son gouvernement pour son fils[7]. Monsieur le Grand, qui n'étoit pas tendre, disoit qu'il buvoit tout son bon vin, et trouvoit cela fort mauvais ; il n'eut pas la peine d'avoir à s'en consoler[8].

danses particulières dansées par lui devant le Roi (tomes I, p. 67, 70 et 110, II, p. 68 et 100, V, p. 354, VII, p. 20, 226, 229 et 243, VIII, p. 302 et 338, XI, 5 et 314, etc.).

1. Déjà dit tome XVII, p. 116.

2. *Autrefois* est en interligne avant *2 ou 3 mois auparavt*, biffé aussi et placé en interligne par erreur au-dessus d'un premier *autrefois*, biffé.

3. Celle de grand écuyer en 1677 (reg. O[1]274, fol. 56 v°), celle du gouvernement d'Anjou en 1684 (*Dangeau*, tome I, p. 39).

4. Les mots *2 ou 3 mois* sont en interligne, au-dessus *d'un an ou deux*, biffé.

5. Saint-Simon n'a pas parlé dans les *Mémoires* de ces démissions, parce que Dangeau n'en a rien dit. Les lettres patentes transmettant la survivance de la charge de grand écuyer au prince Charles de Lorraine sont du 6 mars 1712 (reg. O[1]56, fol. 57 v°) ; et celles transférant le gouvernement d'Anjou au prince de Lambesc sont du mois précédent.

6. Le prince Charles de Lorraine : tome XVII, p. 267.

7. Louis de Lorraine-Armagnac, prince de Lambesc : tome VIII, p. 130.

8. Nous n'avons donné dans le tome III, p. 508, que le commencement de la notice que Saint-Simon lui avait consacrée comme grand écuyer (vol. 58 de ses Papiers, aujourd'hui *France* 213) ; en voici la fin : « Le comte de Brionne eut quantités d'apoplexies qui lui défigurèrent le visage et lui abattirent fort l'esprit. Dans cet état, Monsieur le Grand ne lui donna point de repos qu'il ne remît ses survivances : il obtint celle de grand écuyer pour le prince Charles, et celle d'Anjou pour le prince de Lambesc, fils unique du comte de Brionne. Celui-ci survécut peu à ce dépouillement forcé, et mourut fort obscu-

Montorey et los Balbasès. Quels ; se font prêtres ; raison ordinaire de cette dévotion en Espagne. [*Add. S^tS. 1055*]

Deux grands d'Espagne fort distingués se firent prêtres en ce temps-ci[1] : l'un fut le comte de Monterey[2], l'autre le marquis de los Balbasès[3]. Monterey étoit second fils de don Louis de Haro y Guzman, qui succéda à l'autorité, à la faveur, et à la place de premier ministre du comte-duc d'Olivarès, son oncle maternel, qui étoit grand écuyer de Philippe IV et qui traita et signa avec le cardinal Mazarin la paix des Pyrénées et le mariage du Roi dans l'île des Faisans, sur la rivière de Bidassoa[4]. Le marquisat et grandesse de Monterey[5] passa en plusieurs maisons par mariage d'héritières. La dernière étoit de la maison de Tolède[6], qu'épousa le marquis de Monterey dont il s'agit ici, et qui en prit le titre et fut par elle grand d'Espagne. Il fut gentilhomme de la chambre, puis successivement vice-roi de Catalogne, gouverneur général des Pays-Bas, du conseil de guerre, conseiller d'État, ce que nous appelons ministre en France, président du conseil de Flandres, enfin disgracié et chassé sous le ministère du duc de Medina-Celi[7], et n'eut point d'enfants.

rément à la grande écurie à Versailles, 3 avril 1712, à cinquante deux ans. Il ne laissa qu'une fille, qui mourut à trente ans, sans avoir été mariée, 18 octobre 1724, chez son frère, et un fils unique. » Le 23 juin 1705, le comte de Brionne avait constitué une pension de trois mille six cents livres à Jeanne Pothenot, dont il avait eu un fils, nommé Henri Legrand et baptisé à Saint-Germain-l'Auxerrois le 31 janvier 1696 (reg. Y 278, fol. 98).

1. Dangeau annonce cette nouvelle le jour de Pâques, 27 mars (p. 115).

2. Jean-Dominique de Haro y Guzman : tome VIII, p. 209.

3. Philippe-Antoine Spinola : tome XV, p. 230.

4. Il a été parlé en dernier lieu de don Louis de Haro, du comte-duc d'Olivarès, etc., dans le tome XXI, p. 332-333.

5. Monterey, ou plutôt Monterrey, suivant l'orthographe moderne, est en Galice, dans le diocèse d'Orense.

6. Agnès-Françoise de Zuniga et Tolède, fille du comte d'Ayala et comtesse de Monterey.

7. Jean-François-Thomas-Laurent de la Cerda (tome VIII, p. 203, note 5), huitième duc de Medina-Celi, fut sommelier du corps de Charles II, premier ministre de 1680 à 1685, et mourut le 20 février 1691.

Los Balbasès[1] fut érigé en marquisat en décembre 1621[2], pour le fameux capitaine Ambroise Spinola[3], de l'une des quatre premières maisons de Gênes[4]. Un de ses fils fut cardinal[5]; l'autre épousa une Doria[6], de l'une des quatre premières maisons de Gênes, qui étoit duchesse héritière del Sesto, et eut la Toison. Son fils, gendre du connétable Colonne[7], fut grand d'Espagne, du conseil de guerre, ambassadeur en France au mariage du Roi pour y accompagner la Reine, conseiller d'État, c'est-à-dire ministre, et majordome-major de la reine seconde femme de Charles II. Son fils[8], gendre du huitième duc de Medina-Celi[9], fut vice-roi de Sicile; il en partit pour venir à Gênes, où il se fit prêtre. Son fils, gendre du duc d'Alburquerque[10],

1. Los Balbasès est un bourg de la Vieille-Castille, au diocèse de Burgos.

2. *En* surcharge des lettres illisibles, et *1621* corrige *1601*.

3. Ambroise Spinola, né en 1569, remplit d'abord plusieurs fonctions publiques à Gênes; en 1602, il passa en Flandre avec un corps de troupes au service d'Espagne et fut, dès l'année suivante, nommé commandant en chef dans les Pays-Bas espagnols. Il eut l'ordre de la Toison d'or en 1605, et resta en Flandre jusqu'en 1628, où on l'envoya en Milanais; il y mourut le 25 septembre 1630.

4. Les autres étaient les maisons Doria, Grimaldi et Fieschi.

5. Augustin Spinola, évêque de Tortose et de Grenade, puis archevêque de Compostelle et de Séville, fut nommé en 1621 cardinal diacre du titre des Saints-Côme et Damien, et mourut le 12 février 1639.

6. Paul Spinola, chevalier de la Toison d'or, épousa Hiéronyme, fille de Paul Doria, duc del Sesto, et mourut le 8 août 1659.

7. Paul Spinola, troisième marquis de los Balbasès, né le 24 février 1632, eut la charge de majordome major de Marie-Anne de Bavière lorsqu'elle épousa Charles II, et mourut le 24 décembre 1699. Il avait épousé en 1653 Anne, fille de Marc-Antoine Colonna, connétable du royaume de Naples, mort en 1659.

8. C'est Philippe-Antoine, qui a donné lieu à cette digression.

9. Il épousa en septembre 1682 Isabelle-Marie de la Cerda, fille du duc de Medina-Celi dont il a été parlé ci-dessus, p. 22, note 7.

10. Ambroise Spinola, cinquième marquis de los Balbasès, épousa Jeanne de la Cueva, fille de François Fernandez de la Cueva, dixième duc d'Alburquerque; elle était sa cousine germaine, leurs deux mères étant filles du duc de Medina-Celi. Il fut gentilhomme de la chambre

est grand écuyer de la princesse des Asturies fille du roi de Portugal[1], et a cinq sœurs toutes grandement mariées[2]. Les[3] privilèges du clergé sont tels en Espagne qu'un particulier qui y entre garantit sa femme de toutes recherches, parce que le droit de partage qu'il conserve dans les biens en rend la discussion très difficile, et presque toujours infructueuse. Ils dérobent aussi à la justice séculière les personnes du clergé, et rendent leurs punitions impossibles. Ces considérations, beaucoup plus que la dévotion, ni même, pour les grands seigneurs, que l'ambition du cardinalat, y font entrer ceux qui des grands emplois tombent en disgrâce, qui mettent ainsi leurs biens à couvert, et leurs personnes en sûreté[4].

Altesse accordée en Espagne et à la princesse des Ursins et au duc de Vendôme, avec les traitements

L'Espagne avoit ses Titans[5], sur le modèle de ceux de France, et qui ne gagnèrent pas moins que les nôtres à la mort du Dauphin ; ils se hâtèrent encore plus d'en profiter. La princesse des Ursins, qui d'avance se comptoit déjà souveraine[6], eut impatience d'en faire sentir à

du prince des Asturies en octobre 1721, puis du roi d'Espagne en décembre suivant, ambassadeur extraordinaire à Lisbonne en mars 1727, enfin grand écuyer de la princesse des Asturies en avril 1728.

1. Marie-Madeleine-Josèphe-Thérèse-Barbe de Bragance, fille de Jean V, roi de Portugal, née le 4 décembre 1711, mariée le 11 janvier 1728 à Ferdinand, prince des Asturies, qui devint roi d'Espagne en 1746 sous le nom de Ferdinand VI ; elle mourut le 27 août 1758.

2. Lorsque, dans la suite des *Mémoires* (tome XVIII de 1873, p. 64), il reviendra sur la maison de los Balbasès, il ne parlera que de quatre sœurs, les duchesses de Medina-Celi, d'Arcos et de la Mirandole, et la princesse Pio. Leurs noms et leurs dates de naissance sont donnés par Imhof, *Recherches des grands d'Espagne*, p. 128, qui indique même six filles ; mais deux moururent jeunes.

3. Toute la fin du paragraphe est la copie presque textuelle de l'Addition indiquée ci-contre, n° 1056.

4. On crut que la disgrâce, l'emprisonnement et la mort de son beau-frère, le duc de Medina-Celi (tome XX, p. 105 et 299) n'avaient point été étrangères à la résolution prise par M. de los Balbasès.

5. Tome XVIII, p. 12.

6. On a vu dans le tome XXII, p. 138-141, les premiers jalons de cette souveraineté.

l'Espagne le poids[1], qui jusqu'alors lui étoit inconnu. Elle n'osa pourtant l'hasarder sans l'attache[2] de la France, et elle n'ignoroit pas le biais de l'obtenir, et de s'en faire soutenir dans son inouïe entreprise contre le désespoir général qu'elle ne pouvoit douter qu'elle n'allât exciter : ce fut de rendre commun son intérêt avec celui du duc de Vendôme, et d'acquérir pour une nouvelle grandeur l'appui certain et tout-puissant de Mme de Maintenon et de M. du Maine. Sûre de ce côté-là, elle obtint un ordre du roi d'Espagne aux grands, et par conséquent à toute l'Espagne, de la traiter désormais d'Altesse[3], et le duc de Vendôme aussi, auquel on expédia[4] une patente qui lui donnoit tous les rangs, honneurs et prérogatives dont avoient joui les deux dons Juans[5]. Cette nouveauté fit en Espagne un éclat prodigieux, et y causa un dépit et une consternation générale dont il faut expliquer la raison. On a vu, lorsqu'on a traité de la dignité des grands d'Es-

à ce dernier des deux dons Juans. Explication de ces traitements et de l'éclat qu'ils firent. [*Add. St-S. 1056*]

1. *Poids* surcharge *joug*.

2. Sans l'agrément, le consentement, par allusion à la formalité requise pour certaines nominations d'avoir « l'attache » du gouverneur de la province, du colonel général de la cavalerie, etc. (tome XXI, p. 358).

3. Cette décision du roi d'Espagne en faveur de la princesse est très antérieure à celle qui regardait Vendôme; elle est annoncée dans une lettre de septembre 1711 conservée au Dépôt de la guerre, vol. 2329, n° 145. Le *Journal de Dangeau* n'en parle pas.

4. *Expédia* est en interligne au-dessus de *donna*, biffé.

5. Le texte espagnol du brevet du 23 mars 1712, avec la traduction française, est inséré dans le *Mercure* de mai, p. 98-107. Voyez ce que disent le *Journal de Dangeau*, p. 118, les *Mémoires de Sourches*, p. 342 et 344, l'*Histoire des campagnes de Vendôme*, par le chevalier de Bellerive, p. 363, et notre auteur dans ses *Écrits inédits*, tome V, p. 478-479. Le chevalier de Bourck écrivait à Torcy le 28 mars (vol. *Espagne*, 213, fol. 90) : « Le roi Catholique a déclaré M. le duc de Vendôme prince de son sang et lui a donné une patente pour le faire jouir des honneurs et des préséances dus à ce rang. Je n'ai pas ouï dire qu'aucun Espagnol ait trouvé mauvais que l'on ait donné cette marque de distinction à M. de Vendôme, qui y parott fort sensible et plein de reconnoissance pour S. M. C. »

pagne[1], qu'elle va d'égal avec tous les souverains non rois, qu'elle[2] ne cède à pas un[3], et que, si les ducs de Savoie, comme le fameux Charles-Emmanuel, ont eu en Espagne quelque rare et très légère préférence sur eux, elle a été plutôt de distinction que de rang, et masquée de l'honneur de son mariage avec l'Infante, qui, à son tour, étoit appelée à succéder à la couronne[4]. On ne parle point de ce qui s'y passa au voyage de Charles Ier, roi d'Angleterre, alors prince de Galles, parce que l'héritier présomptif de la couronne de la Grande Bretagne est hors de toute parité[5]. On a vu encore que, depuis la réunion des divers royaumes d'Espagne par le mariage de Ferdinand et d'Isabelle, on n'a vu, jusqu'à Philippe V, que deux fils d'Espagne cadets en âge d'homme : le frère de Charles V[6], qui y fut régent en son absence, et qui passa depuis en Allemagne, où il fut roi et empereur, et fonda la branche impériale, souveraine des États héréditaires d'Allemagne, et Ferdinand, fils de Philippe III, né en 1609, cardinal et archevêque de Tolède sans avoir été dans les ordres, et gouverneur des Pays-Bas, où il mourut en 1641, n'ayant pas trente-deux ans[7] : ainsi, nulle postérité et point de princes de la maison d'Espagne. De bâtards reconnus, on n'y en a vu que deux, tous[8] deux du nom de don Juan d'Autriche, et tous deux personnages, surtout le premier, fils de Charles V[9], né d'une mère inconnue[10] en 1543,

1. Notre tome IX, p. 141 et suivantes.

2. Avant *qu'elle,* il a biffé un *et.* — 3. Tome IX, p. 226-227.

4. *Ibidem,* p. 224-225. — 5. *Ibidem,* p. 225.

6. Ferdinand Ier, empereur d'Allemagne, second fils de l'archiduc Philippe le Beau et de Jeanne la Folle, né en 1503, épousa la sœur de Louis le Jeune, roi de Bohême, et se fit reconnaître pour son successeur lors de sa mort en 1526. Élu roi des Romains en 1531, il succéda en 1558 comme empereur à son frère Charles-Quint, démissionnaire, et mourut à Vienne le 25 juillet 1564.

7. Tome IX, p. 228, note 2 ; c'est le célèbre Cardinal-Infant.

8. *Tous* a été écrit en interligne au-dessus d'*et tous,* biffé.

9. Tome IX, p. 164.

10. Les mots *mere inconnüe* sont en interligne au-dessus de *come-*

célèbre par le gain de la bataille de Lépante[1], et qui commanda presque toujours en chef les armées de terre et de mer; il mourut sans alliance, en 1578, à trente-cinq ans; l'autre don Juan[2], fils de Philippe IV, né d'une comédienne[3] en 1629, mort sans alliance en 1679 à cinquante ans, grand prieur de Castille, dignité qui donne la grandesse et cent mille écus de rente[4], et général des armées d'Espagne. Philippe IV étant mort en septembre 1665, et la reine sa veuve[5] devenue régente pendant la minorité de Charles II, qui fut longue, don Juan fit un parti contre elle, qui, après une longue lutte, lui arracha toute l'autorité, que don Juan exerça toute entière, et se fit grandement compter jusqu'à sa mort. Il eut une espèce de maison, usurpa comme chef de parti une grande supériorité sur les grands, et eut l'*Altesse*, à quoi, outre la nécessité des temps, ils se ployèrent plus facilement à cause de l'état des bâtards, qui est particulier en Espagne, qui a conservé ce reste des mœurs et des coutumes moresques. On a vu[6], lorsqu'on a parlé des grands et de l'Espagne, que les bâtards de gens non mariés héritent, à peu de choses près, commes les enfants légitimes, à leur défaut, et deviennent même grands d'Espagne par succession. Il y faut garder pourtant certaines formalités faciles, et qu'il n'y ait point d'obstacles de famille qui leur préfèrent les oncles, tantes, ou cousins germains légitimes. Enfin cette première espèce de bâtards diffère[7] en Espagne fort peu des enfants légitimes. Les bâtards d'un homme marié et d'une fille ne diffèrent des premiers que par plus de for-

dienne, biffé. On croit que la mère du premier don Juan était une jeune allemande de Ratisbonne appelée Barbe Blomberg.

1. Le 7 octobre 1571. — 2. Tome IX, p. 141.

3. Marie Calderon : *ibidem*.

4. L'ordre de Saint-Jacques avait trois grands prieurés : celui de Castille, celui de Léon et celui de Montalvan en Aragon.

5. Marie-Anne d'Autriche : tome III, p. 86, où a déjà été dit ce qui va suivre.

6. Tome IX, p. 160 et suivantes. — 7. *Différent* corrigé en *différe*.

malités et de restrictions; mais ils succèdent aussi, et héritent des grandesses. Don Juan étoit de cette seconde sorte; ainsi, son droit de[1] succession à la couronne lui facilita l'*Altesse,* la supériorité de rang, et tout ce qu'il voulut entreprendre, et qu'il soutint par les troubles, dont il fut toujours l'âme et le chef, et par toute l'autorité et la réputation qui lui en demeurèrent[2] après. Ce fut donc sur ce modèle que Mme des Ursins voulut élever le duc de Vendôme, en faire sa cour à M. du Maine par un[3] exemple pour lui en France, quoique si différente de l'Espagne sur l'état des bâtards, plaire au Roi et à Mme de Maintenon par leur endroit le plus sensible, et, à l'appui de l'*Altesse* de M. de Vendôme faire passer la sienne, après quoi elle n'étoit pas en peine d'arrêter les autres avantages que Vendôme eût pu prétendre[4] à l'exemple de don Juan, sous prétexte de ne pas pousser à bout le mécontentement général. Il fut extrême. On avoit perdu don Juan de vue en Espagne : il étoit mort, retiré dans une commanderie quelques années avant sa mort[5]; personne ne se souvenoit de l'avoir vu, ni de son *Altesse* ; M. de Vendôme n'étoit point bâtard de leur dernier roi ; il n'avoit aucun droit à la couronne d'Espagne ; nulle parité donc avec don Juan; et on[6] le voyoit traité d'*Altesse,* lui et Mme des Ursins, précisément comme les infants actuels, parce qu'en Espagne on ne connoit d'*Altesse Sérénissime* ni *Royale* pour qui que ce soit, sans aucune exception ; et cette égalité de traitement avec le prince des Asturies et les autres infants étoient insupportables en Mme des Ursins et M. de Vendôme,

1. *De* surcharge *d'h[oirie]*.
2. Il y a *demeurent* par mégarde dans le manuscrit.
3. *Par un* surcharge d'autres lettres illisibles.
4. Le *t* de ce mot surcharge un *d*.
5. Saint-Simon fait confusion. Don Juan, lors de la mort du roi Philippe IV en 1665, se retira dans sa commanderie de Consegrua, résidence ordinaire du grand prieur de Castille ; mais il revint à la cour en 1676 et prit grande part aux affaires jusqu'à sa mort en 1679.
6. *On* surcharge *il*.

et bannit volontairement beaucoup de gens de la cour et du service pour éviter la nécessité de la leur donner. On n'en fut pas moins indigné en France, où Mme de Maintenon[1] et M. du Maine, ravis, n'osèrent le marquer. Le Roi même fut très sobre à en parler. Ils surent bien y suppléer par les réflexions utiles du fruit à en tirer.

Le Roi à Marly, où il rétablit le jeu et la vie ordinaire avant l'enterrement du Dauphin et de la Dauphine. [Add. S^t^S. 1057]

Le Roi alla le mercredi 6 avril à Marly[2], où, quoique le Dauphin et la Dauphine ne fussent pas encore enterrés, il rétablit son petit jeu chez Mme de Maintenon dès le vendredi suivant, et voulut le salon à l'ordinaire, et que M. et Mme la duchesse de Berry y tinssent le lansquenet public et le brelan, et des tables de différents jeux pour toute la cour[3]. Il ne fut pas longtemps sans[4] dîner chez Mme de Maintenon une ou deux fois la semaine[5], et à y entendre de la musique avec les mêmes dames familières.

Levenstein fait prince de l'Empire.

Mme de Dangeau, qui en étoit une, eut la joie d'y apprendre que le comte de Levenstein, son frère[6], qui, pendant l'occupa-

1. Les quatre dernières lettres du mot *Maintenon* sont en interligne, au-dessus d'autres lettres surchargées et biffées.

2. *Dangeau,* p. 122. « Il y mena plus de femmes que jamais, » disent les *Mémoires de Sourches* (p. 346), qui donnent la liste des invités, laquelle ne contient pas moins de quatre-vingt-dix noms. Mme de Maintenon dit nettement que le Roi, après la mort de la duchesse de Bourgogne, chercha à se distraire pour étourdir son chagrin (*Correspondance,* recueil de 1806, tome V, p. 264).

3. *Dangeau,* p. 123 et 136-137.

4. *Sans* est en interligne, au-dessus d'*à*, biffé.

5. Dangeau mentionne le premier de ces dîners le mardi 12 avril (p. 126). Il a été parlé de cette nouvelle habitude du Roi dans notre tome XXII, p. 240-241.

6. Maximilien-Charles, comte de Levenstein, frère aîné de Mme de Dangeau, né le 14 juillet 1656, s'attacha au service de l'Empereur qui le nomma son chambellan, puis commissaire impérial à la diète de Ratisbonne en 1700, conseillé privé en mars 1706, et le chargea d'administrer la Bavière après la conquête de ce pays ; il reçut un titre de prince de l'Empire en mars 1712, fut de nouveau envoyé auprès de la diète en novembre de la même année, succéda en juin 1716 au prince Eugène comme gouverneur général du Milanais, et mourut à Milan, le 26 décembre 1718.

tion de la Bavière, en étoit administrateur pour l'Empereur, avoit été fait prince de l'Empire[1]. On y sut en même temps que l'abbé de Vassé[2] refusoit l'évêché du Mans[3]. C'étoit un grand homme de bien depuis toute sa vie, qui ne s'étoit jamais soucié que de l'être, mais qui ne laissoit pas de voir bonne compagnie et d'en être fort considéré[4]. Il avoit plus de soixante ans, et ne put être tenté de l'épiscopat à cet âge, quoique placé au milieu des terres de sa maison[5]. Je n'ai pas voulu omettre ce refus pour la rareté dont il est, et pour celle encore d'avoir choisi un homme de qualité et de ce mérite. C'étoit un phénomène pour le P. Tellier[6].

Abbé de Vassé; son caractère; refuse l'évêché du Mans.

Le roi

Le roi d'Angleterre eut la petite vérole à Saint-Germain[7].

1. *Dangeau*, p. 123.

2. Louis-François de Vassé eut les prieurés de Trèves-Cunault et de Bazoches en Anjou, devint chanoine de Notre-Dame de Paris en 1687, eut la direction de plusieurs couvents de religieuses et notamment des carmélites du faubourg Saint-Jacques; il reçut l'abbaye de Saint-Serge d'Angers en août 1710, et mourut en avril 1716, à plus de quatre-vingts ans.

3. La première lettre de ce mot surcharge une *m*. — L'évêché du Mans comptait près de sept cents paroisses et rapportait vingt-cinq mille livres. L'évêque se disait premier suffragant de l'archevêque de Tours et prétendait la préséance sur les autres évêques de la province. L'abbé de Vassé s'excusa sur son grand âge pour ne point accepter cette dignité (*Dangeau*, p. 115, 123 et 124; *Sourches*, p. 336, 351 et 353).

4. Il est parlé de lui avec éloge dans la *Vie du vénérable Frère Fiacre* (1722), p. 280-281 et 365.

5. La famille de Vassé était originaire du Maine et appartenait à la bonne noblesse de cette province; elle possédait le vidamé de l'évêché du Mans et l'importante seigneurie de la Roche-Mabille. Il y en a une généalogie (incomplète) dans le tome I de l'*Armorial* de d'Hozier, p. 609-611. On disait en forme de dicton :

Pauvre Maillé,
Noble Vassé,
Riche Bouillé.

6. Il a été dit dans le tome XX, p. 75, qu'il ne voulait dans l'épiscopat que « des va-nu-pieds et des valets à tout faire. »

7. *Dangeau*, p. 118, 122, 123 et 127; *Sourches*, p. 342-344 et 349. Le bruit courut dans le public « que la reine Anne avoit envoyé un

On lui fit recevoir les sacrements. On ne sait par quelles raisons[1] il fit comme Madame la Dauphine[2], et ne voulut point de son confesseur jésuite: il envoya chercher le curé de la paroisse[3], à qui il se confessa[4]. La reine sa mère s'enferma avec lui, et prit toutes les précautions possibles pour séparer la princesse sa fille du mauvais air. Elles furent inutiles: la petite vérole la prit; elle en mourut le septième jour[5], qui fut le lundi 18 avril[6]. Ce fut une grande affliction pour la reine d'Angleterre avec la triste perspective de sa séparation prochaine d'avec le roi

d'Angleterre a la petite vérole à Saint-Germain; répudie son confesseur jésuite.

Mort de la princesse d'Angleterre à Saint-Germain.

homme exprès à Saint-Germain savoir des nouvelles du roi d'Angleterre, et qu'elle avoit ordonné à son agent de traiter ce prince de Majesté quand il seroit en particulier avec lui, et de plus de s'informer aussi de sa part des nouvelles de la reine, sa belle-mère, et de la princesse d'Angleterre, sa sœur » (*Sourches*, p. 363).

1. Le manuscrit porte *quelle* au singulier et *raisons* au pluriel.
2. Tome XXII, p. 275.
3. L'abbé de Benoist, curé de Saint-Germain-en-Laye, dont il a été question dans l'appendice XIV de notre tome XXI.
4. *Dangeau*, p. 127.
5. Il y a *le 7 jour* dans le manuscrit.
6. *Dangeau* en parle brièvement (p. 127 et 130); mais les *Mémoires de Sourches* donnent plus de détails : « On apprit le même matin (11 avril, p. 354), que, la princesse d'Angleterre étant à sa toilette, on avoit remarqué plusieurs rougeurs sur son visage, qu'on avoit envoyé chercher les médecins, qui avoient jugé qu'elle avoit la petite vérole, qu'on l'avoit fait mettre au lit, qu'on l'avoit saignée sur le champ, et qu'elle s'en portoit bien. » Et le 18 avril (p. 360) : « Le maréchal de Berwick dit au Roi à son lever que la princesse d'Angleterre étoit en très grand danger, qu'il lui avoit pris une fièvre violente, qui lui ôtoit entièrement la respiration, qu'elle avoit même eu le transport au cerveau, et qu'elle avoit été longtemps en délire; que les médecins lui avoient donné du diacodium ou pavot blanc; qu'ils s'attendoient qu'il lui viendroit une petite moiteur; que, s'il n'en venoit pas, ils seroient encore obligés de la faire saigner; enfin, par tout son discours, il parut qu'il n'y avoit pas grande espérance, quoique la petite vérole fût parfaitement bien sortie, et qu'elle commençât à sécher, étant dans le huit de sa maladie; et en effet, comme il s'en retournoit à Saint-Germain, il trouva un courrier qui lui apportoit la nouvelle que cette princesse étoit morte entre dix et onze heures. » On cacha sa mort à son frère pendant quelques jours (*Dangeau*, p. 133; *Sourches*, p. 377).

son fils par la nécessité de la paix, et de l'embarras de ce qu'il alloit devenir[1]. Le corps de la princesse d'Angleterre fut porté sans cérémonie aux Filles Sainte-Marie de Chaillot[2], où la reine sa mère se retiroit souvent. La raison de la petite vérole l'empêcha de recevoir aucunes visites[3].

Mort et caractère de Mlle d'Armentières; sa famille, sa fortune, sa maison.

Mlle d'Armentières[4] mourut à Paris à plus de quatre-vingts ans[5]. C'étoit[6] une fille de beaucoup de mérite, d'esprit et de vertu, qui avoit été longtemps fort pauvre, qui devint après fort riche, et qui, dans ces deux états, eut quantité d'amis et d'amies considérables. Elle avoit été[7] recueillie jeune et pauvre chez la duchesse d'Orval[8], sœur de Palaiseau[9], chez qui elle logea la plus grande partie

1. Il était question qu'il se retirât à Avignon dès la conclusion de la paix, les alliés exigeant qu'il quittât la France (*Dangeau*, p. 129-130, et *Sourches*, p. 369-370).

2. Son corps fut enterré, le 20 avril, dans l'église des Bénédictins anglais auprès de celui de son père, et son cœur seul fut porté à Chaillot (*Sourches*, p. 372; *Gazette*, p. 216). L'erreur de Saint-Simon vient de ce que Dangeau ne dit rien des obsèques. La relation de la pompe funèbre est dans le cérémonial de Desgranges, ms. Mazarine 2746, fol. 164-166. Une attestation pour le dépôt de son cœur à la Visitation fut rédigé le 17 mai suivant par devant notaire et est conservée dans le minutier de l'étude Huguenot.

3. Le Roi alla la voir le 19 avril (*Dangeau*, p. 131; *Sourches*, p. 371). On trouvera aux Additions et Corrections un extrait d'une lettre de Mme de Maintenon à ce sujet.

4. Henriette de Conflans : tome XVI, p. 438.

5. Elle mourut le 13 avril, à quatre-vingt-deux ans (*Dangeau*, p. 127; *Sourches*, p. 363), et fut inhumée à Saint-Thomas-d'Aquin.

6. Comparez avec ce qui va suivre ce qu'il a déjà dit d'elle et de sa famille dans le tome XVI, p. 438-439.

7. *Esté* a été ajoutée en interligne.

8. Anne de Harville-Palaiseau : tome XVI, p. 439.

9. François de Harville des Ursins, marquis de Palaiseau, gouverneur de Charleville et du Mont-Olympe, mourut le 12 avril 1701, à soixante-dix ans. Il avait épousé : 1° en février 1654 Isabelle Blondel de Joigny de Bellebrune (*Muse historique* de Loret, tome I, p. 468); 2° Anne de Comans, par contrat du 2 décembre 1660 (reg. Y 199, fol. 224 v°); 3° en septembre 1699, malgré l'opposition du marquis de Pom-

de sa vie, et à qui, à son tour, elle fut fort utile quand elle la vit[1] tombée dans la pauvreté[2]. Elles ne laissèrent pas de se séparer d'habitation sur la fin, comme Saint-Romain[3] et Courtin[4], deux conseillers d'État fort connus par leurs ambassades, dont il a été quelquefois mention[5], et qui avoient toujours logé ensemble par amitié[6]. Mlle d'Armentières laissa[7] quatre mille livres de pension à la [Add. St-S. 1058]

ponne, son gendre, Mlle de Saint-Hérem, Angélique-Cécile de Montmorin, qui lui survécut jusqu'en 1747. Un arrêt du Conseil pour la liquidation de sa succession fut rendu le 5 février 1703 (reg. E 1923). Il signait Palloiseaux, et Saint-Simon écrit *Paloyseau.*

1. Les mots *la vit* sont en interligne au-dessus de *fut*, biffé.

2. Tome XVI, p. 439.

3. Melchior de Harod de Senevas, dit le marquis et l'abbé de Saint-Romain, d'une famille du Lyonnais, accompagna en Allemagne M. de Saint-Chamond en 1635 et prit une part active aux négociations avec le chancelier Oxenstiern ; nommé ensuite résident à Hambourg, M. de Longueville se l'adjoignit pour les négociations de Munster ; il reçut en récompense l'abbaye de Corbigny. Pendant la Fronde, il suivit la fortune du prince de Condé et se réfugia avec lui en Hollande. Rentré en France en 1655, Lionne lui donna une mission temporaire en Suède ; puis il fut nommé en 1665 ambassadeur en Portugal. En mars 1672, il fut envoyé pour représenter le Roi auprès des Cantons suisses, reçut l'abbaye de Préaux en 1673, revint en France en 1676, et fut choisi en 1681 comme plénipotentiaire aux conférences de Francfort. Renvoyé à Lisbonne en 1683, il reçut le 24 mai de la même année un brevet de conseiller d'État d'épée ; revenu à Paris en 1684, il ne servit plus jusqu'à sa mort, 14 juillet 1694, à quatre-vingt-trois ans. L'éloge de ses talents a été fait par Pomponne, par Chapelain, par Spanheim, par Mademoiselle ; dans sa table du *Journal de Dangeau,* Saint-Simon le qualifie d' « amphibie de beaucoup de mérite et qui avoit manié beaucoup de négociations. » Il avait été quelque peu impliqué dans le procès des empoisonneurs (*Archives de la Bastille,* tome VI, p. 23). Il signait M. de Harod.

4. Honoré Courtin : tome III, p. 279.

5. Il n'avait pas parlé de Saint-Romain, mais à diverses reprises de Courtin, et en dernier lieu à l'occasion de sa mort en 1703 : tome XI, p. 341-351.

6. Voyez l'Addition indiquée ci-contre et *les Caractères de la Bruyère,* tome I, p. 469-470.

7. C'est Dangeau qui donne ces détails (p. 127).

duchesse d'Orval, l'usufruit[1] de son bien à la duchesse du Lude[2], son amie intime de tout temps[3], et le fonds à M. d'Armentières[4], son plus proche parent et l'aîné de sa maison[5]. Sa mère n'étoit rien[6]. Son père[7] parut peu, quoique gouverneur de Saint-Quentin et avec un régiment; mais le père de celui-là[8], aussi gouverneur de Saint-Quentin, fut lieutenant général, député de la noblesse pour le bailliage de Vermandois aux derniers États de Blois en 1588, ambassadeur vers les Archiducs en Flandres, chevalier du Saint-Esprit en 1597, et chevalier d'honneur de la reine Marie de Médicis. Il eut la terre d'Armentières de sa femme, qui étoit Jouvenel avec le sobriquet de des Ursins et héritière; et le père de celui-là étoit ce vicomte d'Oulchy[9], capitaine des gardes du corps de Charles IX, qui garda le roi de Navarre à Vincennes, qui y acquit son amitié, et que les[10] *Mémoires* de Castelnau[11]

1. Écrit par mégarde *usufrit*.
2. La première lettre de *Lude* surcharge un *D*.
3. Les *Mémoires de Sourches* prétendent même qu'elle mourut de la joie de la revoir (tome XIII, p. 363).
4. Michel III de Conflans : tome III, p. 336.
5. Tomes III, p. 337, et XVI, p. 437.
6. Antoinette d'Herbin : tome XVI, p. 438.
7. Henri de Conflans, vicomte d'Oulchy : *ibidem*.
8. Eustache II : *ibidem*, p. 437 ; tout ce qui va suivre a déjà été dit à cet endroit.
9. Eustache Ier : *ibidem*. Saint-Simon écrit *Auchy*.
10. Après *les*, à la fin d'une ligne, il a biffé *moires*, qu'il avait commencé à corriger en *mé[moires]*.
11. *Castellenau* corrigé en *Castelnau*. — Michel de Castelnau, seigneur de Mauvissière, chevalier de Saint-Michel, gouverneur de Saint-Dizier et capitaine de cinquante hommes d'armes, fut employé par Charles IX et Henri III en diverses ambassades, notamment en Angleterre. Ses *Mémoires*, très connus, ont été publiés pour la première fois en 1621, puis en 1659 par le Laboureur, qui y fit de nombreuses additions, enfin par Jean Godefroy, en 1731, en trois volumes in-folio. Dans ses *Écrits inédits* (tome VII, p. 242-250), Saint-Simon cite textuellement des Additions de le Laboureur aux *Mémoires de Castelnau*.

appellent froid et sage, et l'un des plus hommes de bien de son temps. Mlle d'Armentières n'avoit qu'un frère[1], dont la mère étoit Pinart[2], héritière de grandes terres, entre autres de Louvois[3], et dont le père étoit ce vicomte de Comblizy, fils du secrétaire d'État[4], qui trahit Henri IV et rendit à la Ligue Château-Thierry, dont il étoit gouverneur et qui étoit alors une place importante[5]. Son petit-fils[6] par sa fille dissipa tout dans une vie obscure et inconnue, épousa une gueuse des rues[7], dont il n'eut point d'enfants, et mourut en 1704[8]. Les restes ne laissèrent pas d'être encore bons ; Mlle d'Armentières les recueillit, paya, s'arrangea, et devint riche dans sa vieillesse, dont elle sut faire un bon et honnête usage. Elle et le père[9] de celui à qui elle laissa le fonds de ses biens étoient

1. Eustache III : tome XVI, p. 438.

2. Charlotte Pinart : *ibidem*. Outre Eustache III, elle eut un autre fils, Henri, mort en 1639, et une fille, Marie-Charlotte, morte jeune à Port-Royal.

3. La terre de Louvois, située en Champagne dans l'élection d'Épernay, avait été érigée en marquisat pour Claude Pinart, seigneur de Comblizy, en février 1625, et rattachée à la mouvance de la tour du Louvre en janvier 1649 (registres X^{1A} 8656, fol. 464, et 8659, fol. 478). Eustache II de Conflans la vendit le 4 février 1656 à Michel le Tellier, qui obtint la confirmation en sa faveur du titre de marquisat (Archives départementales de la Marne, E 573-591). En 1697, elle était estimée rapporter vingt-huit mille livres, d'après le Mémoire de l'intendant de Champagne.

4. Claude Ier Pinart, secrétaire d'État, et son fils Claude II, vicomte de Comblizy : tome XIV, p. 201.

5. Pinart, qui était gouverneur de Château-Thierry, s'était retiré dans cette place après le renvoi des secrétaires d'État en 1588. Il fut accusé d'avoir voulu livrer la place au duc de Parme, et son fils de l'avoir laissé prendre trop facilement par le duc de Mayenne. Il fut, à cause de cela condamné par contumace ; mais Henri IV, monté sur le trône, reconnut la fausseté de l'acccusation et annula la condamnation.

6. Eustache III : ci-dessus.

7. Anne Hue de Francine : tome XVI, p. 438.

8. Le manuscrit porte par erreur *1604*.

9. Michel II de Conflans, marquis de Saint-Remy : tome XVI, p. 440. Il était mort le 22 janvier 1712, trois mois avant sa parente.

enfants des issus de germains. La branche de celui-là, distinguée par le nom de Saint-Remy, étoit depuis longtemps dans l'indigence. Le père de ceux qui se relevèrent[1], et qui ont figuré pendant la régence de M. le duc d'Orléans, devint l'aîné de sa maison en 1690 par la mort de tout ce qu'il en restoit d'aînés de toutes les branches, et n'en fut pas plus à son aise[2]. Il avoit épousé la fille de Daguesseau, maître des comptes[3], dont il eut la petite terre de Puiseux[4], près de Beaumont vers Beauvais[5] ; et ce maître des comptes, fort nouveau alors, est le grand-père de Daguesseau chancelier de France avec diverses fortunes depuis le 2 février 1717, et l'est encore depuis vingt-six ans[6]. Saint-Remy mourut en 1712 à soixante-dix-neuf ans[7], et sa femme en 1721, ayant eu la joie de voir la fortune de son neveu[8], mais sans être jamais sortis de leur village ni l'un ni l'autre, où leur maison ressembloit fort à une hutte, et où ils avoient peine à subsister. Ils eurent trois fils :
[Add. St S. 1059] l'aîné porta le nom d'Armentières[9] ; le second fut envoyé sans sou ni maille[10] page du grand maître à Malte[11] ; le troisième porta le nom de Conflans, qui est celui de leur mai-

1. Michel II était père de Michel III, marquis d'Armentières, et d'Alexandre-Philippe, marquis de Conflans.

2. Tout cela a déjà été dit dans le tome XVI, p. 440.

3. Marguerite, fille de François Daguesseau : *ibidem*.

4. Puiseux (Saint-Simon écrit *Puyseux*) est actuellement une petite commune du canton de Pontoise, département de Seine-et-Oise, à quelques kilomètres de Beaumont-sur-Oise.

5. Ici Saint-Simon a ajouté par mégarde en interligne : *leur est venüe*.

6. Ceci confirme ce qui a été dit à plusieurs reprises que notre auteur rédigeait cette partie des *Mémoires*, dans les derniers mois de 1743.

7. Avant *ans*, il y a un second *à 79*, biffé.

8. Le chancelier Daguesseau.

9. Michel III de Conflans, marquis d'Armentières : tome III, p. 336. — Le nom *Armentières* a été mis en interligne au-dessus de *Conflans qui est celuy de leur Maison*, biffé ; mais Saint-Simon a oublié de corriger *de* en *d'* ; voyez la note 1 de la page suivante.

10. « On dit communément d'un homme qui n'a point d'argent, qu'*il n'a ni sou ni maille* » (*Académie*, 1718).

11. Philippe-Alexandre, chevalier de Conflans : tome III, p. 337.

son[1]. Les deux aînés[2] naquirent avec beaucoup d'esprit et d'envie de faire. Ils se roidirent contre la fortune, et, malgré leur pauvreté, ils trouvèrent le moyen de lire, de s'instruire, et de s'orner l'esprit de sciences et d'histoire, aidés tous deux d'une fort belle mémoire, et assez avisés pour vivre tous trois dans la plus grande union. Conflans et Armentières servirent. Conflans, qui n'avoit pas le sens commun, perdit sa jeunesse dans une citadelle, où il fut enfermé près de vingt ans, pour s'être battu contre le fils unique[3] de Pertuis mort gouverneur de Courtray après avoir été capitaine des gardes de M. de Turenne, et fort estimé[4]. Le chevalier de Conflans, revenu de ses caravanes[5], se battit en Angoumois près de Ruffec, avec un gentilhomme nommé Ponthieu, à coups de pistolet, et en perdit le bras droit[6]. Armentières se trouva dans un régiment employé à la Rochelle, où le maréchal de Chamilly commandoit[7]. La maréchale[8], qui avoit beaucoup d'esprit, et qui étoit[9] la piété et la vertu même, trouva de l'esprit et du savoir à[10] d'Armentières. Ravie de rencontrer[11]

1. Ces huit derniers mots ont été ajoutés en interligne, au-dessus de *d'Armentières*, biffé. — Alexandre-Philippe, marquis de Conflans : tome III, p. 336.

2. *Aisnés* est en interligne, au-dessus de *drs*, biffé.

3. Déjà dit aux tomes X, p. 381, et XVI, p. 441.

4. Guy de Pertuis (tome XX, p. 154), père d'Antoine-Charles.

5. Il a déjà été parlé des caravanes des chevaliers de Malte dans le tome VII, p. 42. — Saint-Simon écrit *caravannes*.

6. Les contemporains ne parlent pas de ce duel, qu'on dut étouffer. Ce Ponthieu était peut-être fils d'Ézéchias de Ponthieu, écuyer et gentilhomme de Turenne, qui abjura le protestantisme en novembre 1672.

7. Nous avons vu le maréchal commander dans cette province en 1702 : tome X, p. 119.

8. Élisabeth du Bouchet de Villeflix.

9. Les mots *et qui estoit* ont été ajoutés en interligne, et Saint-Simon a oublié de biffer l'*et* qu'il avait d'abord écrit avant *la pieté*.

10. Les sept derniers mots ont été ajoutés en interligne, et Saint-Simon a biffé *en* avant *trouva*, mais en négligeant de supprimer *à* après ce verbe.

11. *Rencontrer* est en interligne au-dessus de *trouver*, biffé.

quelqu'un à qui parler, elle s'en accommoda, mit le chevalier dans leurs milices, les aida de tout ce qu'elle put; de retour les hivers à Paris, les y fit venir, les vanta, les produisit chez elle à la meilleure compagnie, qui y étoit toujours, et les mit ainsi dans le monde. Eux en surent profiter, et se faire connoître ailleurs. Je ne sais comment Armentières fit connoissance, puis amitié, avec Mme d'Argenton. M. le duc d'Orléans y soupoit tous les soirs quand il étoit à Paris ; ses sociétés y étoient assez étranges, et, quoique chez sa maîtresse, il ne laissoit pas d'être difficile à amuser. L'esprit fort orné d'Armentières, et sa religion à peu près de la trempe de celle de M. le duc d'Orléans, firent juger à Mme d'Argenton qu'il lui seroit d'usage à amuser M. le duc d'Orléans. Elle lui en parla comme de son ami dont il s'accommoderoit ; elle [le] lui présenta : il fut de tous les soupers, et M. le duc d'Orléans le goûta. Cela dura du temps, pendant lequel Armentières, qui cherchoit à s'accrocher, fit des connoissances au Palais-Royal, s'introduisit chez Mme de Jussac[1] dans le temps qu'elle venoit à Paris. Cette Mme de Jussac, étant fille, avoit été demoiselle de la première femme de mon père, qui la donna par confiance à sa fille lorsqu'elle la maria au duc de Brissac, et elle ne l'a jamais oublié. Elle passa de là à Mme de Montespan, où elle vit le grand monde et la plus fine compagnie. C'étoit une personne bien faite, de bonne mine, qui n'avoit pas été sans beauté, mais qui, avec de l'esprit, avoit encore plus de vertu et de sagesse, et qui, avec une grande douceur et beaucoup de circonspection, se fit généralement aimer et estimer. La confiance qu'on prit en elle lui fit donner le soin de l'éducation de Mlle de Blois. Elle y fut continuée après la retraite de Mme de Montespan, et le Roi l'y attacha de nouveau, sans titre, lorsqu'il[2] maria Mlle de Blois à M. le duc d'Orléans,

1. Marie-Françoise Évrard de Saint-Just. Ce qui va suivre a déjà été dit dans le tome III, p. 334-336, presque dans les mêmes termes.

2. La première lettre de *lorsqu'il* surcharge un *d*.

qu'elle suivoit même au défaut de ses deux dames[1]. Elle avoit épousé, chez Mme de Montespan, Jussac[2], qui étoit à M. du Maine sur le pied nouveau de premier gentilhomme de sa chambre, qui fut tué au combat de Leuze[3], et qui lui laissa[4] un fils, tué aussi depuis dans la gendarmerie tout jeune[5], et deux filles[6]. Mme d'Orléans l'aima toujours tendrement. Sans[7] rien perdre de l'attachement le plus marqué pour Mme de Montespan jusqu'à sa mort, ni de sa confiance, elle sut s'attirer celle du Roi et de Mme de Maintenon sur ce qui regardoit Mme la duchesse d'Orléans, beaucoup d'amis et de considération dans le monde. Elle avoit marié sa fille aînée à Chaumont[8], colonel d'infanterie, dont le nom étoit d'Ambly[9], qui fut tué brigadier sans enfants[10]. Armentières, qui tenoit M. le duc d'Orléans par Mme d'Argenton, crut ne pouvoir mieux faire que de s'assurer aussi Mme la duchesse d'Orléans à cause de la cour et du service. Il songea donc à épouser la seconde fille de Mme de Jussac[11], fort jolie, qui, avec moins

1. La maréchale de Rochefort et la marquise de Castries.

2. Claude, comte de Jussac : tome III, p. 335. Son contrat de mariage avec Mlle de Saint-Just, du 14 août 1683, est dans le registre Y 244, fol. 385.

3. Non pas à Leuze, mais à Fleurus, ainsi qu'il l'avait dit exactement dans le tome III.

4. *Laissé* corrigé en *laissa*.

5. Louis-François-Auguste de Jussac, baptisé le 25 avril 1689 à Versailles, d'abord mousquetaire, acheta en 1701 un guidon de gendarmerie, fut grièvement blessé en 1703 à la bataille de Spire, obtint en 1706 une enseigne aux chevau-légers de Bourgogne, et mourut à Versailles, au Grand Commun, de maladie, le 27 avril 1707, âgé de vingtdeux ans.

6. Il va être parlé de toutes les deux quelques lignes plus loin.

7. Avant *sans*, il y a un *et*, biffé.

8. Louise-Françoise de Jussac, mariée à Charles d'Ambly, marquis de Chaumont : tome III, p. 336, note 5.

9. Ancienne famille de Champagne, que les généalogistes font remonter jusqu'au XIIIe siècle.

10. A Cassano, en 1705 : tome XIII, p. 97.

11. Diane-Gabrielle de Jussac : tome III, p. 336.

d'esprit que sa mère, mais un esprit de sagesse et de conduite, lui ressembloit dans tous les points. Il tourna si bien, qu'en 1709, tout au commencement de l'année, le mariage se fit par le concours fort rare de l'épouse[1] et de la maîtresse. Il en eut une charge de chambellan de M. le duc d'Orléans qu'il lui paya, et un régiment d'infanterie avec des pensions. Il avoit déjà produit ses frères, et il attrapa bientôt après une charge de chambellan pour l'aîné, qui, au commencement de cette année-ci[2], épousa la fille aînée de Mme de Jussac, veuve de Chaumont. Dans la suite, ils furent l'un après l'autre premiers gentilshommes de la chambre de M. le duc d'Orléans, un peu avant et pendant la Régence, et, après leur mort à tous deux, le chevalier leur frère leur succéda, qui, à la recommandation de M. le duc d'Orléans, eut la commanderie de Pezénas[3] avec une autre. Mme de Conflans fut gouvernante des deux dernières filles de M. le duc d'Orléans[4], se ruina au jeu, devint aveugle[5], éleva son fils[6] de façon qu'il ne fut qu'un garnement[7], et qu'il passa enfin en

1. *Lespouse* surcharge *la*.

2. Le mariage eut lieu le 9 février 1712 ; mais Dangeau ni Sourches n'en ont pas fait mention.

3. Cette commanderie magistrale valait quinze mille livres de rente (*Dangeau*, tome IX, p. 204 et 249). Le chevalier de Conflans l'eut en 1717, par la démission du chevalier de la Rochefoucauld.

4. Mlle de Beaujolais (tome VIII, p. 117) et Mlle de Chartres, princesse de Conti (tome XIV, p. 440).

5. A cause de sa cécité, Mme de Conflans quitta la cour vers 1739 (*Mémoires de Luynes*, tomes III, p. 405 et 419, et V, p. 329) et mourut dans la retraite.

6. Eustache, dit le marquis de Conflans, né le 5 décembre 1712, obtint en 1733 le régiment d'infanterie d'Auxerrois, mais dut donner sa démission en 1742 pour diverses incartades ; il passa alors en Espagne et y obtint une place d'exempt des gardes du corps ; il quitta le service en 1747 pour épouser une camériste de la reine d'Espagne Farnèse.

7. « *Garnement*, vaurien », disait le *Dictionnaire de l'Académie* de 1718. Ce mot a déjà passé dans notre tome XI, p. 149 ; Littré en cite des exemples dès le quatorzième siècle.

Espagne[1]. Mme d'Armentières fut dame de Mme la duchesse de Berry, et de Mme la duchesse d'Orléans ensuite, fit sagement une bonne maison, se fit aimer et estimer, éleva bien son fils[2], qui épousa la fille unique d'Aubigny[3], ce fameux écuyer de Mme des Ursins dont j'ai parlé plus d'une fois, à qui il avoit laissé beaucoup de biens et ce superbe lieu de Chanteloup destiné par sa maîtresse à tenir sa cour lorsqu'elle seroit souveraine[4]. Ce dernier Armentières est maréchal de camp[5], et, avec peu d'esprit, songe fort à pousser sa fortune[6]. Le chevalier de Conflans, demeuré premier gentilhomme de la chambre de M. le duc d'Orléans après la mort du Régent son père, lui fut donné par Mme la duchesse d'Orléans pour être son mentor. Avec plus d'éducation et moins de naturel rustre, il en eût été fort capable ; mais un plus capable que lui n'y auroit pas réussi. Il eut de fortes prises avec le bâtard du feu Régent et de Mme d'Argenton[7] pour des droits qu'il prétendoit comme grand prieur de France, qui furent poussés loin, et qui ne réussirent ni à l'un ni à l'autre. Tous deux répandirent des factums[8]. M. le duc d'Orléans, à la fin, les fit taire, et les remit en quelque bienséance, en sorte que le bailli de Conflans résolut de ne se mêler plus de ce qui regarderoit le grand prieur. Il ne se tint pas parole à

1. M. de Conflans a quitté la France au commencement de 1743, quelques mois avant que Saint-Simon n'écrive le présent passage.

2. Louis de Conflans : tome XXII, p. 142.

3. Adélaïde-Jeanne-Françoise Bouteroue d'Aubigny : *ibidem*.

4. Tout cela a été raconté dans le précédent volume.

5. Il a obtenu ce grade dans la promotion de 1743, année où écrit Saint-Simon.

6. Il parviendra en effet en 1768 au grade de maréchal de France, mais mourra six ans plus tard,

7. Le chevalier d'Orléans, grand prieur de France : tome IX, p. 280.

8. L'affaire n'était point absolument personnelle au bailli de Conflans ; c'était un conflit entre le grand prieur et les commandeurs de l'ordre. Il y a à ce sujet trois mémoires de 1732 indiqués dans le *Catalogue des factums de la Bibliothèque nationale*, tome III, p. 475.

lui-même : il fut à un chapitre au Temple ; le grand prieur y présidoit ; le bailli de Conflans se prit de bec[1] contre lui ; de part et d'autre la dispute s'échauffa, au point que l'un vint aux reproches, l'autre aux invectives, jusqu'à insulter à sa bâtardise avec les plus gros mots. Le chapitre en fut rompu, et l'éclat en fut si grand dans le monde, que le grand prieur, appelé par Conflans, neveu du bailli[2], et en sa place, parce qu'il étoit manchot[3], se battit avec lui et fut dangereusement blessé[4]. De cette affaire, le bailli de Conflans fut congédié doucement par M. le duc d'Orléans, et perdit beaucoup de la considération qu'il avoit acquise dans le monde, qui se choqua du peu d'égard, et encore pour des choses de Malte que d'autres auroient plus décemment défendues, à la reconnoissance que lui et les siens devoient de toute leur fortune au père et à la mère du grand prieur. Il se retira chez Mme d'Armentières, sa belle-sœur, en même temps[5] extrêmement du grand monde[6], et y vit dans la dévotion. Ces Conflans se prétendent issus de mâles en mâles de la maison de Brienne si connue par son antiquité, ses grands fiefs, ses grandes alliances, ses grands emplois, ses connétables, ses chambriers, et par des rois de Jérusalem et

1. Le *Dictionnaire de l'Académie* de 1718 pas plus que les autres lexiques du dix-huitième siècle, ne donnait pas la locution *se prendre de bec,* au sens de se disputer ; Littré ne cite que le présent exemple.

2. Eustache de Conflans : ci-dessus, p. 40, note 6.

3. Depuis son duel avec Ponthieu : ci-dessus, p. 37.

4. La dispute eut lieu dans le courant de juin 1736, et le duel dans la nuit du 23 au 24 juin. Il y eut à la suite information judiciaire ; les deux combattants se mirent à la Conciergerie le 20 mars 1737, furent jugés par le Parlement pour la forme, le 23, et acquittés (*Journal de Barbier,* tome III, p. 82-83 ; *Mémoires de Luynes,* tome I, p. 212 et 213 ; registres du Parlement, X[2A]711). On trouvera aux Additions et Corrections le récit du duc de Luynes.

5. Les mots *en mesme temps* ont été ajoutés en interligne, au-dessus d'un second *se retira,* biffé.

6. Le sens est qu'il se retira en même temps presque complètement du grand monde.

des empereurs de Constantinople, et ils sont donnés comme tels dans la généalogie de cette maison donnée parmi celles des connétables par les continuateurs de du Fourny[1] et du P. Anselme[2].

Mort de Mme de Villacerf douairière.

Mme de Villacerf[3], veuve de Villacerf qui avoit eu les bâtiments[4] et[5] été si bien avec le Roi, et mère du premier maître d'hôtel de la Dauphine[6] qu'on venoit de perdre, mourut fort vieille d'une saignée qui lui fut faite pour quelques légers accès de fièvre, où[7] on lui coupa le tendon[8].

Courageuse

Mme Bouchu, veuve du conseiller d'État et mère de la

1. Honoré Caille du Fourny, né en 1630, auditeur à la chambre des comptes, collabora à l'*Histoire généalogique* du P. Anselme et en donna en 1712, après la mort de celui-ci, une nouvelle édition; il mourut le 20 février 1713, à quatre-vingt-trois ans. Le contrat de mariage de sa fille avec un capitaine de dragons en 1695 est dans le registre Y 265, fol. 56, et une pension qu'il fit à sa servante en 1709 dans le registre Y 281, fol. 278. Du Fourny avait travaillé à l'inventaire des registres du Trésor des chartes, et il reçut à cet effet le 5 mai 1711 une gratification de deux mille livres (carton G^7 1030, 25 avril 1712).

2. Pierre de Guibours, né en 1625, prit le nom de P. Anselme de Sainte-Marie lorsqu'il entra dans l'ordre des Augustins déchaussés; il mourut à Paris le 17 janvier 1694. S'étant adonné aux travaux généalogiques, il publia d'abord divers ouvrages sur les maisons souveraines et quelques grandes familles, et enfin en 1674, en deux volumes in-4°, son *Histoire généalogique et chronologique de la maison de France et des grands officiers de la couronne*. Cet ouvrage fut complété par Du Fourny (ci-dessus), puis par les Pères Ange de Sainte-Rosalie et Simplicien, augustins déchaussés, qui en donnèrent de 1726 à 1733 une nouvelle édition en neuf volumes in-folio, complétée récemment par Pol Potier de Courcy. On trouvera aux Additions et Corrections des notes complémentaires sur l'œuvre du P. Anselme.

3. Geneviève Larcher : tome VI, p. 325.

4. Édouard Colbert : tome III, p. 27.

5. Cet *et* a été ajouté en interligne.

6. Pierre-Gilbert Colbert : tome III, p. 26.

7. Ce dernier membre de phrase semble avoir été ajouté dans le blanc resté à la fin du paragraphe.

8. Non pas le « tendon », mais l'artère. Elle mourut le 17 avril, en sa maison de la rue de l'Égout, au Marais, et fut enterrée le 19 aux

opération de Mme Bouchu.

comtesse de Tessé[1], fut plus heureuse. Elle cachoit un cancer depuis longtemps, dont une seule femme de chambre avoit la confidence. Avec le même secret, elle mit ordre à ses affaires, soupa en compagnie, se fit abattre le sein le lendemain de grand matin, et ne le laissa apprendre à sa famille ni à personne[2] que quelques heures après l'opération[3] : elle guérit parfaitement. Après tant de courage et de sagesse, il ne [falloit][4] pas, longues années après, épouser le duc de Châtillon[5], cul-de-jatte, pour la rage d'être duchesse[6], pour ses grands biens, et longtemps après mourir d'une fluxion de poitrine, pour avoir voulu aller jouir de son tabouret à Versailles par le grand froid[7].

Mort,

La marquise d'Huxelles, mère du maréchal[8], mourut en

Minimes de la Place Royale ; avant de mourir, elle laissa au chirurgien qui l'avait « manquée » une rente de trois cents livres en dédommagement du tort que cet accident causerait à sa réputation (*Dangeau*, p. 129 ; *Sourches*, p. 371-372 ; *Gazette d'Amsterdam*, n° xxxiv ; *Lettres de Mme Dunoyer*, édition de 1723, lettre xc, tome IV, p. 182 ; ms. Clairambauldt 1170, fol. 140).

1. Élisabeth Rouillé de Meslay (tome XII, p. 465), veuve d'Étienne-Jean Bouchu (*ibidem*, p. 463), et mère de Marie-Élisabeth-Claude Pétronille Bouchu, comtesse de Tessé (tome XIII, p. 184).

2. *Personnes* est au pluriel dans le manuscrit.

3. Dangeau le raconte le 20 avril (p. 131) ; l'opération avait eu lieu le 18. Saint-Simon a déjà parlé des cancers dans notre tome XV, p. 396 et 572.

4. Ici il y a une lacune dans le manuscrit : les mots *il ne* terminent la page 1259, et les mots *pas longues années après* commencent la page 1260 ; peut-être suffit-il de suppléer *falloit* ?

5. Mme Bouchu épousa, le 20 mars 1731, Paul-Sigismond de Montmorency-Luxembourg (tome I, p. 256), créé duc de Châtillon-sur-Loing en février 1696 ; il avait alors soixante-huit ans et mourut le 28 octobre suivant. Il est curieux de remarquer que les généalogies ne font pas mention de ce mariage tardif, dont parlent tous les contemporains.

6. C'est aussi ce que dit le duc de Luynes en annonçant la mort de Mme de Châtillon (*Mémoires*, tome III, p. 137-138).

7. Elle mourut le 8 février 1740, à l'âge de soixante-seize ans, selon la *Gazette* (p. 84).

8. Marie le Bailleul : tome IX, p. 13.

caractère et famille de la marquise d'Huxelles. [*Add. St-S. 1060*]

ce même temps, à quatre-vingt-cinq ou six ans[1], avec la tête entière et la santé parfaite[2] jusqu'alors. Elle étoit fille du président le Bailleul surintendant des finances[3]; son[4] père, son frère, son neveu et son petit-neveu, tous présidents à mortier[5]; et veuve en premières noces du frère aîné de Nangis père du maréchal de Nangis[6], dont elle a touché, soixante-dix ans[7] durant, six mille livres de douaire[8]. C'étoit[9] une femme de beaucoup d'esprit, qui avoit eu de la beauté et de la galanterie[10], qui savoit, et qui avoit été du grand monde toute sa vie, mais point de la cour. Elle étoit impérieuse, et s'étoit acquis un droit d'autorité[11]. Des gens d'esprit et de lettres et des vieillards de l'an-

1. Elle mourut le 29 avril, à quatre-vingt-six ou sept ans (*Gazette*, p. 240; *Mercure* de mai, p. 42-44; *Dangeau*, p. 138; *Sourches*, 380). Son acte de décès est dans le ms. Nouv. acq. fr. 3618, n° 4312.

2. *Parfaitte* a été ajouté en interligne.

3. Nicolas le Bailleul: tome IX, p. 12.

4. Avant *son*, Saint-Simon a biffé *et vefve en pres nopces*, qui a été reporté plus loin.

5. Il a été parlé de son frère, Louis le Bailleul, et de son neveu, Nicolas-Louis, dans le tome IX, p. 12; son petit-neveu est Nicolas-Louis II, né le 13 juillet 1684, conseiller au Parlement, qui obtint la charge de président à mortier à la mort de son père (avril 1714) et la vendit à M. Chauvelin en novembre 1718; il mourut le 17 octobre 1737). Son père s'appelait aussi Nicolas.

6. Ce frère aîné était François de Brichanteau, marquis de Nangis, maréchal de camp en 1643, marié à Mlle le Bailleul le 28 février 1644, et tué au siège de Gravelines le 15 juillet suivant. Son cadet était Louis-Fauste, père de Louis-Armand, maréchal de Nangis (tome III, p. 173).

7. La première lettre du mot *ans* corrige un *d*.

8. Dangeau et Sourches ont mentionné cette particularité.

9. Tout ce qui va suivre a déjà été dit dans le tome XI, p. 38.

10. On trouve cependant ce couplet dans le Chansonnier, ms. Fr. 12617, p. 277:

> D'Huxelles, la belle marquise,
> Que l'on ne sauroit engager;
> Chez elle toute heure est permise,
> Excepté celle du berger.

11. « Se comptant pour tout et les autres pour fort peu », avait-il dit dans le tome XI, p. 38.

cienne[1] cour s'assembloient chez elle, où elle soutenoit une sorte de tribunal fort décisif[2]. Elle conserva des amis et de la considération jusqu'au bout. Son fils, qu'elle traita toujours avec hauteur, ne fut jamais trop bien avec elle, et ne la voyoit guères.

Mort et caractère du bailli de Noailles.

Le bailli de Noailles[3] mourut aussi à Paris, à l'archevêché, où le cardinal son frère l'avoit retiré depuis quelque temps[4], que ses affaires se trouvoient fort délabrées. Il avoit deux belles commanderies[5], et il étoit ambassadeur de Malte. C'étoit un très bon homme, et honnête homme tout uni, qui avoit été fort libertin toute sa vie, et qui, à la fin, pensoit à son salut.

Le Roi nomme le P. la Rue confesseur de M. le duc de Berry, et retient le P. Martineau pour le petit Dauphin.

Le P. Tellier jugea que le P. la Rue avoit besoin de quelque marque de considération après ce qui lui étoit arrivé à la mort de la Dauphine[6] : le Roi le nomma donc confesseur de M. le duc de Berry, et déclara qu'il réservoit pour le petit Dauphin le P. Martineau[7], qui l'étoit de celui dont la perte affligeoit toute l'Europe. En même temps, ces Pères, accoutumés à tirer[8] parti de tout, firent grand bruit d'un mémoire trouvé dans les papiers du Dauphin sur l'affaire du cardinal de Noailles, qui ne lui étoit rien moins que favorable. Ils l'envoyèrent à Rome, et le firent imprimer. Ce mémoire, au moins, ne fut pas

1. *Ancienne* a été ajouté en interligne, et *la* corrigé en *l'*.

2. Elle faisait aussi des chansons, dont on trouve des traces dans le Chansonnier, ms. Fr. 12694, p. 615-617, et 12695, p. 311. Il a été parlé de sa correspondance dans le tome XI, p. 38, note 4 ; elle mériterait d'être publiée intégralement.

3. Jacques, bailli de Noailles : tome IV, p. 146.

4. Il mourut le 22 avril, à la suite d'une opération qu'on lui fit pour un abcès à la poitrine, et fut enterré à Notre-Dame (*Dangeau*, p. 131 et 132-133 ; *Sourches*, p. 373).

5. Celles de Saint-Thomas en Provence et de la Croix-en-Brie (*Gazette*, p. 228). Dangeau (p. 133) lui attribue la commanderie de Trinquetaille, près d'Arles.

6. Tome XXII, p. 338 et 402, note 6.

7. *Dangeau*, p. 101 ; *Sourches*, p. 309.

8. *Tiré* corrigé en *tirer*, et à la suite Saint-Simon a biffé *grd*.

trouvé dans sa cassette à ce qu'on a pu voir plus haut[1]; il put l'être d'ailleurs : c'est ce qui ne peut se discuter avec exactitude. Je puis hardiment protester de la mienne sur les sentiments de ce prince, que j'ai rapportés, et sur ce qui s'est passé de lui à moi, et encore si peu de jours avant la mort de Madame la Dauphine, et c'est-à-dire avant la sienne. Ce mémoire, s'il est tel qu'on l'a publié, a pu être des commencements de l'affaire dans l'esprit de Monsieur de Cambray et dans les préjugés des ducs de Chevreuse et de Beauvillier[2]. Il a pu jeter sur le papier le pour en attendant le contre : on a donné ce pour, et, si le contre s'est trouvé, il a été bien supprimé. Ce qui me fait en juger ainsi est la différence entière de ce mémoire avec les sentiments dans lesquels je ne puis douter que ce prince ne soit mort, et qu'il étoit très incapable de me vouloir tromper, ni personne, en me mentant sans aucune raison ni besoin, et voulant se servir de moi dans cette même affaire ; ou il auroit été étrangement peu d'accord avec soi-même, ce qui étoit radicalement opposé à son caractère[3]. La cabale ennemie du cardinal de Noailles ne laissa pas de triompher, armée de ce grand nom ; mais

Mémoire publié du Dauphin sur l'affaire du cardinal de Noailles.
[Add. St-S. 1061]

1. Tome XXII, p. 357 et suivantes.

2. Le sens est : Ce mémoire a pu dater des commencements de l'affaire du cardinal de Noailles et être rédigé sous l'influence de Monsieur de Cambray et des préjugés, etc.

3. Quoi qu'en dise Saint-Simon, le Mémoire en question fut bien trouvé dans la cassette du Dauphin, imprimé par ordre du Roi et envoyé au cardinal de la Trémoïlle pour être présenté au Pape. Il était précédé d'un Avertissement, qui faisait connaître les motifs de sa composition et les raisons qui avaient décidé le Roi à le publier. Les *Mémoires de Sourches* ont donné le texte de l'Avertissement et du Mémoire (tome XIII, p. 356-361), ainsi que Mme Dunoyer, dans sa lettre XCII, et l'abbé Proyart (*Vie du Dauphin*, tome II, p. 294-302); un exemplaire imprimé du temps est conservé dans le ms. Clairambault 1152, fol. 94. Le 4 juillet, le Pape adressa au Roi un bref de remerciement, qui est dans les *Mémoires de Sourches*, p. 454-455 ; comparez encore *Dangeau*, p. 124, et les *Mémoires de Mathieu Marais*, tome I, p. 148. Voyez aussi aux Additions et Corrections.

ce triomphe, bâti sur un fondement si peu solide par le tissu même de l'écrit tel qu'ils le publièrent, ne fut pas de longue durée : il tomba bientôt de lui-même ; mais c'en fut toujours assez pour éblouir, et pour gagner du temps[1].

Service et enterrement du Dauphin et de la Dauphine à Saint-Denis; queues étranges.

On fit à Saint-Denis, le lundi 18 avril, le service et l'enterrement des deux Dauphins et de la Dauphine, épouse et mère[2]. M. le duc d'Orléans et M. le comte de Charolois y furent les princes du deuil. Il fut singulier qu'il n'y en eût pas un troisième[3]. Le Roi, qui avoit envoyé le comte de Toulouse à l'eau bénite, et le duc du Maine au convoi, comme princes du sang, trouva apparement trop fort d'y en faire figurer[4] un d'eux à Saint-Denis. Il y eut pourtant trois princesses du deuil, parce que la cérémonie étoit double, pour prince et pour princesse : Mme la duchesse de Berry, menée par Coëtenfao, son chevalier d'honneur[5], sa queue portée par le comte de Roucy, Biron et Montendre[6] ; Madame la Duchesse, menée par le comte d'Uzès[7], sa queue fort inégalement portée par Montpipeau, qui étoit Rochechouart[8], et Laigle, fils de sa dame d'hon-

1. Les jansénistes répondirent par un libelle contradictoire, qui fut déféré au Parlement et condamné à être brûlé par la main du bourreau (Proyart, *Vie du Dauphin*, tome II, p. 302-304).

2. *Dangeau*, p. 130 ; *Sourches*, p. 370 ; *Gazette*, p. 215-216 ; cérémonial de Desgranges, ms. Mazarine 2746, fol. 123-136. A cause des particularités qui y sont mentionnées, on trouvera le récit de Desgranges à l'appendice I.

3. Il a déjà fait des remarques analogues à propos du convoi (tome XXII, p. 352 et suivantes).

4. *Figuer* corrigé en *figurer*. — 5. Tome XX, p. 219-220.

6. François de la Rochefoucauld-Roye, comte de Roucy (tome II, p. 336), Charles-Armand de Gontaut, marquis de Biron (tome III, p. 57), et Paul-Auguste-Gaston de la Rochefoucauld, comte de Montendre (tome XI, p. 276), qui avait pris le titre de comte de Jarnac depuis son mariage en 1709.

7. François de Crussol : tome VII, p. 184.

8. Charles II de Rochechouart, marquis de Montpipeau, avait eu en 1705 le régiment de cavalerie du prince de Condé ; brigadier en

neur[1]; Mlle de Bourbon, menée par Blanzac[2], sa queue portée par Montboissier et d'Angennes[3]. Les princes ne les menèrent point à cause de l'inégalité du nombre. Cela devoit être ainsi; mais M. le duc de Berry se résolut à y aller, et fut ainsi le premier prince du deuil. Néanmoins, on ne changea rien, et les princes ne menèrent point les princesses. Le duc de Beauvillier eut le courage d'y porter la queue de M. le duc de Berry, assisté du marquis de Béthune, son premier gentilhomme de la chambre, et de Sainte-Maure[4], son premier écuyer. Je ne sais plus les deux autres queues[5]. Quatre menins pour le dais du Dauphin[6], quatre autres pour celui de la Dauphine[7]; à celle de

1723, il mourut à Paris, sans alliance, le 29 août 1741, à quarante-sept ans environ. Saint-Simon écrit *Montpipeaux*.

1. Jacques-Louis des Acres, chevalier puis marquis de Laigle, colonel d'infanterie en 1695, brigadier en 1704, succéda à son père en 1713 comme lieutenant de Roi de la province de Normandie, devint premier écuyer du comte de Charolais en 1716 et mourut le 20 janvier 1767, âgé de quatre-vingt-seize ans.

2. Charles de la Rochefoucauld-Roye: tome III, p. 173.

3. Philippe-Claude, marquis de Montboissier (tome XXI, p. 325), et Pierre-Charles Renauld, comte d'Angennes, à qui Monsieur le Duc donna son régiment d'infanterie en avril 1712; il acheta en 1713 celui de Normandie, et mourut le 7 octobre 1716, comme notre auteur le rapportera alors.

4. Louis-Pierre-Maximilien, marquis de Béthune-Orval, et Honoré, comte de Sainte-Maure.

5. C'est-à-dire que Dangeau n'indique pas qui porta les queues; aussi Saint-Simon fait erreur pour celle du duc de Berry, qui fut portée par le duc de Saint-Aignan, son premier gentilhomme de la chambre, le marquis de Pons, maître de sa garde-robe, et le comte de Sainte-Maure, son premier écuyer, tandis que le duc de Beauvillier, comme premier gentilhomme du prince défunt, marcha seul devant les princes, vêtu d'une robe à queue de trois aunes de long. On trouvera ci-après, Appendice, p. 452, les noms des seigneurs qui portèrent la queue des robes du duc d'Orléans et du comte de Charolais.

6. Le duc d'Antin, les comtes de Matignon et de Cheverny et le marquis de Florensac.

7. Les marquis d'Urfé, de la Vallière, de Pompadour et de Saumery.

Bavière, c'étoient quatre chevaliers de l'Ordre, en pointe avec le collier[1], MM. de Beuvron, Lavardin, la Salle et la Vauguyon[2]. Dangeau, chevalier d'honneur de l'une et de l'autre à leur mort, avec un maréchal de France premier écuyer, eut le même dégoût à toutes les deux[3]: le maréchal de Bellefont, premier écuyer, porta la couronne au lieu de lui, et Montchevreuil le manteau à la royale, au lieu du maréchal, à la mort de la Dauphine de Bavière. A celle-ci le maréchal de Tessé, premier écuyer, porta la couronna au lieu de Dangeau, et d'O le manteau en la place du maréchal. Tout se fit avec les cérémonies et l'assistance accoutumée. On fut assez content de l'oraison funèbre prononcée par Maboul, évêque d'Alet[4]. Monsieur de Metz, premier aumônier[5], officia. La cérémonie commença sur les onze heures. Comme elle est fort longue, on s'avisa de mettre sur la crédence[6] un grand vase rempli de vinaigre, en cas que quelqu'un se trouvât mal.

1. Saint-Simon se reporte sans doute à la relation qu'il avait écrite des obsèques de la Dauphine de Bavière (notre tome I, p. 512). Il a été parlé de la robe en pointe dans le tome XVII, p. 142.

2. François III, marquis de Beuvron (tome XII, p. 261), Henri-Charles de Beaumanoir, marquis de Lavardin (tome II, p. 133), Louis de Caillebot, marquis de la Salle (tome XV, p. 358), et André Bétoulat, comte de la Vauguyon (tome I, p. 205).

3. Il dit dans son *Journal* (p. 129) que la fièvre l'empêcha d'y assister; en 1690, il était à l'armée d'Allemagne.

4. Jacques Maboul, d'abord grand vicaire de l'évêché de Poitiers, fut nommé évêque d'Alet en 1708 et mourut dans cette ville le 21 mai 1723. En 1716, le Régent le chargea de composer deux mémoires sur la nécessité de terminer l'affaire de la bulle *Unigenitus*. Orateur estimé, il prononça un certain nombre d'oraisons funèbres, qui ont été réunies et publiées en 1749. — La petite ville d'Alet, aujourd'hui commune du canton de Limoux, dans le département de l'Aude, avait été érigée en évêché en 1319; le diocèse ne comptait que quatre-vingts paroisses et rapportait dix-huit mille livres. Saint-Simon écrit *Aleth*.

5. Henri-Charles de Coislin.

6. « *Crédence*, sorte de petite table qui est aux côtés de l'autel, et où l'on met les burettes, le bassin et les autres choses qui servent à la messe » (*Académie*, 1718).

Monsieur de Metz, ayant pris la première ablution[1] et voyant au volume des petites burettes qu'il restoit peu de vin pour la seconde, en demanda davantage[2]. On prit donc ce grand vase sur la crédence pensant que ce fût du vin, et Monsieur de Metz, qui se voulut fortifier, dit, en lavant ses doigts sur le calice, de verser tout plein. Il l'avala d'un trait, et ne s'aperçut qu'à la fin qu'il avoit avalé du vinaigre. Sa grimace et sa plainte fit un peu rire autour de lui, et lui-même conta après son aventure, dont il fut très mécontent. J'allai voir le lendemain M. de Beauvillier, dont la santé souffrit de cette cruelle cérémonie. Je lui dis en l'embrassant: *Vous venez donc d'enterrer la France?* Il en convint avec moi. Hélas! s'il étoit au monde, combien plus en seroit-il persuadé aujourd'hui. Achevons tout d'un trait ce terrible calice en intervertissant peu les temps. La présence des corps dans le chœur de Saint-Denis avoit fait différer l'anniversaire de Monseigneur. Monsieur de Metz y officia le jeudi 21 avril avec l'assistance accoutumée, où se trouvèrent M. le duc de Berry, M. le duc d'Orléans, MM. les comte de Charolois et prince de Conti; le Roi y fit aller aussi le duc du Maine et le comte de Toulouse[3].

Bout-de-l'an de Monseigneur à Saint-Denis.

Le mardi 10 mai, le service se fit à Notre-Dame pour Monsieur et Madame la Dauphine[4]. M. le duc de Berry, M. le duc d'Orléans et M. le comte de Charolois furent les

Service à Notre Dame pour le Dauphin et

1. « *Ablution*, action par laquelle on lave, on nettoie quelque chose; il ne se dit que pour signifier ce que l'on verse d'eau et de vin dans le calice et sur les doigts du prêtre après qu'il a communié » (*Académie*, 1718).

2. Il y a *dabantage*, par erreur, dans le manuscrit.

3. Voyez le *Journal de Dangeau*, p. 132, les *Mémoires de Sourches*, p. 373, la *Gazette*, p. 216, et le Cérémonial de Desgranges, ms. Mazarine 2746, fol. 166-169.

4. On avait pensé d'abord faire ce service le 25 avril; mais, la décoration de l'édifice n'étant pas achevée, on le recula jusqu'au 10 mai: *Dangeau*, p. 133 et 143-145; *Sourches*, p. 386; *Gazette*, p. 251-252; cérémonial de Desgranges, fol. 136-142.

la Dauphine. Le clergé y obtient le premier salut séparément de celui de l'autel. Violet des cardinaux. Le cardinal de Noailles mange avec Mme la duchesse de Berry.

trois princes du deuil ; Mme la duchesse de Berry, Mlle de Bourbon et Mlle de Charolois furent les princesses. Là comme à Saint-Denis, ce devoient être Madame et Mme la duchesse d'Orléans, parce que le deuil doit être du même rang que de ceux dont on fait le deuil, ou du plus approchant quand le même est impossible ; mais jusqu'aux princesses du sang en usent comme pour une garde de fatigue, et le Roi ne s'en soucioit pas. La queue de M. le duc de Berry fut étrangement portée par Sainte-Maure, son premier écuyer, Pons, maître de sa garde-robe[1], et, ce qui surprit fort, par la Haye, très mince gentilhomme, qui de page du Roi étoit devenu son écuyer particulier[2], et qui, depuis qu'il eut une maison, commanda son équipage de chasse, chose même dont on fut d'autant plus scandalisé que ce fut l'ouvrage de Mme la duchesse de

[Add. StS. 1062] Berry[3]. M. le duc d'Orléans[4] eut la sienne portée par d'Estampes, capitaine de ses gardes[5], et par le jeune Breauté, maître de sa garde-robe[6] qui mourut bientôt après sans alliance. M. de Charolois lui fut égalé, comme il[7] l'avoit été à Saint-Denis, et les princesses du sang de même, qui ne doivent avoir qu'un porte-queue. Jaucourt, gouverneur de M. de Charolois[8], et un gentilhomme à lui

1. Renaud-Constant, marquis de Pons : tome XX, p. 216.

2. Saint-Simon a déjà parlé défavorablement de ce Louis Bérault de la Haye, dans le tome XX, p. 215 ; il ne tarda guère à devenir l'amant de la duchesse de Berry.

3. Tout cela a déjà été dit dans le tome XX, p. 215-216.

4. Après *d'Orléans*, Saint-Simon a biffé *fut egalé aux Fils de France coe aparamt il avoit esté à S. Denis.*

5. Ci-dessus, p. 15.

6. Alexandre-Charles de Breauté, marquis de Hotot, né le 20 mai 1695, était depuis l'année précédente maître de la garde-robe du duc d'Orléans ; il mourut le 1er juillet 1716. Saint-Simon écrit *Bréauté*.

7. La première lettre d'*il* surcharge un *a*.

8. Charles, marquis de Jaucourt, de la branche de la Vaiserie, né le 4 août 1664, eut un régiment d'infanterie en 1703, et fut nommé par le Roi en 1711 gouverneur du jeune comte de Charolais, et premier gentilhomme de sa chambre ; il quitta ces fonctions en 1717 et mourut en 1744.

portèrent la sienne. Les princes ne menèrent point les princesses[1], non plus qu'ils avoient fait à Saint-Denis; Mme la duchesse de Berry la fut par Coetenfao et le chevalier d'Hautefort[2], son chevalier d'honneur et son premier écuyer, et sa queue portée par le comte de Roucy, Biron et Montendre, les[3] mêmes qu'à Saint-Denis. Mlle de Bourbon, menée par Blanzac, eut sa queue fort inégalement portée par le comte de Roye[4], fils de Roucy et neveu de Blanzac, et par Laigle, fils de la dame d'honneur de Madame la Duchesse la mère. Mlle de Charolois, menée par le comte d'Uzès, eut sa queue portée par Châteaurenault[5] et d'Angennes. Le clergé gagna d'être salué séparément de l'autel, et immédiatement après, et immédiatement avant le catafalque, qui reçut deux saluts à cause des deux corps. Mlles de Bourbon[6] n'eurent qu'un salut ensemble, comme étant de même rang. Le P. Gaillard[7] fit une belle oraison funèbre[8]. Le cardinal de Noailles officia. Sa personne seule étoit en ornements violets, parce que les cardinaux n'en portent jamais de noirs[9]: précision d'orgueil qui monte jusqu'à l'autel. Il donna un superbe dîner aux princes et aux princesses du deuil[10] et aux principales dames; M. et Mme la duchesse de Berry le firent

1. *Princes* corrigé en *princesses*.
2. Gabriel, chevalier d'Hautefort: tome XX, p. 220.
3. *Les* surcharge *co*°.
4. François IV de la Rochefoucauld, comte de Roye, colonel de cavalerie en 1705, brigadier en 1719, mourut le 26 février 1725, à trente-six ans.
5. Emmanuel Rousselet, marquis de Châteaurenault: tome XI, p. 64.
6. Mlle de Bourbon et sa sœur Mlle de Charolais.
7. Le P. Honoré Gaillard (tome II, p. 126), que nous avons vu faire en 1694 l'oraison funèbre du jeune prince de Turenne.
8. Elle fut imprimée aussitôt.
9. Voyez ce qui a été dit, à propos du deuil des cardinaux, dans notre tome XIII, p. 70, note 2, et aussi les *Mémoires de Retz*, tome V, p. 69, la *Gazette* de 1655, p. 526, et les *Mémoires du duc de Luynes*, tomes I, p. 111-112, et VII, p. 357.
10. Les premières lettres de *deuil* surchargent un *D*.

mettre à table. En retournant à Versailles, M. le duc de Berry[1] alla voir Monsieur le Duc à l'hôtel de Condé, qui n'étoit pas encore en état de sortir de sa chambre[2]. La Chambre des comptes fit faire, le mardi 24 mai, un grand service à la Sainte-Chapelle, pour Monsieur et Madame la Dauphine[3]. Le P. la Rue y fit l'oraison funèbre[4], qui fut assez belle. On fut étonné qu'il s'en fût chargé, après ce qui lui étoit arrivé à la mort de cette princesse[5]; indépendamment de cet événement, la fonction n'étoit guère celle d'un confesseur.

Service à la Sainte-Chapelle, où le P. la Rue fait l'oraison funèbre. [*Add. StS. 1063*]

Retournons maintenant sur nos pas, c'est-à-dire à ce voyage de Marly où les plaisirs recommencèrent, comme je l'ai dit[6], avant que l'enterrement de la France[7] fût fait à Saint-Denis. On a vu p. 1251[8] l'inquiétude de mes amis sur ma conduite unique[9] avec le duc d'Orléans. Elle ne fit que s'augmenter. Je ne pus me rendre à leurs avis, que je pris longtemps pour des foiblesses de cour. A la fin, leur concert, sans avoir pu se concerter pour la plupart, me fit faire des réflexions, sans toutefois mépriser moins les menaces de la colère du Roi et du dépit de Mme de

Je vais passer un * mois ou cinq semaines à la Ferté; causes de ce voyage.

1. Ces cinq mots sont en interligne, au-dessus d'*il* biffé.

2. Par suite de l'accident qui lui était arrivé trois mois auparavant par la faute du duc de Berry (tome XXII, p. 271).

3. *Dangeau*, p. 151; *Gazette*, p. 276. Les *Mémoires de Sourches* disent (p. 395) que le service fut fait aux frais du chapitre de la Sainte-Chapelle, « qui avoit une fondation faite par les Rois à cette intention, et dont l'inspection étoit attachée à la Chambre des comptes. »

4. Un exemplaire imprimé s'en trouve dans le ms. Clairambault 1152, fol. 70.

5. Tome XXII, p. 275-277. C'était déjà le P. de la Rue qui avait prononcé l'oraison funèbre de Monseigneur (tome XXI, p. 345).

6. Ci-dessus, p. 29. — 7. Ci-dessus, p. 51.

8. Cette page du manuscrit correspond à la page 399 de notre tome XXII.

9. Il avait dit dans la manchette de la page 397 du même volume : « M. le duc d'Orléans totalement déserté et seul au milieu de la cour. Je lui reste unique. »

* *Un* surcharge *5*.

Maintenon, que je ne pus croire telle qu'ils m'en vouloient persuader, parce que je ne pouvois comprendre que moi de plus ou de moins avec M. le duc d'Orléans, que tout homme et de toute espèce fuyoit sans ménagement et avec l'indécence la plus marquée, pusse le rendre ou moins abandonné, ou moins coupable aux yeux de tout le monde. C'étoit pourtant ce dernier point qui faisoit mon crime, et la peine où étoient les ducs de Beauvillier et de Chevreuse, le Chancelier et mes autres amis et amies. J'ai déjà dit que mon extrême douleur de la perte du Dauphin avoit éclaté[1] ; elle éclatoit encore par ma retraite et ma tristesse ; elle m'avoit trahi. On se douta, et à la fin on démêla en gros la grandeur de ma perte ; on hasarda de m'en parler en me faisant compliment, car j'en reçus peu à peu, malgré moi, d'une infinité de gens qui la plupart vinrent chez moi, où j'étois porte close le plus que je pouvois, et qui, me rencontrant, me disoient qu'ils y étoient venus pour me témoigner la part qu'ils prenoient à la grande perte que j'avois faite. J'avois beau détourner, écarter, répondre enfin avec la brèveté d'un homme qui glisse et qui ne veut point entendre ; je ne persuadai pour[2] personne, et il demeura pour constant à la cour, et d'une manière publique, que j'avois lieu d'être fort affligé, comme un homme qui a perdu la plus grande et la plus certaine fortune[3]. Cette idée, qui en peu de temps devint générale, et qui est de celles qu'on ne fortifie jamais mieux que lorsqu'on entreprend de les combattre, ne cadroit[4] pas en moi avec celle qui ne l'étoit pas moins devenue[5], du prétendu crime de M. le duc

1. Tome XXII, p. 304 et 358.

2. Ce mot p^r est bien au manuscrit.

3. Notre auteur ne s'abuse-t-il pas encore, en écrivant trente ans après les événements ? Aucun contemporain ne parle de lui.

4. Au sens d'avoir de la convenance, du rapport. Le *Dictionnaire de l'Académie* de 1718 écrivait *quadrer*, comme notre auteur. Nous avons déjà eu un exemple de ce verbe dans le tome X, p. 208.

5. Qui n'était pas devenue moins générale.

d'Orléans que le duc du Maine répandoit de tout son art, et que Mme de Maintenon soutenoit de toute sa haine, de toutes ses affections, de toute sa puissance[1]. J'étois trop connu pour qu'on pût imaginer que quelque considération, ni quelque nécessité que ce pût être, vînt jamais à bout de me ployer à voir celui que je soupçonnerois d'un forfait si exécrable ; combien moins de vivre avec lui tous les jours en intimité, et de braver par cette conduite dont la singularité m'étoit pour le moins inutile, le cri public appuyé de toute la faveur et de toute l'autorité qui réduisoient le prince, que je voyois sans cesse, à la solitude la plus entière et la plus humiliante au milieu du monde et de la cour, et dans le sein de sa plus proche famille. J'étois aussi trop avant avec le prince que tous les cœurs pleuroient, avec tout ce qui l'environnoit de plus intime, et d'autre part avec celui que de si puissantes raisons d'intérêt et de haine vouloient résolûment[2] écraser de ce crime, pour qu'il fût possible que je ne me doutasse de rien à son égard, pour peu qu'il y eût quelque apparence, même légère, de soupçon, ce qui étoit manifestement détruit par ma conduite avec lui, que ne détruisoit point celle du peu d'autres intimes entours du Dauphin, qui, n'ayant nulle habitude avec M. le duc d'Orléans, ne changeoient rien en cette occasion à leur conduite avec lui. M. de Beauvillier, comme je l'ai remarqué, avoit dans tous les temps évité de le voir[3], et M. de Chevreuse ne le voyoit que de loin à loin, et toujours à des heures particulières. C'étoit donc le contraste que[4] ma conduite faisoit avec l'opinion régnante et dominante, et la brèche qu'elle pouvoit lui faire chez tous les gens indifférents, raison-

1. Tome XXII, p. 371 et suivantes.
2. Écrit *resolumt*.
3. Cependant c'est par l'intermédiaire du duc de Beauvillier, a-t-il dit (tome XXII, p. 56 et suivantes), qu'il avait passé pour unir le duc d'Orléans au Dauphin.
4. *Que* surcharge *de*.

nables et raisonnants, qui choquoit directement l'intérêt si cher de M. du Maine et la volonté si déployée de Mme de Maintenon. C'est ce que mes amis voyoient clairement ; c'est ce qu'ils me faisoient sentir tant qu'ils pouvoient ; c'est ce que je fus quelque temps à ne vouloir pas croire ; c'est ce que j'aperçus enfin très distinctement, et que je méprisai aussi parfaitement. Ce n'est pas que j'ignorasse le danger de me les attirer, et que je ne visse le Roi derrière eux en croupe, et tout à leur disposition ; mais je ne crus pas que mon intime liaison avec M. le duc d'Orléans dût, par frayeur et par bassesse, leur servir d'un nouveau poids pour l'accabler par mon changement de conduite. J'étois plus qu'en tout abri de lui être associé dans les clameurs élevées contre lui ; je n'avois donc à craindre que des querelles d'Allemand[1] pour m'éloigner et me perdre sous d'autres prétextes, et je me résolus à en courir les risques, en évitant avec soin et sagesse toute prise sur moi. Je fus plusieurs fois averti que le Roi étoit mécontent, tantôt de m'avoir vu de ses fenêtres dans les jardins avec son neveu, tantôt que Mme de Maintenon étoit surprise de ce que, seul en toute la cour, j'osois l'aborder et le voir. Elle-même et M. du Maine, qui se cachoit sous ses ailes, étoient bien aises de me faire revenir ces choses pour m'inquiéter, et pour me faire changer à l'égard de M. le duc d'Orléans ; et cela dura entre les deux voyages de Marly[2], et augmenta fort durant le second, qui est celui dont je parle, et pendant lequel se fit l'enterrement à Saint-Denis[3], parce que l'éclat des cris et des insultes du peuple au convoi[4], et les échos du monde et de la cour redoublèrent, et que Marly est fait de façon qu'on me voyoit à découvert tous les jours avec M. le duc d'Or-

1. « On dit proverbialement *querelle d'Allemand*, pour dire une querelle faite légèrement et sans sujet » (*Académie*, 1718).
2. L'intervalle des deux voyages de Marly dura du 27 février au 6 avril.
3. Ci-dessus, p. 48. — 4. Tome XXII, p. 387.

léans. Tant fut procédé enfin que, quelque temps après l'enterrement et sur la fin du voyage de Marly[1], M. de Beauvillier me pressa d'aller à la Ferté, même avant le retour à Versailles, et de laisser de loin conjurer l'orage qu'il voyoit se former contre moi. Je résistai quelques jours; mais il vint un matin trouver Mme de Saint-Simon pendant que j'étois à la messe du Roi, à qui il dit qu'il savoit très précisément que Mme de Maintenon alloit éclater contre moi, et que, sans en alléguer nulle cause, j'allois être chassé, si, de moi-même, je ne me retirois pour un temps. Tout de suite il se chargea de m'avertir du train que les choses prendroient à mon égard, et de m'avertir de[2] revenir dès qu'il y verroit sûreté. Il pria en même temps Mme de Saint-Simon de penser à une sorte de langage de chiffre, pourtant sans chiffre[3], dont elle se pût servir pour me faire entendre ce qu'il lui diroit de me mander pendant mon absence, et la conjura que cela fût fait dans la journée, pour me faire partir le lendemain comme ayant à la Ferté une affaire pressée qui m'y demandoit, et que lui se chargeoit de le dire au Roi, et de lui faire trouver bon que je n'achevasse pas les quatre ou cinq jours qui restoient à demeurer à Marly. Je le trouvai encore en rentrant chez moi. L'alarme bien plus vive où je le vis me fit moins d'impression que ses manières de parler absolues et déterminées, et l'air d'autorité avec[4] lequel il s'expliqua : rien n'étoit moins de son caractère, et, depuis des années, rien de si nouveau avec moi. Le secret d'autrui étoit chez lui impénétrable ; son ton et son expression me firent sentir ce qu'il ne disoit pas, et pris exprès[5] pour, sous

1. Le Roi revint à Versailles le samedi 30 avril.

2. Les mots *m'avertir de* ont été ajoutés en interligne.

3. C'est-à-dire un langage de convention, mais sans employer des chiffres comme pour les correspondances diplomatiques.

4. *Avec* surcharge *d'* suivi d'autres lettres illisibles.

5. Et qu'ils étaient pris exprès.

un conseil si vif, si pressé, si fort impératif, me montrer un ordre qu'il n'avoit pas la liberté d'avouer. Mme de Saint-Simon et moi ne vîmes pas lieu à une plus longue défense. J'employai le reste du jour à répandre doucement la prétendue nécessité de mon voyage, à faire ma cour à l'ordinaire, à voir M. et Mme la duchesse d'Orléans[1], et à me disposer à partir, comme je fis le lendemain matin. Je ne vis jamais si promptement changer un visage très austère en un très serein[2], que fit celui du duc sitôt que j'eus lâché la parole de partir. Jamais il ne m'en a dit davantage là-dessus, et je suis toujours demeuré persuadé que le Roi ou Mme de Maintenon me l'avoient envoyé, et lui avoient dit que je serois chassé, si, suivant son conseil, je ne me chassois pas de bonne grâce. Mon départ ni mon absence ne fit aucun bruit[3]; personne n'y soupçonna rien. Je fus soigneusement instruit, mais toujours en énigme de conseil[4], de l'état où j'étois pour demeurer ou revenir. J'ignorai de même ce qui fit mon retour, qui me fut mandé de même. Mon absence fut d'un mois ou[5] cinq semaines[6], et j'arrivai droit à la cour, où je

1. Ce qui précède, depuis *à voir*, a été ajouté en interligne.

2. Écrit *serain*. — 3. Les journaux de la cour n'en font aucune mention.

4. C'est-à-dire, sous l'apparence d'un conseil, comme ci-dessus, et non pas d'un ordre.

5. Saint-Simon avait d'abord écrit *de 5 semaines*; il a ajouté les mots *un mois ou* en interligne.

6. Si ce voyage à la Ferté eut lieu, et pour la cause spécifiée, ce ne fut pas en tout cas à l'époque indiquée par notre auteur. Il vient de dire ci-dessus, p. 58, que le duc de Beauvillier le fit partir après l'enterrement (18 avril) et quatre ou cinq jours avant la fin du voyage de Marly (qui prit fin le 30). A son compte, il serait donc allé à la Ferté vers le 25 avril pour y rester jusqu'à la fin de mai. Or, nous avons une lettre de lui au duc d'Orléans, datée de Versailles le 16 mai (ci-après, appendice XIII, p. 537). Son absence ne se produisit donc pas à cette date. Elle dut avoir lieu entre les deux voyages de Marly, dans le courant de mars; car on possède une autre lettre de lui datée de la Ferté le 23 mars (ci-après, appendice XIII, p. 535). Il aura fait confusion entre les deux voyages de Marly et parlé du second au lieu du premier; dans ce cas, il aurait donc quitté la cour, à la prière de M. de Beau-

vécus avec M. le duc d'Orléans tout comme j'avois fait auparavant.

Chalais vient d'Espagne arrêter un cordelier en Poitou ; ce qu'il devient. Renouvellement d'horreurs sur M. le duc

Il n'étoit pas au bout de ses malheurs. C'étoit trop que de[1] s'être rendu par un trop[2] bon mot deux toutes-puissantes fées implacables[3]. Chalais, l'homme à tout faire de la princesse des Ursins[4], fut dépêché par elle pour un voyage si mystérieux, que l'obscurité n'en a jamais été éclaircie[5]. Il fut dix-huit jours en chemin, inconnu, cachant son nom, et passa à deux lieues de Chalais[6], où étoient

villier, très peu de temps après la mort du Dauphin, dans les derniers jours de février. Mais comment concilier cela avec ce qu'il a dit dans le tome XXII, p. 359-361, du brûlement des papiers du Dauphin le 1er mars, alors que lui Saint-Simon était présent à la cour? Évidemment sa chronologie est très embrouillée, et probablement fautive pour tout ce qu'il ne trouve pas dans Dangeau.

1. La première lettre de *de* surcharge une *s*.

2. *Trop* est en interligne. — 3. Voyez notre tome XVI, p. 161.

4. Nous l'avons vu appelé par sa tante en Espagne en 1711 (tome XXII, p. 137).

5. Mgr Baudrillart dans son *Philippe V et la cour de France*, tome II, p. 104-144, a raconté en détail toute cette affaire d'après les documents conservés au ministère des Affaires étrangères, vol. *Espagne* 214 et 219. Les pièces originales sont conservées à la bibliothèque de l'Arsenal dans le dossier Bastille 10601, et plusieurs d'entre elles ont été publiées par Fr. Ravaisson dans les *Archives de la Bastille*, tome XIII, p. 42-60 ; voyez aussi la *Correspondance des contrôleurs généraux*, tome III, n° 1261, les *Lettres du maréchal de Tessé* publiées par M. de Rambuteau, p. 378 et 444, les *Lettres de Filtz-Moritz*, p. 325-327, les *Mémoires de Sourches*, tome XIII, p. 377 et 383, le *Journal de Dangeau*, tome XIV, p. 135, 139-140, 142 et 381, les *Mémoires du marquis d'Argenson*, tome I, p. 37-38, la *Gazette d'Amsterdam*, nos XL et XLVI, etc. Sept lettres du prince de Chalais à d'Argenson sur cette affaire ont été vendues par le libraire Voisin (n° 11955 de son catalogue) ; il y a aussi divers documents aux Affaires étrangères dans les volumes *France* 1191, fol. 125-132, et *Espagne* 213, fol. 116 et 120.

6. Chalais, ou la Roche-Chalais, à neuf lieues S.-O. de Périgueux, est désigné comme *castrum* dans une bulle de 1097 ; il s'y trouvait un prieuré de bénédictins dépendant de Saint-Martial de Limoges. Cette seigneurie était venue par un mariage dans la maison de Talleyrand au commencement du XIVe siècle, et on croit qu'elle fut érigée en principauté vers 1450, sans qu'on en connaisse les lettres d'érection.

son père et sa mère[1], sans leur donner signe de vie, quoique fort bien avec eux. Il rôda secrètement en Poitou, et enfin y arrêta un cordelier de moyen âge[2] dans le couvent de Bressuire[3], qui s'écria : « Ah ! je suis perdu ! » dès qu'il se vit arrêté. Chalais le conduisit dans les prisons de Poitiers[4], d'où il dépêcha à Madrid un officier de dragons qu'il en avoit mené avec lui, et qui connoissoit ce cordelier, dont on n'a jamais su le nom[5], mais bien qu'il étoit effectivement cordelier, revenant de plusieurs lieux d'Italie et d'Allemagne, et même de Vienne[6]. Chalais poussa à Paris, vint à Marly chez Torcy le 27 avril, un mercredi que le Roi avoit pris médecine[7]. Torcy le mena l'après-dînée dans le cabinet du Roi, avec lequel il fut une demi-

d'Orléans.
Adresse d'Argenson à son égard.
[*Add. St-S. 1064*]

1. Jean de Talleyrand (tome XVIII, p. 101), marié en février 1676 à Julie de Pompadour-Laurière, qui mourut le 30 mars 1741.

2. Un de ces clercs ou moines vagabonds auxquels Siméon Luce a consacré une notice en 1878 dans les *Mémoires de la Société de l'histoire de Paris*, et nous savons, par le détail de sa fantastique existence résumée par Mgr Baudrillart, que le personnage méritait bien cette qualification.

3. Cette ville de Poitou, siège d'une élection, possédait un couvent de cordeliers, qui dépendait de la province de Touraine pictavienne ; en 1768, il ne comptait que cinq religieux avec moins de huit cents livres de revenu.

4. Il y a dans les *Archives de la Bastille*, tome XIII, p. 42 et suivantes, diverses lettres de l'intendant de Poitiers, M. Roujault, sur les interrogatoires qu'il fit subir au prisonnier.

5. L'affaire fut tenue si secrète qu'aucun détail n'en transpira dans le public, et Saint-Simon n'en sut pas plus que les autres, quoiqu'il semble, d'après ce qu'il va dire, que le duc d'Orléans dut être plus instruit. Ce cordelier s'appelait Charles-Augustin le Marchant ; il fut inscrit sur le registre d'écrou de la Bastille avec le nom en blanc (*Archives de la Bastille*, p. 49).

6. Ses interrogatoires et ses confrontations avec d'autres gredins de son espèce établirent qu'il avait voyagé en Espagne, en Portugal, en Hollande et en France, mais pas en Italie ni en Allemagne.

7. *Dangeau*, p. 135 ; *Sourches*, p. 377. D'après ces derniers Mémoires, on ne sut pas d'abord pourquoi venait M. de Chalais, et on crut qu'il apportait la renonciation du roi d'Espagne à la couronne de France.

heure, ce qui retarda d'autant le conseil d'État, et Chalais s'en alla aussitôt à Paris. Tant d'apparat n'étoit pas fait pour n'en pas tirer parti, et Chalais n'avait pas été prostitué au métier de prévôt[1] après un misérable moine sans en espérer un grand fruit. Tout fut incontinent après rempli des bruits les plus affreux contre M. le duc d'Orléans, qui, par ce moine, qui toutefois étoit bien loin lors de la mort de nos princes, les avoit empoisonnés, et en prétendoit bien empoisonner d'autres. En un instant, Paris retentit de ces horreurs, la cour y applaudit, les provinces en furent inondées, et tôt après les pays étrangers, avec une rapidité incroyable et qui montroit à découvert la préparation du complot, et une publicité qui pénétra jusques aux autres[2]. Mme des Ursins ne fut pas moins bien servie en Espagne là-dessus que M. du Maine et Mme de Maintenon en France. Ce fut un redoublement de rage affreux. On fit venir le cordelier, pieds et poings liés, à la Bastille[3], où il fut livré uniquement à d'Argenson. Ce lieutenant de police rendoit compte[4] au Roi directement de beaucoup de choses, au désespoir de Pontchartrain[5], qui, ayant Paris et la cour dans son département de secrétaire d'État, crevoit très inutilement de dépit de se voir passer par le bec des plumes secrètes et importantes[6], qui faisoient de son subalterne une espèce[7] de ministre plus craint, plus compté, plus considéré que lui, et qui

1. On appelait prévôt un officier de police préposé à la recherche des délits et à l'arrestation des criminels; c'est ainsi qu'il y avait les prévôts des maréchaux, le prévôt de l'Ile-de-France, les prévôts d'armée, etc.

2. Sans doute, il veut dire aux autres pays.

3. Il y arriva le 18 ou 19 mai.

4. Écrit ici *comte*, par mégarde, dans le manuscrit.

5. Déjà dit plusieurs fois, et en dernier lieu dans le tome XXI, p. 379-380.

6. Expression déjà rencontrée dans le tome XXII, p. 115.

7. Il y a *un espèce* dans le manuscrit, comme nous avons déjà eu occasion de le relever plusieurs fois.

s'y[1] conduisit toujours de façon à s'acquérir des amis en grand nombre, et des plus grands, et à se faire fort peu d'ennemis, et encore dans un ordre obscur[2] ou infime. M. le duc d'Orléans laissa tomber cette pluie à verse[3], faute de pouvoir l'arrêter. Elle ne put augmenter la désertion générale ; il s'accoutumoit à sa solitude, et, comme il n'avoit jamais ouï parler de ce moine, il n'en eut pas aussi la plus légère inquiétude[4]. Mais d'Argenson, qui l'interrogea plusieurs fois, et qui en rendoit directement compte au Roi, fut assez adroit pour faire sa cour à M. le duc d'Orléans de ce qu'il ne trouvoit rien qui le regardât, et des services qu'il lui rendoit là-dessus auprès du Roi. Il vit en habile homme la folie d'un déchaînement destitué de tout fondement, dont l'emportement ne pouvoit empêcher M. le duc d'Orléans d'être un prince très principal en France pendant une minorité que l'âge du Roi laissoit voir d'assez près, et il sut profiter du mystère que lui offrit son ministère pour se mettre bien avec lui de plus en plus ; car il l'avoit soigneusement, quoique secrètement, ménagé de tout temps, et cette conduite, comme on le verra en son temps, lui valut une grande fortune[5]. Ce cordelier demeura près de trois mois à la Bastille[6] sans parler à qui que ce soit qu'à d'Argenson[7],

1. *Se* corrigé en *s'y*. — 2. *Obsur*, par mégarde, dans le manuscrit.

3. « *A verse*, façon de parler adverbiale, qui n'est d'usage qu'en cette phrase : *il pleut à verse*, pour dire, il pleut abondamment » (*Académie*, 1718).

4. Saint-Simon oublie de dire qu'il crut devoir se mêler de cette affaire, par rapport au duc d'Orléans, et qu'il adressa au prince, le 16 mai, une lettre de conseils sur la conduite à suivre, avec un projet de mémoire pour le Roi ; il ne semble pas que le prince y ait obtempéré. Mgr Baudrillart a publié ces deux pièces (p. 575-577), et on les trouvera ci-après à l'Appendice, n° XIII, p. 537.

5. Il devint garde des sceaux sous la Régence.

6. Il ne quitta la Bastille que le 3 avril 1713, onze mois après son entrée.

7. Le lieutenant de police ne lui fit pas subir moins de quarante interrogatoires, qui finalement n'aboutirent à rien de sérieux ; le nom

après quoi Chalais, prévôt de Mme des Ursins, le remena lui-même de Paris en Ségovie, où il fut enfermé dans une tour tout au haut du château[1], d'où il avoit la plus belle vue du monde, de l'élévation à pic des tours de Notre-Dame de Paris, du côté où il étoit. Il y étoit encore plein de santé, et ne parlant à personne, dix ans après, lorsque j'allai voir ce beau château. J'y appris qu'il juroit horriblement contre la maison d'Autriche et les ministres de la cour de Vienne, avec des emportements furieux de ce qu'ils le laissoient pourrir là, qu'il ne lisoit que des romans qu'il demandoit à celui qui avoit soin de lui, et qu'il vivoit là avec tout le scandale que quatre murailles le peuvent permettre à un scélérat. On prétendit qu'il avoit fait son marché pour empoisonner le roi d'Espagne et les Infants. Ses fureurs contre Vienne sembleroient favoriser cette opinion. Elle a prévalu dans les esprits les plus sages delà et deçà les Pyrénées; mais, le mystère de toute cette affaire étant demeuré mystère, je me garderai d'en porter un jugement qui ne pourroit être certain, ni même indiquer de fondement. Ce malheureux est mort longtemps depuis mon retour d'Espagne, et dans sa même prison[2]. Chalais fit sans doute sa cour aux deux fées de s'être chargé d'une fonction si pénible et si peu décente à un homme de sa qualité : si elle servit, comme elles le prétendirent sans doute, à donner plus de poids au mystère et à leurs exécrables interprétations, ce voyage ne réussit pas dans le monde, quoique si emmuselé[3] par elles, à celui qui s'étoit ravalé à leur servir de prévôt.

du duc d'Orléans ne fut pas même prononcé, ni par l'accusé ni par un comparse nommé Antoine Desquerres, qu'on confronta avec lui.

1. C'est dans ce château que nous avons vu enfermer le duc de Medina-Celi en 1710 (tome XX, p. 105).

2. Mgr Baudrillart a établi (p. 143 et 144, note) que Philippe V voulut par deux fois, en 1715 et en 1718, faire relâcher ce cordelier, mais qu'aucun couvent de son ordre ne voulant le recevoir, on dut le garder à Ségovie, où il mourut à une date qu'on ignore.

3. Le *Dictionnaire de l'Académie* de 1718 donnait le verbe *emmu-*

Marquise* de Gesvres demande juridiquement la cassation de son mariage pour cause d'impuissance.

Il arrive assez souvent que les événements les plus tristes sont suivis[1] de quelque farce imprévue qui divertit le public lorsqu'il y pense le moins. La maison du duc de Tresmes en fournit une qui fit un étrange éclat, et qui amusa beaucoup le monde. Il avoit marié son fils aîné[2] à Mlle Mascranny, comme je l'ai marqué en son temps[3]. C'étoit la fille unique d'un maître des requêtes[4], qui avoit des biens immenses, qui n'avoit plus ni père ni mère[5], qui étoit sous la tutelle de l'abbé Mascranny[6] frère de son père, lorsqu'elle se maria, et dont les Caumartins, frères de sa mère et amis intimes du duc de Tresmes de tout temps, avoient fait le mariage[7]. Elle n'étoit plus enfant lorsqu'il se fit[8]. Avec ses richesses, elle crut qu'elle alloit être heureuse : elle ignoroit que ce n'étoit pas le sort des femmes des Potiers[9]. Mme de Revel[10], veuve sans enfants, et sœur peu riche du duc de Tresmes, vint loger chez lui pour gouverner sa belle-fille, qui ne se trouva pas facile à l'être, ni la tante bien propre à cet emploi. Des mésaises[11] on en vint aux humeurs, puis aux plaintes, après[12] aux querelles et aux procédés, enfin aux expédients. La jeune femme avoit plus d'esprit que les Gesvres ; elle sut mettre

seler au sens de mettre une muselière, mais sans indiquer d'emploi au figuré.

1. *Suivies* corrigé en *suivis*.
2. François-Joachim-Bernard Potier, marquis de Gesvres : tome XV, p. 155 et 606.
3. Nous l'avons vu épouser Marie-Madeleine-Émilie Mascranny en 1709 : tome XVII, p. 349-350. Saint-Simon écrit *Mascrany* et *Mascrani*.
4. Barthélemy Mascranny : *ibidem*, p. 350.
5. Jeanne-Baptiste le Fèvre de Caumartin : *ibidem*.
6. François Mascranny : *ibidem*, p. 349.
7. Tout cela a déjà été dit dans le tome XVII.
8. Elle avait vingt-huit ans.
9. Voyez tomes VI, p. 410 et 412, et XI, p. 5.
10. Louise-Julie Potier : tome XV, p. 277.
11. Substantif déjà rencontré dans le tome XV, p. 11.
12. *Après* est en interligne, au-dessus d'*enfin*, biffé.

* *Mlle* surch. *Duc de T.*

toute sa famille dans ses intérêts, jusqu'aux Caumartins, qui s'en brouillèrent enfin avec les Gesvres. Elle s'enfuit chez la vieille Verthamon[1], sa grand mère maternelle, qui l'avoit élevée et qui en étoit idolâtre, et de cet asile fit signifier une demande de cassation de son mariage pour cause d'impuissance[2]. Les factums de part et d'autre mouchèrent[3]; on peut juger ce qu'une telle matière fournit, et quelle source d'ordures et de plaisanteries[4]. L'affaire se plaida à l'Officialité[5]. Le marquis de Gesvres prétendit n'être point impuissant, et, comme c'étoit chose de fait, il fut ordonné qu'il seroit visité par des chirurgiens, et elle par des matrones, nommés par l'Officialité pour y faire leur rapport, et tous deux en effet furent visités[6].

1. Catherine-Madeleine de Verthamon, mariée en février 1664 à Louis-François le Fèvre de Caumartin; elle ne mourut que le 28 octobre 1722, à quatre-vingts ans.

2. Saint-Simon trouve cette nouvelle dans le *Journal de Dangeau* au 3 mars 1712 (p. 108).

3. Les factums et pièces imprimées relatives à cette affaire ont été relevées dans le *Catalogue des factums de la Bibliothèque nationale*, tome II, p. 345-347. — Nous avons déjà rencontré le verbe *moucher*, au sens de voler, dans nos tomes II, p. 127, et IX, p. 51.

4. Il y a dans le Chansonnier, ms. Fr. 12695, p. 221 et 295-309, de nombreux couplets et pièces de vers, dont une a été reproduite dans le *Nouveau Siècle de Louis XIV*, tome IV, p. 337-338.

5. L'officialité était le tribunal de l'évêque; sa juridiction s'exerçait sur tous les clercs au civil comme au criminel; pour les laïcs, l'official connaissait des questions relatives au mariage, aux serments, aux dîmes, etc. Chaque diocèse possédait une officialité, et le métropolitain de chaque province ecclésiastique avait en outre un tribunal d'appel. A Paris, en 1712, l'official s'appelait l'abbé d'Orsanne. Les pièces du procès dont il est question ici existent encore dans les archives de l'officialité parisienne.

6. Les experts nommés par le juge furent les médecins et chirurgiens Daval, Littre, Devaux et Charamel. Le jurisconsulte Boucher d'Argis publia en 1756 un traité des *Principes sur la nullité du mariage pour cause d'impuissance*, en y joignant un mémoire du président Bouhier sur les procédures usitées en France dans ce cas. Au XVIe siècle, les juges admettaient volontiers l'épreuve grossière et immorale du « congrès », dont Boileau a parlé dans sa huitième satire et

Il seroit difficile de rendre les scènes que cette affaire produisit. Les gens connus, et même distingués, alloient s'en divertir aux audiences : on y retenoit[1] les places dès le grand matin ; on s'y portoit, et de là des récits qui faisoient toutes les conversations[2]. Les pauvres Gesvres en pensèrent mourir de dépit et de honte, et se repentirent bien de s'être engagés en un pareil combat. Il dura longtemps, et toujours avec de nouveaux ridicules, et ne finit qu'avec la vie de la marquise de Gesvres[3]. On se persuadoit malignement qu'elle n'avoit pas tout le tort, et son mari en a confirmé la pensée en ne songeant pas à se remarier depuis plus de trente ans. Il y a suppléé par son frère[4], qui a des enfants de la fille aînée du maréchal de Montmorency[5].

qui fut abolie par décision royale en 1677, à la suite d'un éloquent plaidoyer de Chrétien-François de Lamoignon.

1. Avant *retenoit*, il a biffé *retentoi[t]*.

2. *Journal de Dangeau*, tome XIV, p. 108, 142, 159, 204 et 378 ; *Mémoires de Sourches*, tome XIII, p. 310 et 495. Dès 1713, il parut à Rotterdam, en un volume in-12, un *Recueil général des pièces contenues au procès de M. le marquis de Gesvres et de Mlle de Mascranny son épouse*, et, l'année suivante, le même recueil eut trois autres éditions en deux volumes. Le ms. Clairambault 1185 contient aussi beaucoup de pièces sur cette affaire, dont Gustave Brunet a donné la bibliographie en 1857 dans son édition du *Nouveau siècle de Louis XIV*, p. 79.

3. Elle mourut en 1717. Saint-Simon reviendra sur ce procès dans la suite des *Mémoires*, tome X de 1873, p. 337-338.

4. Louis-Léon Potier, d'abord titré comte de Gandelus, puis comte de Tresmes, né le 28 juillet 1695, servit d'abord dans la marine, puis eut un régiment de cavalerie en 1726, devint brigadier en 1734, maréchal de camp en 1740, lieutenant général en 1745, fut gouverneur de Pont-Audemer et lieutenant de Roi du Pays de Caux, prit à la mort de son frère en 1757 le nom de duc de Tresmes et reçut le gouvernement de Paris et de l'Ile-de-France ; il mourut le 28 décembre 1774.

5. Le comte de Tresmes avait épousé le 6 avril 1729 Éléonore-Marie de Montmorency-Luxembourg, fille de ce prince de Tingry (plus tard maréchal de Montmorency) que nous avons vu épouser une Harlay en 1711 (tome XXII, p. 95) ; elle mourut le 3 juillet 1755, et n'eut qu'un fils unique Louis-Joachim-Paris Potier, duc de Gesvres, né le 9 mai 1733 et mort sur l'échafaud révolutionnaire le 7 juillet 1794.

Départ des généraux : Villars en Flandre, Harcourt et Bezons sur le Rhin, Berwick aux Alpes, Fiennes en Catalogne.

Les généraux partirent chacun pour l'armée qu'ils devoient commander, et les officiers généraux et particuliers qui y devoient servir : Villars pour la Flandre, Harcourt et Bezons pour le Rhin[1], Berwick pour le Dauphiné et les Alpes[2], et Fiennes[3], lieutenant général, remplaça en Catalogne le duc de Noailles, qu'on ne songea pas à faire servir[4].

Mariage de Bissy avec Mlle Chauvelin.

Bissy[5], fils du lieutenant général[6] et petit-fils d'un de ces légers chevaliers de l'Ordre de M. de Louvois en 1688[7], épousa[8] la fille de Chauvelin conseiller d'État[9]. Il vit bientôt après son oncle[10] dans une éclatante fortune, et, longues années après, toute puissance et les sceaux entre les mains du frère de sa femme[11], qui finit comme

1. Villars partit le 18 avril, Harcourt et Bezons le 6 mai (*Dangeau*, p. 131 et 141).

2. Berwick ne se mit en route que le 8 juin (*Sourches*, p. 405).

3. Maximilien-François, comte de Fiennes : tome XVII, p. 382.

4. Ni Dangeau ni les *Mémoires de Sourches* ne disent cela. M. de Noailles, en se rendant à Madrid dans le courant de 1711, avait laissé le commandement de l'armée à M. de Fiennes.

5. Anne-Claude de Thiard, marquis de Bissy, né en 1684, fut d'abord page du Roi (1696), puis capitaine de cavalerie (1700) et eut un régiment en 1702 ; brigadier en 1710, maréchal de camp en 1719, chargé d'affaires de France auprès de l'infant don Carlos en 1732, lieutenant général en 1734, il eut le gouvernement d'Auxonne en 1744, et mourut le 20 octobre 1765.

6. Jacques de Thiard : tome II, p. 171.

7. Claude de Thiard : tome IX, p. 319.

8. *Dangeau*, p. 139 ; *Sourches*, p. 379.

9. Angélique-Henriette-Thérèse Chauvelin épousa le 1er mai 1712 (contrat du 29 avril, dans le minutier de l'étude Huguenot) le marquis de Bissy ; elle mourut le 23 octobre 1764, à soixante-dix-neuf ans. Elle était fille de Louis III Chauvelin, baptisé le 19 août 1642, conseiller au Châtelet (1666), puis au Parlement (1669), intendant de Franche-Comté (1675), maître des requêtes (1681), intendant de Picardie (1683), conseiller d'État semestre en 1691, et ordinaire en 1704, mort le 30 juillet 1719.

10. Le cardinal de Bissy.

11. Germain-Louis Chauvelin : tome VI, p. 321.

Icare, et, de ces deux fortunes si proches[1] de Bissy, il n'en attrapa rien[2].

Mariage de Meuse avec Mlle de Zürlauben.

Meuse, de la maison de Choiseul[3], épousa la fille de Zürlauben, tué lieutenant général et distingué[4], et de la sœur de Sainte-Maure[5].

Mort, extraction, caractère de l'abbé de Sainte-Croix.

L'abbé de Sainte-Croix[6] mourut à plus de quatre-vingt-dix ans[7]. Il avoit six abbayes[8], un prieuré[9], un petit gouvernement[10], les chiens du Roi pour le chevreuil[11]. Il étoit

1. La première lettre de *proche* surcharge une autre lettre illisible.

2. La fiancée apporta deux cent mille livres de dot et de très riches espérances (*Sourches*, p. 379).

3. Henri-Louis de Choiseul, marquis de Meuse, né le 22 juillet 1689, eut le régiment d'Agénois dès 1704, devint brigadier en 1719, maréchal de camp en 1734, lieutenant général en 1738, eut le gouvernement du Fort-Louis du Rhin en 1741, celui de Saint-Malo en 1743, le collier des ordres en 1745, et mourut le 11 avril 1754.

4. Honorée-Julie-Françoise, fille de Béat-Jacques de la Tour-Châtillon, comte de Zürlauben (tome X, p. 219), épousa le 27 décembre 1712 (*Dangeau*, p. 286) le marquis de Meuse ; elle devint dame d'honneur de la princesse de Conti en avril 1716. — Saint-Simon écrit *Zurlaube* dans la manchette, et *Zurlauben* dans le texte.

5. Julie de Sainte-Maure, sœur du comte (ci-dessus, p. 49), mariée à M. de Zürlauben le 18 juin 1691, était morte le 3 novembre 1694, laissant cette fille unique. — Il est à remarquer que Saint-Simon, qui parle par anticipation de ce mariage, y reviendra à nouveau (ci-après, p. 225), quand il en trouvera la mention au mois de décembre dans le *Journal de Dangeau* ; voyez ci-après, aux Additions et Corrections.

6. François Molé, troisième fils du premier président, né vers 1625, fut conseiller au Parlement en décembre 1650, maître des requêtes en mai 1657, et mourut le 5 mai 1712, à quatre-vingt-sept ans. Saint-Simon va énumérer ses charges séculières et ses bénéfices ecclésiastiques.

7. Dangeau (p. 141) dit « près de quatre-vingt-dix ans », Sourches (p. 385) quatre-vingt-neuf, la *Gazette* (p. 252) quatre-vingt-sept.

8. Saint-Paul de Verdun en 1637, Hérivaux en 1642, Sainte-Croix de Bordeaux (dont il prit le nom) en 1646, Chambrefontaine en 1652, la Prée en 1654, enfin Saint-Menge ou Saint-Memmie de Châlons en 1683.

9. Le prieuré de Saint-Nicolas d'Acy, près Senlis, qui dépendait de Saint-Martin-des-Champs (*Dangeau*, p. 141 et 146).

10. Celui de Porquerolles, aux îles d'Hyères, qui valait six mille livres de rente.

11. L'abbé de Sainte-Croix avait le titre de lieutenant de la meute

fils du célèbre Molé, premier président et garde des sceaux, et n'avoit jamais été que maître des requêtes, ni songé qu'à chasser et à se divertir de toutes les façons[1], jusqu'à sa mort, dans une santé parfaite. Il venoit de temps en temps faire sa cour au Roi, qui toujours lui parloit et le distinguoit en considération des grands services de son père, que le Roi n'a jamais oubliés, et qui ont toujours et solidement porté sur tous ceux de ce nom[2].

Mort, famille et caractère de Cominges, et sa dépouille. [Add. S^tS. 1065]

Deux hommes d'une grosseur énorme, de beaucoup d'esprit, d'assez de lettres[3], d'honneur et de valeur, tous deux fort du grand monde, et tous deux plus que fort libertins, moururent en ce même temps, et laissèrent quelques vuides dans la bonne compagnie : Cominges fut l'un, la Fare l'autre. Cominges[4] étoit fils et neveu[5] paternel de Guitaut[6] et de Cominges[7], tous deux gouver-

des chiens du Roi pour le chevreuil ; il avait sous ses ordres trois piqueurs, trois valets de limiers, deux valets de chiens, un page et un boulanger (*État de la France*, 1712, tome I, p. 607-608). Cette charge fut supprimée à sa mort.

1. Ses frasques l'avaient fait enfermer pour quelque temps à Saint-Lazare en janvier 1681.

2. Déjà dit plusieurs fois et en dernier lieu dans le tome XXI, p. 334-335.

3. Le premier *t* de ce mot surcharge une *s*.

4. Louis, comte de Cominges, tenu sur les fonts par le Roi et la Reine mère le 25 avril 1654, gouverneur de Saumur en 1670 après son père, mestre-de-camp de cavalerie en 1676, mourut le 21 mai 1712 à soixante-six ans. — Saint-Simon écrit *Cominges* et *Cominge*.

5. Il veut dire *petit-neveu*.

6. François de Cominges, comte de Guitaut d'abord capitaine aux gardes françaises, reçut la charge de capitaine des gardes d'Anne d'Autriche le 23 mai 1643 (provisions dans le registre U 645, p. 448), eut une pension de six mille livres en 1646, le gouvernement de Saumur le 3 mars 1650 (reg. X^1A 8658, fol. 179 v°), l'ordre du Saint-Esprit en 1661, et mourut le 12 mars 1663. Il possédait la charge lucrative de « surintendant et contrôleur général des coches, carrosses, messageries, roulages et voitures de France tant par eau que par terre » (reg. E 346^B, fol. 454). Il y a un portrait de lui au lavis dans le ms. Clairambault 1150, fol. 19.

7. Ci-après, p. 71, note 2.

neurs de Saumur, tous deux capitaines des gardes de la Reine mère, tous deux chevaliers de l'Ordre en 1661, tous deux très affidés du gouvernement, tous deux employés aux exécutions de confiance les plus délicates[1]. Guitaut mourut subitement au Louvre, à quatre-vingt-deux ans, en 1663, sans avoir été marié. Cominges, son neveu[2], son survivancier, et père de celui dont il s'agit ici, fut un homme important toute sa vie[3]. Il fut envoyé en 1646 vers Monsieur le Prince en Flandres[4], chargé d'arrêter et de conduire à Sedan, en août 1648, le fameux conseiller Broussel[5], l'année suivante d'arrêter les officiers suspects du régiment de la Reine, et, la même année, de faire passer par les armes, 1er et[6] 8 juin,

1. C'est ainsi que Guitaut fut chargé d'arrêter le duc de Beaufort en 1643, les Princes en 1650. Interrogé lors du procès du duc Henri de Montmorency, il répondit courageusement qu'un seul homme en France était capable de rompre six rangs de gendarmes, et que c'était celui qui était assis sur la sellette. On trouvera ci-après, appendice II, la courte notice que Saint-Simon lui avait consacrée comme chevalier du Saint-Esprit.

2. Gaston-Jean-Baptiste, comte de Cominges, né en 1613, eut une compagnie de chevau-légers en 1638, devint lieutenant des gardes du corps d'Anne d'Autriche en 1643, maréchal de camp en 1649, gouverneur de Saumur en survivance de son oncle le 14 mars 1650 (reg. X1A 8663, fol. 392), lieutenant général en 1652, ambassadeur en Portugal en 1657, puis en Angleterre en 1662; il fut chevalier des ordres en 1661, capitaine des gardes de la Reine-mère en 1663 et mourut le 25 mars 1670. Il y a des portraits de lui dans les mss. Clairambault 1152, fol. 15, et 1236, fol. 218. Il signait COMENGE.

3. Saint-Simon prend tous les détails qui vont suivre dans l'*Histoire généalogique*, tome II, p. 665-666.

4. Pour lui apporter de la part de la régente la patente de commandant en chef de l'armée (*Mémoires de Mme de Motteville*, tome I, p. 283).

5. Pierre Broussel, reçu conseiller à la Grand' Chambre en août 1633, mourut le 27 août 1654, à quatre-vingt-trois ans. Sur son arrestation, on peut voir les *Mémoires de Mme de Motteville*, tome II, p. 151 et suivantes, et ceux *de Monglat*, édition Michaud, p. 197-199.

6. *Et* est en interligne, au-dessus d'un autre mot biffé.

Chambret[1] et d'autres officiers de Bordeaux[2]. Lui et son oncle arrêtèrent au Palais-Royal les princes de Condé et de Conti, et le duc de Longueville, 18 janvier 1650[3]. Il arrêta aussi du Daugnon[4], connu, depuis qu'il se fût[5] fait faire maréchal de France pour rendre Brouage[6], sous le nom de maréchal Foucault. Cominges prit, l'année 1650, en avril[7], Saumur sur du Mont[8], qui s'en étoit saisi pour Monsieur le Prince, et commanda en 1652 et 1653 en Italie, en l'absence du comte d'Harcourt[9], et en Catalogne. Il alla depuis ambassadeur en Portugal[10] et en Angleterre[11], et mourut en mars 1670, à cinquante-sept

1. Ce marquis de Chambret ou plutôt Chambaret, de la famille de Pierre-Buffière, avait été choisi comme général par les Bordelais révoltés; il fut tué au siège de Libourne à la fin de mai 1649.

2. Saint-Simon lit mal l'*Histoire généalogique*, qui dit : « faire passer *des armes* au sieur de Chambret et autres officiers à Bordeaux ». Chambret étant chef des rebelles, Saint-Simon a cru devoir corriger la rédaction erronée du P. Anselme; le *Moréri* dit plus exactement « faire passer des armes aux officiers du Roi à Bordeaux ». Il faut remarquer aussi que l'*Histoire généalogique* disait *7 et 8 juin*.

3. M. de Cominges écrivit une relation détaillée de l'arrestation des princes, qui a été publiée en 1871 par Tamizey de Larroque.

4. Tome XX, p. 314. — 5. Il y a bien *fust* dans le manuscrit.

6. Cela a déjà été raconté dans le tome XX, p. 314-315.

7. *Mémoires de Monglat*, p. 229.

8. Nicolas-René de Gaureaul, sieur du Mont, était lieutenant de Roi à Saumur et capitaine des gardes du maréchal de Brezé.

9. Henri de Lorraine : tome I, p. 188.

10. Nommé ambassadeur en Portugal le 10 mai 1657, il emmena avec lui le peintre Nocret et voulait emmener Gourville, qui refusa; arrivé à Lisbonne le 11 juillet, il en repartit deux ans après et rentra à Paris le 21 juillet 1659. Son « instruction » est dans le *Recueil des instructions données aux ambassadeurs en Portugal*, p. 27 et suivantes. Tamizey de Larroque a publié en 1885 huit lettres qu'il adressa de Lisbonne au président de Thou.

11. Il fut nommé ambassadeur en Angleterre à la fin de 1662, et y arriva au mois d'avril suivant; il quitta Londres en décembre 1665. On connaît un mémoire du chanoine Hermant sur son ambassade (ms. Fr. 10496-10497), et il y a des pièces qui y sont relatives dans le ms. Fr. 10712. M. Jusserand a publié en 1892 l'histoire de sa négociation (en anglais).

ans. Il avoit épousé la fille d'Amalby, conseiller au parlement de Bordeaux[1]. Sa mère valoit encore moins[2], comme toutes celles de ces Cominges, hors une ou deux[3]. Ils portoient en plein le nom et les armes de Cominges[4], se prétendoient être descendus des comtes de ce nom[5]; ils n'en ont pourtant jamais pu[6] en aucun temps prouver aucune filiation ni jonction, et on ne sait quels ils étoient avant 1440[7]. Cominges, son fils[8], ne servit guères que volontaire, et toujours aide de camp du Roi[9], qui, malgré ses mœurs[10] et son peu d'assiduité, ne le voyoit jamais sans lui parler et le traiter avec distinction et familiarité, à cause de la Reine mère. Les courtisans, pendant les campagnes du Roi, appelèrent par plaisanterie les bombes et les mortiers du plus gros calibre des Cominges, et

1. Sibylle-Angélique-Émilie d'Amalby, fille d'André d'Amalby ou d'Amalvy, conseiller au parlement de Bordeaux, épousa M. de Cominges par contrat du 22 mai 1643 (reg. Y 183, fol. 44 v°); elle ne mourut que le 30 janvier 1709. Très lancée dans le monde des précieuses et des beaux esprits, quelque peu galante au dire de Tallemant, elle attira les regards du jeune Monsieur. C'est Césonie du *Dictionnaire des Précieuses* (tomes I, p. 55, et II, p. 208-210) et Émilie de la *Galerie de Mademoiselle,* qui fait d'elle un portrait flatteur (p. 70-73). Loret en a parlé aussi dans sa *Muse historique* (tomes I, p. 143, 169, 390, 400 et 563, et II, p. 10, 98 et 433), ainsi que Tallemant des Réaux (*Historiettes*, tomes V, p. 209, et IX, p. 466).

2. C'était Marie du Guip, fille de Jean du Guip, seigneur de la Parée.

3. Voyez leur généalogie dans le P. Anselme, tome II, p. 660 et suivantes.

4. D'argent à la croix pattée de gueules.

5. La suite de ces anciens comtes, issus, semble-t-il, des ducs de Guyenne, est donnée dans l'*Histoire généalogique* depuis le dixième siècle (tome II, p. 629 et suivantes).

6. *Pu* surcharge *en*, et l'*en* qui suit a été ajouté sur la marge.

7. *Histoire généalogique*, tome II, p. 659 et 663.

8. Celui à propos de la mort duquel il fait cette digression.

9. Notamment dans les campagnes de 1684, 1691 et 1692 (*Dangeau,* tomes I, p. 8 et 10, III, p. 304, et IV, p. 70).

10. Il était intime ami du marquis d'Effiat (Addition de Saint-Simon au *Journal de Dangeau,* tome XVI, p. 465).

si bien que ce nom leur est demeuré dans l'artillerie[1]. Cominges trouvoit cette plaisanterie très mauvaise, et ne s'y accoutuma jamais. Il étoit fort grand et de très bonne mine. Il passoit pour avoir secrètement épousé Mlle Dorée[2], qui avoit été fille d'honneur de Madame la Duchesse, qui[3], depuis qu'elle ne l'étoit plus, logeoit chez sa sœur femme de Tambonneau, président en la Chambre des comptes, et longtemps ambassadeur en Suisse[4], fils de la vieille Tambonneau[5] si fort du grand monde, et de laquelle j'ai parlé[6]. Cominges n'avoit qu'un frère, qui étoit un fort honnête garçon, qui avoit servi sur mer et sur terre, qui avoit de l'esprit, qui s'attacha fort d'amitié au comte de Toulouse[7]. Il avoit été fort du grand monde, et bien voulu partout. Il se retira les dernières années de

1. Le *Dictionnaire de Trévoux* au mot COMINGE dit en effet que l'on appelle ainsi des bombes du plus gros calibre, et raconte l'origine du nom, mais en en attribuant la paternité au Roi; voyez aussi les *Mémoires de Luynes*, tome VI, p. 472.

2. Françoise-Thérèse de Voyer, dite Mlle de Dorée, d'une branche cadette des Voyer d'Argenson, était fille d'une des gouvernantes des enfants de Mme de Montespan, et avait en 1681, attiré les regards du Roi (*Correspondance générale de Mme de Maintenon*, tome II, p. 196-197); en 1685, elle fut nommée fille d'honneur de Madame la Duchesse, et y resta jusqu'en 1689, époque à laquelle la chambre des filles de la princesse fut cassée; elle vivait encore en 1730. Ce qui confirma l'idée qu'elle avait épousé secrètement Cominges, c'est que celui-ci la fit sa légataire universelle (*Dangeau*, tome XIV, p. 150).

3. Avant *qui*, Saint-Simon a biffé un *et*.

4. Angélique de Voyer de Dorée (tome VII, p. 20) et son mari Antoine-Michel Tambonneau (tome IV, p. 113).

5. Marie Boyer: tome IV, p. 112.

6. En dernier lieu, tome XXII, p. 92.

7. François, dit le chevalier de Cominges, né le 8 avril 1660, chevalier de Malte de minorité en 1669, eut en 1678, à la mort d'un frère aîné, l'abbaye du Louroux, entra dans la marine et parvint au grade d'enseigne de vaisseau, puis eut une compagnie de cavalerie; très attaché au comte de Toulouse, il fit avec lui les campagnes des années 1703 à 1706; il fut nommé grand hospitalier de l'ordre de Malte en 1731 à la place du bailli d'Averne, et mourut le 16 juin 1732.

sa vie, qu'il passa dans une grande piété. Il étoit chevalier de Malte, et avoit une commanderie [1] et une abbaye [2]. Leur sœur [3], vieille fille de beaucoup d'esprit aussi [4], de vertu et assez du monde, voulut faire une fin, comme les cochers [5] : elle épousa la Tresne, premier président du parlement de Bordeaux [6], qui étoit un très digne magistrat fort ami de mon père, dont elle fut la seconde femme, et n'en eut point d'enfants. Le [7] gouvernement de Saumur fut donné à d'Aubigny [8], neveu de l'archevêque de Rouen [9], ce cousin prétendu de Mme de Maintenon, quoique tout jeune [10] et ce gouvernement fort gros et indé-

1. Il eut d'abord la commanderie de Coulommiers, en Brie, puis en 1731 celle de Chantraine-et-Vaillantpont, en Flandre, qui valait trente mille livres de rente.

2. L'abbaye du Louroux, au diocèse d'Angers, de l'ordre de Cîteaux, qui rapportait une dizaine de mille livres.

3. Anne de Cominges, qui mourut le 23 juin 1708.

4. Le *Mercure* de juillet 1708 fit son éloge (p. 259-270).

5. Locution proverbiale déjà rencontrée dans le tome IV, p. 284; voyez ci-après aux Additions et Corrections.

6. Jean-Baptiste le Comte, captal de la Tresne, d'une famille de robe de Bordeaux, fut conseiller au parlement de cette ville en 1662, président à mortier en décembre 1664, devint premier président en janvier 1695, épousa Mlle de Cominges en 1698, et mourut le 17 mai 1703. — Saint-Simon écrit *la Traisne*.

7. *Le* est en interligne, au-dessus de *son*, biffé.

8. Après *Aubigny*, Saint-Simon a biffé *tout jeune*, qu'on retrouvera plus loin. — Louis-François d'Aubigny de Tigny, comte d'Aubigny, d'abord mousquetaire, eut un petit régiment en 1702, puis le régiment Royal en 1705, devint brigadier en 1710, inspecteur général de l'infanterie en 1711, gouverneur de Saumur en 1712, maréchal de camp en 1719, lieutenant général en 1734, directeur de l'infanterie en 1736, et mourut le 26 septembre 1745, à soixante ans. On avait pensé à lui en 1723 comme ambassadeur en Espagne.

9. Claude-Maur d'Aubigny : tome VIII, p. 77. — Après *Roüen*, Saint-Simon avait commencé à écrire *La Farre*, qui commence le paragraphe suivant ; puis, il l'a surchargé en *ce cousi[n]*, qu'il a biffé pour l'écrire à la suite.

10. Les mots *quoyque tout jeune* sont en interligne, au-dessus d'un premier *quoyque tout jeune*, biffé.

pendant de celui de la province[1]. Cominges l'avoit eu à la mort de son père[2].

Mort et caractère de la Fare. [Add. StS. 1066]

La Fare[3] fut l'autre démesuré en grosseur. Il étoit capitaine des gardes de M. le duc d'Orléans après l'avoir été de Monsieur[4], et croyoit avec raison avoir fait une grande fortune. Qu'auroit-il dit, s'il avoit vu celle de ses enfants : l'un avec la Toison et le Saint-Esprit[5], l'autre très indigne évêque-duc de Laon[6]? Il avoit trop d'esprit

1. Il comprenait la ville de Saumur et le pays de Saumurois, et ne dépendait pas du gouverneur d'Anjou ; il rapportait de vingt à vingt-cinq mille livres.

2. Cette phrase a été ajoutée à la fin du paragraphe.

3. Charles-Auguste, marquis de la Fare, guidon des gendarmes du Dauphin en 1665, quitta le service en 1677, acheta en novembre 1684 une des deux charges de capitaine des gardes de Monsieur, et fut maintenu en fonction par le duc d'Orléans jusqu'à sa mort, le 29 mai 1712, à soixante-huit ans. — Saint-Simon écrit *la Farre*.

4. Il avait payé cette charge avec la dot que lui avait apporté Mlle de Ventelet, fille d'une ancienne suivante de Mlle de la Vallière, qu'il avait épousée en novembre 1684 (*Mémoires de Sourches*, tome I, p. 391 ; *Journal de Dangeau*, tome I, p. 39 et 68 ; *Mercure* de décembre, p. 201-221); le duc d'Orléans lui avait donné en 1705 un brevet d'assurance de soixante mille livres (reg. Y 278, fol. 133 v°). Il avait vendu en 1677 sa sous-lieutenance des gendarmes au fils de Mme de Sévigné, pour se consacrer à Mme de la Sablière ; mais il la quitta bientôt pour la bassette (*Lettres de Mme de Sévigné*, tome VI, p. 246 et 527-528).

5. Philippe-Charles, marquis de la Fare, né le 15 février 1687, colonel de dragons en 1703, acheta le régiment de Gâtinais en 1704, grâce aux libéralités du duc d'Orléans, dont il devint capitaine des gardes à la mort de son père ; mestre-de-camp général des dragons, chevalier de Saint-Louis et brigadier en 1716, colonel du régiment de Normandie en 1717, lieutenant général de Languedoc en 1718, maréchal de camp en 1720, il fut chargé en 1721-22 d'une mission extraordinaire à Madrid, ce qui lui valut la Toison d'or ; chevalier du Saint-Esprit en 1731, lieutenant général en 1734, chevalier d'honneur de la première Dauphine (1744), puis de la seconde en 1747 (reg. O[1] 88, fol. 327, et 91, fol. 34 v°), maréchal de France en 1746, il mourut le 4 septembre 1752.

6. Étienne-Joseph, abbé de la Fare, d'abord grand vicaire de Soissons, abbé de Saint-Barthélemy de Noyon (1717), de Mortemer (1721)

pour n'en avoir pas été honteux. La Fare étoit un homme que tout le monde aimoit[1], excepté M. de Louvois, dont les manières lui avoient fait quitter le service[2]. Aussi souhaitoit-il plaisamment[3] qu'il fût obligé de digérer pour lui[4]. Il étoit grand gourmand[5], et, au sortir d'une grande maladie, il se creva de morue, et en mourut d'indigestion[6]. Il faisoit d'assez jolis vers, mais jamais, en vers ni en prose, rien contre personne[7]. Il

et de Saint-Nicolas de Ribemont (1728), fut désigné pour l'évêché de Viviers au commencement de 1723, puis nommé à Laon à la fin de la même année; il mourut le 23 avril 1741. Saint-Simon reviendra sur son « indignité » dans la suite des *Mémoires*.

1. *Mémoires de Sourches*, tome XIII, p. 225. L'abbé de Chaulieu, son ami et son compagnon de débauches, a dit de lui que c'était un composé de grâce, de sentiment et de volupté, et que les siècles auraient peine à former quelqu'un qui réunît comme lui tant de belles et de séduisantes qualités (*Œuvres*, édition de 1774, tome II, p. 46 et 185).

2. Dans ses *Mémoires*, dont il va être parlé ci-après, La Fare prétend que la cause de l'inimitié de Louvois venait de ce qu'il courtisait la maréchale de Rochefort, dont le ministre était amoureux.

3. *Plaisamt* a été ajouté en interligne.

4. Dans l'Addition indiquée ci-contre, il avait dit plus explicitement: « Il souhaitoit de manger toujours et de le faire digérer pour lui. »

5. Et surtout grand débauché, habitué d'Anet et très répandu dans la société galante; on l'appelait familièrement « M. de la Cochonnière »; il avait eu de Louison Moreau une fille, qui fut légitimée par lettres patentes du 18 mai 1695 (Desnoiresterres, *les Cours galantes*, tomes I, p. 125-176 et 243, II, p. 257-262, et III, p. 301-328). On a cité dans le tome XXII, p. 281, note 7, son mot grivois sur la duchesse de Bourgogne.

6. Il y a *d'ingestion* dans le manuscrit. — Il mourut le 29 mai: *Dangeau*, p. 149 et 153; *Sourches*, p. 342; *Gazette*, p. 288; *Lettres de Mme Dunoyer*, tome IV, p. 457-458. Il avait déjà été très dangereusement malade en novembre 1711; Mme de Maintenon écrivait le 16 à la princesse des Ursins (recueil Bossange, tome II, p. 241): « M. le marquis de la Fare revient de l'agonie et montre autant de piété qu'il avoit montré de libertinage; il avoue qu'il a toujours cru, mais qu'il faisoit semblant de ne rien croire, pour faire le grand homme. »

7. Ses poésies ont été publiées en 1755; il avait aussi écrit le livret

dormoit partout les dernières années de sa vie ; ce qui surprenoit, c'est qu'il se réveilloit net, et continuoit le propos où il le trouvoit comme s'il n'eût pas dormi.

Mort du président Rouillé.

Rouillé, président en la Chambre des comptes[1], des ambassades duquel j'ai parlé plusieurs fois[2], où il avoit toujours fort bien fait, fut trouvé mort dans son lit à Paris, par ses valets allant l'éveiller le matin du 30 mai[3]. Il s'étoit couché en bonne santé, ayant soupé chez la princesse d'Espinoy. C'étoit un homme sec et sobre autant que son frère le conseiller d'État[4] étoit gourmand, ivrogne et débauché, et aussi sage que l'autre l'étoit peu[5].

Mort de l'abbé d'Uzès.

Le duc d'Uzès perdit aussi l'abbé d'Uzès, son frère, chanoine de Strasbourg[6].

de l'opéra de *Penthée,* dont le duc d'Orléans composa la musique. Jean-Baptiste Rousseau lui a dédié l'ode IX de son livre II :

> Dans la route que je me trace,
> La Fare, daigne m'éclairer,
> Toi qui, dans les sentiers d'Horace
> Marche sans jamais t'égarer.

Mais on pourrait voir quelque ironie dans les vers suivants du même poète :

> L'Amour avoit monté ma lyre ;
> Sa mère écoutoit sans mot dire ;
> Je chantois, la Fare écrivoit.

Ses premiers vers, et peut-être ses plus délicats avaient été écrits en l'honneur de Mme de Caylus on en trouvera un spécimen aux Additions et Corrections. — Il est curieux que Saint-Simon ne parle pas des *Mémoires* de la Fare, qui, publiés d'abord en 1716, furent réédités en 1740. Nous avons eu occasion de remarquer (tomes X, p. 342, et XVII, p. 102, 106, 120 et 122) que Saint-Simon les a utilisés pour les siens ; est-ce le motif qui les lui fait passer sous silence ?

1. Pierre Rouillé de Marbeuf : tome XI, p. 314.

2. En dernier lieu dans le tome XVII, p. 399, 401-402 et 413.

3. *Dangeau,* p. 154 ; *Sourches,* p. 400. Il fut enseveli dans l'église Saint-Eustache de Paris.

4. Hilaire Rouillé du Coudray : tome IX, p. 18.

5. Saint-Simon a déjà fait son éloge à diverses reprises : nos tomes XI, p. 315, XII, p. 308-309, et XVII, p. 178.

6. Félix-Louis de Crussol, abbé d'Uzès, chanoine de Strasbourg en

Rohan, évêque de Strasbourg, fait cardinal.

Le dimanche 29 mai, il arriva un courrier de Rome, avec la nouvelle d'une promotion d'onze cardinaux que le Pape venoit de faire[1] : c'étoit celle des couronnes, dans laquelle le cardinal de Rohan fut compris[2]. Ce fut le plus beau cardinal du sacré collège[3] : aussi étoit-il le fils de l'amour[4]; mais sa mère n'en eut pas la joie. Peut-être en eut-elle la douleur, où elle étoit; c'est de quoi il ne nous appartient pas de juger.

Désordres de la Loire.

Le débordement de la Loire désola encore cette année l'Orléanois et la Touraine, noya beaucoup de gens et de bestiaux, et entraîna quantité de maisons[5]. C'étoient les fruits du crédit qu'avoit eu la Feuillade du temps de Chamillart, comme je l'ai remarqué en son temps[6].

Duc de Fronsac sort de la Bastille.

Le duc de Richelieu, qui avoit fait mettre le duc de Fronsac, son fils, à la Bastille, il y avoit quelque temps[7], paya ses dettes et l'en fit sortir, le croyant bien corrigé[8].

La reine d'Espagne accouche d'un

On eut nouvelle que la reine d'Espagne étoit accouchée, le 6 juin, d'un prince, à Madrid, qu'on nomma don Phi-

1694, après son frère, eut l'abbaye de Lezat, au diocèse de Rieux, en 1705, et mourut en juin 1712 (*Dangeau*, p. 177 ; *Sourches*, p. 434).

1. Le *Journal de Dangeau* (p. 153) et les *Mémoires de Sourches* (p. 399) énumèrent ces onze cardinaux ; il y en avait en outre quatre *in petto*, que nous verrons « expectorés » ci-après, p. 268. Voyez les correspondances du volume *Rome* 519, fol. 238-265, au Dépôt des affaires étrangères.

2. Le Roi lui avait donné sa nomination dès 1706 (*Gazette*, p. 300). Nous le verrons recevoir la calotte, ci-après, p. 95. Dangeau (p. 154) rapporte le mot gracieux que lui dit le Roi lorsqu'il alla le remercier.

3. Lors du mariage de la nièce du cardinal avec le fils du maréchal de Tallard en 1713, Mme de Maintenon écrivait à Mme des Ursins (recueil Bossange, tome II, p. 407 ; voyez aussi p. 416) : « On se récrioit autant sur sa beauté que sur celle des princesses. »

4. Voyz notre tome V, p. 288-290 et appendice XI.

5. *Correspondance des contrôleurs généraux*, tome III, n° 1287 note ; *Dangeau*, p. 162.

6. Tome XX, p. 205.

7. En avril 1711 : tome XX, p. 305.

8. Dangeau annonce cette nouvelle le 26 juin (p. 177).

prince.
L'Empereur couronné roi d'Hongrie à Presbourg.
Mort du duc de Vendôme.

lippe[1], et que, le 22 mai, l'Empereur avait été couronné roi d'Hongrie à Presbourg avec grande magnificence[2].

Vendôme triomphoit en Espagne, non des ennemis de cette couronne, mais des Espagnols et de nos malheurs. A son âge et à celui de ceux que nous pleurions, il se comptoit expatrié pour le reste de sa vie; leur mort le rendit aux plus flatteuses espérances d'en revenir jouir à notre cour, et d'y redevenir un personnage qui y feroit de nouveau bien compter avec lui. L'*Altesse* avoit été un fruit aussi prompt que délicieux d'une si surprenante délivrance[3]; l'assimilation aux dons Juans en fut un autre[4] coup sur coup, qui acheva de l'enivrer des larmes de la France, où, porté sur ce nouveau piédestal[5], il projetoit de venir faire le prince du sang en plein, par le titre d'en avoir désespéré l'Espagne. Sa paresse, sa liberté de vie, ses débauches avoient prolongé son séjour sur la frontière[6], où il se trouvoit plus commodément pour satisfaire à tous ses goûts qu'à Madrid, où, bien qu'il ne se contraignît guères, il ne pouvoit éviter quelque sorte de contrainte de représentation, et de paroître à la cour[7]. Il y ar-

1. *Philippes* corrige *Car[los]*. — Philippe, né le 7 juin 1712, à une heure du matin, mourut le 29 novembre 1719. Dangeau (p. 162) dit le 6, et la *Gazette* le 7 (p. 312).

2. *Dangeau*, p. 163; *Gazette*, p. 304-305; *Gazette d'Amsterdam*, n° XLVI.

3. Ci-dessus, p. 24.

4. Ci-dessus, p. 25.

5. Saint-Simon écrit *pied d'estail*, selon son habitude.

6. Les correspondances de la *Gazette* montrent que Vendôme resta à l'armée jusqu'à la levée du siège de Cardone (tome XXII, p. 234), et qu'il quitta l'armée dès qu'elle fut installée dans ses quartiers d'hiver.

7. Il n'avait pas toute satisfaction dans ses rapports avec les Espagnols. Le 12 janvier, il écrivait de Saragosse à Torcy (vol. *Espagne* 212, fol. 49-50): « Je ne vous parle point des noirceurs qu'il m'a fallu essuyer d'un certain nombre d'Espagnols. Je suis sûr que vous auriez de la peine à le croire. Mais j'espère que le roi d'Espagne voudra bien me défaire de cette vermine; car, sans cela, il me seroit du tout impossible de continuer à le servir. »

riva[1] pour y recevoir les profusions intéressées de la toute-puissance de la princesse des Ursins ; mais, comme je l'ai remarqué[2], son dessein se bornoit à l'*Altesse* commune, et au leurre plutôt qu'à l'effet bien établi des traitements des deux dons Juans qu'elle lui avoit fait donner. Elle se hâta donc de faire expédier avec lui ce qui, pour le militaire, demandoit nécessairement sa présence, et de le renvoyer promptement à la frontière[3]. Lui-même, comblé des[4] distinctions où il n'avoit osé prétendre, embarrassé de la solitude où le laissoit l'extrême dépit des grands et des seigneurs de leur subite humiliation à son égard, et rappelé dans ses quartiers par sa paresse et ses infâmes délices, il[5] s'en retourna volontiers très promptement[6]. Il n'y avoit rien à y[7] faire. Les Autrichiens[8], étonnés et affoiblis du départ des Anglois[9], se trouvoient bien éloignés de l'offensive, et Vendôme, nageant dans les charmes de son nouveau sort, ne pensoit qu'à en jouir dans une oisiveté profonde, sous prétexte que tout n'étoit pas prêt pour commencer les opérations. Pour être plus en liberté, il se sépara des officiers généraux et s'alla établir avec deux

1. Il arriva à Madrid le 25 janvier (*Gazette*, p. 88). Dès le 27, il écrivait à Torcy qu'il croyait sa présence très utile sur la frontière (vol. *Espagne* 212, fol. 89).

2. Ci-dessus, p. 28.

3. Le départ ne fut pas aussi précipité, puisque Vendôme ne quitta Madrid que le 9 avril, après deux mois et demi de séjour (*Gazette*, p. 221). Il avoit eu pendant cet intervalle plusieurs attaques de goutte (Affaires étrangères, vol. *Espagne* 212, fol. 176 et 223 v°, et vol. 213, fol. 2 v°).

4. *De* corrigé en *des*. — 5. Cet *il* a été ajouté en interligne.

6. Il ne retourna pas dans ses quartiers, c'est-à-dire, vers Saragosse ; mais il alla inspecter les postes du royaume de Valence, où il fut l'objet d'une réception enthousiaste (*Gazette*, p. 221, 245-246, 257 et 280 ; *Lettres intimes d'Alberoni*, p. 176).

7. Le mot *y* a été ajouté après coup entre *à* et *faire*.

8. Écrit ici *Austrichiens*.

9. On a vu dans le tome XXII, p. 235, que le duc d'Argyle avait été chargé de ramener en Angleterre les troupes anglaises d'Espagne.

ou trois de ses plus familiers[1] et ses valets, qui faisoient partout sa compagnie la plus chérie, à Viñaroz[2], petit bourg presque abandonné et loin de tout au bord de la mer, dans le royaume de Valence, pour y manger du poisson tout son soûl[3]. Il tint parole et s'y[4] donna de tout au cœur joie[5] près d'un mois. Il se trouva incommodé : on crut aisément qu'il ne lui falloit que la diète[6] ; mais le mal augmenta si promptement et d'une façon si bizarre, après avoir semblé assez longtemps n'être rien, que ceux qui étoient auprès de lui en petit nombre, ne doutèrent pas du poison[7], et envoyèrent aux secours de tous cô-

1. *Ses plus familiers* est en interligne, au-dessus de *ceux avec qui il estoit le plus libre*, biffé.

2. Presque sur la frontière du royaume de Valence et de la Catalogne. Le cardinal de Retz s'y embarqua en 1654 (*Mémoires*, tome IV, p. 551-552). Saint-Simon écrit *Vignaroz*.

3. Saint-Simon écrit *saoul*. — Vendôme arriva à Viñaroz le 9 mai (*Gazette*, p. 280).

4. *Se* corrigé en *s'y*.

5. « On dit proverbialement *se donner au cœur joie de quelque chose*, pour dire se donner le plaisir d'en jouir, en passer son envie » (*Académie*, 1718).

6. Dangeau (p. 163) écrit le 16 juin : « Par les dernières nouvelles qu'on a eues de Madrid, on a appris que M. de Vendôme étoit, depuis un mois, considérablement malade. » La *Gazette* ni les *Mémoires de Sourches* n'en parlent pas. Le marquis d'Argenson (*Mémoires*, édition Jannet, tome I, p. 133) confirme de tous points le récit de Saint-Simon : « Vendôme s'ennuya de toutes les grandeurs espagnoles, et, laissant la cour de Madrid, et l'armée sous la conduite de ses lieutenants généraux, il se retira dans un bourg de Catalogne appelé Viñaroz. Là, entouré d'un petit cercle de complaisants et de débauchés, il se livra tout à son aise à tous les genres de volupté qui lui étoient chers : il se gorgea de poisson, qu'il aimoit à la fureur, fût-il bon ou mauvais, bien ou mal accommodé ; il but du vin épais, capiteux, fumeux, et gagna enfin une forte indigestion, ou plutôt une maladie, suite d'indigestions répétées, dont la diète et l'exercice auroient pu être le véritable remède. On le traita d'une façon tout à fait contraire à son état, et bientôt il se trouva sans ressources. »

7. Mathieu Marais (*Mémoires*, tome I, p. 149) et le *Journal de Pierre Narbonne* (p. 36) se sont faits aussi l'écho de ce bruit. Madame

tés[1] ; mais le mal ne les voulut pas attendre : il redoubla précipitamment avec des symptômes étranges. Il ne put signer un testament[2] qu'on lui présenta, ni une lettre au Roi par laquelle il lui demandoit le retour de son frère à la cour[3]. Tout ce qui étoit autour de lui s'enfuit et l'abandonna, tellement qu'il[4] demeura entre les mains de trois ou quatre des plus bas valets, tandis que les autres pilloient tout et faisoient leur main[5], et s'en alloient[6]. Il passa ainsi les deux ou trois derniers jours de sa vie, sans prêtre, sans qu'il eût été question seulement d'en parler[7], sans autre secours que d'un seul chirurgien. Les trois ou quatre valets demeurés auprès de lui, le voyant à la dernière extrémité, se saisirent du peu de choses qui restoient autour de lui, et, faute de mieux, lui tirèrent[8] sa couverture et ses matelas de dessous lui. Il leur cria pitoyablement de ne le laisser pas mourir au moins à nu sur sa paillasse, et je ne sais s'il l'obtint[9]. Ainsi mourut, le vendredi 10 juin[10], le

(*Correspondance*, recueil Brunet, tome I, p. 469) en accuse Alberoni, et Saint-Simon dira plus loin (p. 84) que M. d'Aguilar en fut soupçonné.

1. On envoya jusqu'à Bayonne chercher des médecins (*Dangeau*, p. 164).

2. Ci-après, p. 86. — 3. C'est Dangeau qui dit cela (p. 165).

4. Avant *il* Saint-Simon a biffé *tandis que ses valets*.

5. « On dit *faire sa main* pour dire piller quand on en a l'occasion » (*Académie*, 1718).

6. Les mots *et s'en alloient* ont été ajoutés en interligne.

7. Le chevalier de Bellerive, dans son *Histoire des campagnes de Vendôme*, p. 369-372, dit qu'il fut assisté à ses derniers moments par le P. Jean-Joseph et par l'abbé Alberoni, et parle aussi du scapulaire et de la relique de la vraie croix qu'il portait sur lui.

8. Écrit *tiererent*, dans le manuscrit.

9. Le marquis d'Argenson (*Mémoires*, édition Jannet, tome I, p. 133) confirme ces faits, au moins comme un bruit qui courut alors.

10. *Dangeau*, p. 165 ; *Sourches*, p. 414 ; *Gazette*, p. 323 et 341 ; *Gazette d'Amsterdam*, n° LIII ; *Mémoires du chevalier de Quincy*, tome III, p. 120 ; *Mercure* d'août, p. 43-60 ; *Lettres intimes d'Alberoni*, p. 178-179 ; *Lettres de Mme Dunoyer*, lettre LXXXVIII, tome IV, p. 169-171 ; *Histoire*, par le chevalier de Bellerive, p. 372-378 ;

plus superbe des hommes, et, pour n'en rien dire davantage après avoir été obligé de parler si souvent de lui, le plus heureux jusqu'à ses derniers jours. Il avoit cinquante-huit ans, sans qu'une faveur si prodigieuse et si aveugle ait[1] pu faire qu'un héros de cabale d'un capitaine[2] qui a été un très mauvais général, d'un sujet qui s'est montré[3] le plus pernicieux, et d'un homme dont les vices ont fait en tout genre la honte de l'humanité[4]. Sa mort rendit la vie et la joie à toute l'Espagne. Aguilar, l'ami du duc de Noailles[5], revenu d'exil pour servir sous lui[6], fut fort accusé de l'avoir empoisonné, et se mit aussi peu en peine de s'en défendre, comme on s'y mit peu de faire aucune recherche. La princesse des Ursins, qui pour sa grandeur particulière avoit si bien su profiter de sa vie, ne profita pas moins de sa mort. Elle sentit sa délivrance d'un nouveau don Juan à la tête des armées d'Espagne, qui n'y étoit plus en refuge et en asile, souple par néces-

etc. A l'autopsie, on lui trouva trois pierres au rein droit, et le crâne extraordinairement épais. L'Addition que Saint-Simon avait faite au *Journal de Dangeau* à propos de la mort de Vendôme a été insérée dans notre tome XIII, n° 654. La lettre de la main que Philippe V écrivit à Louis XIV à cette occasion est dans le volume *Espagne* 218, fol. 276.

1. Avant *ait*, Saint-Simon a biffé *en*. — 2. *Cap*e surcharge *ho*e.

3. Les mots *s'est monstré* ont été écrits en interligne, au-dessus d'*a esté*, biffé.

4. Vendôme fut très regretté, surtout dans l'armée : le chevalier de Quincy, dans ses *Mémoires* (tome III, p. 120-122), est certainement à cette occasion l'interprète du sentiment général. Les *Mémoires de Sourches* disent (p. 414) : « Le Roi fut fort touché de cette perte, et même en versa des larmes, et toute la cour partagea sa douleur ; » et l'annotateur ajoute : « Elle étoit bien légitime ; car le royaume faisoit une extrême perte dans ce prince, qui étoit son plus ferme appui et presque sa seule ressource. » Tessé (*Lettres*, recueil Rambuteau, p. 381) estimait que, tout pesé, on y perdait. Quant à Dangeau, il n'en a rien dit.

5. Tome XXII, p. 183 et suivantes.

6. Rien ne confirme ce détail, ni l'accusation qui va suivre ; voyez ci-dessus, p. 82, note 7.

sité sous sa main, et qui, au contraire, délivré de tout ce qui l'y avoit relégué, recouvroit en plein toutes ses anciennes forces en France, d'où il tireroit toute sorte de protection et d'autorité. Elle ne se choqua donc point de la joie qui éclata sans contrainte, ni des discours les plus libres de la cour, de la ville, de l'armée, de toute l'Espagne, ni par conséquent le roi et la reine, qui n'en firent aucun semblant[1]. Mais, pour soutenir ce qu'elle avoit fait, et faire à bon marché sa cour à M. du Maine, à Mme de Maintenon, au Roi même, elle fit ordonner que le corps de ce monstre hideux de grandeur et de fortune seroit porté à l'Escurial[2]. C'étoit combler la mesure des plus grands traitements. Il n'étoit point mort en bataille, et de plus on ne voit aucun particulier enterré à l'Escurial comme il y en a[3] plusieurs à Saint-Denis. Cet honneur fut donc déféré à ceux qui venoient d'être donnés à sa naissance; c'est aussi ce qui enfla M. du Maine jusqu'à ne pouvoir s'en contenir; mais, en attendant que je parle du voyage que j'ai fait à l'Escurial[4], si j'ai assez de vie pour pousser ces *Mémoires* jusqu'à la mort de M. le duc d'Orléans, il faut expliquer ici cette illustre sépulture. Le Panthéon est le lieu où il n'entre que les corps des rois, et des reines qui ont eu postérité. Un autre lieu séparé, non de plain[5] pied, mais proche, fait en bibliothèque, est celui où sont rangés les corps des reines qui n'ont point eu de postérité, et des infants. Un troisième lieu,

Éclaircissement sur la sépulture du duc de Vendôme.

1. Tout ce qui précède, sur l'attitude de la cour espagnole, est particulier à Saint-Simon et n'est répété par aucun contemporain.

2. Il a été parlé de ce palais dans le tome VII, p. 248. L'ordre de Philippe V pour que le corps de Vendôme fût enseveli dans la sépulture des rois, daté du 22 août, a été inséré dans la copie de la correspondance de celui-ci, ms. Fr. 14178, fol. 500.

3. Le verbe *a*, oublié, a été ajouté en interligne.

4. Il décrira en détail le palais et les tombeaux des rois dans la suite des *Mémoires*, tome XVII de 1873, p. 431-435, et c'est alors que sera donné le commentaire nécessaire.

5. Saint-Simon écrit comme toujours : *plein pied*.

qui est comme l'antichambre de ce dernier, s'appelle proprement le pourrissoir[1], quoique ce dernier en porte aussi improprement le nom. Il n'y paroît que les quatre murailles blanches, avec une longue table nue au milieu. Ces murs sont fort épais. On y fait des creux où on met un corps dans chacun, qu'on muraille par-dessus, en sorte qu'il n'en paroît rien. Quand on juge qu'il y a assez longtemps pour que tout soit assez consommé et ne puisse plus exhaler d'odeur, on rouvre la muraille, on en tire le corps, on le met dans un cercueil qui en laisse voir quelque chose par les pieds ; ce[2] cercueil est couvert d'une étoffe riche, et on le porte dans la pièce voisine. Le corps du duc de Vendôme étoit encore depuis neuf ans dans cette muraille lorsque j'entrai dans ce lieu, où on me montra l'endroit où il étoit, qui étoit uni comme tout le reste des quatre murs, et sans aucune marque. Je m'informai doucement aux moines chargés de me conduire et de me faire les honneurs, dans combien il seroit transporté dans l'autre pièce ; ils ne répondirent qu'en évitant de satisfaire cette curiosité, en laissant échapper un air d'indignation, et ne se contraignirent pas de me laisser entendre qu'on ne songeoit point à ce transport, et que, puisqu'on avoit tant fait que de l'emmurailler[3], il y pourroit demeurer. Je ne sais ce que M. du Maine fit du testament non signé qui lui fut envoyé, et dont il fit son affaire[4] ; mais il ne put obtenir du Roi aucune démonstration en faveur de M. de Vendôme, ni le retour du Grand Prieur, qui demeura à Lyon jusqu'à la mort du Roi ; mais le Roi prit le deuil quelques jours en noir[5]. Mme de Ven-

1. Il écrit *pourissoir*. — 2. Avant *ce*, il y a un *et* biffé.

3. Ce verbe n'était donné par aucun lexique. Littré en cite un exemple de Rabelais, mais au sens d'entourer de murailles.

4. On trouvera à l'Appendice, nº III, une traduction abrégée de ce testament écrit en espagnol par un notaire, et deux lettres du duc du Maine.

5. *Dangeau*, p. 183.

dôme recueillit les grands avantages qui lui avoient été faits par son contrat de mariage[1], dont Anet et Dreux ont passé d'elle à Mme du Maine, et les autres terres réparties[2] de même aux autres héritiers de la duchesse de Vendôme après elle; mais le Roi reprit aussitôt Vendôme[3] et ce qui se trouva de reversible à la couronne. Le Grand Prieur ne prétendit rien et n'eut rien aussi, comme exclus de tout héritage par ses vœux de l'ordre de Malte. On paya les créanciers peu à peu, et les valets devinrent ce qu'ils purent. Il n'est pas encore temps de parler de ce que devint Alberoni[4].

Dames du palais en Espagne.

Ce[5] fut à peu près en ce temps-ci que la reine, n'ayant plus de filles ni de menines[6], prit des dames du palais à peu près comme celles de Madame la Dauphine et de la Reine.

Mort, fin et dernier bon mot

Harlay, ci-devant premier président[7], dont j'ai eu tant[8]

1. Tome XIX, p. 112.

2. Saint-Simon écrit *reparties*.

3. La ville et le duché de Vendôme donnés à César-Monsieur, bâtard de Henri IV, par lettres du 3 avril 1598, ne furent définitivement réunis à la couronne que par une déclaration du 4 janvier 1724 (reg. O¹68, fol. 6 v°). Le duc d'Orléans songea à réclamer Anet comme appartenant au duché de Chartres, qui était de son apanage (*Sourches*, p. 128).

4. D'après les *Lettres intimes d'Alberoni*, p. 179, la reine d'Espagne l'appela aussitôt auprès d'elle.

5. Tout ce petit paragraphe a été ajouté avec un signe de renvoi dans le blanc resté à la fin du paragraphe précédent, et sur la marge du manuscrit, parce que Saint-Simon n'a trouvé cette nouvelle dans le *Journal de Dangeau* qu'au 24 juillet (p. 190).

6. Mme de Motteville (*Mémoires*, tome IV, p. 174-175) a parlé des menines des reines d'Espagne; voyez aussi les *Mémoires de la Cour d'Espagne du marquis de Villars*, par A. Morel-Fatio, p. 18. En 1706, lorsque la cour avait quitté Madrid, les filles et les menines ayant abandonné la reine, on en avait profité pour les congédier toutes, et il y en avait trois cents.

7. Nous avons vu Achille III de Harlay obligé de donner sa démission en 1707 : tome XIV, p. 364.

8. La première lettre de *tant* surcharge un *d*.

d'Harlay, ci-devant premier président.

d'occasions de parler[1], mourut à Paris fort peu de temps après[2]. Je n'ai plus à le faire connoître ; j'ajouterai seulement l'humiliation où fut réduit ce superbe cynique[3]. Il loua une maison dont la muraille du jardin étoit mitoyenne de celui des Jacobins du faubourg Saint-Germain[4], mais dans la rue de l'Université[5], qui n'étoit point à eux comme celles de la rue Saint-Dominique et de la rue du Bac, où, pour les mieux louer, ils donnent des portes dans leur jardin, et ces mendiants[6] en tirent cinquante mille livres de rente. Harlay, accoutumé à l'autorité, leur demanda une porte dans leur jardin. Il fut refusé. Il insista, leur fit parler, et ne réussit pas mieux. Cependant on leur fit entendre qu'encore que ce magistrat, naguère[7] si puissant, ne pût plus rien par lui-même, il avoit un fils et un cousin conseillers d'État[8], auxquels ils ne pouvoient se promettre de n'avoir jamais[9] affaire, et qui, sans se soucier de la personne, pourroient bien, par orgueil, leur faire sentir leur mécontentement. L'argument d'intérêt est le meilleur avec les moines ; ceux-ci se ravisèrent. Le

1. En dernier lieu dans notre tome XXI, p. 202-203.

2. Le 23 juillet (*Dangeau*, p. 189 ; *Sourches*, p. 453 ; *Gazette*, p. 382-383 ; *Mercure* du mois, p. 65-72. On trouvera à l'Appendice, n° IV, la relation, par le greffier du Parlement, du cérémonial observé par la cour à ses obsèques.

3. Saint-Simon l'a déjà qualifié ainsi plusieurs fois, notamment dans le tome XIV, p. 366.

4. Ce couvent avait été fondé en 1632, dans la rue Saint-Dominique (alors rue des Vaches), presque au coin de la rue du Bac, pour servir de noviciat aux religieux réformés de l'ordre de Saint-Dominique.

5. Il a été parlé de cette maison dans le tome XIV, p. 368, note 1.

6. Les Dominicains ou Jacobins étaient un des quatre ordres mendiants.

7. Le mot *n'agueres* surcharge un mot illisible, effacé du doigt.

8. Achille IV de Harlay, son fils : tome II, p. 118, et Nicolas de Lamoignon de Bâville, l'intendant de Languedoc, qui était son beau-frère et non pas son cousin.

9. *De* et *jamais* on été ajoutés en interligne, et *n'* corrige *d'* avant *avoir*.

prieur, accompagné de quelques notables du couvent, alla faire excuse à Harlay et lui dire qu'il étoit le maître de faire percer la porte. Harlay, toujours lui-même, les regarda de travers, répondit qu'il s'étoit ravisé, et qu'il s'en passeroit. Les moines, fort en peine du refus, insistèrent. Il les interrompit, et leur dit : « Voyez-vous, mes Pères, je suis petit-fils d'Achille de Harlay[1], premier président du Parlement, qui a si bien servi l'État et les rois, et qui, pour soutenir la cause publique, fut traîné à la Bastille, où il pensa être pendu par ces scélérats de ligueurs[2]. Il ne me convient donc pas d'entrer ni d'aller prier Dieu chez des gens de la robe de votre Jacques Clément[3]; » et tout de suite leur tourna le dos, et les laissa confondus. Ce fut son dernier trait. Il tomba dans l'ennui, et dans la misère des visites[4], et, comme il conservoit[5] toujours toutes ses mêmes manières de gravité empesée, de compliments, de fausse humilité, de discours recherchés, d'orgueil le plus incommode, il désoloit tous ceux qu'il alloit voir, et il alloit jusque chez des gens qui s'étoient souvent morfondus dans ses antichambres. Peu à peu des apoplexies légères, mais fréquentes, lui embarrassèrent la langue, en sorte qu'on avoit grand peine à l'entendre, et lui beaucoup à marcher[6]. En cet état, il ne cessoit point de visiter, et ne s'apercevoit point qu'il trouvoit beaucoup de portes fermées. Il mourut enfin dans cette misère et dans le mépris, au grand soulagement du peu qui,

1. Il y a *Achilles du Harlay*, dans le manuscrit. — Achille Ier : tome II, p. 53.

2. *Mémoires-Journaux de Pierre de l'Estoile*, tome III, p. 235.

3. Jacques Clément, né près de Rethel en 1567, était moine au couvent des Jacobins de la rue Saint-Jacques, lorsqu'il assassina Henri III à Saint-Cloud, le 1er août 1589.

4. Dans l'état misérable d'être obligé d'aller faire des visites pour se désennuyer.

5. *Avoit* corrigé en *conservoit*.

6. Il y a bien *marcher*, et non *parler*, au manuscrit.

par proximité, le voyoient[1], surtout de son fils et de son domestique[2].

Singularité du Roi sur ses ministres.

Une bagatelle ne doit pas être oubliée ici, qui montrera combien le Roi[3] croyoit et avoit soin de tenir[4] ses ministres de court. Le comte d'Uzès, qui, depuis les funestes obsèques dont j'ai parlé et où je l'ai nommé[5], étoit allé en Espagne, s'étoit arrêté à Madrid sur la mort de M. de Vendôme, sous lequel il devoit servir. A peine y fut-il huit jours[6], que le roi d'Espagne le renvoya au Roi avec une lettre, par laquelle il lui demandoit un général pour commander ses armées de quatre généraux françois qu'il lui nommoit[7]. Il n'y en eut point de nommé, parce que le roi d'Espagne se ravisa bientôt et n'en voulut plus[8]. Le comte d'Uzès arriva chez Torcy le 21 juin, à Marly, qui le mena au Roi, lequel[9], après qu'ils furent sortis de son cabinet, passa chez Mme de Maintenon, et y travailla avec Voysin et Desmaretz ensemble, chose assez rare qu'il y travaillât avec deux en même temps. Pendant ce travail, il arriva à Torcy un courrier d'Angleterre attendu avec impatience ; Torcy en alla porter les dépêches au Roi. Voysin et Desmaretz sortirent, et attendirent avec les

1. Il y a *voyoient*, au pluriel, comme si Saint-Simon avait écrit *du peu de gens*.

2. Le premier président Harlay laissa un fonds très considérable de papiers, de travaux juridiques, de recueils de pièces, etc., qui, après avoir passé par la bibliothèque de Saint-Germain des Prés, est aujourd'hui à la Bibliothèque nationale, ms. Fr. 15 409-15 533, 15 701, 15 727-15 830, 16 521-16 582, 16 741-16 751, 17 009-17 043, etc. ; sa correspondance occupe les numéros 17 413 à 17 439 et 22 816.

3. Le mot *Roy*, oublié, a été ajouté en interligne.

4. Croyait devoir tenir et avait soin de tenir. — 5. Ci-dessus, p. 48.

6. Dangeau (p. 174) dit seulement quatre jours, mais qu'il ne fut que huit jours en chemin pour revenir en France. Saint-Simon lit mal le *Journal*. Il n'était arrivé à Madrid que le 6 juin (*Sourches*, p. 425).

7. Les courtisans ne surent pas les noms ; on parla cependant de Berwick et de Gassion (*Ibidem*, p. 426).

8. *Dangeau*, p. 185.

9. *Lequel* est en interligne, au-dessus de *qui*, biffé.

courtisans que Torcy sortît à son tour. Cependant ils étoient ministres l'un et l'autre. Torcy, très sûrement, rendit compte de ces mêmes dépêches, le lendemain matin, au conseil d'État, en leur présence, et apparemment les lut entières, puisqu'elles étoient importantes; Voysin et Desmaretz y en dirent leur avis comme le duc de Beauviller, le Chancelier, et Torcy même; peut-être, et il y a toute apparence, qu'étant rentrés avec le Roi, comme ils firent dès que Torcy fut sorti, le Roi lui-même leur dit ce qu'il venoit d'apprendre; mais ils n'en quittèrent pas moins la place à Torcy; le Roi ne les retint point, et le courtisan, répandu dans les salons, fut témoin de cette cérémonie[1]. Le 17 juillet, la trêve fut publiée en Flandre entre la France et l'Angleterre, à la tête des troupes des deux couronnes[2]. Un mois auparavant, le prince Eugène avoit envoyé près de deux mille chevaux faire une course en Champagne[3], qui pensèrent prendre l'archevêque de Reims qui faisoit ses visites. Ils brûlèrent un

Course d'un gros parti ennemi en Champagne. Trêve publiée entre la France et l'Angleterre.

1. Saint-Simon ne fait que paraphraser le récit de Dangeau (p. 174-175).

2. *Dangeau*, p. 186; *Sourches*, p. 449; *Gazette*, p. 381; *Gazette d'Amsterdam*, n° LIX; *Mémoires de Lamberty*, tome VII, p. 162-163 et 165-172. Quoique proclamée et mise en vigueur dès le 17 juillet, la trêve ne devait officiellement commencer que le 22 août, jusqu'au 22 décembre; le texte en est donné dans l'*Histoire militaire* de Quincy, tome VII, p. 60-61.

3. Ce parti était commandé par M. de Grovestins (ci-après, p. 174); sur sa course en Champagne et les pillages et incendies qu'il commit, on peut voir le *Journal de Dangeau*, p. 160-164 (que notre auteur abrège), les *Mémoires de Sourches*, p. 410-413, ceux *du chevalier de Quincy*, tome III, p. 118-119, ceux *de Lamberty*, tome VII, p. 146-147, la *Gazette*, p. 312, la *Gazette d'Amsterdam*, nos L et LI, l'*Histoire militaire*, tome VII, p. 43-44, les *Mémoires militaires*, tome XI, p. 47-48, les lettres de l'intendant de Champagne et du subdélégué de Metz publiées dans la *Correspondance des contrôleurs généraux*, tome III, n° 1297, enfin les correspondances du Dépôt de la guerre, vol. 2378. Un poème héroï-comique en patois, relatif à cette incursion, a été inséré dans les *Mémoires de la Société d'agriculture de la Marne*, 2e série, tome VII, p. 107-201.

faubourg de Vervins, passèrent près de Sainte-Menehould[1], firent beaucoup de désordres en Champagne et autour de Metz[2], passèrent la Meuse à Saint-Mihiel[3], la Moselle auprès du Pont-à-Mousson, emmenèrent grand nombre d'otages, et se retirèrent à Trarbach[4], sans que Saint-Frémond ni Coigny, détachés après, chacun de leur côté[5], eussent[6] pu les joindre.

Porto-Ercole pris par les ennemis.

Zum Jungen[7], général de l'Empereur, se rendit maître de Porto-Ercole[8] après une belle défense du gouverneur.

La Badie rend le Quesnoy,

Le prince Eugène ouvrit la tranchée devant le Quesnoy

1. Saint-Simon écrit Ste *Menehoult*.

2. Le commandant de Metz, M. de Reffuge, ne put empêcher qu'ils ne brûlassent plus de quarante villages autour de la ville.

3. Saint-Simon écrit *S. Mihel*.

4. Il a déjà été parlé de cette localité de la rive droite du Rhin, dans notre tome XII, p. 312.

5. M. de Saint-Frémond avait soixante escadrons, M. de Coigny trois mille chevaux, et le comte de Saint-Maurice douze escadrons des troupes de Cologne ; mais la course des ennemis fut si rapide, qu'ils échappèrent : entrés le 10 ou le 11 en France, ils en ressortirent le 14, ayant ravagé plus de soixante lieues de pays.

6. *Eussent* est en interligne, au-dessus d'*ayent*, biffé.

7. Jean-Jérôme, baron de Jungen (freiherr von ou zum Jungen), né en 1660, était d'origine hongroise ; colonel d'infanterie en 1703, feld-maréchal-lieutenant en 1708, il avait été substitué à Prié pour traiter des contributions des princes d'Italie en avril 1709 ; il commanda en Toscane à partir de 1711. Nommé gouverneur de Novare (1715), puis commandant en Sicile (1718) et en Milanais (1722), il devint feld-maréchal en 1723, et commandant des armées de l'Empereur dans les Pays-Bas autrichiens (1726) ; il mourut en 1733 à Bruxelles. — Saint-Simon écrit *Zumzungen*, comme la *Gazette*.

8. Porto Ercole (Saint-Simon écrit *Porto Hercolé*) est dans la province de Grosseto, au S.-O. d'Orbetello, sur la mer Tyrrhénienne. Les troupes impériales, au nombre de trois ou quatre mille hommes commandés par les généraux Zum Jungen et Wallis, mirent le siège devant cette petite place au commencement d'avril. La garnison, qui ne comptait que trois cents hommes, en y comprenant celle du fort Philippe, ne se rendit que dans les premiers jours de mai (*Gazette*, p. 225, 246, 249, 257, 260, 272 et 294 ; *Gazette d'Amsterdam*, nos XXXV-XLV ; Affaires étrangères, vol. *Rome* 519, fol. 46 et suivants).

la nuit du 20 au 21 juin, malgré l'inaction déclarée des Anglois qui précéda la trêve avec[1] eux. Jarnac[2] en apporta la capitulation au Roi le 8 juillet, à Marly[3]. La Badie[4], qui y commandoit, s'étant rendu prisonnier de guerre avec sa garnison, fut fort chargé de s'être mal défendu par le maréchal de Villars[5] et par toute l'armée ; il obtint la permission du prince Eugène de venir se justifier à la cour ; mais, en arrivant à Paris, il fut mis à la Bastille[6]. Broglio cependant défit dix-huit cents chevaux des ennemis, presque tous tués ou pris[7]. Ces bagatelles soutenoient.

est mis à la Bastille.

Broglio défait 1800 chevaux.

1. La première lettre d'*avec* surcharge un *p*.

2. Paul-Auguste-Gaston de la Rochefoucauld : tome XI, p. 276.

3. *Dangeau*, p. 182. Sur le siège du Quesnoy et sa prise par les alliés, on peut voir la *Gazette d'Amsterdam*, nos L et LII-LVI, les *Mémoires de Villars*, tome III, p. 149-150 ; ceux *du chevalier de Quincy*, tome III, p. 117-120 et 127-128, les *Mémoires militaires*, tome XI, p. 48-56, 468 et 480-486 (avec un journal du siège), etc. Nous verrons cette place reprise par les Français quelques mois plus tard (ci-après, p. 173).

4. Charles d'Espalungue de la Badie, d'abord capitaine d'infanterie (1672), puis lieutenant-colonel (1691), obtint le grade de brigadier et la croix de Saint-Louis en 1694 ; maréchal de camp en 1702, il s'était signalé alors pour sa belle défense de Venloo ; devenu lieutenant-général en 1704 et gouverneur de la citadelle de Lille en 1707, il dut, deux ans plus tard, quitter le service pour raison de santé. Choisi néanmoins pour commander au Quesnoy en mai 1711, il fut, à la suite de la capitulation, mis à la Bastille, puis exilé dans ses terres ; il recouvra cependant son gouvernement de la citadelle de Lille en avril 1713, et mourut le 23 février 1724.

5. Villars est très dur pour lui dans ses *Mémoires* (tome III, p. 149-150) ; comparez *Dangeau*, p. 183.

6. *Dangeau*, p. 183 (12 juillet) ; *Sourches*, p. 443-445 ; *Mémoires de Quincy*, tome III, p. 128. Ses lettres de justification adressées à Villars, au Roi et à Voysin ont été publiées dans les *Archives de la Bastille*, tome XIII, p. 20-23, avec d'autres pièces. Montesquiou et le duc de Guiche étant intervenus en sa faveur (vol. Guerre 2380 et 2381 ; Sautai, *la Manœuvre de Denain*, p. 286 note), il fut relâché le 4 septembre, mais exilé dans ses terres. En 1711, il avait été accusé de malversations dans son commandement (vol. Guerre 2315).

7. *Dangeau*, p. 182 ; *Sourches*, p. 444 ; *Mémoires du chevalier de*

Emo ne peut raccommoder la république de Venise avec le Roi.

Emo, sage-grand[1], étoit à Paris depuis quelques mois, envoyé sans caractère par la république de Venise pour tâcher d'accommoder la brouillerie causée par le choix du cardinal Ottoboni[2], Vénitien, pour être protecteur de France à Rome, et l'acceptation qu'il en avoit fait contre la loi de sa patrie[3]; mais l'affaire n'étoit pas encore mûre, et il s'en retourna sans avoir rien obtenu[4].

Quincy, tome III, p. 129-130. Le chef du détachement ennemi, qui n'était que de huit cents chevaux (Saint-Simon lit mal Dangeau), était le fameux partisan Saint-Amour. Cette affaire fit beaucoup d'honneur au comte de Broglie « et fit présumer, dit le chevalier de Quincy, que Chonchon seroit un jour un grand général ».

1. Jean Emo, qui avait le titre de « savio grande », était frère du général de la République en terre ferme et avait déjà accompagné Antoine Mocenigo, lors de son ambassade en France; en 1718, il fut envoyé comme baile à Constantinople. — Les sages-grands étaient au nombre de six et avaient pour fonction d'étudier toutes les questions qui devaient être portées au Sénat et de les rapporter devant lui. C'était parmi eux et parmi les cinq sages de terre ferme qu'étaient choisis les ambassadeurs envoyés aux têtes couronnées.

2. Pierre Ottoboni : tome XII, p. 105.

3. Ceci a été raconté dans le tome XIX, p. 20-23.

4. Depuis le renvoi mutuel des ambassadeurs en 1709, le commerce vénitien avait eu beaucoup à souffrir de la rupture des relations diplomatiques avec la France; aussi, dès le mois de juillet 1711, le Sénat avait décidé d'envoyer à Paris un chargé d'affaires sans caractère spécial. Emo partit dans les premiers jours d'août, accompagné d'un religieux servite qui était déjà venu en Angleterre avec Erizzo. Il arriva à la fin du mois, et salua le Roi à Fontainebleau le 3 septembre (*Dangeau*, tome XIII, p. 454, 469 et 472; *Sourches*, tome XIII, p. 185). Mais les exigences de Louis XIV, qui voulait que la République rapportât les mesures prises contre les Ottoboni, et les tergiversations d'un ambassadeur sans pouvoirs empêchèrent les négociations d'aboutir; au mois d'avril 1712, Emo demandait son rappel. La saisie par les Vénitiens d'un navire appartenant au capitaine Gazan n'accommoda pas les choses. Emo demanda ses passeports le 17 juillet, prit congé du Roi le 2 août (*Dangeau*, tome XIV, p. 196; *Sourches*, tome XIII, p. 465), et s'en retourna en Italie. Les volumes *Venise* 164 et 165 du Dépôt des affaires étrangères renferment les lettres de Torcy et de M. Frémont, chargé d'affaires à Venise, relatives à la mission d'Emo. Les lignes suivantes de la lettre du 13 août (vol. 165, fol. 234) par la-

Voyage de Fontainebleau par Petit-Bourg.

Le Roi partit le mercredi[1] 13 juillet de Marly, après le conseil d'État, s'arrêta[2] un peu à Versailles, alla coucher à Petit-Bourg, et le lendemain à Fontainebleau[3]. Il y donna,

Rohan, évêque de Strasbourg, fait cardinal, en reçoit la calotte et le bonnet.

le 20 du même mois, au cardinal de Rohan la calotte rouge, qu'il avoit reçue la veille de Rome, et qu'il lui vint présenter[4], et, cinq jours après, le bonnet que le camérier Bianchini[5] lui avoit apporté[6]. Quelques jours auparavant,

Madame la Grande-Duchesse en apoplexie.

Madame la Grande-Duchesse étoit tombée en apoplexie au Palais-Royal, où elle fut obligée de demeurer assez longtemps. M. et Mme la duchesse d'Orléans l'y laissèrent

quelle le ministre avisait Frémont du départ du Vénitien, montrent bien pourquoi échouèrent les négociations : « M. Emo est parti pour retourner à Venise, et S. M. a refusé de lui donner l'audience qu'il demandoit dans son cabinet. Peut-être que ses maîtres connoîtront enfin combien S. M. est éloignée de les rechercher, ni d'écouter leurs justifications, jusqu'à ce qu'ils se soient déterminés à lui donner la satisfaction qu'elle a droit d'attendre de leur part. »

1. *Mercredi* est en interligne. — 2. L'élision *s'* surcharge un *p*.

3. Le Roi quitta Marly à deux heures et demie, s'arrêta à Versailles pour voir le nouveau bâtiment que l'on construisait auprès de la chapelle, et arriva avant sept heures à Petit-Bourg. Il en repartit le lendemain sur les trois heures et arriva à sept à Fontainebleau (*Journal de Dangeau*, tome XIV, p. 184).

4. *Dangeau*, p. 187-188 ; *Sourches*, p. 451. Les deux calottes que les courriers pontificaux ont l'habitude d'apporter aux nouveaux cardinaux ayant été oubliées à Rome, l'évêque de Strasbourg dut attendre qu'on lui eût envoyé l'autorisation d'en faire faire à Paris.

5. François Bianchini, né à Vérone le 13 décembre 1662, montra de bonne heure de grandes dispositions pour les mathématiques et l'astronomie ; en 1684, le cardinal Ottoboni en fit son bibliothécaire ; Innocent XII le nomma referendaire aux signatures, Clément XI camérier d'honneur et chanoine de Sainte-Marie-Majeure et le chargea d'établir le méridien de Rome ; il mourut le 2 mars 1729. Il passait pour très ami de la France.

6. *Aportée* corrigé en *aporté*. — *Dangeau*, p. 189-190 ; cérémonial de Desgranges, ms. Mazarine 2746, fol. 169 v° ; on trouvera aux Additions et Corrections l'article des *Mémoires de Sourches*, p. 455-456. Il y eut une petite contestation sur la place que devait occuper Mgr Bianchini pour la cérémonie (Affaires étrangères, vol. *Rome* 523, fol. 3). Le camérier logea à Fontainebleau chez le duc d'Antin, à la Surintendance des bâtiments.

lorsqu'elle fut hors de danger, et allèrent à Fontainebleau[1].

Siège de Landrecies par le prince Eugène. [Add. StS. 1067]

Le prince Eugène assiégea Landrecies[2]. Le Roi, piqué des avantages qu'il ne laissoit pas de prendre quoique destitué du secours des Anglois, vouloit en profiter, et trouvoit fort mauvais que Villars laissât assiéger et prendre les places de la dernière frontière[3] sans donner bataille pour l'empêcher. Villars en avoit des ordres réitérés. Il mandoit force gasconnades, il en publioit; mais il tâtonnoit et reculoit toujours[4], et il manqua plus d'une occasion de prêter le collet[5] au prince Eugène, dont quelques-unes furent si visibles, et même d'une apparence si avantageuse, que toute l'armée en murmura publiquement[6]. Il cherchoit, disoit-il, les moyens de faire lever le siège de Landrecies, et le Roi attendoit tous les jours des courriers de Flandres avec la dernière impatience[7]. Montesquiou vit jour à donner un combat avec avantage[8]. Il

Combat de Denain*.

1. Voyez ce que disent de cette maladie le *Journal de Dangeau*, p. 185, 186 et 189, et les *Mémoires de Sourches*, p. 450 et 451. Le Roi envoya un de ses gentilshommes ordinaires prendre des nouvelles de la princesse.

2. Ce fut le 17 juillet, le jour même de la publication de l'armistice avec l'Angleterre que le prince Eugène fit investir cette petite place par trente bataillons et quarante escadrons aux ordres du prince d'Anhalt-Dessau.

3. *Frontieres*, par mégarde, dans le manuscrit.

4. *Toujours* corrige *toj[ours]*.

5. Locution déjà rencontrée dans le tome XII, p. 199.

6. Ces appréciations exagérées sont l'effet de l'animosité de Saint-Simon pour Villars; tous les historiens sont unanimes à en reconnaître le mal-fondé, et les correspondances du Dépôt de la guerre, vol. 2380 et 2381 ne viennent aucunement confirmer tout ce que dit notre auteur.

7. On remarquera qu'il ne s'écoula qu'une semaine entre l'investissement de Landrecies, 17 juillet, et le combat de Denain, 24 juillet.

8. Il est impossible de donner ici une bibliographie même incomplète de la victoire de Denain. Le capitaine Sautai, qui a publié en 1902 une étude qui semble définitive sur *la Manœuvre de Denain*, a énuméré la plupart des sources auxquelles il convient de recourir et

* Écrit *Dénain*.

étoit fort connu du Roi pour avoir été longtemps major du régiment des gardes, inspecteur puis directeur d'infanterie, et beaucoup plus par ses intimes liaisons avec les principaux valets de l'intérieur[1]. Il dépêcha secrètement un courrier au Roi avec un plan de son dessein, en lui marquant qu'il étoit sûr que Villars ne l'approuveroit pas, et en représentant la nécessité de profiter des conjonctures. La réponse fut prompte. Il eut ordre de suivre et d'exécuter son projet, même malgré Villars, mais de faire cela, par rapport à lui, avec adresse[2]. L'extrême mépris que

des auteurs qui en ont traité. Nous nous contenterons de citer les principaux documents contemporains : le *Journal de Dangeau*, tome XIV, p. 190-192, les *Mémoires de Sourches*, tome XIII, p. 456-459 et 462, les *Lettres historiques de Mme de Maintenon*, tome II, p. 376 et suivantes, les *Lettres de Mme Dunoyer*, tome IV, lettre XCIII, la *Gazette*, p. 383-384, la *Gazette d'Amsterdam*, nos LXII, LXIII et LXXIX, un *Recueil de lettres et mémoires contenant une relation... de l'action passée à Denain*, publiée à la Haye en 1713, et dont un exemplaire est aux Affaires étrangères, vol. *Hollande* 236, fol. 145-182, les *Mémoires de Villars*, tome III, p. 151-158, ceux *du chevalier de Quincy*, tome III, p. 136-155, ceux *de Lamberty*, tome VII, p. 176-186, une relation imprimée, dont un exemplaire se trouve dans le dossier bleu MONTESQUIOU au Cabinet des titres, vol. 460, fol. 74, le tome XIV des *Feldzüge des Prinzen Eugen*, etc. Les correspondances du Dépôt de la guerre ont été publiées en appendice au *Journal de Dangeau*, tome XIV, p. 299-314, dans les *Mémoires militaires relatifs à la succession d'Espagne*, tome XI, p. 496-508, et par le capitaine Sautai dans *la Manœuvre de Denain*.

1. Déjà dit dans le tome XVIII, p. 208-209.

2. Saint-Simon exagère par animosité contre Villars, et M. le marquis de Vogüé (*Villars d'après sa correspondance*, tome II, p. 30-33) a rectifié ses dires. D'après le capitaine Sautai (*la Manœuvre de Denain*), le véritable auteur du projet serait Jean-Robert Lefebvre d'Orval, conseiller au parlement de Douay, qui eut l'idée de l'attaque et en fit part à Voysin, qui la communiqua à Villars ; la manœuvre du 23 juillet serait l'œuvre de ce dernier ; enfin le succès de la journée du 24 est, sans contredit possible, dû à l'initiative, à la persévérance, à la hardiesse de Montesquiou ; nous croyons que c'est là en somme la conclusion la plus exacte. Dans les *Archives historiques, artistiques et littéraires*, tome II, p. 144-149, M. Finot a exposé pourquoi l'ecclésiastique dont parle Voltaire ne peut être le curé de Denain ;

le prince Eugène avoit conçu du maréchal de Villars[1] lui fit commettre une lourde faute[2], qui fut de s'éloigner de Marchiennes, et même de Denain[3], où étoient ses magasins principaux, pour subsister plus commodément derrière l'Écaillon, qui se jette dans l'Escaut près de Denain[4], qu'il avoit retranché, et y avoit laissé dix-huit bataillons et quelque cavalerie. Sur ces nouvelles, le maréchal de Montesquiou pressa Villars d'y marcher. Dans la marche, Montesquiou s'avança avec une tête, quatre lieutenants généraux et quatre maréchaux de camp, et envoya Broglio, depuis maréchal [de] France[5], avec la réserve qu'il commandoit[6], enlever[7] cinq cents chariots

voyez aussi un travail de M. A. Crapet, *Lefebvre d'Orval et la guerre de succession d'Espagne en Flandre*, paru dans la *Revue du Nord*, mai 1910. Villars, à qui Louis XIV donna pour orner son château de Vaux six des canons pris à Denain, fit faire par le peintre Martin père un tableau de la bataille, qui appartient aujourd'hui à M. le marquis de Biron.

1. Le 24 juin, les *Mémoires de Sourches* rapportent ce curieux bruit (p. 427-428) : « On parloit ce jour-là d'une lettre du prince Eugène au cardinal de Rohan, dans laquelle..... il disoit que, si le duc d'Ormond avoit voulu marcher avec lui, ils auroient été apprendre au maréchal de Villars à camper mieux une armée que la sienne ne l'étoit. »

2. Napoléon a signalé cette faute dans le chapitre IX de son « Précis des guerres du maréchal de Turenne » (*Correspondance*, tome XXXII, p. 162-163).

3. Marchiennes est un bourg sur la Scarpe, à mi-chemin entre Douay et Valenciennes ; Denain est dans l'Ostrevant, sur la rive gauche de l'Escaut, entre Bouchain, Valenciennes, Douay et Cambray. Les alliés avaient tiré, pour la sûreté de leurs convois, une double ligne fortifiée entre les deux bourgs ; ils appelaient ces lignes « le grand chemin de Paris ».

4. L'Écaillon (Saint-Simon écrit *Escaillon*) est une petite rivière qui prend sa source dans la forêt de Mormal et qui se jette dans l'Escaut en aval de Denain.

5. François-Marie, comte de Broglie : ci-dessus, p. 93.

6. Il commandait une réserve de cavalerie de quarante escadrons, qui, par suite du changement de marche de l'armée, se trouva faire l'avant-garde du corps d'attaque.

7. *En lever*, dans le manuscrit.

de pain pour l'armée ennemie, ce qu'il exécuta fort bien, et avant l'attaque de Denain[1]. Montesquiou, avec cette tête de l'armée, arriva devant Denain à tire-d'aile, fit promptement sa disposition, et attaqua tout de suite les retranchements. Villars marchoit doucement avec le gros de l'armée, déjà fâché d'en voir une partie en avant avec Montesquiou sans son ordre, et qui le fut bien davantage quand il entendit le bruit du feu qui se commençoit. Il lui dépêcha ordre sur ordre d'arrêter, de ne point attaquer, de l'attendre, le tout sans se hâter le moins du monde parce qu'il ne vouloit point de combat. Son confrère lui renvoya ses aides de camp, lui manda que le vin étoit tiré et qu'il falloit le boire[2], et poussa si bien ses attaques, qu'il emporta les retranchements, entra dans Denain, s'y rendît le maître, et de toute l'artillerie et des magasins, tua beaucoup de monde, en fit noyer quantité en tâchant de se sauver, entre lesquels se trouva le comte de Dohna[3], qui y commandoit, et se mit en posture de s'y bien maintenir, s'il prenoit envie au prince Eugène de l'y attaquer, qui arrivoit avec son armée par l'autre côté de la rivière, qui fut témoin de l'expédition, qui recueillit les fuyards, et qui s'arrêta parce qu'il ne crut pas pouvoir attaquer Denain emporté, avec succès. Tingry[4] cependant, depuis maréchal de Montmorency[5], averti d'avance par Montesquiou[6], étoit sorti de Valenciennes, et avoit si bien défendu

1. C'est en pénétrant dans la double ligne, dont il a été parlé dans la note 3 de la page précédente, que M. de Broglie, rencontrant ce convoi, qui allait de Marchiennes à Denain, tomba sur l'escorte et la mit en déroute.

2. Locution proverbiale que les lexiques du temps ne mentionnent pas, mais dont Littré cite un exemple de Regnard.

3. Jean-Frédéric, comte de Dohna : tome XIV, p. 419.

4. Écrit ici *Tingries*.

5. Le chevalier de Luxembourg que nous avons vu prendre le nom de prince de Tingry en épousant Mlle de Harlay (tome XXII, p. 95).

6. Par Villars lui-même, ainsi qu'en fait foi la lettre de M. de Tingry à Voysin (Sautai, p. 183).

un pont qui étoit le plus court chemin du prince Eugène pour tomber sur le maréchal de Montesquiou, qu'il l'empêcha d'y passer, et qu'il le força à prendre le grand tour par l'autre côté de la rivière par où je viens de dire, et[1] qu'il arriva trop tard. Villars, arrivant avec le reste de l'armée comme tout étoit fait, enfonça son chapeau et dit merveilles aux tués et aux ennemis delà l'eau qui se retiroient, et dépêcha Nangis au Roi, qui avoit été l'un des quatre maréchaux de camp de l'attaque, que Voysin mena au Roi le mardi 26 juillet, à huit heures du matin, et qui eut force louanges, et douze mille livres pour sa course[2]. Les ennemis y perdirent extrêmement, et le maréchal de Montesquiou fort peu. Le fils unique du maréchal de Tourville[3] y fut tué à la tête de son régiment, dont ce fut grand dommage, et laissa sa sœur[4] héritière, qui épousa depuis M. de Brassac[5], et fut dame de Mme la duchesse de Berry quand on lui en donna[6].

Montesquiou prend Marchiennes.

Villars, fort étourdi d'une action faite malgré lui, s'en vouloit tenir là ; mais Montesquiou, sûr du Roi, se moqua de lui, détacha le soir même du combat, qui étoit le dimanche 24 juillet, Broglio avec douze bataillons sur Marchiennes[7], où étoit le reste et la plus grande partie des magasins des ennemis, et le suivit en personne avec dix-huit autres bataillons et quelque cavalerie, sans que Villars osât s'y opposer formellement après ce qu'il venoit

1. *Et* est en interligne.
2. *Dangeau*, p. 191 et 193 ; *Sourches*, p. 456.
3. Louis-Alexandre, comte de Tourville : tome VIII, p. 292.
4. Luce-Françoise : *ibidem* et tome XV, p. 279.
5. Guillaume-Alexandre de Galard de Béarn : tome XV, p. 279. Nous verrons ce mariage se faire en 1714 (suite des *Mémoires*, tome X, p. 205).
6. En 1717 : tome XIV de 1873, p. 121.
7. Le soir même de Denain, Villars écrivait au Roi (Sautai, p. 174) : « J'ai envoyé le comte de Broglie attaquer Marchiennes le moment d'après l'action. » Il semble donc bien que ce ne fut pas contre son sentiment.

d'arriver. Il prit Saint-Amand en passant, où il y avoit huit cents hommes[1], et l'abbaye d'Hasnon[2], où il y en avoit deux cents. Villars, aide-major du régiment des gardes et aide-major général de l'armée[3], arriva le dernier juillet à Fontainebleau, avec force drapeaux[4], par qui on apprit qu'un fils d'Owerkerque avoit été tué à Denain, qui étoit officier général fort estimé parmi les Hollandois[5]. Le lundi 1er août, Artagnan[6] arriva à une heure après midi à Fontainebleau, de la part du maréchal de Montesquiou, son oncle, avec la nouvelle qu'il avoit pris Marchiennes et tout ce qui s'y étoit trouvé prisonniers de guerre[7]. Il y

1. C'est Albergotti, qui, envoyé aussitôt par Villars, s'empara le 26 juillet du bourg de Saint-Amand-les-Eaux (*Mémoires militaires*, tome XI, p. 84). — Saint-Simon a, par erreur, écrit *S. Amad*.

2. L'abbaye d'Hasnon (Saint-Simon écrit *Hannon*), de l'ordre de Saint-Benoît, fondée au septième siècle, était située sur la Scarpe une lieue de Saint-Amand.

3. Charles de Villars-Chandieu, d'une famille suisse qui n'avait aucune parenté avec celle du maréchal, avait commencé par être enseigne au régiment de Stoppa (1675) ; il passa aux gardes suisses en 1677, et eut un régiment en 1691 ; brigadier en 1696, maréchal de camp en 1704, aide-major des gardes suisses en 1710, il ne parvint au grade de lieutenant-général qu'en juillet 1720 et mourut le 10 avril 1728, à soixante-neuf ans.

4. *Dangeau*, p. 195 ; *Mémoires de Villars*, tome III, p. 158.

5. Corneille de Nassau, dit le comte de Nassau, troisième fils du comte d'Owerkerque mort en 1708, fut brigadier d'infanterie dans les troupes de Hollande en 1704, et eut le gouvernement d'Aire en 1710 ; il se noya dans l'Escaut, lors de l'attaque de Denain.

6. Louis de Montesquiou, dit le chevalier d'Artagnan, servit d'abord dans la marine, puis eut un régiment d'infanterie en 1704, devint brigadier en février 1719 et maréchal de camp en 1734 ; il mourut le 21 janvier 1737. Ayant épousé en 1713 Louise-Alfonse de Berghes, fille et héritière du prince de Raches, il s'attribua ce dernier titre ; mais, sa femme étant morte dix mois plus tard, il prit le nom de comte de Montesquiou, sous lequel il fut connu depuis. — Après *Artagnan*, Saint-Simon avait écrit *neveu du Ml de Montesquiou*, qu'il a ensuite biffé.

7. *Dangeau*, p. 196 ; *Sourches*, p. 463-464 ; *Gazette*, p. 394-395. Le texte de la capitulation est dans les *Mémoires militaires*, tome XI, p. 508-509.

avoit dans la place six bataillons, un détachement de cinq cents hommes de la garnison de Douay, et le régiment de cavalerie entier de Waldeck, qui alloit joindre l'armée du prince Eugène, et qui n'en put sortir avant d'y être enfermé, soixante pièces de canon, et, outre ce qu'il y avoit de munitions de guerre et de bouche en magasins, cent cinquante bélandres[1] qui en étoient chargées sur la rivière, six desquelles avoient chacune deux cents milliers de poudre, le tout sans avoir perdu presque personne à ce siège. Un fils du maréchal de Tessé[2] avoit été fort blessé à Denain, à la tête du régiment de Champagne[3], et le marquis de Meuse[4] à la tête du sien[5]. Montesquiou eut dans l'armée et à la cour tout l'honneur de ces deux heureuses actions, qui levèrent, pour ainsi dire, le sort dont nous étions si misérablement enchantés, qui parurent avec raison un prodige de la Providence[6], et qui mirent fin à tous nos malheurs. Montesquiou eut le sens d'être sage et modeste[7], de laisser faire le matamore à Villars, qui se fit moquer de soi, de respecter la protection trop ouverte de Mme de Maintenon, et de se contenter de la gloire, à laquelle personne ne se méprit. Ce fut à Fontainebleau un débordement de joie, dont le Roi fut si flatté, qu'il en remercia les courtisans pour la première fois de sa vie[8]. Le prince Eugène, man-

Prince Eugène

1. Mot déjà rencontré dans le tome XIX, p. 411.

2. René-François de Froullay, chevalier de Tessé : tome XII, p. 127.

3. Il venait d'obtenir ce régiment au mois de mars précédent (*Dangeau*, tome XIV, p. 107).

4. Henri-Louis de Choiseul, que nous venons de voir épouser Mlle de Zürlauben : ci-dessus, p. 69.

5. C'était le régiment d'Agénois. M. de Meuse reçut en récompense le régiment du marquis de Tourville, qui avait été tué dans l'action.

6. Mme Dunoyer raconte (lettre xci, tome IV, p. 209-210) que Marlborough avait prédit à l'avance l'affaire de Denain.

7. Il y a dans les *Mémoires militaires* (p. 506-508) de curieuses lettres des deux maréchaux revendiquant l'un et l'autre la gloire du succès et demandant des récompenses, notamment Montesquiou.

8. *Dangeau*, p. 196. Il y a des vers et des chansons populaires dans

quant de pain et de toutes choses[1], leva[2] aussitôt après le siège de Landrecies[3], et une désertion effroyable se mit dans ses troupes.

lève le siège de Landrecies.

Le Roi envoya ordre en même temps de faire le siége de Douay[4]. Le samedi 10 septembre, Aubigny, ce prétendu cousin de Mme de Maintenon qui venoit d'avoir le gouvernement de Saumur[5], et qui étoit brigadier et colonel du régiment Royal[6], arriva à Fontainebleau, et fut mené par Voysin dans le cabinet du Roi, après son souper[7]. Il lui apprit que, Vieuxpont[8] ayant emporté les demi-

Villars prend Douay.

le *Nouveau siècle de Louis XIV*, tome III, p. 422-424 et 429-432, et dans le Chansonnier, ms. Fr 12695, p. 146-147.

1. L'enlèvement des cinq cents chariots pris par Broglie dans les lignes de Denain (ci-dessus, p. 98) avait mis la disette dans ses troupes; ne recevant plus de vivres que par Mons, il devait fatalement se retirer (*Mémoires militaires*, p. 91-92). On trouvera à l'Appendice, p. 469, l'extrait d'un mémoire des frères Paris sur le service des vivres à l'armée de Flandre pendant cette campagne de 1712.

2. La première lettre de *leva* surcharge une autre lettre.

3. Le siège fut levé le 1er août, et on en sut la nouvelle à Versailles le 3 de grand matin (*Dangeau*, p. 197-198 ; *Sourches*, p. 465-466). La joie causée par cette nouvelle fut presque aussi grande que celle de Denain (*Lettres historiques et édifiantes de Mme de Maintenon*, tome II, p. 382).

4. Il avait indiqué ce siège comme la première opération à faire, dans sa lettre du 27 juillet au maréchal de Villars (*Mémoires militaires*, p. 87). La ville, investie le 1er août par Albergotti et le comte de Broglie, capitula le 8 septembre (*Gazette*, p. 430-431, 441-442, 453-491 *passim* ; *Gazette d'Amsterdam*, no LXXVI ; *Mémoires du chevalier de Quincy*, tome III, p. 165-184 ; *Mémoires militaires*, tome XI, p. 92-110 ; Lavallée, *Lettres historiques de Mme de Maintenon*, tome II, p. 382, 387 et 395). Louis XIV fit à cette occasion graver des médailles commémoratives.

5. Ci-dessus, p. 75.

6. Il a été parlé du régiment Royal-infanterie dans le tome XI, p. 304.

7. *Dangeau*, p. 221-222 ; *Sourches*, p. 493.

8. Guillaume-Alexandre, marquis de Vieuxpont, avait commencé à servir sur mer ; il quitta la marine en 1702, à la mort de son frère, et lui succéda comme colonel du régiment de Bourbon ; brigadier en 1703, maréchal de camp en 1704, lieutenant-général en 1710, il obtint

lunes[1] le 7; la chamade avoit été battue le 8, et la garnison se rendit prisonnière de guerre. Albergotti, qui commandoit au siège, fit entrer huit bataillons dans la place avec Vieuxpont pour y commander, et permit aux officiers d'emmener leurs équipages. La descente du fossé n'avoit pas encore été faite. Aubigny eut douze mille livres pour sa course[2]. Le prince Eugène se tenoit toujours près de Mons, avec une armée hors d'état de rien faire, et celle du Roi alla faire le siége du Quesnoy[3]; mais il faut retourner sur nos pas. Il y avoit du temps que le fort de Scarpe[4] s'étoit rendu, la garnison de quatre cents hommes prisonniers de guerre. Saint-Pierre[5] en apporta la nouvelle au Roi[6].

Nos lignes de Wissembourg inutilement canonnées.

Le duc de Würtemberg[7], général de l'armée de l'Empereur sur le Rhin, avoit eu ordre d'attaquer nos lignes de Wissembourg; il s'en approcha, les canonna deux jours durant sans y faire aucun mal, y perdit assez de monde,

en 1712 le gouvernement de Charlemont et le commandement de Douay; il avait eu en 1705 la lieutenance de Roi de Beauvaisis (reg. O¹56, fol. 67 v°). Nous le verrons ci-après (p. 267) se remarier pour la quatrième fois avec une Beringhen, et il sera en 1717 emprisonné à la Bastille, à cause de sa participation aux menées de la noblesse. Il mourut le 13 février 1728, âgé de soixante-cinq ans.

1. Écrit *demies lunes*, dans le manuscrit. — 2. *Dangeau*, p. 223.

3. Saint-Frémond investit cette ville le jour même que Douay capitula (*Mémoires militaires*, p. 110).

4. Le fort de Scarpe était à quelque distance de Douay, au Nord-Est, sur le bord de la Scarpe, qui en formait les fossés. Il capitula le 27 août.

5. Louis-Sébastien Castel de Saint-Pierre, titré marquis de Crèvecœur, né en 1691, était fils du premier écuyer de la duchesse d'Orléans; il avait une compagnie de cavalerie et servait d'aide-de-camp à Villars; il succéda à son père comme premier écuyer et mourut le 1er mai 1749. C'est *Dangeau* (p. 214) qui l'appelle « le petit marquis de Saint-Pierre »; les *Mémoires de Sourches* (p. 487) lui donnent son vrai titre de Crèvecœur.

6. Tout ce qui précède, depuis *Il y avoit*, a été ajouté en interligne et sur la marge, ce qui a eu pour conséquence de faire placer la manchette suivante plus haut qu'elle n'aurait dû être.

7. Charles-Alexandre : tome X, p. 301.

et se retira ; après quoi on brûla leurs batteries[1]. Ce fut tout l'exploit qu'il y eut de part et d'autre en Allemagne.

Cantons catholiques, battus par les cantons protestants, font la paix.

Il y eut du bruit en Suisse entre les cantons catholiques et protestants[2] : ils prirent les armes ; les derniers furent victorieux. Quoique la guerre fût fort courte, il en coûta cher aux cantons catholiques[3]. La paix entre eux fut signée à Aarau[4].

Cassart prend,

Cassart[5], avec une[6] escadre armée à Toulon, prit dans

1. Cette canonnade eut lieu les 15 et 16 août (*Mémoires militaires*, p. 203 ; *Dangeau*, p. 212 ; *Sourches*, p. 485).

2. Les deux cantons protestants qui soutinrent la guerre étaient Zurich et Berne, les cinq catholiques Lucerne, Uri, Schwitz, Unterwald et Zug.

3. La cause du conflit était l'exercice du culte réformé dans le comté de Toggenbourg, appartenant à l'abbé de Saint-Gall. La *Gazette* en parle sommairement (p. 336) et Dangeau n'y fait que quelques allusions (p. 198-199 et 210), que notre auteur a simplement résumées ; mais on trouve beaucoup plus de renseignements dans les *Mémoires de Sourches*, p. 380-381, 386-387, 405-406, 427, 436-437, 448-449, 452, 459, 462, 465, 473 et 479, dans la *Gazette d'Amsterdam*, n°s XXXV à LXXII *passim*, dans les *Mémoires de Lamberty*, tome VII, p. 634-660.

4. Aarau était la capitale du canton d'Argovie, qui était resté neutre dans le conflit (Saint-Simon écrit *Arrau*). La paix y fut signée les 9 et 11 août, et le texte du traité est dans le *Corps diplomatique* de Du Mont, tome VIII, 1re partie, p. 306.

5. Jacques Cassart (il signait ainsi), né à Nantes en 1672, d'une famille d'armateurs, servit d'abord sur un corsaire de Saint-Malo, puis prit part à l'expédition de Pointis contre Carthagène en 1697. A son retour, il fit la course pour des armateurs de Nantes, et reçut du Roi une commission de lieutenant de frégate. Lors de la disette de 1709, il protégea les arrivages de blés du Levant et il eut en récompense le grade de capitaine de frégate (1710). Après son expédition des îles du Cap Vert, il fut nommé capitaine de vaisseau ; la paix d'Utrecht le fit rentrer dans l'obscurité, et, n'ayant pu se faire rembourser des frais de ses expéditions, il tomba dans la misère. Sous le ministère du cardinal de Fleury, ses attaques contre le gouvernement le firent enfermer au château de Ham, où il mourut en 1740. M. de la Nicolière-Teijeiro a fait paraître en 1876 et en 1890 deux études biographiques sur Cassart.

6. Il y a *un*, par mégarde, dans le manuscrit.

rase, pille et brûle Santiago au Cap Vert.

la principale île du Cap Vert le fort et la ville de Santiago[1] aux Portugais, où il y avoit douze mille hommes en état de porter les armes, et on n'en avoit débarqué que mille. Le gouverneur s'étoit rendu à condition qu'en payant soixante mille piastres[2] la ville ni les forts ne seroient point endommagés. Cependant le gouverneur, l'évêque[3] et les principaux habitants se sauvèrent dans les montagnes. Cette fuite[4] irrita Cassart; il en prit prétexte de prendre quatre cents nègres et deux vaisseaux qui se trouvèrent à la rade, d'emporter les principales marchandises de la ville, puis de la piller et brûler[5].

Échange du marquis de Villena et de

Enfin le marquis de Villena, connu quelquefois sous le nom de duc d'Escalone[6], et le prince de Cellamare[7],

1. La plus importante des îles du Cap Vert, sur la côte d'Afrique, s'appelle Santiago (en portugais *São Thiago*), et la capitale porte le même nom. — Saint-Simon écrit *Cap Vert* et *Cap Verd*, et *S. Iago*.

2. La piastre, monnaie espagnole d'argent très usitée dans les pays d'outremer et dans le Levant, se fabriquait presque exclusivement au Mexique ; elle valait environ cinq livres neuf sous de la monnaie française.

3. C'était un franciscain appelé le P. François de Saint-Augustin.

4. Saint-Simon a écrit *fuit*, par inattention.

5. Notre auteur reproduit l'article de Dangeau du 11 août (p. 205-206); comparez les récits de la *Gazette*, p. 396 et 420, et de la *Gazette d'Amsterdam*, n° LXV. Cassart, arrivé le 4 mai à la rade de Praia, débarqua le lendemain et marcha à Santiago, à trois lieues dans l'intérieur, qui capitula aussitôt. Il parut à l'époque une relation imprimée (Bibliothèque nationale, Lb[37] n° 4410) ; les pièces relatives à cette expédition se trouvent dans les registres B[4] 36 des archives de la Marine, fol. 152 et suivants, et B[2] 232, fol. 28, 45-46, 59, 66, 71, 87, 147, 175, 181 et 445. Cassart se rembarqua le 14 mai, et fit voile pour la colonie hollandaise de Surinam, dans l'Amérique du Sud, où il fit une descente en octobre de la même année.

6. Tome VII, p. 254.

7. Antoine-Joseph-Michel-Nicolas del Giudice, neveu du cardinal de ce nom, prince de Cellamare, né en 1657, fut nommé en 1685 gentilhomme de la chambre du roi, et se rallia un des premiers à Philippe V ; nommé conseiller d'État en 1712, grand écuyer de la reine Farnèse en janvier 1715, ambassadeur extraordinaire en France au mois de mai suivant, il se laissa entraîner dans les intrigues de la du-

Cellamare avec Stanhope et Carpenter.

prisonniers de guerre, furent échangés[1] : le premier, contre Stanhope, pris, comme je l'ai rapporté en son lieu[2], à Brihuega[3]; l'autre, contre le général Carpenter[4]. J'aurai tant à parler dans la suite de tous les deux pendant la régence de M. le duc d'Orléans et lors de mon ambassade extraordinaire en Espagne, si j'ai assez de vie pour conduire ces *Mémoires* à leur terme, que j'ai voulu marquer leur échange ici. Incontinent après, le roi d'Espagne donna à Villena la charge de son majordome-major[5], qu'il lui gardoit depuis longtemps. J'ajouterai, en passant, que c'étoit en tout genre un des premiers et des plus grands seigneurs d'Espagne, et orné de toutes sortes de vertus[6].

Mort du fils aîné du duc de la Rocheguyon.

Le duc de la Rocheguyon perdit son fils aîné[7] de la petite vérole, chez l'archevêque de Cambray, où on l'avoit transporté[8]. Ce fut le troisième aîné de suite que cette maladie lui emporta[9]. Il lui restoit trois garçons, l'aîné desquels étoit comblé d'abbayes[10]; le second étoit M. de Durtal, qu'on a vu, il n'y a pas longtemps[11], reve-

chesse du Maine et fut reconduit à la frontière en mai 1719; Philippe V lui donna alors le gouvernement de la Vieille-Castille, et il prit en même temps le titre de duc de Giovenazzo, dont la mort de son père l'avait fait héritier. Il mourut le 16 mai 1733.

1. *Dangeau*, p. 199. Tous deux avaient été pris à Gaëte en 1707 : tome XV, p. 232-233.

2. Tome XX, p. 135 et 140. — 3. Ici encore il écrit *Briguela*.

4. Georges Carpenter : tome XX, p. 109.

5. M. de Villena n'eut cette charge qu'en février 1713, à la mort du connétable de Castille : *Dangeau*, p. 347.

6. Déjà dit plusieurs fois ; en dernier lieu, tome XX, p. 140.

7. Michel-Camille de la Rochefoucauld, prince de Marcillac, né le 6 juillet 1686, colonel de cavalerie en 1705, mort le 5 août 1712.

8. *Dangeau*, p. 199 et 203; *Sourches*, p. 468 et 471. Ce jeune homme servait à l'armée de Flandre.

9. Il avait déjà perdu en 1694 son second fils Charles-Maurice, âgé de dix ans ; en juillet 1699, son aîné François (tome V, p. 123), et, en 1698 et novembre 1699, deux autres fils plus jeunes.

10. Roger, abbé de la Rocheguyon : tome XV, p. 325.

11. Ci-dessus, p. 19.

nir des Indes avec Ducasse, et apporter ici la nouvelle de l'arrivée des galions, à qui le Roi donna le régiment de son frère, et qui est aujourd'hui duc de la Rochefoucauld; et le chevalier de la Rochefoucauld[1], qui avoit dès l'enfance la commanderie de Pezénas[2]. Cette mort causa un grand trouble dans la famille[3].

Mort de l'abbé Tallemant.

L'abbé Tallemant[4] mourut en même temps, assez vieux[5], regretté de tous les gens de lettres, et même d'assez de gens de considération dans l'Église, et d'autres du grand monde[6].

Mort du frère du maréchal de Villars et du fils unique de du Bourg; leur caractère.

Le maréchal de Villars perdit son frère[7] de maladie, qui servoit de lieutenant général dans son armée, et étoit gouverneur de Gravelines[8]. C'étoit un fort honnête homme et modeste, qui rougissoit souvent des incartades du maréchal. Il étoit chef d'escadre fort estimé. Son frère, prenant le grand vol, l'avoit fait passer du service de la marine à celui de terre, où, bien qu'assez novice, il étoit devenu bon officier, et fort aimé et personnellement considéré[9]. Quelque temps après, le comte du Bourg[10],

1. Guy, chevalier de la Rochefoucauld, né le 8 septembre 1698, chevalier de Malte de minorité, pourvu de la commanderie de Pezénas en 1703, quitta l'ordre en 1717, prit le titre de comte de la Rochefoucauld, et mourut le 16 novembre 1730.

2. Ci-dessus, p. 40. — 3. Voyez ci-après, p. 227 et suivantes.

4. Paul, abbé Tallemant : tome X, p. 115 et 602. Il avait le prieuré d'Ambierle, en Lyonnais, qui valait dix mille livres. Saint-Simon écrit dans la manchette *Tallemant* et dans le texte *Talleman*.

5. *Dangeau*, p. 204; *Gazette*, p. 396. Il avait soixante-dix ans.

6. Son éloge est dans le *Dictionnaire de Moréri*, tome X, p. 27.

7. Armand, comte de Villars : tome XI, p. 89. Il mourut dans la nuit du 19 au 20 août 1712 : *Dangeau*, p. 211; *Sourches*, p. 481; *Gazette*, p. 444.

8. Ce dernier membre de phrase a été ajouté en interligne et sur la marge.

9. En 1710, d'après une lettre inédite de la marquise d'Huxelles du 12 mai, il avait dû épouser une Mme de la Brosse, élevée à Saint-Cyr et qui lui apportait cinquante mille écus, tandis que le maréchal son frère lui assurait sur ses biens propres dix mille livres de rente.

10. Léonor-Marie du Maine, comte du Bourg : tome II, p. 211.

depuis maréchal de France, perdit son fils unique[1], brigadier de cavalerie et mestre de camp du régiment Royal[2]. Il avoit acquis de la réputation, et ne laissa point d'enfants[3]. Ce fut une grande douleur pour son père.

Albemarle, pris à Denain, renvoyé sur sa parole.

Albemarle, lieutenant général dans les troupes ennemies et fils du favori du roi Guillaume[4], avoit été pris à Denain. Le prince de Rohan fit grande connoissance avec lui, et le fit loger à Paris dans la superbe maison que son père avoit achetée[5]. Il[6] y eut le choix d'aller demeurer à Chartres ou à Orléans, à lui et à cinq ou six prisonniers de considération venus avec lui; mais il faisoit grand[7] instance d'avoir la permission d'aller sur sa parole dans une de ses terres en Gueldres. Il n'eut point celle de paroître à la cour. Le cardinal de Rohan, retourné à Fontainebleau pour le serment que les cardinaux prêtent pour leurs bénéfices[8], obtint, pour lui et pour les autres prisonniers qui étoient avec lui, la liberté de s'en aller

1. Éléonor du Maine, marquis du Bourg : tome X, p. 302. Il mourut à la fin de septembre : *Dangeau*, p. 232.

2. Le régiment Royal-cavalerie, créé en 1635, est devenu de nos jours le deuxième régiment de cuirassiers; le baron Rothwiller a écrit son histoire en 1877. M. du Bourg l'avait acheté plus de quarante mille écus, et son père le revendit cent sept mille francs.

3. Il avait épousé en 1707 Mlle de Rebé, et Rigaud avait fait alors son portrait.

4. Saint-Simon fait erreur : c'est le comte d'Albemarle lui-même, l'ancien favori de Guillaume III, qui fut pris à Denain. Il n'avait qu'un fils, Guillaume-Anne de Keppel, né en 1702 et qui n'avait alors que dix ans. Ce fils fut par la suite premier gentilhomme de la chambre du roi d'Angleterre, lieutenant général, gouverneur de la Virginie, et ambassadeur à Paris en 1749; il y mourut d'apoplexie le 22 décembre 1754

5. L'hôtel de Soubise, au Marais : tome VII, p. 76.

6. Tout ce qui va suivre est emprunté à Dangeau, p. 207 et 208.

7. Il y a bien *grd*, au masculin dans le manuscrit.

8. Par suite de leur nomination au cardinalat, les ecclésiastiques français étaient réputés perdre dans le royaume tous leurs bénéfices, qui tombaient ainsi en régale; ils ne pouvoient parer à cet inconvénient qu'en prêtant entre les mains du Roi un serment spécial de fidélité.

chez eux sur leur parole, et le Roi fit au cardinal la galanterie de vouloir que ce fût lui qui leur en mandât la première nouvelle. L'état de son père le rappela promptement à Paris.

Mort, conduite, fortune, famille de M. de Soubise. [Add. StS. 1068]

M. de Soubise ne jouit pas longtemps du plaisir de voir son fils revêtu de la pourpre romaine. Il mourut à Paris le 24 août, à plus de quatre-vingt-un ans[1], prince avec quatre cent mille livres de rente, étant né gentilhomme avec quatre mille livres de rente, comme il lui est échappé quelquefois de[2] lâcher cette parole à quelques amis particuliers dans le transport de sa prodigieuse fortune[3]. Elle fut le fruit d'une prudence que peu de gens voudroient imiter, du mépris qu'il fit des préjugés qui ont acquis le plus de force, de la leçon qu'il reçut de l'exemple de M. de Montespan, et de la préférence qu'il donna sur un affront obscur et demi-caché à la plus énorme fortune que lui valut la beauté de sa seconde femme, son concert secret avec elle, l'art merveilleux par lequel elle sut se conserver le premier crédit après que les temps de l'acquérir furent passés, et la conduite de l'un et de l'autre toute dressée à ce but, dont j'ai assez parlé en divers endroits de ces *Mémoires*, p. 149 jusqu'[à] 156[4], et des immenses biens, établissements et grandeurs qu'elle leur valut et par quels degrés, pour n'avoir à ajouter ici que quelque éclaircissement sur M. de Soubise, qui étoit le plus beau gendarme et un des hommes le mieux fait[5] de son temps

1. *Dangeau*, p. 213; *Sourches*, p. 353, 361 et 484; *Gazette*, p. 444 (qui le fait par erreur mourir à Fontainebleau); *Mercure* d'août, p. 132-137. Il avait quatre-vingt-un ans et six mois.

2. *De* est en interligne, et la première lettre de *lacher* surcharge un *d*.

3. Déjà rapporté au tome V, p. 252-253.

4. Les mots *p. 149 jusque 156* ont été ajoutés en interligne. Ces pages du manuscrit correspondent aux pages 182 à 298 de notre tome V. On a vu dans l'appendice XI de ce même volume que les allégations de Saint-Simon ne sont rien moins que prouvées.

5. Saint-Simon a bien écrit « le mieux fait », au singulier.

de corps et de visage jusque dans sa dernière vieillesse[1], et qui se soucia le moins d'encourir la plus mortelle injure qu'un Espagnol puisse dire à un autre, qui, jusque dans la lie du peuple, ne se pardonne jamais. Je me souviens qu'étant à Madrid, le marquis de Saint-Simon[2], qui apprenoit l'espagnol, se fâcha par la ville contre un de mes cochers, et, voulant dire autre chose, l'appela...[3]. A l'instant, le cocher arrêta, descendit de son siège, jeta son fouet au nez du jeune homme dans le carrosse, et s'en alla sans qu'il fût possible de l'engager à continuer de mener. On fut quatre ou cinq jours à lui faire entendre que c'étoit méprise, et faute de savoir la langue, ni ce que ce mot signifioit, et ce ne fut qu'à force de l'en persuader qu'on parvint à l'apaiser. Je pense bien aussi que M. de Soubise, qui se trouvoit si bien de mériter ce nom, n'eût pas souffert qu'on l'en eût appelé ; car il étoit fort brave homme et bon lieutenant général.

Injure espagnole qui ne se pardonne jamais.

Il étoit fils du second duc de Montbazon et de sa seconde femme[4], lequel étoit[5] frère cadet du premier duc de Montbazon[6]; propre neveu paternel du marquis de Marigny, depuis comte de Rochefort[7], chevalier du Saint-Esprit en 1619 parmi les gentilshommes, et le cinquante-

1. Il y a au château de Dampierre un beau portrait de lui par Claude le Febvre, qui a été gravé par Jacques Grignon; un autre portrait, où Blanchard l'avait représenté au passage du Rhin, à la tête des gendarmes, ornait la salle des gardes de l'hôtel de Soubise.

2. Henri, marquis de Saint-Simon, fils du marquis Eustache-Titus : tome IX, p. 221 ; on va le retrouver ci-après, p. 115.

3. Le mot est resté en blanc dans le manuscrit. Est-ce le nom injurieux que, d'après le duc de Noailles (*Mémoires*, p. 82) la populace de Madrid donnait au roi Charles II ?

4. Hercule de Rohan-Guémené et Marie de Bretagne-Avaugour : tome V, p. 228 et 230.

5. Les mots *lequel estoit* sont en interligne, et *lequel* surcharge *qui*.

6. Louis de Rohan-Guémené : tome V, p. 227-228.

7. Alexandre de Rohan : *ibidem*, p. 229.

quatrième[1] de cette promotion, qui fut en tout de cinquante-huit; frère de père de la connétable de Luynes[2], si fameuse depuis sous le nom de duchesse de Chevreuse par son second mariage, et de ce prince de Guémené qui eut tant d'esprit[3], et qui ne fut duc et pair qu'en 1654 par la mort de leur père ; par conséquent, fils de cette belle Mme de Montbazon, et beau-frère de cette princesse de Guémené[4] qui attrapa le tabouret par l'adresse que j'ai racontée p. 153[5], toutes deux si considérées parmi les Frondeurs, et dont la beauté et l'intérêt a tant causé de cabales, les[6] a tant fait figurer dans la minorité de Louis XIV, et tant gouverné[7] les premiers personnages d'alors. Cette[8] belle duchesse de Montbazon, mère de M. de Soubise, étoit Avaugour, des bâtards de Bretagne, qui ont aussi été connus sous les noms de Goëllo et de Vertus[9], et la mère de cette Avaugour étoit Foucquet de la Varenne[10], fille de ce fameux la Varenne[11] qui, de fouille-au-pot[12], puis cuisinier[13], après porte-manteau

1. Avant *54e*, Saint-Simon a biffé *55e de cette Promotion*, et *55e* corrigeait *65e*.

2. Marie de Rohan : tome V, p. 231.

3. Louis VII de Rohan-Guémené : *ibidem*.

4. Anne de Rohan : *ibidem*, p. 228.

5. Tome V, p. 240 et suivantes.

6. Avant *les*, il y a un *et*, biffé.

7. Il y a bien *gouverné* dans le manuscrit, se rapportant à *interest*, comme *causé*, plus haut.

8. Pour tout ce qui va suivre, voyez le tome V, p. 230.

9. Le Goëllo était un petit pays de Bretagne, avec titre de comté, dont Guingamp était la capitale. Quant au comté de Vertus, il était situé dans la Champagne pouilleuse, à six lieues O. de Châlons-sur-Marne. Saint-Simon écrit ici *Goëlo*.

10. Catherine Foucquet de la Varenne : tome V, p. 230.

11. Guillaume Foucquet de la Varenne. Saint-Simon a déjà parlé de lui et raconté l'historiette qui va suivre dans nos tomes IV, p. 326-330, VII, p. 78, et XIV, p. 273.

12. Marmiton, d'après le *Dictionnaire de Trévoux*, qui cite un exemple de Lesage dans *Gil Blas*.

13. Écrit *cusinier*, dans le manuscrit.

d'Henri IV, et Mercure[1] de ses plaisirs, se mêla d'affaires jusqu'à devenir considérable, à avoir procuré le rétablissement des jésuites en France, et avoir partagé la Flèche avec eux, qui durent ce beau et riche collège à sa protection, qui devint puissamment riche, qui se retira à la Flèche après la mort d'Henri IV, qui fut follement frappé, volant une pie, de l'entendre dire, crier et répéter : « Maquereau », d'un arbre où elle s'étoit relaissée[2], sans qu'on pût jamais lui persuader que c'étoit quelque pie privée, échappée d'un village où elle avoit appris à parler. Il prit cela pour un miracle pareil à celui de l'âne de Balaam[3], que c'étoit le reproche de sa vie et des péchés qui lui avoient valu sa fortune. Il quitta la chasse, se mit au lit ; la fièvre lui prit, et il en mourut en deux ou trois jours. C'est ce quartier si honteux et si proche qui fit l'embarras pour Strasbourg, dont Mme de Soubise sortit par l'adresse et l'autorité que j'ai racontée[4], en faisant passer cette la Varenne, dont le nom est Foucquet, non du surintendant Foucquet, pour être la Varenne d'une très bonne maison d'Anjou éteinte lors depuis plus d'un siècle. M. de Soubise étoit frère de père et de mère de la seconde femme du duc de Luynes[5], qui épousa la sœur de sa mère[6], dont il eut le comte d'Albert[7], Mme de Verue[8], et nombre d'autres enfants. Il étoit oncle propre du duc de Montbazon mort fou et enfermé à Liège en 1699[9], et du chevalier de Rohan décapité à Paris devant

1. La première lettre de *Mercure* corrige une *m*.
2. Mot déjà rencontré dans le tome III, p. 251.
3. Tome IV, p. 329.
4. Tome VII, p. 78-81.
5. Anne de Rohan (tome V, p. 232), femme de Louis-Charles d'Albert : tome II, p. 92.
6. Cette Anne était sœur de père de la connétable de Luynes, duchesse de Chevreuse (ci-après, p. 185-187).
7. Tome II, p. 313.
8. Tome VII, p. 216.
9. Charles II de Rohan : tome V, p. 261.

la Bastille, 27 novembre 1674[1], enfin grand-oncle du prince de Guémené et du prince de Montauban[2], lequel prince de Guémené étoit père de celui d'aujourd'hui[3], gendre du prince de Rohan fils de M. de Soubise[4], de l'archevêque de Reims[5], et de plusieurs autres enfants. On n'osa hasarder, à la mort de M. de Soubise, ce qu'il avoit osé à celle de sa femme, de la faire porter droit à la Merci sous prétexte que cette église étoit vis-à-vis de sa porte, où il la fit enterrer[6]. Son corps fut porté à la paroisse comme tous, et de là à la Merci tant qu'ils voulurent[7]. Le cardinal de Noailles avoit mis ordre à ce que cette entreprise et surprise ne fût pas réitérée.

Mort du

Je perdis en même temps le marquis de Saint-Simon[8],

1. Louis de Rohan : tome V, p. 297.

2. Charles III de Rohan, prince de Guémené (tome II, p. 16) et Jean-Baptiste-Armand de Rohan, prince de Montauban (tome V, p. 259).

3. Hercule-Mériadec de Rohan, né le 19 novembre 1688, d'abord titré comte de Rochefort, puis prince de Montbazon en 1717, duc de Montbazon et prince de Guémené en 1727, eut en 1718 une charge de guidon des gendarmes de la garde, dont il se démit en 1726 ; il mourut le 21 décembre 1757.

4. Le prince de Montbazon-Guémené épousa, le 4 août 1718, Louise-Gabrielle-Julie de Rohan-Soubise, née le 11 août 1704, qui mourut le 20 août 1780, à soixante-seize ans.

5. Armand-Jules de Rohan-Guémené, né le 10 février 1695, abbé du Gard et de Gorge, chanoine de Strasbourg, archevêque de Reims en 1722, mort le 28 août 1762.

6. Tome XVII, p. 79-81.

7. Le prince de Soubise fut inhumé le 26 août dans la chapelle qu'il s'était fait bâtir dans l'église du couvent : voyez le nécrologe de la Merci, reg. LL 1560, fol. 85.

8. Eustache-Titus, chevalier puis marquis de Saint-Simon, né le 22 juillet 1654, d'abord lieutenant aux gardes françaises, eut (septembre 1692) une compagnie qu'il conserva jusqu'à sa mort, fut fait chevalier de Saint-Louis avec une pension de deux mille livres en mars 1704, et brigadier d'infanterie en octobre de la même année ; il mourut le 1er septembre 1712, et fut inhumé à Saint-Sulpice le 2.

aîné de la maison[1]. Son père[2] et son frère[3] avoient mangé obscurément plus de quarante mille livres de rente sans sortir de chez eux[4]. Ce cadet s'étoit mis, faute de mieux, dans le régiment des gardes, où, par ancienneté, il étoit devenu capitaine et brigadier fort aimé et estimé[5]. Il avoit dîné avec moi à Fontainebleau quatre ou cinq jours auparavant. Je présentai son fils[6], tout jeune, au Roi, qui n'étoit pas encore dans le service ; le Roi sur-le-champ lui donna une lieutenance aux gardes[7].

marquis de Saint-Simon.

Mort de Mme de la Fayette.

Mme de la Fayette[8] mourut assez jeune, d'une longue apoplexie[9], fille unique fort riche de Marillac, doyen du Conseil[10]. Elle ne laissa que la duchesse de la Trémoïlle, sa fille unique[11]. Mme de la Fayette si connue par son esprit[12] étoit belle-mère de celle-ci.

Mort de Cassini

Cassini[13], le plus habile mathématicien et le plus grand

1. Voyez les *Tableaux généalogiques* donnés dans notre tome Ier, p. 408-409 et 414-415. Il était parent très éloigné de notre auteur, leur ancêtre commun, Mathieu de Saint-Simon, ayant été tué à Azincourt en 1415.

2. Claude de Rouvroy-Saint-Simon, comte de Vaux-sur-Meulan, baron de Falvy-sur-Somme, né en 1626, mort en 1709 (notre tome I, p. 409 et 418-419).

3. Nicolas, dit le comte de Saint-Simon, né vers 1651 et mort le 22 février 1710.

4. Tome I, p. 418, note 16.

5. Voyez l'article nécrologique du *Mercure* d'octobre, p. 131-134, le *Journal de Dangeau*, tome XIV, p. 223, et les *Mémoires de Sourches*, tome XIII, p. 490. En 1705, il avait demandé, sans l'obtenir, le gouvernement de Landrecies (vol. Guerre 1831, n° 329). Il y a dans le manuscrit Clairambault 1218, fol. 33, un procès-verbal de violences exercées par lui contre un fermier de M. d'Appougny à Jambville.

6. Ci-dessus, p. 111. — 7. *Mémoires de Sourches*, p. 494.

8. Jeanne-Madeleine de Marillac : tome XII, p. 154.

9. Elle mourut le 14 septembre : *Dangeau*, p. 224 ; *Sourches*, p. 496. Elle était en enfance depuis deux mois, quoique n'ayant que quarante-deux ans.

10. René de Marillac : tome XI, p. 2.

11. Marie-Madeleine de la Fayette : tome XII, p. 155.

12. Tome XIII, p. 313.

13. Dominique-Jean Cassini, né à Perinaldo, dans le comté de Nice

grand astronome. [Add. St-S. 1069]

astronome de son siècle, mourut à l'Observatoire de Paris, à quatre-vingt-six ans, avec la tête et la santé entière[1]. M. Colbert, qui vouloit relever en France les sciences et les arts, et qui avoit fait bâtir l'Observatoire[2], attira par de grosses pensions plusieurs savants étrangers. Celui-ci florissoit à Bologne[3] sa patrie. Il avoit déjà rendu son nom célèbre par de grandes découvertes, lorsque M. Colbert le fit venir avec sa famille[4]; il les augmenta depuis beaucoup, et fort utilement pour la navigation[5]. Il demeura

le 8 juin 1625, professa l'astronomie à Bologne dès 1652 et exerça la charge de surintendant des eaux de cette ville (1655), puis de tout l'État pontifical (1665). Attiré en France par Colbert en 1669, il reçut aussitôt une pension de trois mille livres, doublée en 1672, et la direction de l'Observatoire; élu membre de l'Académie des sciences dès son arrivée (1669), il obtint des lettres de naturalisation le 14 juin 1673, et mourut à Paris le 14 septembre 1712. Il avait épousé, par contrat du 11 novembre 1673 (reg. Y 228, fol. 45), Geneviève de Laistre, fille du lieutenant général au bailliage de Clermont-en-Beauvaisis. Ses *Observations astronomiques et physiques*, suivies d'une autobiographie, ont été publiées en 1810 par son arrière-petit-fils le comte Jacques-Dominique de Cassini. Il y a un buste de lui, par Cottieri, à la Bibliothèque Sainte-Geneviève.

1. Il avait quatre-vingt-sept ans passés, et était aveugle depuis un an. Il fut inhumé à Saint-Jacques du Haut-Pas : voyez *Dangeau*, tome XIV, p. 225, et la *Gazette*, p. 480.

2. L'Observatoire de Paris, commencé en 1667 sur les plans de Charles Perrault, ne fut achevé qu'en 1672, et est encore aujourd'hui, dans son bâtiment principal, tel qu'il était alors. Dès son arrivée en France, Cassini protesta contre son aménagement, qu'il aurait voulu rendre plus scientifiquement utile; mais Louis XIV se refusa à rien changer au plan adopté.

3. Cette ville n'était pas la patrie de Cassini, né dans le comté de Nice et par conséquent sujet du duc de Savoie, comme le portent ses lettres de naturalité. — Saint-Simon écrit *Boulogne*, comme ci-après, p. 283-284, *Boulonnois*.

4. Depping, *Correspondance administrative*, tome IV, p. 569, 591, etc.

5. Saint-Simon fait sans doute allusion à sa *Méthode de déterminer les longitudes des lieux de la terre*, parue en 1688 ; en 1700 et 1701, il travailla à la détermination du méridien de Paris (reg. O[1] 44, fol. 324 et 340, et O[1] 362, fol. 196 et 246).

à l'Observatoire toute sa vie, qu'il gouverna. Son fils[1] y remplit sa place avec presque autant de réputation en France et dans les pays étrangers, où ils furent l'un et l'autre agrégés aux plus célèbres académies[2]. Ce rare savoir fut également rehaussé en l'un et en l'autre par leur modestie et leur probité. Ce P. Cassini[3], capucin prédicateur du Pape, que Clément XI Albani fit cardinal en cette[4] année, étoit du même nom, et parent éloigné de ces illustres astronomes[5].

Reffuge[6] mourut en même temps[7] : c'étoit un très hon- Mort, caractère

1. Jacques Cassini, né en 1677, pensionnaire de l'Académie des sciences dès 1694, fut ensuite attaché à l'Observatoire et succéda à son père comme directeur de l'établissement; en mai 1716, il obtint une charge de maître des comptes, et une dispense d'études (reg. X[1A] 8715, fol. 284 v°), et ne mourut que le 16 avril 1756. Il s'occupa, après son père, de la détermination du méridien, de Paris à Dunkerque, et publia divers travaux sur la figure de la Terre.

2. Notamment celles de Londres, de Berlin, de Bologne, etc. Le duc de Bourgogne aimait à faire venir Jacques Cassini pour observer avec lui, soit une comète, soit une éclipse, lorsque l'occasion s'en présentait (*Dangeau*, tomes XI, p. 100, et XII, p. 21).

3. François-Marie Casini (et non Cassini), natif d'Arezzo, était procureur général des Capucins à Rome, lorsqu'il fut nommé, en août 1698, prédicateur ordinaire du Pape; il alla prêcher en 1703 devant la cour de Madrid, et reçut le titre de prédicateur du palais pontifical en 1707; créé cardinal le 18 mai 1712, il mourut à Rome le 14 février 1719. On trouvera aux Additions et Corrections un fragment de lettre relatif à son caractère.

4. *Cette* surcharge des lettres illisibles.

5. On verra par les pièces réunies ci-après, dans l'appendice VI, que les Cassini auraient bien voulu en effet rattacher ce cardinal à leur famille, mais que le généalogiste reconnut au contraire qu'il n'avait aucune attache avec eux. C'est sans doute à cause de la similitude des noms que Saint-Simon en fait un « parent éloigné de ces illustres astronomes ».

6. Pompone, marquis de Reffuge (Saint-Simon écrit *Refuge*), d'une bonne maison de Bretagne, avait d'abord été capitaine au régiment de la Reine (1667) et eut le régiment de Bourbonnais en 1673; brigadier en 1676, gouverneur de Charlemont en 1685, maréchal de camp en 1688, il obtint le grade de lieutenant général en janvier 1696, fut choisi en 1704 pour commander dans les Trois-Évêchés, et mourut à Metz en septembre 1712; il avait eu dès 1670 la lieutenance de Roi du bailliage d'Évreux. Il signait Reffuge.

7. *Dangeau*, p. 232-233 ; *Sourches*, p. 506.

et savoir de Reffuge. [*Add. StS. 1070*]

nête homme et très vertueux, avec de l'esprit[1], parfaitement modeste, d'une grande valeur, avec de la capacité à la guerre. Il étoit ancien lieutenant général, gouverneur de Charlemont[2], et commandoit à Metz. C'étoit le plus savant homme de l'Europe en toutes sortes de généalogies, et de tous les pays[3], depuis les têtes couronnées jusqu'aux simples particuliers, avec une mémoire qui ne se méprenoit jamais sur les noms, les degrés, ni les branches, sur aucune date, sur les alliances, ni sur ce que chacun étoit devenu. Il étoit fort réservé là-dessus, mais sincère quand il faisoit tant que de parler. Il se peut dire que sa mémoire épouvantoit[4]. Un courrier, qu'il reçut à Metz d'un de ces seigneurs allemands du Rhin, en pensa tomber à la renverse en lui rendant son paquet de la part de son maître. « J'ai bien l'honneur de le connoître, » lui dit Reffuge, et tout de suite lui en[5] détailla toute la généalogie. Il étoit honorable, mais sobre, et fort distrait. Ses valets quelquefois en abusoient, et lui portoient tout de suite des sept ou huit verres de vin qu'il ne demandoit point, et qu'il avaloit sans y penser. Il se grisoit de la

1. Ces quatre mots ont été ajoutés en interligne.

2. Cette petite place, bâtie par Charles-Quint en 1555, au bord de la Meuse, sur un rocher qui domine Givet, avait été acquise à la France par le traité de Nimègue en 1678, et rendue très forte par Vauban ; le gouvernement rapportait douze mille livres.

3. L'érudition de Reffuge a déjà été signalée dans notre tome VIII, p. 118, note 1, à propos de la noblesse portugaise. Il y a à la Bibliothèque nationale deux de ses lettres, du 8 octobre 1673, sur les généalogies allemandes (ms. Clairambault 1091, fol. 111), et du 27 août 1708, sur les tombes des évêques de Metz (ms. Fr. 8227, fol. 161-162) qui témoignent de l'étendue de ses connaissances. M. de la Borderie a cité une lettre de 1689 au marquis de Kercado (*Correspondance des Bénédictins bretons*, p. 30-32).

4. Dangeau écrivait de lui à l'occasion de sa mort : « C'étoit un des hommes du monde le plus savant en généalogies, non seulement de France, mais de tous les pays de l'Europe, jusqu'à savoir les noms de baptême de toutes les femmes qui étoient entrées dans les maisons de qualité. »

5. La première lettre d'*en* surcharge un *d*.

sorte, et, quand cela étoit passé, il ne comprenoit pas comment cela lui étoit arrivé. Il étoit vieux, et laissa une fille mariée au fils unique du comte du Luc[1], et un fils unique[2] non marié, aussi vertueux que lui, aussi brave, et qui sert d'officier général avec réputation[3], mais qui, avec la même modestie, n'est pas si généalogiste.

Mort de Mme Herwart.

Il ne faut pas omettre la mort de Mme Herwart[4], quoique personne purement de la ville. On a rarement vu ensemble[5]

1. Reffuge avait épousé, par contrat du 28 janvier 1672 (reg. Y 224, fol. 75), Anne-Françoise d'Elbène, fille de Guy, chambellan du duc d'Orléans, dont il eut, outre le fils dont il va être parlé ci-après : 1° Madeleine, née en 1680, morte en 1762, mariée en juillet 1700 à Charles-Louis, marquis de Montenay ; 2° Marie-Anne, qui épousa le 17 juillet 1703 François de Barbançois, seigneur de Dorne, et mourut peu après ; 3° Marie-Charlotte, morte le 5 février 1756 à soixante-huit ans, qui avait épousé, le 18 juin 1714, Gaspard-Madelon-Hubert de Vintimille, titré marquis du Luc, né le 9 mars 1687, d'abord mousquetaire, capitaine de cavalerie en 1704, colonel d'un régiment de son nom l'année suivante, gouverneur de Porquerolles et lieutenant de Roi de Provence sur la démission de son père en 1715 ; il devint brigadier en 1719, maréchal de camp en 1734, lieutenant général en 1738, et mourut le 17 mars 1748.

2. Henri-Pompone, marquis de Reffuge, né le 10 juillet 1686, fut d'abord sous-lieutenant aux chevau-légers du Dauphin, puis passa comme lieutenant aux gendarmes écossais, devint brigadier en 1734, maréchal de camp en 1738, lieutenant général le 2 mai 1744, et mourut le 11 novembre 1766.

3. En 1743, époque à laquelle écrit notre auteur, il n'était encore que maréchal de camp.

4. Françoise le Ragois, fille de Bénigne, sieur de Bretonvilliers, président à la Chambre des comptes, avait épousé par contrat du 22 février 1686 (Archives nationales, Y 249, fol. 53 v°) Anne Herwart, seigneur de Bois-le-Vicomte, conseiller au Parlement (1673), puis maître des requêtes (1689), mort le 20 août 1699. Elle-même décéda le 30 septembre 1712, âgé de quarante-cinq ans, sans enfants, et, d'après Dangeau (p. 233) et Sourches (p. 505), de saisissement de la mort subite de son frère. On disait par corruption *Herval, Hervart, Dherval ou Derval,* et Saint-Simon écrit *Herval.*

5. Avant *ensemble* Saint-Simon a biffé *tant,* surchargé par *ens[emble]*.

tant de vertu, de[1] sagesse, de piété également soutenue toute sa vie dans la plus simple modestie, avec une si parfaite et si durable beauté[2]. Elle étoit sœur de Bretonvilliers, lieutenant de Roi de Paris[3], qui venoit de mourir subitement, et veuve d'Herwart fort enrichi sous M. Foucquet, depuis intendant des finances, fort dans le grand monde, et le[4] plus gros joueur de son temps[5]. Elle n'avoit point d'enfants. C'étoit une femme qui, avec du monde, de l'esprit et de la politesse, s'étoit toujours fort retirée, qui avoit refusé de grands mariages pour sa beauté, sa vertu[6],

1. *De* corrige un *et*.

2. Anne Herwart avait quitté la Roland, une des danseuses les plus admirées de l'Opéra, pour épouser celle qu'on appelait « la belle Mlle de Bretonvilliers » (*Journal de Dangeau*, tome I, p. 294). La Fontaine, qui fréquentait beaucoup Bois-le-Vicomte, la terre d'Herwart près de Melun, et son hôtel de la rue Plâtrière, a chanté Mme Herwart, sous le nom de Sylvie (voyez ci-après, la note 6), ainsi que ses nièces Mmes de Gouvernet et de Virville ; il les appelait « les trois intendantes du Parnasse » (*Œuvres de la Fontaine*, édit. Henri Regnier, tome IX, p. 74-76 et 461-464, et tome I, p. CLXVI-CLXXIII, la Notice biographique).

3. Jean-Baptiste le Ragois de Bretonvilliers, d'abord capitaine aux gardes, puis lieutenant général au gouvernement de Paris par provisions du 25 avril 1693 (Archives nationales, X[1A] 8687, fol. 374 v°), était mort le 16 septembre 1712. Sa charge était héréditaire et passa avec dispense d'âge, par provisions du 15 décembre 1712 (O[1]56, fol. 195), à son neveu Jacques-Bénigne le Ragois, dit le marquis de Bretonvilliers. — Saint-Simon écrit *Bretonvillier*.

4. *Le* surcharge des lettres illisibles.

5. Saint-Simon confond ici Anne Herwart avec son père Barthélemy, né en 1606 à Augsbourg, qui, établi banquier à Paris, rendit de grands services à l'État par les avances qu'il fit à Mazarin pendant la minorité de Louis XIV, et en fut récompensé en 1650 par une charge d'intendant des finances ; nommé contrôleur général en 1657, il quitta cette place en 1666 pour devenir conseiller d'État, et mourut en 1676. G. Depping lui a consacré une notice dans la *Revue historique*, 1879, tome X, p. 285-338, et tome XI, p. 63-80. Sur son jeu, on peut voir les *Mémoires de Gourville* (tome I, p. 167-170 et 174-175), qui l'appelle « le plus grand perdeur qui ait jamais été. »

6. « Sa beauté et sa richesse lui avoient attiré un nombre infini d'amants, dit l'annotateur des *Mémoires de Sourches* (tome XIII,

et ses biens, dont elle faisoit de grandes aumônes, et qui depuis longtemps s'étoit mise dans un couvent où elle voyoit à peine sa plus proche famille.

Abbé Servien chassé, et pourquoi; son* caractère et sa fin. [*Add. St-S. 1071 et 1072*]

L'abbé Servien[1] fut chassé de Paris, et envoyé je ne me souviens plus où[2]. Il étoit frère de Sablé et de la feue duchesse de Sully[3], tous enfants du surintendant des finances. Rien de si obscur ni de si débordé que la vie de ces deux frères, tous deux d'excellente compagnie et de beaucoup d'esprit. L'abbé étoit à l'Opéra, où on chantoit au prologue un refrain de louange excessive du Roi, qui se répéta plusieurs fois. L'abbé, impatienté de tant de servitude, retourna le refrain fort plaisamment à contre-sens, et se mit à le chanter tout haut d'un air fort ridicule, qui fit applaudir et rire à imposer silence au spectacle[4]. L'exil ne dura pas ; il y fit le malade, et le mépris que, faute de mieux, on voulut montrer, aida fort à la

p. 505); mais elle avait préféré la vertu et la retraite à toutes choses. » La Fontaine, qui avait dit d'elle :

On languit, on meurt près de Sylvie ;
C'est un sort dont les rois sont jaloux.
Si les dieux pouvoient perdre la vie,
Dans vos fers ils mourroient comme nous,

la Fontaine écrivait en 1688 à l'abbé Vergier (*Œuvres*, tome IX, p. 414) : « Je trouve heureuse Mme d'Herwart de ne tenir de l'humaine position qu'autant qu'il lui plaît. Nous ne lui ressemblons guère en cela, et avons beau nous munir de préservatif contre l'attaque des passions; elles nous emportent à la première occasion qui se présente. » La douce influence de Mme Herwart assagit le poète, et lui procura une fin chrétienne dans son hôtel de la rue Plâtrière, où elle lui avait donné asile après la mort de Mme de la Sablière.

1. Augustin Servien : tome X, p. 8.

2. Dangeau dit (p. 217) : « L'abbé Servien.... a eu une lettre de cachet pour sortir de Paris ; il ne sait point encore où on l'envoie, ni pourquoi on le chasse. » L'ordre d'exil ne se trouve pas dans le registre du Secrétariat de la Maison du Roi.

3. Tome X, p. 7 et 8.

4. Lorsque l'abbé fut enfermé à Vincennes en 1714 (suite des *Mémoires*, t. X, p. 117), Saint-Simon en donnera le même motif.

* *Sa* corrigé en *son*.

liberté de son retour. Il ne paroissoit jamais à la cour, et peu à Paris en compagnies honnêtes. Ses goûts ne l'étoient pas, quoique l'esprit fût orné et naturellement plaisant de la fine et naturelle plaisanterie, sans jamais avoir l'air d'y prétendre[1]. Il mourut comme il avoit vécu, d'une misérable façon, chez un danseur de l'Opéra, où il fut surpris[2]. Il est pourtant vrai qu'avec cette vie il disoit exactement son bréviaire, ainsi que le cardinal de Bouillon.

Désordres des loups en Orléanois.

Il y eut en ce temps-ci un débordement de loups qui firent de grands désordres dans l'Orléanois[3] ; l'équipage du Roi pour le loup y fut envoyé, et les peuples furent autorisés à prendre des armes et à faire quantité de grandes battues.

Renonciations exigées par les alliés en la meilleure et plus authentique et sûre forme, pour empêcher à jamais la réunion sur la même tête des monarchies de France et d'Espagne. Mesures sur ces formes.

La paix se trouvoit à peu près arrêtée entre la France et l'Angleterre, qui se faisoit fort d'y faire passer ses alliés. J'ai déjà averti plus d'une fois que je passois le détail de ce grand événement sous silence, parce[4] qu'il se trouvera de main de maître dans les Pièces, depuis le voyage de Torcy à la Haye inclusivement jusqu'à la signature de la paix à Utrecht. Torcy lui-même en a fait toute la relation, qu'il m'a communiquée, et c'en est la copie fidèle qu'on verra dans les Pièces[5]. Je n'ai donc à ajouter à ce morceau si curieux de l'histoire de nos jours que ce qui n'a pu être

1. Déjà dit dans le tome XIX, p. 393.

2. Saint-Simon mentionnera sa mort en 1716 (tome XIII de 1873, p. 132).

3. *Dangeau*, p 218 ; *Correspondance des contrôleurs généraux*, tome III, n° 1166.

4. *Ce*, oublié, a été ajouté en interligne.

5. On sait que ces « Pièces » relatives aux négociations de Gertruydenberg et d'Utrecht sont la copie des *Mémoires de Torcy*, de la main de Saint-Simon ; elles forment actuellement le volume *France* 430 du Dépôt des affaires étrangères et sont intitulées : « Relation des causes de la guerre commencée en l'année 1701 et de la paix signée à Utrecht en 1713, par M. de Torcy, alors ministre et secrétaire d'État ayant le département des affaires étrangères. »

dans cette importante relation, parce que, ne faisant pas partie de la négociation, Torcy n'a pas été en état de l'écrire, quoiqu'ayant un rapport direct à l'affaire de la paix, qu'il n'a pas ignorée, comme on le verra. Nos malheurs domestiques et redoublés[1] firent naître une difficulté qui accrocha la paix déjà réglée à Londres, et qui la retarda beaucoup. La reine Anne et son Conseil furent arrêtés par la considération du droit du roi d'Espagne de succéder à la couronne de France, si l'auguste et précieux filet[2] qui seul l'en excluoit venoit à se rompre, et de ce qu'il n'étoit pas possible à l'Angleterre, ni à aucune autre des puissances en guerre, de consentir à voir sur une même tête les deux premières couronnes de l'Europe. La difficulté fut donc proposée. Le Roi n'étoit pas en état de ne s'y pas rendre ; il fallut donc travailler à la lever d'une manière si solide que le cas ne pût jamais arriver, et que toutes les puissances pussent être là-dessus en entière sûreté. Elles étoient justement alarmées de l'exemple récent du succès des renonciations du Roi si solennellement faites par le traité des Pyrénées et par celui de son mariage, conclu en même temps par les deux premiers ministres de France et d'Espagne assemblés en personne, et qui les avoient signés[3] en public après vingt-quatre conférences tenues ensemble aux frontières des deux royaumes, dans l'île des Faisans, sur la rivière de Bidassoa, jurés ensuite par les deux rois en personne en présence l'un de l'autre, et en public, à leur entrevue dans la même île en accomplissant le mariage[4]. Le testament de Charles II[5] ne

1. La mort de trois Dauphins successivement.

2. Le futur Louis XV, dont le jeune âge et la santé précaire laissaient de grandes craintes.

3. Il y a bien *signés*, dans le manuscrit, comme plus loin *jurés*, se rapportant au traité des Pyrénées et à celui du mariage de Louis XIV.

4. Les renonciations de l'infante Marie-Thérèse et le serment confirmatif de Louis XIV sont insérés dans le *Corps diplomatique* de Du Mont, tome VI, deuxième partie, p. 288-290 et 293.

5. Il y a *le testament de Ph. V* dans le manuscrit ; mais c'est évi-

leur étoit pas une réponse. On n'avoit pas oublié les écrits que le Roi fit publier quatre ou cinq ans après la paix des Pyrénées[1], lorsqu'à la mort du roi d'Espagne[2] il se saisit d'une grande partie des Pays-Bas espagnols et de la Franche-Comté, sous prétexte des droits de la Reine[3]; et le traité de partage[4], auquel l'Empereur, seul de toute l'Europe, avoit refusé de consentir, étoit une autre raison bien forte pour faire tout craindre là-dessus. Une troisième n'étoit pas oubliée : les mêmes renonciations avoient été faites par le traité du mariage de Louis XIII[5], et néanmoins, peu de temps après que Philippe V fut arrivé en Espagne, il y fit reconnoître et rétablir, au préjudice de ces mêmes renonciations, le droit à la couronne d'Espagne de M. le duc d'Orléans tiré par lui de la Reine sa grand-mère, épouse de Louis XIII[6]. En effet, c'en étoit trop pour ne pas engager toute l'Europe à prendre ses précautions et à s'assurer d'une manière solide ; mais c'étoit là où consistoit l'embarras. Les traités, les renonciations, les serments parurent une foible ressource après ces exemples. On cher-

demment un lapsus de Saint-Simon. Charles II, par l'article XIII de son testament, spécifiait qu'en appelant le duc d'Anjou à sa succession il entendait que les couronnes de France et d'Espagne ne fussent jamais réunies sur la même tête, et que, si le duc d'Anjou arrivait à succéder à la couronne de France, il devrait céder celle d'Espagne à son frère le duc de Berry.

1. Les quatre derniers mots sont en interligne et sur la marge.

2. Philippe IV, en 1665.

3. Ce qui avait donné lieu à la guerre dite de Dévolution, qui se termina en 1678 par la paix de Nimègue.

4. Tome VII, p. 116 et suivantes. — Parmi ces écrits il faut citer les *Mémoires et instructions pour servir dans les négociations et affaires concernant les droits du roi de France* (Amsterdam, 1665), qu'on attribue à Denis Godefroy, et le *Traité des droits de la Reine Très Chrétienne sur les divers États de la monarchie d'Espagne*, qui, rédigé par l'avocat Antoine Billain, fut imprimé par ordre de Louis XIV (Paris, 1667).

5. Le contrat de mariage de Louis XIII, du 20 août 1612, est dans Du Mont, *Corps diplomatique*, tome V, 2e partie, p. 215-217.

6. En 1703 : notre tome XI, p. 6-7.

cha donc quelque chose de plus fort; on ne le put trouver dans la chose même, parce qu'il n'y en a point de plus sacrées parmi les hommes que celles-là auxquelles on ne croyoit pas pouvoir se fier. Il fallut donc se tourner du côté des formes pour suppléer par la plus grande solennité qu'on y pourroit donner. On fut longtemps là-dessus, et, bien que le Roi offrît tout ce qu'on lui pourroit demander pour rassurer l'Europe contre le danger de voir jamais les deux couronnes sur la même tête, il ne vouloit rien accorder en effet, non pour réserver[1] aux siens une porte de derrière[2], mais par l'entêtement de son autorité, à laquelle il croyoit que toute forme donnoit atteinte, puisqu'on en desiroit pour appuyer cette même autorité et y ajouter une solidité entière. Il étoit blessé là-dessus dans sa partie la plus sensible, absolu sans réplique comme il s'étoit rendu, et ayant éteint et absorbé jusqu'aux dernières traces, jusqu'aux idées, jusqu'au souvenir de toute autre autorité, de tout autre pouvoir en France qu'émané de lui seul. Les Anglois, peu accoutumés chez eux à de pareilles maximes, et qui vouloient leur sûreté et celle de leurs alliés, à qui, quand ils l'auroient voulu, ils n'auroient pas persuadé[3] de passer légèrement ce grand article, insistèrent et proposèrent les États généraux du royaume pour y déclarer et y faire accepter les renonciations. Ils disoient avec raison qu'il ne suffisoit pas à la vérité de la chose, ni par conséquent à la sûreté de l'Europe, que le roi d'Espagne renonçât au royaume de France, si le royaume de France ne renonçoit aussi à lui et à sa postérité en acceptant et ratifiant sa renonciation, et que cette formalité étoit nécessaire pour rompre en même temps le double lien qui attachoit la branche d'Espagne à la France,

1. Saint-Simon avait d'abord écrit *pr se reserver* ; puis il a biffé *se*.

2. « On appelle figurément *porte de derrière* un faux-fuyant, une défaite, un échappatoire » (*Académie*, 1718). Cette locution a déjà été employée par Saint-Simon dans notre tome V, p. 3.

3. Saint-Simon, ayant ajouté une *s* à *persuadé*, l'a ensuite biffée.

comme la France l'étoit aussi à la branche d'Espagne. Les Anglois, accoutumés à leurs parlements, qui sont en effet leurs États généraux, croyoient aux nôtres la même autorité. Ils en ignoroient la nature, et, la mesurant à celle des leurs, ils en vouloient appuyer et consolider les renonciations par une autorité, dans leur idée, légale, la plus grande qui pût être réclamée et qui appuyât le plus solidement l'autorité du Roi. Lui montrer se défier de la foiblesse de la sienne, il est inexprimable l'effet de ce doute dans l'âme d'un prince presque déifié[1] à ses propres yeux, et dans l'usage intérieur et constant du plus illimité despotisme. Lui faire apercevoir[2] qu'on croyoit trouver dans ses sujets une autorité confirmative de la sienne, c'étoit un attentat au premier chef, le plus sensible, qu'une couronne ne pouvoit couvrir[3]. On fit entendre aux Anglois la foiblesse et l'inutilité du secours d'autorité qu'ils demandoient; on leur expliqua la nature et l'impuissance de nos États généraux, et ils comprirent enfin combien leur concours seroit vain, quand même il seroit accordé. On leur disoit vrai; mais on se gardoit bien en même temps de leur enseigner où résidoit par nature, par droit et par exemple, ce qu'ils cherchoient sans pouvoir le trouver, ou peut-être sans le vouloir, à cause de Philippe de Valois et de la loi salique[4]. Quoi qu'il en soit, on fut

1. Saint-Simon écrit *déifié*.

2. La première lettre d'*appercevoir* surcharge un *s*.

3. En effet Louis XIV avait dit dans ses *Mémoires* (tome II, p. 6): « Il est certain que cet assujettissement qui met le souverain dans la nécessité de prendre la loi de ses peuples est la dernière calamité où puisse tomber un homme de notre rang. » Et p. 8: « De tant de personnes qui composent ces grands corps, les moins sensés sont toujours ceux qui s'y donnent le plus de licence. Dès lors que vous leur déférez en une occasion, ils prétendent être en droit pour toujours de régler vos projets à leur fantaisie, et la continuelle nécessité de vous défendre de leurs attentats vous produit seule beaucoup plus de soins que tous les autres intérêts de votre couronne. »

4. Il a été parlé de la loi salique dans le tome XXI, p. 189. Torcy raconte dans ses *Mémoires* (p. 710 et suivantes) que les renonciations

longtemps à battre l'eau[1] : la France à dire qu'un traité, des renonciations, une déclaration du Roi expresse et confirmative, enregistrée au Parlement, suffisoient[2] ; les Anglois à répliquer par l'événement des renonciations, traités, contrats de mariage de Louis XIII et de Louis XIV[3] ; et cependant la paix, toute convenue avec les Anglois, et fort au-dessus de nos espérances, demeuroit accrochée. Les renonciations étoient consenties en France et en Espagne, où il n'y avoit point de difficulté pour la forme, comme il sera expliqué en son lieu ; mais tout étoit arrêté sur celles de France. C'est ce qui fit dépêcher de Londres Bolingbroke[4] à Fontainebleau[5], dont tout le personnel, voyage, jusqu'à la réception et les moindres particularités, sont si bien expliquées[6] dans les Pièces[7] que je m'abstiendrai[8] d'en rien dire ici. [Add. St-S. 1073]

demandées furent mises en discussion comme contraires à la loi fondamentale de l'État qui réglait l'ordre de succession à la couronne ; voyez ci-après, p. 153.

1. « En parlant des peines qu'on se donne pour une chose qui ne peut pas réussir, on dit proverbialement et figurément que c'est *battre l'eau* » (*Académie*, 1718). Nous retrouverons cette locution ci-après, p. 149.

2. Il y a *suffisoit* au manuscrit. — 3. Ci-dessus, p. 124.

4. Henri Saint-John (tome XX, p. 353), qui venait d'être créé vicomte Bolingbroke par la reine Anne. Saint-Simon écrit *Bollingbrock*.

5. Il arriva à Paris le 17 août, eut audience du Roi le 21, et repartit le 28 (Dangeau, p. 207, 209-212, 215 et 220 ; *Sourches*, p. 475, 477-478, 480-483 et 486). Ces derniers *Mémoires* racontent (p. 480) que, le 22 août, Bolingbroke dîna chez le duc de Beauvillier, « où l'on but bien des santés et où l'on cassa bien des verres » ; et l'annotateur ajoute : « C'étoit une chose rare de voir le duc de Beauvillier dans cet air de débauche. »

6. Il y a bien *expliquées*, au féminin pluriel, se rapportant à *particularités*.

7. C'est-à-dire, pour le cas présent, dans les *Mémoires de Torcy* (éd. Michaud et Poujoulat, p. 725 et 728-729), dont Saint-Simon avait une copie dans ses « Pièces » (ci-dessus, p. 122). Voyez aussi les *Lettres de Madame*, recueil Jæglé, tome II, p. 184-186, et la *Gazette d'Amsterdam*, n°s LXXII et LXXIV. On trouvera aux Additions et Corrections deux lettres inédites de Torcy à la princesse des Ursins.

8. Écrit *absiendrai*, par mégarde, dans le manuscrit.

Formes des renonciations traitées entre les ducs de Chevreuse, de Beauvillier et moi, puis avec le duc de Noailles, qui s'offre à en faire un mémoire, et qui le fait faire, et enfin* le donne pour sien.

Dès la naissance de la difficulté, elle avoit été traitée entre les ducs de Chevreuse, de Beauvillier et moi. Le duc d'Humières y fut admis quelque temps après en quatrième, et le duc de Noailles, qui les cultivoit avec grand soin depuis que je l'avois raccommodé avec eux[1], avoit si bien fait qu'ils voulurent bien qu'il entrât en cinquième dans cette grande affaire. Il se piquoit de lecture, de bibliothèque, de commerce de gens instruits à fonds dans notre histoire, et de l'être fort lui-même, et, pour en dire la vérité, il étoit quelquefois difficile de n'être pas souvent ébloui de son esprit, de son débit, et de sa vaste superficie[2]; mais, dans ces cinq personnes, il n'y avoit que M. de Chevreuse de véritablement[3] instruit. M. de Beauvillier ne s'étoit jamais adonné[4] à fonds à cette étude, et il y avoit longues années qu'il n'avoit pas même le temps de lire, par le nombre de ses fonctions. M. d'Humières s'en piquoit encore moins, et M. de Noailles, qui écorchoit la superficie de tout, n'avoit jamais pu rien approfondir en aucun genre. Je n'aurai pas la hardiesse, ni la fatuité de me nommer ; je me soumets très sincèrement au jugement qu'[on] en voudra porter en examinant ce qui s'en trouvera dans les Pièces[5]. Toutefois, nous tombâmes aisément d'accord sur ce que [je] représentai, qui fut approuvé et appuyé par le duc de Chevreuse, mais il fallut après entrer dans le détail, et ce fut un travail qui ne convenoit pas au peu de loisir du duc de Chevreuse, qui, comme on l'a vu[6], ministre en effet sans le paroître, étoit tout occupé des affaires d'État ; M. de Beauvillier en son genre et M. d'Humières au sien s'en pouvoient encore moins

1. Tome XXII, p. 209.
2. Comparez le portrait donné dans le tome XXII, p. 192 et suivantes.
3. Écrit *véritablent*. — 4. Saint-Simon écrit *addonné*.
5. Il fait sans doute allusion ici à son Mémoire sur les renonciations, dont il va être parlé plus au long ci-après, p. 135.
6. Tome XV, p. 402-403.

* La première lettre d'*enfin* surcharge *le*.

charger. Je me trouvai les reins trop foibles : tellement que le duc de Noailles s'offrit de lui-même de faire un mémoire qui embrassât toute la matière, et qui expliquât toute la forme par preuves et par raisons de consolider les renonciations au gré des Anglois d'une manière ferme, stable et légale, et il promit aux ducs de Chevreuse et de Beauvillier, en notre présence, qu'il seroit fait et en état de le donner à eux et à nous avant le départ de la cour pour Fontainebleau[1], pour l'examiner et le lire après entre nous cinq ensemble. Ce fut dans cet intervalle que le duc de Charost fut admis en sixième[2] par MM. de Chevreuse et de Beauvillier, et ce fut le dernier qu'on y reçut. Il y avoit encore du temps jusqu'au voyage. De fois à autre, je demandois au duc de Noailles des nouvelles de son travail ; les autres lui en parloient aussi ; il nous assuroit toujours qu'il avançoit, et qu'il tiendroit parole. Restoit pourtant la plus grande difficulté : c'étoit d'amener le Roi à consentir à ces formes, et MM. de Chevreuse et de Beauvillier, dont ce devoit être l'ouvrage particulier par leur familiarité, et surtout par leur caractère de ses ministres, en étoient fort en peine ; mais, persuadés qu'il n'y en avoit point d'autres qui pussent opérer validité et sûreté, que celles-là étoient les seules, qu'elles ne seroient même employées que par l'expresse volonté du Roi, ils se flattèrent [qu'il] pourroit[3] se laisser persuader[4] que, par là, son autorité seroit à couvert, et que, pressé à l'excès comme il l'étoit de la nécessité de la paix et de la fermeté des Anglois à ne passer pas outre sans être pleinement satisfaits sur la stabilité légale des renonciations, il pourroit à la fin se résoudre, en faveur d'un si grand bien que ses

1. La cour partit pour Fontainebleau le 13 juillet.
2. Le manuscrit porte *en 6*.
3. Saint-Simon avait d'abord écrit *il pourroit* ; il a ajouté *se flatterent* en interligne, mais sans corriger *il* au pluriel et en omettant *qu'il* avant *pourroit*.
4. *Persuadé* corrigé en *persuader*.

forces épuisées ne lui permettoient plus de différer, et à des conditions si disproportionnées de toutes les précédentes, dont les affres étoient encore si présentes à son esprit.

Intérêt de M. le duc de Berry et de M. le duc d'Orléans à la solidité des renonciations et de leurs formes, qui n'ont que moi pour conseil là-dessus.

Dans cet état de choses, j'étois en presse avec M. le duc de Berry et M. le duc d'Orléans. Celui-ci me croyoit instruit des formes nécessaires pour la validité des renonciations, et il en avoit aisément persuadé l'autre. L'un, isolé et fui depuis le paquet des poisons[1], n'avoit que moi à qui parler et à qui consulter. Indépendamment[2] de l'état où M. du Maine et Mme de Maintenon l'avoient réduit avec la cour et le monde, il n'avoit personne avec qui traiter une matière si délicate, et M. le duc de Berry, timide à l'excès sous le joug dur et jaloux du Roi, avoit encore moins à qui parler là-dessus. Il n'avoit pas pour M. de Beauvillier l'ouverture et la confiance de son incomparable frère; il avoit toujours présente une éducation qui lui avoit paru dure par son peu de goût pour l'étude, par la sévérité avec laquelle il étoit contenu dans le respect pour son aîné, avec lequel, sans préjudice de la plus tendre et de la plus réciproque amitié, il étoit enclin à s'échapper, et par le sérieux d'un gouverneur toujours en garde, et qui, dans la crainte de ce qui pouvoit arriver un jour[3], étoit particulièrement occupé de le tenir bas, pour qu'il s'accoutumât à se tenir dans les bornes de la dépendance à l'égard d'un frère destiné[4] à devenir son roi[5]. Il ne voyoit pas en même temps tout[6] ce que le gouverneur faisoit auprès de ce frère pour entretenir l'égalité entre

Sentiments de M. le duc de Berry à l'égard du duc de Beauvillier.

1. Tome XXII, p. 397, et ci-dessus, p. 55.

2. Écrit *independem*t. — 3. *Un jour* a été ajouté en interligne.

4. Avant *destiné*, Saint-Simon a biffé *qui estoit*.

5. Il avait dit dans le portrait du duc de Bourgogne (tome XXII, p. 306) qu' « on avoit toujours affecté de les élever tous trois ensemble dans une égalité parfaite, » et il va le répéter en d'autres termes. Ci-après, p. 347, nous verrons le duc de Berry se plaindre amèrement de cette éducation contrainte et étouffée.

6. *Tout* a été ajouté en interligne.

eux, lui faire sentir celle que la nature y avoit mise jusqu'à ce que l'aînesse eût à user de son droit, et, alors même, la bienséance, la douceur, la solidité de repos et de sûreté à vivre avec son cadet en père, en frère, en ami tout à la fois. Il n'y avoit pas assez longtemps que M. le duc de Berry étoit sorti d'entre ses mains pour voir cette conduite telle qu'elle étoit, et telle qu'elle devoit être considérée. Meudon, par où il avoit commencé à respirer quelque air de liberté, n'étoit pas une cour propre à lui donner là-dessus des idées raisonnables, aussi[1] peu les jeunes dames de la cour de sa délicieuse belle-sœur avec qui il avoit passé ses moments les plus libres, et Mme la duchesse de Berry, telle qu'on a pu la voir en quelques endroits de ces *Mémoires,* n'étoit bonne qu'à l'écarter de plus en plus du duc de Beauvillier. Dans cette situation de ces deux princes, j'étois le seul qu'ils pussent et voulussent consulter. La confiance de M. le duc d'Orléans en moi, communiquée par lui à M. le duc de Berry, étoit aidée de la commodité à son égard de ma position, par la place que le Roi avoit forcé Mme de Saint-Simon de prendre auprès de Mme la duchesse de Berry. Tous deux avoient le plus grand intérêt à ne pas renoncer à la couronne d'Espagne d'une manière solide et sans retour par les lois du pays, sans que toutes les précautions fussent également prises pour leur assurer la couronne de France par une renonciation aussi solide, et aussi sans retour, du roi d'Espagne et de sa postérité, et c'étoit là sur quoi ils me consultoient. J'avois temporisé avec eux aisément sous prétexte de la difficulté de la matière qu'il falloit approfondir, discuter, étudier à fonds; mais, à la fin, ils me pressèrent, pressés eux-mêmes par les nouvelles d'Angleterre. J'avois eu l'occasion trop souvent, dans des temps d'oisiveté et de loisir, de causer et de raisonner d'histoire avec M. le duc d'Orléans, pour qu'il me pût croire absolument neuf sur ces matières. Il ne le laissa pas ignorer

1. Avant *aussy,* Saint-Simon a biffé l'abréviation d'*et.*

à M. le duc de Berry, et tous deux se mirent à me presser vivement. Je ne laissai pas de tergiverser encore ; mais, lorsque je vis que nous étions d'accord, les cinq que j'ai nommés, sur la forme à proposer. et qu'il ne s'agissoit plus que du mémoire dont le duc de Noailles s'étoit chargé, je ne crus pas devoir amuser plus longtemps deux princes si fort intéressés, qui prenoient en moi toute confiance là-dessus et qui n'avoient personne autre en qui la pouvoir prendre. J'expliquai donc ce que je pensois là-dessus à M. le duc d'Orléans, qui étoit fort instruit lui-même de notre histoire, et la discussion de cette importante matière dura plusieurs conversations longues entre lui et moi. Je voyois peu M. le duc de Berry, et comme point en particulier, et, comme il étoit peu instruit, il auroit fallu plus de temps avec lui. Je ne voulus rien qui pût être remarqué ; ainsi M. le duc d'Orléans, bien persuadé de la solidité unique de ce que je lui proposai, se chargea d'en informer M. le duc de Berry, qu'il persuada parce qu'il l'étoit lui-même. Je ne voulus point que M. le duc de Berry m'en parlât, parce que ce n'auroit pu être qu'en particulier, ni Mme la duchesse de Berry, par la même raison, et, comme je l'ai dit ailleurs[1], que je ne voyois plus que très rarement et un moment en public. M. le duc d'Orléans et Mme de Saint-Simon étoient des canaux qui y suppléoient aisément, et par qui je sus aussi combien ils étoient contents, et persuadés qu'il n'y avoit aucun[2] autre moyen solide que celui que j'avois[3] proposé à M. le duc d'Orléans[4].

Ces choses en étoient là aux approches du voyage de Fontainebleau, et M. le duc de Noailles n'avoit pas encore achevé son mémoire. Il s'excusa sur l'importance de la

1. Tome XXII, p. 51-52. — 2. Le manuscrit porte par erreur *aucune*.
3. Avant *j'avois*, Saint-Simon a biffé *j'ay pr[oposé]*.
4. En réalité, il n'a pas dit plus haut le moyen qu'il avait proposé, et qu'il faut aller chercher dans son Mémoire sur les renonciations, dont il va être question ci-après, p. 135.

matière et le nombre de choses qu'il falloit examiner, puis choisir et ranger ; mais il nous assura toujours qu'il seroit en état de nous montrer[1] le mémoire dans les premiers jours que le Roi seroit à Fontainebleau, où nous allions tous en même temps que lui, à deux ou trois jours près. Les délais se prolongèrent, et nous découvrîmes qu'il avoit des gens obscurs cachés tout au haut de son logement dans la galerie de Diane, qui donne sur le jardin[2], qu'il faisoit travailler, dont il refondoit continuellement l'ouvrage, qui, par là, ne finissoit jamais[3]. La découverte ne lui fut point cachée[4]; il ne put si bien la dissimuler que la chose ne demeurât comme avouée, dont il demeura fort embarrassé.

Aux instances du duc de Beauvillier, je fais un mémoire sur les formes à donner aux renonciations; le voir parmi les Pièces.

M. de Beauvillier, extrêmement pressé par les instances des Anglois, ne voulut plus s'attendre au duc de Noailles. Il me pria de faire le mémoire. Je m'en défendis par beaucoup de raisons, et, en effet, je n'avois apporté à Fontainebleau que peu de livres, et aucun qui pût me servir à un travail auquel je n'avois aucun lieu de m'attendre. J'eus beau dire et alléguer les meilleures excuses ; il fallut céder à l'autorité qu'il avoit sur moi. Je me mis donc à travailler dans un lieu où je n'avois aucun secours, et où je n'avois pas la liberté de le faire. Il falloit être assidu aux heures de cour que j'avois accoutumé de prendre, manger en compagnie, et Fontainebleau étoit le lieu du monde où on se rassembloit et où on s'invitoit le plus à dîner et à souper[5]. J'avois encore à faire face au monde

1. Écrit *mostrer*, dans le manuscrit.

2. La galerie de Diane (tome IX, p. 67), qui existe encore actuellement, était située au premier étage, dans l'aile qui sépare le jardin de Diane de la cour des Princes, au dessus de la galerie des Cerfs. Les appartements qui y étaient contigus donnaient sur la cour des Princes, et avaient été construits en 1701.

3. Voyez ce qu'il a dit dans le tome XXII, p. 197-198, de cette habitude du duc de Noailles.

4. *Cachée* est en interligne au-dessus de *dissimulée*, biffé.

5. Les *Mémoires de Sourches* (tome X, p. 159-160) nous appren-

et à mes sociétés ordinaires, parce qu'il ne falloit pas laisser soupçonner que je fusse occupé à rien de sérieux. Mon travail étoit donc fort interrompu, qui est la chose du monde la plus nuisible à bien faire, surtout en telles matières. J'avois souvent recours aux nuits. Je ne sais pourquoi alors j'étois épié plus qu'à l'ordinaire, quoique je le fusse toujours. Mme de Saint-Simon ne put venir à Fontainebleau cette année à cause des suites d'une rougeole[1]; nous nous écrivions tous les jours, et, quoique nous ne nous mandassions jamais que des riens par la poste, nous ne reçumes pas une seule lettre, moi d'elle, elle de moi, par la poste, que très visiblement décachetées[2]. C'est ce qui me fit tenir encore plus soigneusement sur mes gardes pour éviter de paroître retiré, et ce qui rendit mon travail plus coupé et plus difficile. M. de Beauvillier logeoit dans la galerie de Diane[3], vis-à vis du duc de Noailles, et ces deux logements leur appartenoient de tout temps. J'étois à l'autre bout du château, au-dessus d'une partie de l'appartement de la Reine mère[4], et j'avois des fenêtres qui donnoient sur la cour du Cheval-Blanc[5], et de l'autre côté sur la cour des Fontaines[6].

nent que, pour chaque voyage à Fontainebleau, les courtisans envoyaient à l'avance les meubles, argenterie, vaisselle, etc., qui devaient leur être nécessaires.

1. Est-ce cette « ébullition de sang » qu'elle avait eue en avril 1711 (notre tome XXI, p. 183-184, et note 1).

2. Il y a bien *décachetées*, au pluriel, dans le manuscrit.

3. Ci-dessus, p. 133.

4. L'appartement d'Anne d'Autriche (tome III, p. 274), qui fut occupé au début du dix-neuvième siècle par le pape Pie VII, se trouvait au premier étage, dans la partie droite du bâtiment principal qui forme le fond de la cour du Cheval-Blanc; de nos jours on y a installé le musée chinois.

5. Il a déjà été parlé de la cour du Cheval-Blanc dans le tome III, p. 273.

6. La cour des Fontaines, dans la partie méridionale du château, est entourée de trois côtés par des bâtiments, et du quatrième par l'étang des Carpes.

Tous les soirs, M. de Beauvillier traversoit tout cet espace, seul, sans laquais ni flambeau [1], ni personne avec lui, montoit mon degré assez court à tâtons, et, pendant le souper du Roi, me faisoit lui lire ce que j'avois écrit depuis la veille. Il étoit environ une heure avec moi, et s'en retournoit seul comme il étoit venu. Le duc de Noailles, seul de nous cinq, ignoroit que je travaillasse, et le duc de Beauvillier fut le seul qui vît ce que je faisois avant qu'il fût achevé. Il en fut content, et il le dit aux trois autres. Cependant le duc de Noailles faisoit suer ses inconnus dans son grenier, et il en sortit enfin un assez court mémoire [2], comme le mien étoit tout près de s'achever. Je ne ferai point ici d'analyse de l'un ni de l'autre; mais je dirai d'autant plus franchement que celui du duc de Noailles étoit, à la diction près, fort médiocre, pour en parler modestement, et [3] qu'il n'y avoit de lui que la seule diction. Le sien et le mien convenoient pour le principal et l'essentiel. Le mien se trouve dans les Pièces. Je l'avois intitulé: *Mémoire succinct sur les formes*, etc [4]. L'abondance de la matière et la nécessité des preuves m'emportèrent tellement que, de succinct que je comptois qu'il seroit, je fis un gros ouvrage. La longueur dont en seroit même l'extrait m'empêche d'en rien insérer ici; mais il faut le voir dans les Pièces pour entendre la

1. Voyez nos tomes X, p. 275, et XVI, p. 482.

2. Il n'est point question de ce travail dans les Mémoires composés par l'abbé Millot sur les papiers du duc de Noailles, qui, du reste, ne parlent pas des événements des années 1712 à 1714.

3. *Et* a été ajouté en interligne.

4. Le titre exact est: « Mémoire succinct sur les formalités desquelles nécessairement la renonciation du roi d'Espagne, tant pour lui que pour sa postérité, doit être revêtue en France pour y être justement et stablement validée. » L'exemplaire provenant du cabinet de notre auteur forme actuellement le volume *France* 32 au Dépôt des affaires étrangères; on en connaît des copies dans les volumes *Espagne, Mémoires et documents*, 136 et 137, et à la bibliothèque de l'Arsenal, ms. 4749. Prosper Faugère l'a publié dans le tome II des *Écrits inédits de Saint-Simon*, p. 179-408.

dispute dont je vais parler, et dont l'explication seroit ici trop longue : ainsi, je suppose que je la vais raconter à qui a lu le *Mémoire*, prétendu *succinct, sur les formes,* etc., qui est dans les Pièces.

Division de sentiment sur un point des formes entre le duc de Noailles et moi ; sa conduite là-dessus.

Le duc de Noailles et moi raisonnant sur la matière, nous aperçûmes bientôt tous deux qu'il y avoit un point sur lequel nous n'étions pas d'accord. J'estimois qu'on ne pouvoit employer que les ducs-pairs, et même vérifiés, et aussi les officiers de la couronne. Le duc de Noailles croyoit, ou vouloit croire, qu'il y falloit joindre les gouverneurs de province et les chevaliers de l'Ordre, en faveur de la noblesse, auprès de laquelle je n'ai que trop reconnu depuis qu'il s'en vouloit dès lors faire un mérite. Nous disputâmes. Je lui objectai l'impuissance, par lui-même avouée, des États généraux, par conséquent celle[1] de toute la noblesse, qui n'en est que le second des trois ordres qui les forment, encore plus d'un extrait aussi peu nombreux de ce second ordre[2]. Je lui représentai que les[3] ducs et les officiers de la couronne étoient eux-mêmes de ce même second ordre, quoique, par leurs fiefs[4] et leurs offices, nécessairement capables de ce qui passoit le pouvoir des États généraux, qui n'avoient que celui de porter[5] au Roi les représentations et les supplications des provinces qui les députoient, et les remèdes aux[6] besoins et aux maux que les provinces les avoient chargés de présenter au Roi pour être examinés. Je lui fit remarquer le peu de poids personnel que ceux qu'il vouloit admettre, quand bien même ils seroient admissibles, ajouteroient, non qu'ils dussent être exclus, s'ils pouvoient ne le pas être, mais qui, n'étant[7] pas de nature admissible, ne lais-

1. Il y a *celuy,* par erreur, dans le manuscrit.
2. *De ce 2 ordre,* dans le manuscrit, et plus loin 2d.
3. *Les* surcharge *ceux* et le *d* de *ducs* surcharge une autre lettre.
4. La première lettre de *Fiefs* surcharge un *C,* sans doute le commencement de *Charges.*
5. *Porter* corrige *supp[lier]*. — 6. *Que* surchargé en *aux*.
7. *Qui n'estant* est en interligne, au-dessus de *nestoient,* biffé.

soient rien à regretter, et qu'il se trompoit grandement s'il croyoit flatter la noblesse par l'admission qu'il prétendoit, puisqu'elle ne le pourroit être qu'autant qu'elle seroit elle-même admise, non en la personne de ceux qui le seroient comme nés par leur état de gouverneurs de province et de chevaliers de l'Ordre, mais seulement en celles de ceux qu'il lui seroit permis à elle-même de choisir, et de députer. J'ajouterai que le premier des trois ordres, qui étoit le clergé, voudroit dès lors ne se pas contenter des pairs ecclésiastiques, puisque la noblesse ne se contenteroit pas des ducs et des officiers de la couronne quoique de son même ordre ; que, par une suite nécessaire, le tiers ordre, surtout les Parlements, auroient la même prétention avec d'autant plus d'apparence, qu'à la différence[1] des deux premiers ordres, il ne s'y trouvoit du leur personne d'admis que le seul chancelier, qui même n'en étoit comme plus par son office de la couronne ; que cela retomberoit donc dans les États généraux, c'est-à-dire dans ce qui n'avoit nulle autorité, et dans ce qui se trouvoit impraticable. A ces raisons, nulle réponse de M. de Noailles que la convenance d'honorer les gouverneurs de province et les chevaliers de l'Ordre ; et moi de répondre qu'il ne s'agissoit, en chose de cette qualité, ni de convenance, ni de complaisance, mais de la stabilité immuable par sa légalité d'un acte à faire pour assurer le repos du Royaume, l'état des princes de la maison royale sur la succession à la couronne, la foi des puissances avec qui la paix ne se pouvoit conclure qu'en assurant pour toujours la tranquillité de l'Europe, ce qui ne se pouvoit qu'en se restreignant, pour la loi à faire, à ceux qui en avoient le pouvoir, et en se gardant de la rendre nulle en y admettant comme législateurs ceux qui n'avoient rien qui les pût rendre tels. Beaucoup d'esprit, de discours, et de paroles éloquentes servirent à M. de Noailles à la place de répon-

1. Ces trois mots ont été ajoutés en interligne au-dessus de *ce* biffé, et *les* a été corrigé en *des*.

ses et de raisons. Il convint qu'on s'en pouvoit tenir à mon avis, et néanmoins il voulut, deux jours après, m'en reparler encore. Voyant qu'il ne réussissoit pas en raisons, il prit le parti de tenter l'autorité. Il alla parler au duc de Chevreuse sans m'en dire mot. Il espéra de le gagner par son bien-dire, et que, l'ayant pour lui, le duc de Beauvillier seroit emporté, après quoi la chose demeureroit décidée.

Le duc de Noailles gagne à son avis le duc de Chevreuse ; danger de sa manière de raisonner.

En effet il persuada M. de Chevreuse, qui, avec tout son savoir, n'avoit pas présentes[1] des choses depuis si longtemps oubliées, parce qu'on n'avoit pas eu besoin d'y avoir recours. M. de Chevreuse m'en parla, et ce fut ce qui m'apprit que M. de Noailles l'avoit informé de notre dispute, dont pourtant il n'avoit osé lui demander de me faire un secret. M. de Chevreuse, avec tout le savoir, toutes les lumières, toute la candeur que peut avoir un homme, étoit sujet à raisonner de travers[2]. Son esprit, toujours géomètre[3], l'égaroit par règle dès qu'il partoit d'un principe faux, et, comme il avoit une facilité extrême et beaucoup de grâce naturelle à s'exprimer, il éblouissoit et emportoit lors même qu'il s'égaroit le plus, après s'être ébloui lui-même et persuadé qu'il avoit raison[4]. C'est ce qui lui arriva dans la conduite particulière de ses affaires domestiques, qu'il crut sans cesse augmenter, puis raccommoder, et qu'il détruisit géométriquement par règles, par démonstrations, qui le menèrent à une ruine tellement radicale, qu'il seroit mort de faim sans le gouvernement de Guyenne[5], et Mme de Chevreuse après lui, à qui il ne resta rien que les trente mille livres de pension que le Roi mit pour elle sur les appointements de ce gouvernement[6]. En autres affaires, on l'a vu, en leur lieu, être pour M. de Luxembourg[7], pour

1. *Presentes* corrige *presents* suivi d'une autre lettre.
2. Il en a cité bien des exemples, en dernier lieu dans le tome XXI, p. 169-170.
3. C'est-à-dire, raisonnant à la manière des géometres, comme il va le dire plus loin.
4. Tome XXI, p. 187. — 5. Déjà dit dans le tome XIX, p. 30.
6. Ci-après, p. 200. — 7. Tome II, p. 57-58.

d'Antin[1], pour les prétentions les plus chimériques, se bercer soi-même de l'ancienneté de Chevreuse du cardinal de Lorraine, et de sa succession à la dignité de Chaulnes[2], et cela à force de faux raisonnements entés l'un sur l'autre, toujours à la manière des géomètres, et de la meilleure foi du monde. C'est donc ce qui lui arriva sur cette affaire. Nous disputâmes, nous ne nous persuadâmes point ; il fut néanmoins question de nous fixer tous à l'une ou à l'autre opinion pour marcher après en conséquence. Le duc de Noailles n'insista plus avec moi, comptant sur M. de Beauvillier par avoir gagné M. de Chevreuse. De mon côté, je ne recherchai pas une dispute inutile ; mais je crus devoir rendre compte aux trois autres de cette division d'avis. Quelque grande que fût la liaison des ducs de Charost et d'Humières avec le duc de Noailles depuis l'alliance du premier par le mariage de sa fille unique avec le duc de Gramont[3], et de Charost depuis surtout qu'il étoit capitaine des gardes[4], jé n'eus pas de peine à les avoir de mon côté. Le duc de Noailles se consola aisément de n'avoir pas persuadé deux hommes qu'il ne regardoit pas comme pouvant emporter la balance, et il avoit raison de croire que nous nous rendrions tous trois à l'autorité, si le duc de Beauvillier, comme il n'en doutoit pas, étoit emporté par le duc de Chevreuse. Ce dernier me proposa donc que la chose fût discutée en sa présence[5], et que, de quelque côté qu'il se rangeât, tous y acquiesçassent. J'y consentis avec plaisir, et je répondis pour MM. de Charost et d'Humières. Le duc de Noailles, qui comptoit l'emporter par[6] là, accepta pareille-

Le duc de Chevreuse nous propose d'en passer par l'avis du duc de Beauvillier, qui nous as-

1. Tome XX, p. 282. — 2. Tome XXI, p. 163 et suivantes.

3. Nous avons vu en 1710 (tome XIX, p. 33-34) Louise-Françoise d'Aumont, fille du duc d'Humières, épouser Louis-Antoine-Armand de Gramont, duc de Louvigny, fils du duc de Guiche et de la sœur aînée du duc de Noailles.

4. C'est-à-dire, collègue de M. de Noailles : tome XXII, p. 102.

5. En la présence du duc de Beauvillier.

6. *Par* a été ajouté en interligne.

semble chez le duc de Chevreuse.

ment. J'avois déjà parlé à M. de Beauvillier de cette dispute, mais légèrement ; M. de Chevreuse aussi. M. de Beauvillier, qui alors se trouvoit fort occupé des affaires, ne vouloit point perdre inutilement son temps, et nous avoit dit à l'un et à l'autre qu'il falloit nous assembler, et là décider et convenir sur les raisons de part et d'autre, et ç'avoit été là-dessus que M. de Chevreuse nous avoit proposé séparément, au duc de Noailles et à moi, d'en passer par l'avis dont seroit M. de Beauvillier. Le duc de Noailles me parla après de cette proposition de M. de Chevreuse. Lui et moi, nous la fîmes aux ducs de Charost et d'Humières, qui en convinrent aisément. L'affaire pressoit, et les Anglois vouloient savoir à quoi s'en tenir. Ainsi, M. de Beauvillier, comme le plus occupé, ne tarda pas à nous donner l'après-dînée qu'il se prévoyoit la plus libre, et voulut que nous nous assemblassions dans la petite chambre de l'appartement du duc de Chevreuse, qui étoit de plain pied[1] à la cour des Fontaines, du côté le plus proche de la chapelle[2], sous une partie de l'appartement de la Reine mère. Nous arrivâmes tous presque en même temps. M. de Beauvillier ne voulut pas qu'on dît un mot de ce qui nous assembloit, que tous ne fussent arrivés. Alors, il pria la compagnie d'entrer en matière. C'étoit à qui vouloit inclure[3] à ouvrir pour en proposer les raisons, et à qui vouloit exclure à les réfuter[4], qui par conséquent

1. Nous avons déjà dit que Saint-Simon écrit toujours ainsi *plein pied*, et non *plain pied*. On croit devoir rétablir l'orthographe correcte, quoique, jusqu'au précédent volume, on ait imprimé *plein pied*.

2. La nouvelle chapelle, dédiée à la Trinité : tome V, p. 396.

3. Les lexiques contemporains de notre auteur disent que ce verbe n'est en usage que dans son participe passé ; Littré n'en a cité que des exemples du dix-neuvième siècle. Saint-Simon l'emploiera encore dans la suite des *Mémoires*, tome XVI, p. 387.

4. La phrase signifie qu'il appartenait de commencer le débat à ceux qui voulaient comprendre un plus grand nombre de personnes dans les formalités des renonciations, et qu'au contraire ceux qui voulaient restreindre ce nombre devaient réfuter les raisons des premiers.

Le duc de Chevreuse, moi après, exposons à la compagnie nos différentes raisons.

ne pouvoient[1] parler qu'après les autres. Ainsi, après un petit mot en gros de ce qui nous assembloit, M. de Beauvillier regarda les ducs de Chevreuse et de Noailles, et les pria d'exposer ce qu'ils avoient à dire. Il y eut entre eux un court combat de civilité à qui prendroit la parole. M. de Chevreuse la vouloit laisser à M. de Noailles, de qui venoit l'avis qu'il avoit embrassé ; M. de Noailles, par déférence à l'âge et à l'ancienneté, aux lumières, et encore plus à l'effet qu'il en attendoit sur le duc de Beauvillier, voulut absolument lui laisser la parole. M. de Chevreuse la prit donc, et, pour ne pas allonger ce récit, je dirai tout court que je ne vis jamais soutenir une mauvaise cause avec tant de grâce, d'esprit, d'éloquence et d'élégance ; et, si tout manquoit dans les raisons, la perfection du débit, et de tout le secours que peut donner l'esprit et le savoir, y fut entière. Entre nous trois de même avis, je dirai franchement que ce fut à moi à répondre ; j'étois l'ancien ; j'avois fait le mémoire ; c'étoit mon avis qui étoit devenu celui des deux autres. Je pris donc la parole à mon tour, et je commençai par l'embarras et la honte où j'étois de me voir forcé à soutenir une opinion contraire à celle du duc de Chevreuse, à qui j'épargnai d'autant moins les louanges, les déférences et les respects, que j'étois mieux résolu à ne le pas épargner sur les raisons. Je dis aussi un petit mot léger de politesse à M. de Noailles ; après quoi j'entrai en matière. Je la possédois assez pour me posséder moi-même. Le ton, les expressions, tout fut mesuré et modeste ; mais les raisons, les réponses, les réfutations furent décochés avec la dernière force, et, par-ci par-là, respects et compliments courts à M. de Chevreuse, et rien au duc de Noailles. Je n'oubliai pas, entre autres raisons[2], de leur faire remarquer que les gouverneurs de provinces[3] et les

1. Le manuscrit porte bien *pouvoient* au pluriel.
2. Les mots *entrautres raisons* ont été ajoutés en interligne.
3. Ici il écrit *provinces* au pluriel, tandis que plus haut il l'avait toujours mis au singulier.

chevaliers de l'Ordre, desquels le Roi se faisoit accompagner en son lit de justice, n'y étoient placés que sur le banc des baillis[1], c'est-à-dire derrière[2] les conseillers du Parlement, du côté des fenêtres ; qu'ils y étoient sans voix, même consultative, c'est-à-dire absolument sans parole, et qu'ils y demeuroient absolument découverts. Ce contraste avec les simples conseillers du Parlement de places et de voix fut exposé avec étendue, ainsi que celui d'un simple lit de justice, où il ne s'agit que d'enregistrement d'édits et de déclarations du Roi, tout au plus, et bien rarement encore, de quelque interprétation ou de légère législation sur des points de droit ou de coutume qui se prennent en divers sens dans les divers tribunaux, avec une législation[3] de l'importance de celle-ci, qui ne regardoit rien moins que la succession à la couronne, et un ordre à y établir inconnu depuis tant de siècles, contraire à la pratique de tant de siècles constante et continuelle, et qui, au préjudice de toutes les lois des États et des familles particulières, excluoit de la couronne toute une branche aînée, et bien reconnue telle, en faveur des cadettes. Quoique je me restreignisse le plus qu'il me fut possible, l'importance de la matière, et plus encore la nécessité de démêler, de rendre palpables, et de répondre aux sophismes, aux inductions et aux entortillements[4] où le duc de Chevreuse excelloit, et qu'il savoit masquer d'une[5] apparence de simplicité et de justesse par la netteté, la

1. Dans les lits de justice, quelques places étaient généralement réservées pour les baillis et sénéchaux d'épée des provinces : voyez dans la suite des *Mémoires*, tome XVI, p. 42, le plan du lit de justice de 1718, où est indiquée la place des gouverneurs des provinces.

2. Non pas derrière, mais au-dessous.

3. Le contraste d'un simple lit de justice.... avec une législation, etc.

4. « *Entortillement* se dit, au figuré, de l'embarras et de la confusion du style » (*Académie*, 1718).

5. Encore *d'un*, faute d'inattention que nous avons déjà remarquée bien des fois devant une voyelle.

facilité et la grâce naturelles de son élocution, me rendirent plus long que je n'aurois voulu. Le silence fut entier pendant nos deux discours, et l'application des assistants extrême. M. de Beauvillier surtout n'en perdit pas un mot. Quand j'eus fini, M. de Noailles voulut dire quelque chose : ce ne fut rien qui méritât réponse. M. de Chevreuse reprit la parole, mais en légère répétition de ce qu'il avoit déjà dit. M. de Beauvillier ne le laissa pas aller loin : il l'interrompit, lui dit qu'on avoit déjà entendu ce qu'il répétoit, et lui demanda s'il avoit quelque chose de nouveau à dire. M. de Chevreuse convint qu'il n'avoit point de raisons nouvelles ; M. de Noailles, sans attendre de question, témoigna par un geste de salut qu'il n'en avoit point non plus. Le[1] duc de Beauvillier regarda les ducs de Charost et d'Humières, comme pour leur demander leur avis, qui dirent en deux mots qu'ils étoient du mien plus que jamais. Alors, je vis un prodige qui me combla d'embarras, et qui, en effet, me couvrit de confusion. M. de Beauvillier reprit en très peu de mots le précis de la chose et de la diversité des deux avis; puis, tout d'un coup, cet homme si mesuré, si sage, si modeste, si accoutumé à n'être qu'un en sentiment et en tout avec le duc de Chevreuse, et à lui déférer, se changea en un autre homme. Il rougit, et parut avoir peine à se contenir. Il dit qu'il ne comprenoit pas comment on pouvoit penser comme M. de Chevreuse sur ce qui nous divisoit, en expliqua les raisons courtement, mais sans rien oublier d'essentiel, dévoila les sophismes avec une justesse et une précision extrême ; et de là, et c'est le prodige, et où[2] la honte m'accabla, il tomba sur M. de Chevreuse comme un faucon, et le traita comme un régent[3] fait un jeune écolier qui apporte un thème plein des plus gros solécismes[4], et les lui fait tous

Le duc de Beauvillier se déclare de mon avis, et malmène fort le duc de Chevreuse, qui se rend, et le duc de Noailles aussi.

1. Avant *le*, Saint-Simon a biffé *alors*.
2. Cet *où* a été ajouté en interligne. — 3. Tome XXI, p. 377.
4. « *Solécisme*, faute grossière contre la composition » (*Académie*, 1718). Le solécisme est plutôt une faute contre les règles de la syntaxe.

remarquer en le réprimandant[1]. Je ne m'étendrai pas davantage sur un discours si animé, et dans lequel rien ne fut oublié. La conclusion fut à mon avis. M. de Chevreuse, petit comme l'écolier devant son maître, embarrassé, confus, mais sans altération, acquiesça tout court. M. de Noailles, étourdi à ne savoir où il en étoit, demeura muet. En se levant, M. de Beauvillier nous regarda tous[2] pour confirmer le jugement, en[3] disant : « Messieurs, voilà donc que tout est convenu entre nous, et qu'il passe à l'avis de M. de Saint-Simon, » d'un air plus approchant de son air ordinaire. MM. de Chevreuse et de Noailles répondirent qu'ils s'y rendoient, et ce mot ne fut pas plus tôt dit, que je sortis sans dire mot à personne, et gagnai ma chambre dans le dernier étonnement, non de ce que mon avis avoit prévalu, mais de la manière dont la chose s'étoit passée. Peu de temps après que je fus dans ma chambre, les ducs de Charost et d'Humières y vinrent pleins du même étonnement et assez aises de la longue et forte bourrade[4]. Pour moi, à l'occasion de qui elle s'étoit faite, j'en étois peiné au dernier point. Le duc de Noailles, à qui M. de Beauvillier ne s'étoit jamais adressé en tout son discours, mais lui avoit laissé voir auparavant que ce mémoire donné comme de lui, et qu'il avoit fait tant faire et refaire, lui paroissoit pitoyable, fut outré d'avoir été si fortement battu en la personne de M. de Chevreuse, ce qu'avec tout son art il ne put nous bien cacher. Pour M. de Chevreuse, que j'évitai un jour ou deux, il n'y parut jamais, et il demeura toujours le même avec M. de Beau-

1. N'y a-t-il pas dans ce récit quelque exagération ?

2. *Touts* corrigé en *tous*.

3. Avec ce mot commence la page 1279 et le sixième portefeuille du manuscrit autographe de Saint-Simon.

4. « *Bourrade* se dit figurément des reparties vives qui se font dans une dispute, dans une contestation » (*Académie*, 1718). Dans ce sens on ne l'employait qu'au pluriel. Ici, c'est plutôt forte réprimande. — Saint-Simon écrit *bourade*.

villier et avec moi, avec une douceur, une simplicité[1], une vérité, un naturel vraiment respectable.

Conférences sur les formes des renonciations entre le duc de Beauvillier et moi. Différence essentielle de validité entre celle du roi d'Espagne et celle des ducs de Berry et d'Orléans.

Ce fut après à MM. de Chevreuse et de Beauvillier, mais à celui-ci surtout, à voir comment ils s'y prendroient pour oser faire au Roi une proposition qu'il trouveroit si choquante[2] cette autorité dont il étoit idolâtre, à la déification[3] de laquelle il avoit employé tout son règne. Ils m'ont laissé ignorer ce qui se passa là-dessus, et je n'ai pas cru devoir crocheter[4] des amis si respectables, et qui d'ailleurs avoient en moi la plus parfaite confiance. Soit qu'au fait et au prendre[5] ils n'aient osé faire la proposition après avoir bien tâté et reconnu le terrain[6], qui est ce que le secret à mon égard m'a fait soupçonner, soit qu'ils aient été repoussés sans espérance, vers la fin de Fontainebleau[7], M. de Beauvillier me déclara que le Roi n'entreroit jamais dans ces[8] formes, et qu'il ne vouloit ouïr parler que d'un simple enregistrement des renonciations au Parlement, et tout au plus d'y appeler les deux princes intéressés et les pairs ; encore n'en voudroit-il pas répondre. Je lui dis qu'en cela comme en tout le Roi étoit le maître, mais que cela n'auroit nulle validité ; que les alliés seroient bien simples s'ils s'en contentoient, et les deux princes intéressés encore plus, à qui cela coupoit la

1. *Simplité*, par inattention, dans le manuscrit.

2. Il y a bien *choquante* au manuscrit, quoique ce participe présent, suivi d'un complément, eût dû rester invariable.

3. Les mots *à la déification* sont en interligne au-dessus d'*et au sacrifice*, biffé. Il a employé ci-dessus, p. 126, l'adjectif *déifié* en parlant du Roi.

4. Les lexiques du temps ne citent pas d'emploi du mot *crocheter* au figuré, au sens de forcer la confidence.

5. Tome XVII, p. 229.

6. Il avait d'abord écrit *reconnu et t[asté]* ; sur *et t* il écrit *le pavé* ; puis il a biffé *pavé*, ajouté *terrain* en interligne, et *tasté et* aussi en interligne avant *reconnu*.

7. La cour quitta Fontainebleau le 14 septembre.

8. *Ses* corrigé en *ces*.

gorge[1]. Ce terme l'effraya, et je m'expliquai. Je lui dis donc que ces renonciations étoient doubles et réciproques ; qu'en Espagne la forme de toute espèce de législation étoit certaine et reconnue; que cette même forme servoit encore pour la reconnoissance d'un roi et de son héritier, pour son inauguration, pour les serments à lui faire, en un mot, pour tout ce qu'il y avoit de plus grand et de plus auguste à traiter; que cette forme étoit[2] les États généraux connus sous le nom de *las cortès*[3], où les grands, les prélats, la noblesse, les conseils, les tribunaux, et les députés des villes se trouvoient, où[4] le roi présidoit, et où tout ce qui passoit étoit immuable; que c'étoit là où les renonciations de M. le duc de Berry et de M. le duc d'Orléans passeroient et seroient admises et enregistrées en loi, sans retour pour eux et leur postérité, outre que le pouvoir des rois d'Espagne, peu ou point astreint aux formes, les pouvoit exclure de la succession comme le simple testament de Charles II avoit[5] appelé Philippe V à ses couronnes ; qu'il est clair par là qu'il ne manqueroit rien à l'exclusion de M. le duc de Berry et de M. le duc d'Orléans de la succession d'Espagne pour avoir toute la légalité et la certitude qui la pouvoit opérer, tandis que celle du roi d'Espagne et de sa postérité à la couronne de France ne recevroit pas le moindre degré de validité. Je lui retraçai les raisons qui l'avoient persuadé de la nécessité des formes que j'avois proposées, et qui avoient été si approuvées de lui chez le duc de Chevreuse[6], lequel étoit aussi du même avis, à cette petite augmentation près que le duc de Noailles avoit imaginée, et que lui avoit si fort rejetée ; que de tout cela il résulteroit que

1. « On dit figurément *couper la gorge à quelqu'un*, pour dire faire quelque chose qui le ruine, qui le perd » (*Académie*, 1718).

2. Il y a *estoient* dans le manuscrit comme si *Estats g*x étoit le sujet de la phrase.

3. Tome IX, p. 219. — 4. Avant *ou*, Saint-Simon a biffé *et*.

5. Il y a un *y* biffé avant *avoit*. — 6. Ci-dessus, p. 140-143.

les deux princes et leur postérité demeureroient exclus sans retour de toute prétention à la couronne d'Espagne, tandis que le roi d'Espagne et la sienne demeureroient dans tous leurs droits sur celle de France, parce que sa renonciation, faite de bonne foi de sa part, se trouveroit destituée de celle de la nation françoise à lui et aux siens, et par conséquent ne seroit qu'un vain leurre qui ne pouvoit jamais acquérir aucun droit aux ducs de Berry et d'Orléans au préjudice de la branche d'Anjou, aînée de la leur. La conversation fut longue; M. de Beauvillier demeura persuadé, mais sans espérance du côté du Roi.

Le Roi non susceptible d'aucune autre forme que d'un enregistrement ordinaire. Peine extrême du duc de Beauvillier là-dessus et sur ce que je lui représente.

Le lendemain nous nous revîmes. Il me représenta la nécessité pressante de la paix, les instances continuelles des Anglois sur les renonciations, l'impossibilité de vaincre le Roi sur un article qui lui étoit aussi sensible que celui de son autorité unique; que, l'enregistrement des traités de paix étant en usage, et n'allant, non à confirmer son autorité par une autre, mais simplement à la promulguer, il consentiroit par cette raison à l'enregistrement des renonciations comme d'une partie intégrante du traité de paix; qu'on auroit même peine à lui faire goûter qu'il se fît séparément de l'enregistrement du traité même, c'est-à-dire qu'il se fît deux enregistrements au lieu d'un seul du traité; et qu'il prévoyoit une extrême difficulté à y faire appeler, non les deux princes, parce qu'il s'agissoit d'eux, et d'autoriser leur renonciation de leur présence, et que les Anglois ne s'en contenteroient pas autrement, mais d'y faire appeler les pairs, par cette délicatesse extrême d'autorité qui l'effaroucheroit en lui proposant une chose non usitée aux enregistrements des traités, et qui le hérisseroit[1] par le soupçon d'une autorité confirmative de la sienne. M. de Beauvillier ajouta qu'en différant on ne persuaderoit pas le Roi davantage sur les formes effectivement nécessaires; que ce pendant

1. Nous avons eu le participe *hérissé*, au figuré, dans le tome XIX, p. 14.

tout étoit à craindre pour la paix du[1] chagrin extrême d'Heinsius et de son parti, qui gouvernoit les Provinces-Unies, qui ne vouloient point la paix, et du désespoir de la maison d'Autriche et de tout ce qui avoit épousé ses intérêts, qui faisoient l'impossible pour accrocher et rompre ; que, par toutes ces considérations si pressantes dans lesquelles il me conjuroit d'entrer, il me conjuroit en même temps d'y faire entrer les deux princes, et de leur persuader de se rendre à l'absolue nécessité. Je répondis que c'étoit à eux, que la chose regardoit, à prendre leur parti d'eux-mêmes, non à moi à me servir ou plutôt à abuser de leur confiance dans l'affaire la plus grande et la plus principale qui pût les regarder et toute leur postérité ; que je leur avois démontré quelles étoient les formes de renonciations du roi d'Espagne à la couronne de France, auxquelles seules ils se pussent fier de validité et de stabilité ; que je ne pouvois leur tenir un autre langage ; que tout ce que je pouvois étoit de regretter qu'ils n'eussent pas en main un autre conseil que le mien sur une affaire si capitale, qui pourroit leur proposer mieux ; mais que, mes foibles lumières ne me montrant de sûr que les formes dont il s'agissoit, je ne pouvois leur en dissimuler toute la nécessité. Le duc de Beauvillier revint à l'impossibilité à l'égard du Roi ; moi, que ce n'étoit pas mon affaire, mais celle des deux princes, et que, s'ils faisoient instruire les Anglois, qu'ils[2] les persuadassent, comme il étoit facile et certain, eux-mêmes ne trouveroient de sûreté que dans les formes proposées, et, pour la sûreté de l'Europe et de la paix, tiendroient ferme, et obligeroient enfin le Roi à les contenter, tant par la nécessité pressante de la paix, que pour ne laisser pas persuader l'Europe que, par cette feinte de délicatesse d'autorité, il se vouloit moquer de toute l'Europe, et en particulier des Anglois, à qui il devoit une paix si inespé-

1. *Du* corrige *de*.
2. Saint-Simon a mis par erreur *il* au singulier.

rée et si nécessaire, et les éblouir d'un enregistrement vain, qui laissoit la branche d'Anjou dans tous ses droits, et en état, si le cas en arrivoit, de porter à la fois les deux couronnes de France et d'Espagne après tant de sang répandu pour l'empêcher. Ce propos vrai et solide effraya étrangement le duc de Beauvillier : il me dit tout ce qu'il put ; moi, de me taire. Nous nous séparâmes de la sorte.

Le duc de Beauvillier de plus en plus en peine. Je lui propose une façon inouïe d'en sortir.

Comme je m'habillois le lendemain matin, il m'envoya prier d'aller chez lui. Il me dit qu'il n'avoit point pu dormir de la nuit[1] dans le détroit[2] où je l'avois laissé. Il m'exhorta de nouveau ; je demeurai ferme, et la conversation ne finit que par l'heure du Conseil. En nous quittant, il me pria qu'il pût m'entretenir encore le lendemain chez lui à la même heure. J'étois dans une vraie angoisse de résister ainsi pour la première fois[3] à un homme que je regardois comme mon père et mon oracle depuis toute ma vie, et pour lequel mon estime intime, la tendresse de mon cœur, l'admiration de mon esprit, et la reconnoissance de tout ce qu'il avoit fait pour me porter au plus haut point auprès du Dauphin[4], n'avoit fait qu'accroître la plus entière déférence pour lui. Je le trouvai dans un état encore plus peiné que je ne l'avois laissé la veille. Il reprit ses mêmes raisons. Tandis qu'il parloit, je me parlois à moi-même, et je résolus enfin de sortir du déchirement où je me trouvois[5]. Tout à coup, je l'interrompis, et, le regardant avec feu : « C'est battre l'eau[6], Monsieur, lui dis-je, que répéter toujours les mêmes choses ; épargnez-vous-en la peine, parce que je vous déclare que jamais elles ne me persuaderont ; mais prenez une autre voie. Vous êtes un ancien ministre d'État et un très

1. Les mots *de la nuit* ont été ajoutés en interligne.
2. Tome XXI, p. 139. — 3. Après *fois*, il a biffé *de ma vie*.
4. Tome XXII, p. 1-3.
5. *Je me trouvois* est en interligne, au-dessus de *j'estois*, biffé.
6. Ci-dessus, p. 127.

homme de bien, et je ne dirai guères en avouant que je suis bien loin au-dessous de proportion avec vous sur ces deux points. Toute ma vie je vous ai regardé comme mon père, parce que vous avez bien voulu m'en servir, et mon respect et ma confiance vous ont aussi toujours rendu mon oracle[1]. Je veux vous en donner la plus insigne marque, et la preuve la plus unique qui se puisse en donner à un homme, et que je ne donnerois sans[2] exception quelconque à nul autre homme sur la terre, en quelque chose que ce fût. Tenez, Monsieur, finissons; quittez tout raisonnement, parce qu'encore une fois, vous ne me persuaderez jamais; mais prenez la voie de l'autorité, et sans nulle[3] sorte de raisonnement, dites-moi crûment et nettement en deux mots : « Je veux que vous « fassiez telle chose. » Je ne répliquerai pas un seul mot, et, contre mon sens, contre ma conviction la plus intime, contre tout l'ouvrage que j'ai bâti, et qui est pleinement achevé, j'obéirai comme un enfant, et je n'oublierai rien pour détruire tout ce que j'ai édifié[4] et persuadé, sans cesser un instant de l'être tout autant que je le fus jamais, et je mettrai tout ce qui est en moi pour ramener les deux princes à tout ce que vous voudrez me prescrire ; mais rien sans un *je le veux,* et *je l'exige.* Vous en savez plus que moi, de bien loin, en affaires ; vous êtes encore plus, s'il se peut, au-dessus de moi en piété et en lumières, je me reposerai dessus, et vous sacrifierai mes sentiments les plus chers et ma conviction la plus intime. » J'avois, pendant ce discours, les yeux fichés sur les siens ; ils se mouillèrent de larmes. Jamais je ne vis homme si concentré ni si touché. Il se jeta à mon cou, et parlant à peine : « Non, me dit-il, c'en[5] est trop ; cela n'est pas juste ; je n'y puis consentir. » — « Tou-

Je m'anéantis au duc de Beauvillier.

1. Déjà dit quelques lignes plus haut.
2. La première lettre de *sans* corrige un *a*.
3. Il y a *nul,* au manuscrit par mégarde.
4. *Édifié* corrige *élevé*. — 5. *S'en* corrigé en *c'en*.

tefois, repris-je, ce qui est en débat entre vous et moi ne peut finir que par là. N'espérez rien du raisonnement; mais comptez sur tout par l'autorité. » Mille choses tendres, et d'un homme touché jusqu'au plus profond du cœur, succédèrent de sa part à cette nouvelle reprise de déclaration, et finalement il me dit qu'il prendroit cette journée pour y bien penser, et me dire le lendemain à même heure, en meme lieu, à quoi il seroit arrêté. Je retournai donc à ce rendez-vous. Il[1] commença par tout ce qu'il est possible à l'amitié d'exprimer, et à l'humilité d'un si grand homme de bien, qui étoit effrayé de la grandeur de mon sacrifice et qui en sentoit toute l'étendue. Il me dit qu'il n'avoit pensé à autre chose la veille, et toute la nuit qu'il n'avoit pu dormir; qu'il ne savoit comment se résoudre de prendre sur soi ce que je lui proposois, et d'abuser de ma déférence à un point aussi inouï; et, de là, voulut revenir à raisonner. Je l'interrompis : « Je m'en vais, lui dis-je, Monsieur, » en faisant un mouvement comme pour me[2] lever ; « de raisonnement, je n'en écoute plus : c'est votre décision que j'attends ; ou laissez-moi dans ma liberté avec les deux princes, ou prononcez en deux mots avec autorité, et ôtez-vous bien de l'esprit que ceci puisse avoir une autre issue. » Il fut quelques moments sans répondre, et moi en silence. Ses yeux se baignèrent encore. Il se jeta à moi sans rien dire, tout retiré en lui-même ; puis, me regardant avec tendresse : « Puisqu'il n'y a donc point d'autre voie, et que vous le voulez absolument, » me dit-il, mais avec un air de modestie, même de honte, qui ne se peut décrire, « il faut bien que je prenne l'unique parti que vous me laissez, quelque peine qu'il me fasse. J'exige donc de vous que vous tâchiez à détruire ce que vous avez fait, non qu'il ne soit bon, mais parce que le Roi n'y passera jamais et qu'il nous faut finir la paix, et que vous rameniez les

1. *Il* surcharge l'abréviation de *et*.
2. *Me* est en interligne, au-dessus de *le*, biffé.

deux princes à se contenter de l'enregistrement en leur présence et en celle des pairs. » — « Vous le voulez, Monsieur, repris-je, vous serez obéi. De ma part je n'y oublierai rien ; je vous rendrai compte de temps en temps de ce que j'aurai fait en conséquence. Demeurons-en là fermement, et surtout plus de raisonnements inutiles. » Il m'embrassa encore tendrement, me dit tout ce qui me pouvoit exprimer l'effet que son cœur et son esprit ressentoient d'un si extraordinaire abandon de déférence, et combien il en demeureroit pénétré toute sa vie. Cette conversation fut la plus courte de beaucoup, et nous nous séparâmes.

Puissants moyens des ducs de Berry et d'Orléans d'appuyer les justes formes valides en leur faveur.

La besogne que j'entreprenois était fort étrange. J'avois soufflé le chaud[1] ; j'avois parlé raison, règle, lois, droits, justice, intérêt le plus palpable, et j'avois pleinement persuadé et affermi ; il n'y avoit plus qu'[à] en faire usage avec les Anglois, qui ne pouvoient goûter un sceau aussi informe et aussi superficiel pour des renonciations si importantes à toute l'Europe et à eux-mêmes, qu'un simple enregistrement usité pour tous les traités, et qui n'en avoit rendu aucun plus stable. Ils alléguoient sans cesse le violement des renonciations de la Reine aussitôt après la mort du roi Philippe IV son père, qui avoit coûté à l'Espagne un si grand démembrement des Pays-Bas et toute la Franche-Comté, quoique ces renonciations eussent été enregistrées au Parlement dans le traité des Pyrénées, que le Roi en personne les eût jurées et signées, face à face du roi son beau-père, en présence de leurs deux premiers ministres et des deux cours, qui en furent acteurs et[2] témoins dans l'île des Faisans ou de la Conférence[3]. On ne pouvoit disconvenir que cette solennité n'eût toute une autre force que le simple enregistrement du traité au Parlement, ni que celui des renonciations à

1. Tome V, p. 84.
2. Les mots *acteurs et* ont été ajoutés en interligne.
3. Ci-dessus, p. 123.

part qu'il s'agissoit de faire, et néanmoins on ne pouvoit disconvenir non plus de l'irruption subite du Roi en Flandres et en Franche-Comté aussitôt après la mort du roi son beau-père, pour se mettre en possession des droits de la Reine, dont il fit publier des écrits nonobstant la renonciation. Les Anglois eux-mêmes avoient vu, par le traité de partage dont leur roi Guillaume III avoit été le principal promoteur[1], ce qu'on pensoit en France des renonciations de la Reine lorsqu'il ne s'agissoit plus[2] comme autrefois de simples droits à prétendre sur le roi son frère, malgré l'universalité de ses renonciations, mais de la succession à la monarchie entière, et toute l'Europe, à l'exception de l'Empereur, avoit regardé ce traité de partage comme fort avantageux, en ce que la France s'y contentoit d'une portion de la monarchie d'Espagne qu'elle croyoit pouvoir prétendre entière nonobstant les renonciations. Elle y étoit revenue par le testament inespéré de Charles II, et par le vœu de toute la nation espagnole, et il s'agissoit au moins d'empêcher d'une manière solide, à laquelle[3] ces exemples rendoient les Anglois et leurs alliés d'autant plus délicats et circonspects, qu'un même prince françois ne pût, en aucun cas, posséder les deux monarchies, et dominer l'Europe par une si formidable puissance. Les Anglois n'avoient pas oublié par quelle forme de jugement Philippe de Valois avoit emporté la couronne de France, en vertu de la loi salique, sur leur roi Édouard III[4], bien plus proche par sa mère[5], fille de Philippe le Bel, et

1. Ci-dessus, p. 124. — 2. *Plus* est en interligne.

3. Par erreur, *laquelles* est au pluriel.

4. Après la mort de Charles IV le Bel en 1328, sans postérité mâle, les douze pairs et les principaux barons du royaume se réunirent à Paris et attribuèrent la couronne à Philippe de Valois. Saint-Simon doit prendre les renseignements précis qui vont suivre dans l'*Histoire de France* du P. Daniel, dont il possédait l'édition de 1713 dans sa bibliothèque. Voyez ci-dessus, p. 127.

5. Isabelle de France, née en 1292, mariée le 22 janvier 1308 à Édouard II, roi d'Angleterre, morte en 1357.

sœur des rois Louis X le Hutin, Philippe V le Long et Charles IV le Bel, morts sans postérité masculine, lesquels étoient cousins germains de Philippe de Valois, fils[1] des deux frères[2]. Les Anglois n'avoient pu oublier qu'Édouard III reconnut si bien le pouvoir des juges et la validité du jugement, qu'il ne songea pas à contester, qu'il rendit personnellement hommage à Philippe de Valois, 6 juin 1329[3], dans l'église d'Amiens, pour ce qu'il tenoit de la couronne de France, et que ce ne fut qu'au bout de quelque temps qu'il s'avisa de vouloir revenir par les armes contre le droit qu'il avoit reconnu, excité par les pratiques du fameux Robert d'Artois[4] outré d'avoir été juridiquement débouté du comté-pairie[5] d'Artois, dans la dignité et possession duquel sa tante paternelle Mahaut avoit été maintenue, et déshonoré de plus[6] par la preuve de faux, et le jugement en conséquence, de quatre pièces qu'il avoit fait fabriquer et produire[7] : ce qui le jeta entre les bras d'Édouard III, pour se venger de sa mauvaise fortune contre son roi et sa patrie. Il n'en falloit pas tant avec des gens aussi accoutumés et attachés que le sont les Anglois aux formes légales et juridiques, pour les porter à demander toutes celles qui

1. *Fils* est en interligne, au-dessus de *sortis*, biffé.

2. Philippe de Valois était fils de Charles de Valois, second fils de Philippe III le Hardi et frère cadet de Philippe le Bel.

3. Le manuscrit porte par mégarde *1629*.

4. Robert d'Artois était fils de Philippe d'Artois, lequel mourut avant son père Robert II, comte d'Artois. Selon la coutume du pays, la représentation n'étant pas admise, Robert fut, à la mort de son grand père en 1302, débouté de ses prétentions au comté d'Artois, qui fut adjugé à sa tante Mahaut, sœur de son père. De dépit, Robert se retira à la cour d'Angleterre et excita Édouard III à revendiquer par les armes son droit de succession à la couronne de France.

5. Il y a *du C. P. d'Artois* dans le manuscrit.

6. *De plus* a été ajouté en interligne.

7. Saint-Simon avait dans sa bibliothèque (nº 153 du *Catalogue*) l'édition de la *Coutume d'Artois* publiée en 1704 avec des notes par Maillart.

uniquement pouvoient valider solidement des renonciations si importantes à eux et à toute l'Europe, et dont leurs alliés se reposoient sur eux et sur leur propre intérêt, dans un traité dont ils s'étoient enfin rendus les maîtres. Eux instruits et bien persuadés, c'étoit à M. le duc de Berry et à M. le duc d'Orléans à les laisser faire, à ne se montrer en rien, à laisser au Roi les soupçons qu'il auroit voulu prendre, mais à se bien garder de tout ce qui auroit pu lui en donner lieu à leur égard ; en tout cas, en évitant bien attentivement toutes preuves possibles, l'un son petit-fils, l'autre son neveu, se consoler des reproches sans preuves et des humeurs par la solidité avec laquelle ils s'assuroient une réciproque validité de leurs renonciations[1] et de celles du roi d'Espagne, puisque le Roi n'auroit eu, en ce cas, d'autre choix que celui de souffrir les formes que les Anglois auroient exigées, ou de rompre la paix, auquel cas il n'y auroit point de renonciations, et de continuer une guerre que toutefois il ne lui étoit plus possible de soutenir. Toutes ces choses m'étoient bien présentes ; je les avois bien inculquées aux deux princes, et ils étoient bien persuadés. Défaire ce même ouvrage étoit une triste entreprise. Persuader contre sa propre conviction est un étrange embarras. Il fallut pourtant travailler en conformité de ce que le poids immense de M. de Beauvillier sur moi m'avoit fait lui promettre. Le récit en détail en seroit long et ennuyeux ; je me contenterai de dire que je commençai par éloigner, et empêcher après toute instruction et tout concert des Anglois. Je revins auprès des deux princes à des réflexions de prudence et de timidité sur le danger que le Roi pût découvrir ce commerce, et qu'il se prît à eux de la roideur des Anglois, et de leurs[2] propositions de formes, qui, selon ses délicates et si sensibles préventions, attaqueroient aux yeux de toute

Je ramène les ducs de Berry et d'Orléans à laisser le Roi régler sans nulle résistance la forme des renonciations.

1. *Renonciations* est écrit par une lettre majuscule surchargeant une minuscule.
2. *Leur*, au singulier, dans le manuscrit.

l'Europe son autorité si chérie, et lui feroient[1] recevoir l'affront de souffrir que celle de ses sujets la confirmât et y parût nécessaire. Je les pressai sur le désespoir où le Roi se trouveroit d'acheter la paix à ce prix, ou de continuer une guerre qu'il savoit si précisément ne pouvoir soutenir, et dont le poids l'avoit forcé aux conditions les plus honteuses et les plus dommageables, qu'il avoit même vu mépriser, et de laquelle il sortoit par le moyen de l'Angleterre sans qu'il fût plus question de lui en imposer que d'honnêtes[2]. J'avois affaire à deux princes fort différents, mais tout semblables pour l'excès de la timidité. M. le duc de Berry, tenu de très court depuis son enfance, étoit accoutumé à dépendre du Roi jusque pour les choses les plus ordinaires et les plus indifférentes, et à trembler sous son moindre sérieux. M. le duc d'Orléans ne le craignoit guères moins. Il étoit de plus si battu de l'oiseau[3] par les diverses aventures de sa vie, qu'il étoit tout aussi éloigné que M. le duc de Berry de s'exposer à sa colère. Ce furent les armes dont je me servis contre moi-même et pour les ramener à ce que je voulus en ruinant ce que j'avois édifié.

Caractère, état et friponnerie de Nancré. Il ne tient pas à lui et à Torcy de me faire une affaire cruelle auprès du Roi sur les renonciations.

C'était à quoi j'étois occupé, lorsque, tout à la fin du voyage de Fontainebleau, je fus averti de la chose du monde que pour[4] lors je méritois le moins. Nancré y avoit fait quelques tours ; il avoit écumé quelques mots de fins[5] de conversations interrompues par son arrivée deux ou trois fois, entre M. le duc d'Orléans et moi. Il avoit eu, comme je l'ai dit en son lieu[6], la charge de capitaine de

1. Les deux premières lettres de *feroient* surchargent des lettres illisibles.

2. On a vu dans le tome XVII, p. 402, quelles étaient ces conditions « honteuses ».

3. Locution déjà relevée dans nos tomes VI, p. 88, et XII, p. 133.

4. L'abréviation p^r surcharge *je*.

5. Le signe du pluriel a été ajouté après coup aux mots *fins* et *conversations interrompues*.

6. Tome XII, p. 425-428.

ses suisses, par Mme d'Argenton, sur Saint-Pierre, pour qui Mme la duchesse d'Orléans la vouloit alors, qui, de pique, le fit depuis son premier écuyer, contre le gré de M. le duc d'Orléans[1], et cela avoit fait de grandes brouilleries. Nancré[2] étoit un bourgeois de Paris qui s'appeloit Dreux, de même famille que le gendre de Chamillart; mais son père avoit servi; il étoit devenu officier général avec estime et gouverneur d'[Arras][3]; il avoit épousé en secondes noces une fille de la Bazinière, dont j'ai parlé ailleurs[4], et qui étoit sœur de la mère du premier président de Mesmes, qui vivoit intimement avec eux. Nancré avoit beaucoup d'esprit, il s'étoit lassé de l'emploi de lieutenant-colonel de je ne sais plus quel régiment, où il étoit parvenu par ancienneté. Il trouva cette porte pour en sortir. Il vivoit dans la liaison la plus étroite avec sa belle-mère[5], vieille beauté riche et fort du grand monde de Paris. Elle alla loger avec lui au Palais-Royal, et elle y tint le dé[6]. Lui se fourra tant qu'il put dans le monde. Il avoit ce qu'il falloit pour en être goûté, et la probité ne l'arrêtoit sur rien. Il vouloit cheminer, et être de quelque chose; les moyens ne lui coûtoient pas. Il s'étoit fourré chez M. de Torcy. Il y chercha commission de parler à M. le duc d'Orléans sur les renonciations. Chagrin de n'en pas avoir l'honneur auprès de Torcy, il alla lui dire que c'étoit moi qui, entêté de pairie, lui tournois la tête sur les formes, et arrêtois la paix. Torcy, avec qui je n'avois pas la plus légère habitude, et qui étoit ami de beaucoup

1. Tome XIII, p. 449.

2. Tout ce qui va suivre sur Nancré, sa famille, sa femme et son caractère a déjà été dit dans le tome XII, p. 425-428, presque dans les mêmes termes.

3. Le nom de ville est resté en blanc, comme la première fois qu'il en a été parlé.

4. Tome XII, p. 427.

5. Notre Nancré était fils du premier mariage de son père avec une Montgommery.

6. Tome XII, p. 195.

de gens avec qui je ne frayois pas, alla rendre au Roi ce que Nancré lui avoit rapporté. Le Roi, en colère, en parla à M. le duc de Berry, et lui cita ses auteurs; j'en [1] fus incontinent averti par M. le duc de Berry même. Cela m'engagea à le prier de trouver bon que je ne le visse plus du tout, pour ôter au Roi tout prétexte, et que notre commerce se continuât par Mme de Saint-Simon et M. le duc d'Orléans, par qui il avoit toujours passé, en sorte même que je n'avois vu que peu et rarement M. le duc de Berry en particulier. Je ne pouvois en user de même sans éclat avec M. le duc d'Orléans; ainsi, je me résolus à ce qui pourroit en arriver. Je me plaignis amèrement à lui de la scélératesse de Nancré, qui s'enfuit à Paris aussitôt, et ne reparut de longtemps. Le Roi néanmoins ne me fit semblant de rien, et, comme en effet je parvins à ramener les deux princes à se contenter de l'enregistrement fait en présence des pairs, cette friponnerie de Nancré et ce mauvais office de Torcy n'eurent aucune suite. Je le laissai tomber, et ne crus pas devoir dire ni faire dire au Roi quoi que ce soit là-dessus [2].

Ducs d'Hamilton et d'Aumont ambassadeurs en France et en Angleterre. Grand traitement de ce dernier, qui, avant son départ, est fait

Quelque dépit et quelques obstacles que les alliés apportassent à la paix, les choses étoient tellement avancées avec l'Angleterre, que le duc d'Aumont fut nommé pour y aller en ambassade [3] sur ce [4] que le duc d'Hamilton [5] fut déclaré ambassadeur en France. M. d'Aumont étoit alors fort en liaison avec le duc de Noailles et moi, et j'aurai lieu d'en parler dans les suites [6]. Il eut vingt-quatre mille écus d'appointements par an, vingt-quatre mille livres

1. Avant *j'en*, Saint-Simon a biffé l'abréviation d'*et*.

2. Voyez la suite de cette affaire des renonciations, ci-après, p. 180 et 322.

3. *Dangeau*, p. 213 (25 août); *Sourches*, p. 484. Son instruction, du 6 novembre, et ses lettres de créance, du 12 décembre, sont dans le volume *Angleterre* 240, fol. 93-120 et 234.

4. *Ce*, omis, a été ajouté à la fin de la ligne.

5. Jacques Douglas : tome XV, p. 434.

6. Surtout à propos de l'affaire du bonnet en 1714-1715.

pour dédommagement de la perte du change, et cinquante-quatre mille livres pour ses équipages et pour trois mois d'avance[1]. Il eut de plus cinq cent mille livres de brevet de retenue sur sa charge de premier gentilhomme de la chambre[2], et fut[3] chevalier de l'Ordre seul et extraordinairement à une messe basse avant son départ[4]. C'est le dernier que le Roi[5] ait fait. Le duc d'Hamilton étoit un assez jeune seigneur[6], fort du parti de la reine, et considéré. Il étoit Douglas. Anne Hamilton[7], fille aînée du dernier Jacques, marquis d'Hamilton, avoit épousé Guillaume Douglas, comte de Selkirk[8]. Le marquis d'Hamilton fut fait duc et chevalier de la Jarretière par Charles Ier, et, après diverses fortunes, eut la tête coupée peu de jours après cet infortuné monarque. Charles II, son fils, après son rétablissement, fit duc d'Hamilton ce comte de Selkirk, gendre du dernier duc d'Hamilton, qui n'avoit point laissé[9] de garçons, et ce nouveau duc d'Hamilton eut, avec la dignité, presque tous les biens de son beau-père, qui lui furent restitués, dont il prit le nom et les armes[10]. C'est le grand-père ou le bi-

seul chevalier de l'Ordre.

Extraction et mort du duc d'Hamilton.

1. Saint-Simon copie l'article de Dangeau, p. 240. Voyez aux Affaires étrangères le volume *Angleterre* (supplément) 4, fol. 170-171.

2. Le brevet daté du 14 novembre est dans le registre O[1]56, fol. 181. On trouvera aux Additions et Corrections quelques détails sur l'ambassade du duc d'Aumont.

3. Avant *fut*, qui corrige *fit*, il y a un *le* biffé.

4. Le 2 décembre : *Dangeau*, p. 268, 271, 272 et 274 ; *Sourches*, p. 531, 544 et 545-546. Ses preuves sont au Cabinet des titres, volume 41 des Dossiers bleus, fol. 39.

5. *Le Roy* est en interligne au-dessus d'*il*, qui n'a pas été biffé par inattention.

6. Il avait cinquante-quatre ans, étant né en 1658.

7. Tout cela a déjà été dit dans le tome XVI, p. 70-71.

8. Écrit ici *Silkirke*, et plus bas *Selkirke*.

9. La première lettre de *laissé* surcharge un *d*.

10. Les armes des Hamilton comprenaient celles des familles d'Arran, d'Hamilton, de Galloway, de Stuart, etc. ; le comte de Selkirk y ajouta celle de sa famille, et mit brochant sur le tout les armes de

saïeul de celui dont[1] il s'agit ici. Le parti contraire à la reine outré de n'avoir pu empêcher la paix, se rabattit, faute de mieux, à lui faire toutes les sortes de dépit qu'il put. Hamilton avoit gagné un procès depuis peu en plein Parlement contre Mylord Mohun[2], du parti contraire. Ce parti le piqua tant qu'il put, et le força, presque malgré lui, à se battre avec Hamilton. Mohun fut tué sur la place; mais Macartney[3], qui lui servoit de second, enfila sur-le-champ le duc d'Hamilton par derrière, et s'enfuit[4]. La reine, qui sentit d'où le coup partoit, en fut également affligée et offensée, et nomma à l'ambassade de France le duc de Shrewsbury[5], chevalier de la Jarretière, l'un de

Duc de Shrewsbury ambassadeur en France*.

France à cause du duché-pairie de Châtellerault érigé par Charles VII pour un Douglas.

1. *Dont* corrige *qu*.

2. Charles, baron Mohun, né vers 1675, était un duelliste de profession et avait eu de nombreuses rencontres; il avait servi dans l'armée comme colonel d'un régiment d'infanterie, qu'il vendit en 1708.

3. Georges Macartney ou Maccartney, né vers 1660, fut colonel d'infanterie en 1703, brigadier en 1705, et lieutenant-général en 1710. Il revint en Angleterre en 1716, fut employé plus tard en Irlande, et mourut en 1730. D'après un billet de M. d'Argenson (Affaires étrangères, vol. *Angleterre* 245, fol. 167) du 20 juin 1713, Macartney aurait été alors caché à Paris sous un déguisement. — Saint-Simon écrit *Macartenay*.

4. Sur ce duel, qui se donna le 26 novembre 1712, on peut voir la *Gazette*, p. 632-633, les *Mémoires de Sourches*, p. 546 et 548, le *Journal de Dangeau*, p. 276, et surtout la *Gazette d'Amsterdam*, n^os^ XCVIII, XCIX et CI et Extraordinaire XCIX, qui fournit des détails assez précis, d'après lesquels il semble que le duc d'Hamilton et lord Mohun se tuèrent mutuellement, tandis que les seconds, Macartney et le colonel Hamilton, se battaient de leur côté. Néanmoins, Macartney, coupable ou non, prit le parti de s'enfuir et se réfugia d'abord chez le duc de Richmond, puis passa sur le continent. Il y a au Dépôt des affaires étrangères, vol. *Angleterre* 240, fol. 216, une lettre de l'abbé Gaultier, du 3 décembre, qui donne du duel une version qui se rapproche davantage de celle de Saint-Simon. La *National biography* (articles MOHUN et MACARTNEY) contient des exposés très documentés des causes du duel, de ses péripéties et du rôle de Macartney.

5. Charles Talbot, comte de Shrewsbury, né en 1660, fut d'abord

* Cette manchette est placée six lignes trop haut dans le manuscrit.

ses plus confidents ministres[1], aîné de la maison Talbot[2].

Le bailli de la Vieuville[3], beau-frère de la dame d'atour de Mme la duchesse de Berry, succéda au feu bailli de Noailles[4] à l'ambassade de Malte, et y fit tout fort noblement[5].

Bailli de la Vieuville ambassadeur de Malte au lieu du feu bailli de Noailles.

L'électeur de Bavière fit une légère apparition à Fontainebleau[6]. Il y vint de Petit-Bourg, vit le Roi un quart d'heure dans son cabinet, dit en sortant à d'Antin[7] qu'il

Course de l'électeur de Ba-

gentilhomme de la chambre de Charles II; mais, sous Jacques II, s'étant converti au protestantisme (1679), il fut disgracié, passa en Hollande, et fut un des sept seigneurs qui appelèrent le prince d'Orange et provoquèrent la révolution de 1688. Guillaume le récompensa par les charges de grand chambellan et de grand trésorier, et par la dignité ducale (avril 1694). Secrétaire d'État en 1695, il dut quitter le pouvoir en 1696 à la suite de la conspiration de Fenwick, et voyagea en France, en Suisse et en Italie (1705). Revenu en Angleterre, il entra au conseil privé, fut désigné pour négocier avec Mesnager et envoyé en France en 1712 comme ambassadeur extraordinaire. Il quitta Paris en septembre 1713 pour prendre la vice-royauté d'Irlande, dont il se démit en juillet 1715. Georges Ier le nomma alors son grand-écuyer. Il mourut le 14 février 1718. — Saint-Simon écrit *Schrewsbury*.

1. Saint-Simon reparlera de lui ci-après, p. 282.

2. Les généalogies font remonter l'origine de cette maison antérieurement à la conquête normande. Le plus célèbre de ses membres, qui fut le premier comte de Shrewsbury, est Jean Talbot, l'adversaire de Jeanne d'Arc à Patay, qui fut tué en 1453 à la bataille de Castillon.

3. Jean-Évangéliste de la Vieuville, reçu dans l'ordre de Malte le 20 juin 1666, eut les commanderies du Temple de la Rochelle et d'Étrépagny, fut nommé ambassadeur de la Religion le 4 juillet 1712, et mourut le 26 octobre 1714.

4. Les mots *de Noailles* sont en interligne au-dessus de *d'Hautefeuille*, biffé, et la même correction a été exécutée dans la manchette. — On a vu la mort du bailli de Noailles ci-dessus, p. 46.

5. Il fit son entrée à Paris comme ambassadeur de la Religion, le 4 décembre, ce que son prédécesseur n'avait pas fait, et fut reçu par le Roi le 7 en audience solennelle (*Dangeau*, tome XIV, p. 244 et 276-277; *Sourches*, tome XIII, p. 487 et 546-547; *Mercure* du mois, p. 139-154; *Lettres de Mme Dunoyer*, tome IV, p. 344-346, lettre XCVI).

6. *Dangeau*, p. 245-246; *Sourches*, p. 487-488. Son voyage était déterminé par les négociations de la paix.

7. Le *Journal de Dangeau* avait dit seulement: « à un courtisan qu'il honore de son estime. »

vière à Fontainebleau.

partoit beaucoup plus content qu'il ne l'avoit espéré en venant[1] et s'en retourna à Petit-Bourg.

Retour du Roi par Petit-Bourg à Versailles.

Quinze jours après, c'est-à-dire le mercredi 14 septembre, le Roi, après le conseil d'État, alla coucher à Petit-Bourg, et le lendemain à Versailles[2], où, peu de jours après, la duchesse d'Albe[3] prit congé de lui chez Mme de Maintenon[4].

Départ de la duchesse d'Albe pour l'Espagne; abbé de Castiglione;

Elle partit peu de jours après sans avoir laissé un sou de dettes de leur longue et magnifique ambassade en des temps très malheureux[5]. Elle emmena avec elle un petit abbé de Castiglione[6], qui n'avoit pas de chausses,

1. Voici le texte des *Mémoires de Sourches*, plus complet que celui de Dangeau : « Il fut introduit tout seul dans le cabinet du Roi, où il resta un quart d'heure ; ainsi on ne put pas savoir ce qui s'étoit passé entre eux, mais ceux qui étoient dans la chambre du Roi remarquèrent qu'il avoit les yeux bien rouges quand il sortit du cabinet... Le 31, on disoit que l'Électeur, parlant à quelqu'un de ses courtisans, lui avoit dit que sa fortune n'étoit pas aussi bonne qu'il l'auroit souhaité, mais qu'elle étoit encore meilleure qu'il ne l'auroit espéré, et sur cela, on assuroit qu'il n'auroit pas la Sicile, comme le Roi avoit eu dessein de la lui procurer, la reine d'Angleterre ayant absolument voulu qu'elle tombât au duc de Savoie ; qu'il n'auroit pas non plus les Pays-Bas, que cette princesse vouloit conserver à l'Empereur, mais qu'on pourroit obliger l'Empereur à lui céder la Sardaigne. »

2. *Dangeau*, p. 224 ; *Sourches*, p. 495.

3. On a vu la mort de son mari dans le tome XXI, p. 328 et suivantes.

4. Le 22 septembre : *Dangeau*, p. 228.

5. « Mme la duchesse d'Albe, dit Dangeau (p. 226), à qui il manquoit encore quelque chose pour payer les dettes que son mari avoit faites dans Paris, a souhaité que le Roi lui donnât en argent les dix mille écus qu'il vouloit lui donner en pierreries ; le Roi vient de les lui faire payer. » A propos de ses dettes et de la vente de son mobilier, il y a des lettres intéressantes aux Affaires étrangères dans les volumes *Espagne* 212, fol. 22, 29, 32, 70, 85 et 88, et 218, fol. 48 et 65. Ses bagages et équipages furent transportés par mer aux frais du Roi (Archives de la marine, B² 231, 2e partie, p. 62-65).

6. François de Gonzague, dit l'abbé de Castiglione, né le 8 mai 1684, venu en France vers 1704, obtint une pension du Roi de trois mille livres en avril 1709, et du roi d'Espagne un bénéfice en 1711 et une pension en 1713 ; après son mariage avec la duchesse d'Albe en 1716, il fut fait grand d'Espagne et prit le titre de duc de Solferino ;

et qui n'avoit pas de ressource que les lieux et les heures publiques, où il ennuyoit même beaucoup de sa présence[1], qui étoit aussi assez vilaine[2]. Il étoit Gonzague, mais arrière-cadet[3], et il cherchoit ici fortune depuis quelques années. Je ne sais comment il fit connoissance avec la duchesse d'Albe; mais, fort peu après être arrivés en Espagne, il quitta le petit collet, et elle l'épousa[4]. Il parvint en cette considération, peu après, à la grandesse et à la clef de gentilhomme de la chambre. Ils n'ont point eu d'enfants. Elle venoit de mourir lorsque j'arrivai en Espagne, où je le vis sans meubles, avec un châlit[5], et un capucin, qui en vouloit prendre l'habit. La douleur ne fut pas de durée; il s'étoit déjà remarié, lorsque j'en partis, à une beauté, fille du prince de Santo-Buono Caraccioli[6], chose infiniment rare en Espagne[7].

quel. Il l'épouse, et sa fortune. [*Add. St-S. 1074*]

La Salle, qu'on a vu p. 1252[8] avoir vendu pour la seconde fois sa charge de maître de la garde-robe par

La Salle; son extraction, son caractère, sa

il eut une charge de gentilhomme ordinaire en 1720, devint majordome major de Louise de France, mariée en 1739 à l'infant don Philippe, plus tard duc de Parme, remplit la même charge en 1748 auprès de la reine femme de Ferdinand II, et mourut peu d'années après. — Saint-Simon écrit *Castillon* dans le texte, et *Castiglion* dans la manchette.

1. Voyez l'anecdote qu'il racontera à ce propos dans la suite des *Mémoires*, tome XVIII de 1873, p. 46.

2. « Il étoit noir, vilain, crasseux, et paroissoit un pauvre boursier de collège » (*ibidem*, p. 45).

3. De la branche des princes de Castiglione et Solferino; il était le troisième fils du prince Ferdinand, qui mourut retiré à Venise en 1723.

4. En novembre 1716; Saint-Simon parlera de ce mariage en son temps (tome XIII de l'édition de 1873, p. 136).

5. « *Châlit*, bois de lit; il vieillit » (*Académie*, 1718). — Saint-Simon écrit *chaslit*.

6. Julie-Clitérie, fille de Carmin-Nicolas Caraccioli, prince de Santo-Buono (tome VIII, p. 150), épousa en 1722 le duc de Solferino, dont elle eut six enfants, et fut nommée en avril 1728 dame du palais de la princesse des Asturies.

7. « Peut-être la seule belle personne qui fût dans Madrid », dira-t-il dans la suite des *Mémoires*, tome XVIII, p. 46.

8. Ci-dessus, p. 2.

fortune, son mariage. Quelques * anciennes et courtes anecdotes.

un hasard unique, s'ennuya de son oisiveté. C'étoit[1] un fort honnête homme, qui avoit du sens, et qui ne manquoit pas d'esprit, bien fait et de fort bonne mine, qui, pour le petit-fils d'un vendeur de sabots dans la forêt de Senonches[2], avoit fait une grande fortune, n'en étoit pas encore content, et se rendoit peu de justice. Un ancien bailli de la Ferté que j'y ai vu longtemps, et qui a survécu mon[3] père de beaucoup d'années, nous en mit au fait pour l'extraction[4]. J'étois à la Ferté avec ma mère lorsque mon père, mandé pour le chapitre[5], nous envoya la liste de la promotion de 1688. Ce bailli se trouva à la réception des lettres et à la lecture de la liste. Au nom de la Salle il demanda qui il étoit, et, sur la réponse, se mit à rire, et dit que cela ne se pouvoit pas, et enfin ajouta qu'étant jeune il avoit connu son grand-père[6], qui vendoit des sabots en gros, après en avoir fait dans sa jeunesse. Il nous dit qu'étant devenu à son aise sur ses vieux jours, il avoit acquis une petite terre qui n'a jamais valu mille écus de rente, et sans aucune étendue, dans la lisière de la forêt de Senonches, qui s'appelle la Salle[7]. J'y ai passé plusieurs fois; ils y ont fait un petit castel[8] de

1. Voyez la notice inédite donnée à l'appendice VII.

2. On verra dans l'appendice VIII, ce qu'il faut penser de cette assertion et de l'anecdote qui va suivre.

3. La première lettre de *mon* surcharge un *b*.

4. Ce qui précède, depuis *nous en mit*, a été ajouté en interligne.

5. Pour le chapitre de l'ordre du Saint-Esprit, où allaient être proclamés les nouveaux chevaliers.

6. Louis de Caillebot, chevalier, seigneur de la Salle, grand père du chevalier de l'Ordre, fut capitaine aux gardes françaises avant 1596 et gentilhomme ordinaire de Louis XIII; il quitta le service en 1625, et mourut à la Salle dans les premières années du règne de Louis XIV.

7. La Salle (Saint-Simon écrit ici *la Sale*) n'est plus aujourd'hui qu'un ancien château entouré de fossés et à moitié ruiné, situé dans la commune du Mesnil-Thomas, à six kilomètres de Senonches.

8. Le mot *castel,* au sens de petit château, ne figure ni dans l'*Académie* de 1718, ni dans les autres lexiques contemporains de notre auteur.

* *Quelques* surcharge *des*.

carte[1] proportionné à la valeur de ce petit bien. Le fils du sabotier[2] voulut aller à la guerre: il s'y distingua; il parvint par son ancienneté à la tête des gendarmes de la garde. Caillebot avoit quitté ce nom, et s'appeloit la Salle[3]; il vivoit dans un temps où on se battoit beaucoup; il étoit fort sur la hanche[4], et passa pour un brave à quatre poils[5] qu'il ne falloit pas choquer. Ce fut par ces bravades que le cardinal Mazarin, qui en avoit aisément peur[6] et qui vouloit aussi s'en attacher partout, le poussa dans les gendarmes, que Miossens commandoit, si connu depuis sous le nom de maréchal d'Albret[7], et si compté à la cour et dans le monde. La Salle sut si bien lui faire sa cour, et se

1. « On appelle figurément *château de carte* une petite maison de campagne fort ajustée et peu solidement bâtie, ce qui se dit par rapport à de petits châteaux que les enfants font avec des cartes » (*Académie*, 1718).

2. Ce « fils du sabotier » est Louis II de Caillebot, marquis de la Salle, né en 1607, d'abord capitaine aux gardes françaises en 1644, puis enseigne des gendarmes du Roi en juillet 1647, qui devint maréchal de camp en 1649, lieutenant général en 1652, capitaine des gendarmes en 1666, gouverneur et bailli de Châteauneuf-en Thimerais, maître de la garde-robe du Roi en 1679, conseiller d'État, et mourut le 1er mars 1682, à soixante-quinze ans.

3. Son père signait déjà *la Salle*, comme on peut le voir par les quittances de lui conservées dans le volume 570 des Pièces originales au Cabinet des titres, dossier CAILLEBOT, et ses ancêtres sont toujours qualifiés ainsi d'après les généalogies.

4. En termes d'escrime, se mettre sur la hanche, c'est se mettre en garde, et figurément, prendre une attitude agressive.

5. « On dit figurément et par raillerie d'un homme qui fait profession de bravoure, que c'est *un brave à trois poils* » (*Académie*, 1718). C'est en effet cette dernière locution que l'on trouve dans Molière et qui s'est conservée jusqu'à nos jours. Charnacé disait à Gustave-Adolphe : « Quoique tous velours soient velours, il y en a de moins forts et il y en a à trois poils. » L'expression vient en effet de ce que l'on appelait velours à trois poils, à quatre poils, ceux pour la confection desquels on employait trois ou quatre brins de soie.

6. Voyez à cet égard les vers de Loret cités à l'Appendice, p. 486.

7. César-Phébus d'Albret, comte de Miossens, puis maréchal d'Albret : tome III, p. 213.

faire passer d'ailleurs pour un brave important, qu'il eut la compagnie quand le maréchal d'Albret la quitta en 1666. Il poussa son fils[1] dans cette compagnie[2], quoique jeune ; car il étoit de 1646. Il se trouva de la valeur et de l'honneur, et il monta assez vite. M. de Soubise étoit dans la même compagnie. Il y étoit entré pauvre gentilhomme, et fort éloigné d'imaginer de devenir prince et fort riche ; la beauté de sa seconde femme et la bonté du Roi firent ce miracle. Il étoit en son plus doux mouvement lorsque la Salle mourut et laissa la compagnie des gendarmes vacante en 1672[3]. M. de Soubise l'obtint ; mais le fils de son prédécesseur l'y importuna. Il pensa toujours de loin[4] pour fonder des établissements avec son grand secours domestique. Il voulut ranger de bonne heure tout obstacle à pouvoir assurer sa charge à sa famille. La Salle servoit bien, ne vouloit point quitter, et il avoit la fantaisie d'espérer de succéder à M. de Soubise. Cette folie fit sa fortune ; il y en avoit au crédit où étoit Mme de Soubise[5] ; d'ailleurs cette espérance auroit pu être fondée sur l'âge de M. de Soubise, qui avoit quinze ans plus que lui, et les hasards de la guerre. La conjoncture heureuse qui se présenta fit l'affaire de tous les deux. Il y avoit plusieurs

1. C'est Louis III, notre maître de la garde-robe : tome XV, p. 358.

2. C'est une erreur : Louis III de la Salle ne fut jamais dans les gendarmes, mais dans les chevau-légers de la garde, dont il eut la sous-lieutenance en août 1674 (*Gazette*, p. 959), et il quitta cette place en 1679 pour devenir maître de la garde-robe (*Gazette*, p. 520). L'histoire que va raconter Saint-Simon manque donc de base.

3. Saint-Simon se trompe : Louis II de la Salle ne mourut qu'en 1682 ; mais il s'était démis de sa compagnie des gendarmes en septembre 1673 (*Gazette*, p. 952), et non en 1672, et ce fut peut-être en récompense qu'il obtint l'érection de sa terre de Champcenetz en marquisat sous le nom de la Salle (juillet 1673) ; voyez l'Appendice, p. 488.

4. Il prévit toujours à longue échéance.

5. C'était une réelle folie de penser succéder à M. de Soubise, étant donné le crédit de sa femme.

années que Vardes[1] étoit chassé pour avoir eu une part principale dans l'affaire qui perdit la comtesse de Soissons et le comte de Guiche, et qui touchoit le Roi si fort immédiatement[2]. Vardes étoit un favori, qui, par sa trahison, attira sur soi plus de colère ; il fut envoyé à Aigues-Mortes, dont il étoit gouverneur, avec défense d'en sortir et d'y voir personne, et ordre de se défaire de sa charge de capitaine des cent-suisses de la garde. C'est le[3] même qui se battit avec mon père[4]. Il étoit chevalier de l'Ordre de la promotion de 1661, et si[5] gâté de la fortune, que j'ai ouï dire aux contemporains qu'il regarda pour la première fois son cordon bleu avec quelque complaisance en chemin de son exil. On espère toujours. Vardes se flatta du pardon après un châtiment de quelques années, et il s'obstina à garder sa charge pour ne se pas trouver dépouillé à son retour. A la fin, on lui fit si bien entendre que son espèce de prison ne finiroit que par sa démission, qu'il se résolut à ce calice. M. de Louvois, ennemi terrible et implacable, mais également bon ami et bon parent, fut bientôt averti ; il fit parler à Vardes pour[6] Tilladet[7], son cousin germain[8], qu'il avoit déjà fait maître de la garde-robe[9], et Vardes, dans la nécessité de vendre, crut se faire un protecteur de Louvois[10]. Mme de Soubise,

1. François-René du Bec-Crespin, marquis de Vardes : tome I, p. 215.
2. Il a déjà fait plusieurs allusions à cette affaire, notamment dans le tome XVI, p. 428.
3. *Le* est répété deux fois à la fin d'une ligne et au commencement de la suivante.
4. Tome I, p. 214-219.
5. Ce *si* a été ajouté à la fin d'une ligne, et, au commencement de la suivante, Saint-Simon a biffé *il estoit*.
6. Dans les précédentes éditions, on avait imprimé *par*.
7. Jean-Baptiste de Cassagnet, marquis de Tilladet : tome XIII, p. 151.
8. Il n'était pas cousin-germain de Louvois, mais son neveu, fils de sa sœur.
9. En 1673.
10. C'est le 23 janvier 1679 que Tilladet reçut les provisions de capitaine des cent-suisses.

instruite de la première main, saisit la charge de maître de la garde-robe que Tilladet alloit vendre, pour se défaire de la Salle, et s'en délivrer par une fortune si fort au-dessus de lui. Vouloir et pouvoir fut pour elle la même chose. Ainsi, la Salle quitta les gendarmes et le service militaire, pour celui de la cour et de la personne du Roi, en 1678[1]. Ce service étoit d'une assiduité extrême : lever, coucher, changement d'habit pour la chasse ou la promenade tous les jours en y allant et au retour, et cela de[2] deux années l'une tout de suite, avec un prince qui vouloit une entière régularité. Celle de la Salle la fut[3], et plut fort au Roi; mais elle devint continuelle pendant bien des années que Lionne[4], fils du secrétaire d'État, fut son camarade, qui ne[5] mettoit jamais le pied à la cour, et que les services importants de feu son père, et la considération des Estrées, dont le duc neveu du cardinal avoit épousé sa sœur[6], faisoit passer au Roi, jusqu'à ce qu'enfin il vendit à Souvré[7], fils de feu M[8]. de Louvois.

Une vie si coupée, et si nécessairement occupée de riens, déplaisoit souvent à la Salle. Il étoit fort glorieux et entêté de son mérite, et, quoique j'eusse peu d'habitude avec lui, et en général c'étoit un homme chagrin, particulier, sauvage, avec qui on n'en avoit guères, je lui ai ouï regretter les gendarmes, et sa charge, qui l'avoit tiré du service, disoit-il, malgré lui, et l'avoit empêché d'être maréchal de France. Désœuvré par n'avoir plus de fonctions et n'avoir jamais eu beaucoup de commerce, il s'en étoit allé auprès de Dreux, dans une petite terre

1. La date *1678* corrige *1675*; on a vu ci-dessus que ce ne fut qu'en 1679.
2. *De* est en interligne.
3. La régularité de la Salle fut entière.
4. Louis-Hugues, marquis de Lionne : tome XVI, p. 373-374.
5. *Ne* a été ajouté en interligne.
6. Madeleine de Lionne, mariée à Annibal III, duc d'Estrées : tome V, p. 340 et 342.
7. Louis-Nicolas le Tellier, marquis de Souvré : tome V, p. 116.
8. *M.* est en interligne.

appelée Montpinçon, dont la maison étoit au bord de la rivière d'Eure, dont les jardins étoient souvent inondés[1]. Il l'accommoda pour habiter et pour s'amuser; il s'y ennuya ; il s'alla promener en basse Normandie chez des gens de sa connoissance. Il trouva dans une de ses visites[2] une fille de vingt ans, jolie et bien faite, avec sa mère, qui étoit du voisinage et qui s'appeloit Mlle de Benouville[3]. Il les vit le soir qu'il y arriva, et y dîna le lendemain avec elle[4]. Quelqu'un, à table, demanda à la mère si elle ne songeoit point à la marier. Elle répondit qu'elle y pensoit bien, mais que cela n'étoit pas facile quand on n'avoit rien à donner. De propos en propos, elle dit que ce qu'elle voudroit trouver, ce seroit quelque homme âgé qui ne songeât point au bien, mais à se donner une compagnie, et une femme qui eût soin de lui et qui en fût toute occupée ; que sa fille avoit la raison de penser de même, et d'aimer mieux un mari âgé comme celui-là, qui la mettroit à son aise, que d'épouser un jeune homme. La conversation changea ; la Salle ne parut pas y prendre la moindre part; mais il y fit ses réflexions. Elles ne furent pas longues. Dans la fin de la journée, il s'informa au maître de la maison de ce que c'étoit que M., Mme et Mlle de Benouville ; ce qu'il en apprit ne lui déplut pas, et

1. Saint-Simon se trompe. La terre de Montpinçon (on dit plutôt aujourd'hui Montpinchon), qui appartenait au marquis de la Salle du chef de sa mère Anne Martel, est située près de Coutances, dans le canton moderne de Cerisy-la-Salle. Notre auteur veut parler du château de Renancourt, non loin de Dreux, sur un des bras de l'Eure, dans la commune actuelle de Villemeux ; c'est là où M. de la Salle mourut en 1728.

2. Selon la *Gazette d'Amsterdam* (1712, Extraordinaire xciv), la connaissance se serait faite à Caen, alors que le marquis revenait de sa terre de Montpinçon.

3. Jeanne-Hélène Gillain, fille de François-Antoine, sieur de Benouville, non loin de Caen, et d'Hélène de Marguerit ; elle mourut à Paris, retirée au couvent du Val-de-Grâce, le 10 janvier 1768, âgée de soixante-quinze ans (*Gazette*, p. 28).

4. Il y a bien *elle*, au singulier, dans le manuscrit.

la demoiselle lui avoit donné dans les yeux[1]. Il crut bannir l'ennui de sa vie en l'épousant, et tout de suite pria celui à qui il s'en informoit d'en faire la proposition à la fille et à la mère. Toutes deux, le lendemain matin, crurent rêver, et eurent[2] peine à se persuader que la chose fût sérieuse. Le cordon bleu du vieux galand qui la demandoit sans dot quelconque, uniquement à condition de demeurer à Montpinçon sans jamais aller à Paris, leur parut[3] les cieux ouverts. Elles envoyèrent bien vite chercher le père, et, dans le jour, tout fut d'accord et réglé. La Salle partit là-dessus pour le venir dire au Roi, et s'en retourna tout aussitôt en Normandie, où le mariage se fit[4]. Il a été très heureux, et cette jeune femme a vécu avec lui à merveilles : vertu, complaisance, soin d'attirer du monde, et pourtant avec économie. Ils se firent aimer et considérer chez eux. La Salle avoit soixante-six ans. Il lui tint parole sur Paris ; mais lui-même ne faisoit que deux ou trois apparitions par an à Versailles, et encore moins à

1. « On dit qu'une chose donne dans les yeux, pour dire qu'elle plaît » (*Académie*, 1718).

2. Saint-Simon a écrit *eure*, par inattention.

3. Il y a *parurent*, au pluriel, dans le manuscrit.

4. Le mariage ne fut célébré que le 15 février 1713, dans l'église de Villemeux (registres paroissiaux de cette commune, *Inventaire des archives d'Eure-et-Loir*, tome IV, p. 431). Mais, à la cour, on crut que M. de la Salle n'y avait pas mis tant de délai ; les *Mémoires de Sourches* disent en effet le 10 octobre 1712 (p. 509) : « On discouroit beaucoup ce jour-là du mariage du marquis de la Salle avec Mlle de Benouville, damoiselle de Normandie sans bien, qui n'avoit que dix-neuf ans, et l'on disoit que, l'ayant vue une fois à Torigny, il en étoit devenu tellement amoureux que, huit jours après la première vue, il l'avoit épousée à Lisieux, où l'évêque lui avoit donné dans sa chapelle la bénédiction nuptiale. Cette nouvelle étoit venue au Roi par le Chancelier et par le comte de Pontchartrain, auxquels le marquis de la Salle en avoit écrit pour en parler à Sa Majesté, qui n'en fut pas médiocrement surprise. » La Salle vint à la cour le 19 octobre pour en faire part au Roi, qui lui souhaita « toute sorte de bonheur dans son mariage », dit Dangeau (p. 244).

Paris. Ils ont eu un fils[1], qui est dans le service, et marié[2].

Le Roi à Rambouillet.

Le Roi alla les premiers jours d'octobre passer une[3] semaine chez M. le comte de Toulouse à Rambouillet[4], avec un très court accompagnement[5]. Excepté sa propre table, M. le comte de Toulouse fit, et magnifiquement, la dépense de tout le reste[6]. Le Roi[7] y fit une chose contre sa coutume. Ce fut de permettre à la Bourdonnaye[8] d'y[9] venir lui parler, et de lui donner la place de conseiller

1. Marie-Louis de Caillebot, marquis de la Salle, né le 11 février 1716, mousquetaire en 1732, guidon des gendarmes en 1734, brigadier de cavalerie en 1743, maréchal de camp en 1745, et lieutenant général en 1748, eut en 1752 le gouvernement de la Marche; il vivait encore en 1789, émigra alors et mourut à l'étranger.

2. Ces deux mots ont été ajoutés après coup à la fin du paragraphe. — Le marquis de la Salle épousa le 3 mars 1734 Marie-Françoise-Charlotte de Benoise de Mareuil, née le 28 octobre 1712, fille d'un conseiller au Parlement et d'une Berthelot de Pléneuf. Ayant perdu sa femme le 2 novembre 1742, il se remaria le 4 août 1750 à Marie-Charlotte de Clermont-Roussillon, dont il eut un fils, Marie-Jean-Louis, né le 3 juillet 1751 et mort le 7 juin 1753. L'addition *et marié* aurait-elle été mise par Saint-Simon après le second mariage?

3. Il y a *un*, par mégarde dans le manuscrit.

4. Du lundi 3 au samedi 8 octobre (*Dangeau*, p. 234-238 ; *Sourches*, p. 505 et 509).

5. D'après les *Mémoires de Sourches*, il n'y eut que « assez peu de dames de la suite des princesses et de la marquise de Maintenon, quelques seigneurs pour jouer et le service ordinaire. »

6. Dangeau disait (p. 235): « On ne peut rien voir de plus magnifique que tout ce que l'on voit ici, et pour les meubles, et pour les équipages, et pour la quantité de tables, qui sont toutes servies avec un ordre merveilleux et une propreté surprenante. C'est M. le comte de Toulouse qui fait la dépense de tout, hormis de la table du Roi. » Les meubles du château avaient été faits au couvent de Saint-Joseph sur l'ordre de Mme de Montespan : « Ils sont très beaux et pleins de l'imagination de celle qui les avoit commencés, » disait Mme de Maintenon (recueil Bossange, tome II, p. 324).

7. *Le Roy* est en interligne, au-dessus d'*il*, biffé.

8. Yves-Marie de la Bourdonnaye : tome XVIII, p. 112.

9. *De* corrigé en *d'y*.

Mort de Ribeyre conseiller d'État; sa place donnée à la Bourdonnaye, son gendre.

d'État vacante par la mort de Ribeyre, son beau-père[1]; car il évitoit toujours ces espèces de successions dans les familles. Le beau-père étoit d'une grande réputation et parfaitement intègre; le gendre s'en étoit acquis dans les grandes intendances[2].

Mort de Godolphin*.

Ce fut aussi où on apprit la mort de Godolphin[3], naguère grand trésorier d'Angleterre, espèce de premier ministre, et le chef du parti whig[4], dont le fils avoit épousé la fille du duc de Marlborough[5], chez qui il mourut de la taille à la campagne, et ces deux hommes ne furent jamais qu'un. Ce fut un grand soulagement pour la reine

1. Antoine de Ribeyre (tome II, p. 85) était conseiller d'État ordinaire. Sa place fut remplie par M. de Nointel, et son gendre la Bourdonnaye eut la charge de conseiller semestre qu'exerçait ce dernier; les lettres de provisions, datées de Rambouillet le 8 octobre, sont dans le registre O[1]56, fol. 166 v°. C'est par erreur que, dans la note 8 de la page 112 de notre tome XVIII, il a été dit que M. de la Bourdonnaye avait été nommé conseiller d'État semestre le 8 octobre 1708. — Saint-Simon écrit ici *Ribeire*.

2. A Poitiers, à Rouen, à Bordeaux et à Orléans, où il était encore.

3. Sydney, comte Godolphin, né le 15 juin 1645, fut d'abord chambellan de Charles II, puis envoyé en France (1672) et en Hollande (1678); il entra au conseil privé en 1679, devint commissaire de la trésorerie en 1684, et, l'année suivante, chambellan de la reine; il se rallia à Guillaume d'Orange, qui le nomma lord de la trésorerie en 1690; mais il dut se retirer en 1701. Il fut nommé par la reine Anne grand trésorier d'Angleterre en juin 1702, lors de la disgrâce du comte de Pembroke, reçut l'ordre de la Jarretière en 1704, mais fut disgracié le 8 août 1710 à l'avènement du ministère tory; il mourut à Saint-Albans le 15 septembre 1712, âgé de soixante-sept ans. Spanheim a fait son portrait dans sa *Relation*, édition Bourgeois, p. 609.

4. Saint-Simon écrit *wigg*.

5. Francis Godolphin, né en 1678, titré vicomte de Riolton jusqu'à la mort de son père, fut chambellan de Georges Ier, gouverneur des îles Scilly, et lord du sceau privé en 1735; il mourut le 17 janvier 1766. Il avait épousé en mars 1698 Henriette Churchill, fille aînée du duc de Marlborough, née le 20 juillet 1681, qui hérita du titre ducal à la mort de son père en 1722, et mourut le 24 octobre 1733.

* Après ce mot, Saint-Simon a biffé *Marlborough se retire en Allemagne*, qui se retrouvera plus loin, p. 179.

et pour son nouveau ministère, un[1] grand abattement pour le parti qui lui étoit opposé, et le dernier coup du revers de la fortune pour le duc de Marlborough[2].

Le Quesnoy rendu à discrétion ; Bouchain la garnison prisonnière. Valory et Varennes gouverneurs ; Châtillon brigadier, depuis duc et pair et gouverneur de Monseigneur le Dauphin.

Le Roi y reçut aussi la nouvelle de la prise du Quesnoy[3] par M. de Châtillon[4], qui a fait depuis une si grande fortune, et si peu espérée, que Voysin, son beau-père, lui amena à son travail[5]. La place se rendit à discrétion[6]. Ils étoient encore onze à douze cents hommes sous les armes, et il s'y trouva un grand amas d'artillerie et de munitions. Châtillon fut fait brigadier pour la nouvelle, et Valory[7] eut le gouvernement de la place[8], dont il avoit conduit les travaux du siège. Aussitôt après, le maréchal de Villars fit le siège de Bouchain, qui se rendit peu de

1. Avant *un*, il y a un *et*, biffé.

2. Dans le même n° LXXX où elle relate la mort de Godolphin, la *Gazette d'Amsterdam* annonce que le procès intenté à Marlborough pour les deux et demi pour cent qu'on l'accusait d'avoir prélevé sur la solde des troupes étrangères, sera jugé le 4 novembre devant l'Échiquier.

3. *Dangeau*, p. 236.

4. Alexis-Madeleine-Rosalie, comte de Châtillon, que nous avons vu épouser Mlle Voysin en 1711 : tome XX, p. 238-239.

5. C'est-à-dire, quand il vint travailler avec le Roi.

6. Le 4 octobre (*Dangeau*, p. 236; *Sourches*, p. 307; *Gazette*, p. 527; *Mémoires du chevalier de Quincy*, tome III, p. 183-197; *Mercure* d'octobre, p. 64-70; *Mémoires militaires*, tome XI, p. 116).

7. Charles-Guy, dit le comte de Valory, d'une famille établie en Anjou et qu'on disait originaire de Florence, né le 22 septembre 1655, fut d'abord capitaine au régiment de Normandie, entra dans le corps des ingénieurs et obtint en 1703 le grade de brigadier; directeur des fortifications en Flandre, il contribua vaillamment à la défense de Lille en 1708 et fut fait en récompense maréchal de camp, et lieutenant général en 1710 après sa défense de Douay; il eut le gouvernement du Quesnoy en 1712, la croix de Saint-Louis en 1714 et mourut le 3 juillet 1734. Ses papiers de famille, parmi lesquels se trouvent divers brevets et commissions et des Mémoires historiques, sont conservés aux archives départementales de Seine-et-Oise, E 3729 et suivants. Ces Mémoires viennent d'être publiés (1910) par le capitaine Sautai dans la *Revue d'histoire rédigée à l'état-major de l'armée*.

8. Il rapportait quinze ou seize mille livres.

jours après, la garnison prisonnière de guerre[1]. Villars envoya la nouvelle par le comte de Choiseul, son beau-frère[2], et la garnison à Reims, avec le gouverneur[3], parce que c'étoit lui qui avoit fait, cette même campagne, une course en Champagne qui avoit fort effrayé ce pays. Le gouvernement de Bouchain fut rendu à Varennes[4], qui l'avoit auparavant[5]. Cette conquête fut une consolation de la perte de la Kenoque[6], qui venoit d'être surpris par un partisan d'Ostende à l'ouverture des portes, qui s'étoit faite par l'aide-major sans découverte[7] ni la moindre précaution[8]. Ainsi finit la guerre cette année[9]. Les armées d'Allemagne et de Savoie venoient de [se] séparer, et les maréchaux d'Harcourt et de Berwick arrivèrent à la cour incontinent après, et en même temps le maréchal de Villars[10]; Montesquiou demeura à commander en Flandres[11].

Perte de la Kenoque; les campagnes finies; retour des généraux d'armée à la cour. Montesquiou demeure à commander en Flandres.

Princesse des Ursins aux eaux de Bagnères. Chalais l'y va

Mme des Ursins fit en ce même temps un voyage à Bagnères[12] pour une enflure de genou, escortée par un détachement des gardes du corps du roi d'Espagne, en

1. Sur le siège et la prise de Bouchain (19 octobre), on peut voir le *Journal de Dangeau*, p. 236 et 238-244, les *Mémoires de Sourches*, p. 508-516, la *Gazette*, p. 539 et 549-550, les *Mémoires militaires*, tome XI, p. 117-121 et 529-531, etc.

2. François-Éléonor de Choiseul-Traves : tome X, p. 302.

3. C'était M. de Grovestins : ci-dessus, p. 91. Voyez ci-après aux Additions et Corrections.

4. Joseph-Alexandre de Nagu, marquis de Varennes : tome I, p. 278. — Saint-Simon écrit *Varenne* et *Varennes*.

5. Il en avait été gratifié le 26 octobre 1704. Ce gouvernement valait de huit à neuf mille livres.

6. Tome II, p. 311. Saint-Simon écrit *Quenoque*.

7. C'est-à-dire, sans examen préalable des alentours de la place.

8. Le 6 octobre : *Dangeau*, p. 239 ; *Sourches*, p. 510, et surtout 512 ; *Mémoires militaires*, p. 118.

9. Les mots *cette année* ont été ajoutés en interligne.

10. *Dangeau*, p. 240, 243, 246, 248 et 249.

11. Cette dernière phrase a été ajoutée à la fin.

12. Bagnères-de-Bigorre, sur l'Adour, à quatre lieues de Tarbes, était une station balnéaire connue dès le temps des Romains. — Saint-Simon écrit *Bannières* et *Banières*.

avant-goût de la souveraineté dont elle se flattoit[1]. Chalais l'y alla trouver de Paris[2]. Son retour à Madrid ne fut pas moins pompeux[3].

trouver. Pompe de cette dame.

En ce même temps-ci, le Roi fit plusieurs grâces. Le maréchal de Villeroy eut pour le duc de Villeroy la survivance de son gouvernement, la lieutenance générale qu'il en avoit pour le marquis de Villeroy son petit-fils[4], et[5] la lieutenance de Roi de celui-ci à son frère[6]. Le maréchal de Villars obtint le gouvernement de Provence[7];

Survivance du gouvernement de Lyon, etc., au duc de Villeroy, et les lieutenances à ses fils.

Villars gouverneur de

1. Mme des Ursins quitta Madrid le 10 septembre et n'y rentra que le 5 décembre (*Gazette*, p. 497 et 641). Sur son séjour à Bagnères, on peut voir le *Journal de Dangeau*, p. 242 et 261, les *Mémoires de Sourches*, p. 501 (qui parlent, non d'enflure au genou, mais d'hydropisie), la *Gazette de Leyde* de 1713, n° 4, les *Mémoires sur Mme de Maintenon*, t. V, p. 189, ceux *du marquis de Franclieu*, p. 91 et suivantes, la *Correspondance des contrôleurs généraux*, tome III, n° 1341, l'*Annuaire-Bulletin de la Société de l'histoire de France*, année 1878, p. 206. Mme de Maintenon écrivait à la princesse le 2 octobre (recueil Bossange, tome II, p. 319) : « Votre voyage à Bagnères fait bien du bruit, et, comme nos courtisans ne croient pas que rien se fasse simplement et naturellement, ils tâchent de pénétrer votre secret. Les uns disent que vous venez à la cour ; les autres, que c'est un commencement de disgrâce de LL. MM. Catholiques ; les autres, une envie de vous retirer ; les autres une grande maladie. Pour moi, je crois que c'est une incommodité dont vous craignez les suites, et que vous prenez d'abord le parti d'y remédier, sans attendre que le mal devienne plus grand. » Voyez aussi p. 322, 325, 328, 330, 334-335, etc.

2. *Dangeau*, p. 248.

3. Elle fut retenue quelque temps à Bayonne par les inondations (recueil Bossange, p. 336, 338 et 339).

4. Louis-François-Anne de Neufville : tome XVII, p. 196.

5. *Et* surcharge un *a*.

6. François-Camille de Neufville, né en 1700 et titré marquis d'Alincourt, avait juste douze ans ; il fit la campagne de Hongrie en 1717, eut un régiment de cavalerie en 1718, un brevet de duc en septembre 1729, et mourut le 26 décembre 1732. — Dangeau annonce ces grâces à MM. de Villeroy les 30 septembre et 20 octobre (p. 233 et 244) ; voyez *Sourches*, p. 503.

7. *Dangeau*, p. 245 ; *Sourches*, p. 517 ; c'était la dépouille de Vendôme. Les provisions, datées du 20 octobre, ont été publiées par

Provence, Saillans gouverneur de Metz, Tessé général des galères.

Les frères Broglio gouverneurs de Gravelines et du Mont-Dauphin. Dangeau donne à son fils son gouvernement de Touraine.

celui de Metz qu'il avoit fut donné à Saillans[1], la charge de général des galères au maréchal de Tessé[2], absent, et qui ne l'avoit pas demandée, avec le pareil brevet de retenue de M. de Vendôme et les appointements échus depuis sa mort[3]. Le gouvernement du Mont-Dauphin[4] et celui[5] de Gravelines[6] aux deux Broglio, l'un gendre de Voysin[7], l'autre qui a fait une si grande fortune[8], et Dangeau eut permission de céder à son fils le gouvernement de Touraine en en retenant l'autorité et les appointements[9]. La Vrillière, assez mal dans ses affaires, ven-

Albert Babeau, *le Maréchal de Villars, gouverneur de Provence*, p. 273-287.

1. *Dangeau*, p. 245, M. de Saillans était Jean-Philippe d'Estaing : tome III, p. 96. Ce gouvernement, que nous avons vu Villars obtenir en 1710 (tome XIX, p. 395) était presque toujours donné à des maréchaux de France. — Saint-Simon écrit ici encore *Saillant*.

2. *Dangeau*, p. 245 ; *Sourches*, p. 517 et 518. Tessé dut payer à la duchesse de Vendôme trois cent cinquante mille livres de brevet de retenue. Ses provisions, du 7 décembre, furent enregistrées au Parlement (reg. X[1A] 8710, fol. 409) ; c'était la compensation de la perte de la charge de premier écuyer de la duchesse de Bourgogne. Quelques lettres de Tessé comme général des galères ont été insérées dans le recueil publié par le comte de Rambuteau, et il y a des vers sur cette nomination dans le *Nouveau siècle de Louis XIV*, tome III, p. 433.

3. Ce qui précède, depuis *avec*, a été ajouté en interligne, parce que Saint-Simon n'en a trouvé la mention dans Dangeau que quelques jours plus tard, p. 247 et 249. Le brevet d'assurance est dans le registre O[1]56, fol. 205 v°.

4. Vacant par la mort de Magnac : tome XXII, p. 269.

5. Le *c* de *celuy* surcharge un *d*. — 6. Tome XV, p. 397.

7. Charles-Guillaume, marquis de Broglie : tome XIX, p. 34.

8. François-Marie, comte de Broglie : tome XIII, p. 132. Nous l'avons vu ci-dessus, p. 18, s'emparer de l'Écluse. Il reçut le gouvernement de Montdauphin, non pas au mois d'octobre, en même temps que son frère celui de Gravelines, comme on le croirait à lire Saint-Simon, mais en février précédent (*Dangeau*, p. 104-105 ; *Sourches*, p. 313), aussitôt après la mort de Magnac.

9. Cette grâce remontait au mois de septembre. Voici ce que Dangeau écrivait le 12 dans son *Journal* (p. 223) : « Au sortir du lever du Roi, je lui demandai la grâce que je cédasse le gouvernement de Touraine à mon fils ; il y a quarante-six ans que j'ai ce gouvernement ; et

dit sa magnifique maison vis-à-vis la place des Victoires[1] au comte de Toulouse[2], et d'Antin en acheta une autre fort belle, à peu près dans le même quartier, qui avoit été bâtie pour Chamillart[3]. On ne laissa pas d'être surpris que ces deux hommes[4] qui tenoient de si près au Roi, l'un par ce qu'il lui étoit, l'autre par sa charge et plus encore par sa faveur, et courtisan au suprême, fissent ces acquisitions[5] dans Paris. Peu de temps après, le Roi suppléa à la modicité de l'apanage de M. le duc de Berry par une pension de quatre cent mille francs[6], et ordonna à sa musique de se trouver tous les jours à la messe de Mme la duchesse de Berry comme à la sienne[7], qui fut

Comte de Toulouse et d'Antin achètent leurs maisons à Paris.

400000# d'augmentation de pension à M. le duc de Berry. Il entre au conseil de dépêches. La

le Roi agréa la prière que je lui fis. » Et le 13 (p. 223-224) : « Après le lever du Roi, M. de la Vrillière entra dans le cabinet du Roi, qui lui donna l'ordre d'expédier les provisions pour mon fils, et, quoique l'on ne les donne plus que pour trois ans aux gouverneurs des provinces, il voulut qu'elles fussent expédiées pour sa vie, parce que les miennes étoient pour ma vie. Le Roi conserve cinquante mille écus de brevet de retenue que j'avois, et cent mille francs qu'avoit aussi Mme de Dangeau. Le Roi me laisse le commandement dans la province et les appointements, qui seront payés sur mes quittances. Ainsi la grâce que le Roi me fait aujourd'hui est encore plus grande que celle qu'il m'avoit faite hier, d'autant plus que je n'avois pas pris la liberté de lui demander aucune de ces conditions-là. » Comparez les *Mémoires de Sourches*, p. 494, et le *Mercure* de septembre, p. 67-70. Les provisions de M. de Courcillon, du 20 septembre, sont dans le registre X¹ᴬ 8710, fol. 472.

1. Tome XVIII, p. 98.

2. Ce n'est pas de M. de la Vrillière que le comte acheta l'hôtel, mais de la famille de Rouillé, fermier des postes, qui venait de mourir, et qui lui-même l'avait acquis des la Vrillière plusieurs années auparavant; la rédaction ambiguë de Dangeau (p. 247) a trompé Saint-Simon; comparez *Sourches*, p. 519.

3. C'était l' « hôtel de Travers ». Tout cela a déjà été dit dans le tome XVII, p. 192 et note 6; voyez *Dangeau*, p. 247 et 325, et *Sourches*, p. 519.

4. Le mot *hoᵉˢ* a été ajouté en interligne.

5. Il y a *acquisions*, par mégarde, dans le manuscrit.

6. Il eut ainsi dix-neuf cent mille francs de revenu (*Dangeau*, p. 265; *Sourches*, p. 529; *Gazette d'Amsterdam*, nº XCVII).

7. *Dangeau*, p. 277.

musique du Roi à la messe de Mme la duchesse de Berry.

une très sensible distinction pour elle et pour M. le duc de Berry. Il[1] en reçut une plus touchante par l'entrée au conseil des dépêches[2], qui étoit le chemin des autres conseils[3].

Hanmer à la cour; merveilleusement reçu. Quel cet Anglois. Duchesses, etc, conservent leur nom et leur rang en se remariant au-dessous de leur premier mari en Angleterre. [*Add. S^tS. 1075*]

Il parut à la cour un personnage singulier, qui y fut reçu avec des empressements et des distinctions surprenantes. Le Roi l'en combla; les ministres s'y surpassèrent; tout ce qui étoit le plus marqué à la cour se piqua de le festoyer. C'étoit un Anglois d'un peu plus de trente ans, de bonne mine et parfaitement bien fait, qui s'appeloit le chevalier Hanmer[4], et qui étoit fort riche. Il avoit épousé aussi la fille unique et héritière de Mylord Arlington secrétaire d'État, veuve du duc de Grafton[5], qui s'en étoit éprise, et qui conserva de droit son nom et son rang de duchesse de Grafton, comme il se pratique toujours en Angleterre en faveur des duchesses, marquises et comtesses qui, étant veuves, se remarient inégalement[6]. Hanmer passoit pour avoir beaucoup d'esprit et de crédit dans la chambre des Communes. Il étoit fort attaché au gouvernement d'alors, et fort bien avec la reine, qui

1. Avant *Il*, Saint-Simon a biffé *qui* et ajouté un point après *Berry*.

2. *Dangeau*, p. 275; *Sourches*, p. 546; *Correspondance de Mme de Maintenon*, recueil Bossange, tome II, p. 342-343.

3. Nous le verrons en effet y entrer en 1713 : suite des *Mémoires*, tome X, p. 116.

4. Thomas Hanmer, né en 1676, était entré en 1701 à la Chambre des communes, où il siégea plus de trente ans et dont il fut speaker en 1714; il mourut en 1746, ayant publié une édition bien connue des œuvres complètes de Shakespeare. — Saint-Simon écrit *Hammer*.

5. Isabelle Bennet, comtesse d'Arlington, épousa en premières noces Henri Fitz-Roy, duc de Grafton, bâtard de Charles II (tome XIX, p. 380), et se remaria en 1698 à Thomas Hanmer. Elle était fille de Henri Bennet, né en 1618 et mort le 9 août 1685, secrétaire d'État de Charles II en 1662, créé comte d'Arlington en 1672, lord chambellan en 1674 et gouverneur du comté de Suffolk en 1681 (Saint-Simon écrit *Harington*). Après la mort de sa première femme, Hanmer se remaria avec Élisabeth Folkes.

6. Cet usage subsiste encore de nos jours.

l'avoit tenu toute la campagne auprès du duc d'Ormond pour être un peu son conseil[1]. De Flandres il vint ici ; il y demeura un mois ou six semaines, également couru et recherché, et s'en alla d'ici en Angleterre pour l'ouverture du Parlement. Je n'ai point su alors ce qu'il étoit venu faire[2], ni même s'il étoit chargé de quelque chose, comme l'accueil qu'il y reçut porte à le croire, et j'ai oublié à m'en informer depuis[3]. On n'en a guères ouï parler dans la suite. Il faut qu'il n'ait fait ni figure ni fortune sous ce règne en Angleterre, et qu'il ne se soit pas accroché au suivant. Il ne trouva plus le duc de Marlborough, qui venoit enfin d'en sortir avec permission et de passer à Ostende avec très peu de suite[4]. Son dessein étoit de se retirer en Allemagne, où il étoit prince de l'Empire, ou plutôt de l'empereur Léopold[5], qui lui avoit donné le titre de prince de Mindelheim[6], sans la principauté, mais de l'argent pour acheter[7] des terres en Souabe auxquelles

Marlborough se retire en Allemagne. Quelle y étoit sa principauté de l'Empire.

1. Saint-Simon prend cela dans Dangeau, p. 141 et 251 ; voyez aussi les *Mémoires de Sourches*, p. 388, 404 et 406, qui disent que le prince Eugène, dépité de son intervention constante, l'avait surnommé *le Pédagogue*.

2. C'est Dangeau qui dit (p. 251) ignorer le but de son voyage ; mais, comme il venait d'être nommé troisième plénipotentiaire anglais au congrès d'Utrecht à la place de Prior, son voyage avait trait évidemment aux négociations de la paix.

3. Il eut une audience du Roi le 22 novembre ; d'Antin fut chargé de lui faire voir Marly, et Torcy et le maréchal de Villars donnèrent des fêtes en son honneur (*Dangeau*, p. 267, 269 et 274 ; *Sourches*, p. 522, 524, 525 et 531).

4. Ceci, et ce qui va suivre, est la paraphrase des articles de Dangeau des 14 et 16 novembre (p. 264 et 265 ; voyez aussi p. 271 et 277, les *Mémoires de Sourches*, p. 527-528, et la *Gazette d'Amsterdam*, Extraordinaires XCII, XCIII et XCIV). Il alla d'abord aux eaux d'Aix-la-Chapelle (*Gazette*, p. 655).

5. Les premières lettres de *Leopold* surcharge un *qui*.

6. Ville et seigneurie de Souabe, à quarante kilomètres S. O. d'Augsbourg. — Saint-Simon écrit *Mindelen*.

7. Saint-Simon avait commencé à écrire *pou[r]* ; il a corrigé en *pr*, et écrit le commencement d'*achepter* sur *ou*.

on devoit donner le titre et le nom de Mindelheim ; mais il avoit gardé l'argent et n'avoit point acquis de terres[1].

Renonciation du roi d'Espagne à la couronne de France en pleins cortès. Lettre ten-

Il arriva[2] un courrier d'Espagne avec la copie de[3] l'acte de la renonciation du roi d'Espagne passée le 5 novembre en pleins cortès[4], en présence de l'ambassadeur d'Angleterre[5]. Ce courrier apporta aussi un projet pour celle de

1. C'est Dangeau qui dit cela (p. 265) et qui induit notre auteur en erreur. La terre de Mindelheim, confisquée sur la maison de Bavière, fut érigée en principauté en 1705 et donnée à Marlborough, qui en fit prendre possession en mai 1706 (*Gazette d'Amsterdam*, n° XLIII) : mais, le traité de Baden ayant stipulé la restitution à l'électeur de Bavière de tous ses domaines, Mindelheim lui fut rendu, et c'est alors que l'Empereur donna à Marlborough une somme importante en compensation pour acheter d'autres terres.

2. Le 15 novembre : *Dangeau*, p. 265 ; *Sourches*, p. 530 ; *Gazette*, p. 593 ; *Mercure* du mois, p. 284-287.

3. Les mots *la copie de* sont en interligne.

4. Le texte de la renonciation de Philippe V en français fut donnée par la *Gazette d'Amsterdam*, Extraordinaire XCVIII (le discours aux Cortés est dans le n° XCIX) ; on le trouvera encore dans le *Mercure* de mars 1713, p. 241-259, dans les *Mémoires de Lamberty*, tome VII, p. 485-487 et 525-529, dans le *Corps diplomatique* de Du Mont (avec des annexes), tome VIII, 1ère partie, p. 304-305 et 310-314, dans les *Grands traités du règne de Louis XIV*, par H. Vast, tome III, p. 50-52. Dans sa *Mission en Espagne* (p. 114 et suivantes), Mgr Baudrillart a donné l'indication des documents conservés dans les archives de ce pays, et il a longuement discuté la forme et la valeur des diverses renonciations dans *Philippe V et la cour de France*, tome II, p. 146-206. En 1889, feu le marquis de Courcy a publié un travail sur le même sujet ; M. Maldonado Macanaz a fait paraître en 1894 *Voto y renuncia del re Don Felipe V*, et le général Kirckpatrick de Closeburn, en 1907, *les Renonciations des Bourbons et la succession d'Espagne*. Des copies des documents y relatifs se trouvent aux Affaires étrangères, vol. *Espagne* (Mémoires et documents) 98, et à la Bibliothèque nationale, ms. Fr. 10763 et ms. Clairambault 1175, fol. 174 et 187-245, et la correspondance de l'ambassadeur Bonnac aux Affaires étrangères. En ce qui concerne l'acte original, signé par Philippe V, voyez ci-après aux Additions et Corrections. La reine elle-même raconta à Mme de Maintenon la scène de la renonciation aux Cortés par une lettre du 6 novembre qui a été insérée dans l'appendice des *Mémoires de Noailles*, p. 417.

5. C'était lord Lexington, Robert Sutton (1661-1723), qui, rallié au

M. le duc de Berry, et une lettre de la main du roi d'Espagne à ce prince[1], la plus tendre, la[2] plus forte, la plus précise, pour lui témoigner sa sincérité dans cet acte qui l'avançoit en sa place à la succession à la couronne de France, et avec quelle joie son amitié pour lui le lui avoit fait faire[3]. Lui et M. le duc d'Orléans me la montrèrent parce que je demandai à la voir. Elle me parut si importante, que je leur recommandai beaucoup de la conserver[4] soigneusement comme une pièce tout à fait[5] importante pour eux ; ils ne s'en étoient seulement pas avisés. Ils me l'avouèrent, et trouvèrent que j'avois grande raison[6].

dre qu'il écrit là-dessus à M. le duc de Berry.

Mort de l'abbé d'Armagnac.

Plusieurs personnes considérables moururent dans la fin de cette année. L'abbé d'Armagnac[7], étant allé voir sa sœur[8] à Monaco, y mourut de la petite vérole[9]. Il

prince d'Orange dès 1688, devint membre du conseil privé en 1692, et fut ambassadeur à Vienne de 1695 à 1699 ; envoyé à Madrid en 1712, il n'y resta guère plus d'un an et fut rappelé dans le courant de 1713.

1. Les mots *a ce prince* ont été ajoutés en interligne.

2. Avant *la*, Saint-Simon a biffé *et*, et, plus loin, *la plus* est en interligne avant *precise*, au-dessus d'*et*, biffé.

3. *Dangeau*, p. 266 : « Le roi d'Espagne a écrit à Mgr le duc de Berry une lettre très gracieuse, dont on m'a promis la copie, que je mettrai ici. » La promesse ne fut pas tenue. De leur côté les *Mémoires de Sourches* (p. 529) disent : « On sut que le duc de Berry avoit reçu une lettre du roi d'Espagne son frère, au sujet de la renonciation qu'il venoit de faire en sa faveur à la couronne de France, laquelle étoit très forte, très belle et très touchante ; plusieurs personnes eurent le bonheur de la lire ; mais on n'en voulut donner copie à qui que ce fût, quoique beaucoup de gens souhaitassent d'en avoir. » On trouvera le texte de cette lettre ci-après aux Additions et Corrections.

4. Le commencement de *conserver* surcharge une lettre illisible.

5. *Tout à faitte*, dans le manuscrit.

6. Il est étonnant que notre auteur n'ait pas cru devoir en prendre une copie ; mais il n'en existe pas dans ses papiers. Il va reparler des renonciations ci-après, p. 322.

7. François-Louis-Anne-Marie de Lorraine : tome V, p. 275.

8. La duchesse de Valentinois, Marie de Lorraine-Armagnac : tome XV, p. 331, note 4.

9. Le 19 octobre (*Dangeau*, p. 247 ; *Sourches*, p. 518).

avoit trente ans, de bonnes mœurs, deux grosses abbayes[1] en attendant mieux, et Monsieur le Grand comptoit qu'il auroit pour lui la nomination du Portugal au chapeau, que son frère[2] avoit autrefois perdue par l'avarice de Mme d'Armagnac, qui fit[3] l'éclat étrange qui l'ôta de toutes sortes de portées[4].

Mort du duc de Chevreuse. Anecdotes sur sa famille, sur lui, sur la duchesse sa femme. [*Add. St-S. 1076*]

La mort de M. de Chevreuse, qui arriva à Paris[5] le samedi 5 novembre, entre sept et huit heures du matin[6], me donne occasion de m'étendre sur un personnage qui a tant, toujours et si singulièrement figuré, et avec qui j'ai vécu tant d'années dans la plus intime confiance d'affaires et dans la plus libre privance d'amitié et de société[7]. Quoique j'en aie rapporté diverses choses en plusieurs occasions, il en reste bien plus encore que la longueur m'empêchera de dire, quoiqu'il y eût en toutes à s'amuser, et peut-être plus encore à profiter[8]. Né avec beaucoup d'esprit naturel, d'agrément dans l'esprit, de goût pour l'application, et de facilité pour le travail et pour toutes sortes de sciences, une justesse d'expression sans recherche, et qui couloit de source[9], une abondance de pensées, une aisance à les rendre et à expliquer les choses les plus abstraites ou les plus embarrassées avec la dernière netteté et la précision la plus exacte, il reçut la plus parfaite éducation des plus grands maîtres en ce

1. Montier-en-Der et la Chaise-Dieu.

2. François-Armand, dit l'abbé de Lorraine : tome V, p. 275.

3. Avant *fit*, Saint-Simon a biffé un *luy*, qui surchargeait peut-être *le* p[*erdit*].

4. Il a raconté cela dans le tome XV, p. 332-333.

5. L'encre et la plume changent après ce mot, dans le manuscrit.

6. *Dangeau*, p. 252-254 ; *Sourches*, p. 522 et 523 ; *Gazette*, p. 576 ; le *Mercure* ne semble pas lui avoir consacré de notice.

7. Déjà dit dans notre tome XV, p. 474-475, et dans bien d'autres occasions.

8. Il faut remarquer que les pages qui vont suivre sur le duc de Chevreuse sont criblées de corrections dans le manuscrit, ce qui est l'indice d'une revision attentive.

9. Déjà dit ci-dessus, p. 141, et dans le tome XXI, p. 309.

genre, qui y mirent[1] toute leur affection et tous leurs rares talents. Le duc de Luynes, son père[2], qui n'avoit ni moins d'esprit, ni moins de facilité et de justesse à parler et à écrire, ni moins d'application et de savoir[3], s'étoit lié, par le voisinage de Dampierre, avec les solitaires[4] de Port-Royal-des-Champs, et, après la mort de sa première femme[5], mère du duc de Chevreuse, s'y étoit retiré avec eux[6]; il avoit pris part à leur pénitence et à quelques-uns de leurs ouvrages[7], et il les pria de prendre soin de l'instruction de son fils, qui, né le 7 octobre 1646, n'avoit que sept ans à la mort de sa mère[8], qui fut enterrée à

1. Une large tache d'encre, qui s'étend sur trois lignes du manuscrit, laisse voir avec difficulté les mots suivants : *ce genre qui y mirent, — pere qui n'avoit ni moins d'esprit, — et de savoir.*

2. Louis-Charles d'Albert : tome II, p. 92.

3. Outre les Mémoires sur la pairie dont il a été parlé dans le tome II, p. 92, il composa un opuscule intitulé *Des Devoirs des seigneurs dans leurs terres suivant les ordonnances* (1668), un *État présent d'Espagne : l'origine des grands, avec un voyage en Angleterre,* qui fut imprimé à Villefranche en 1717.

4. Les mots *avec les solitaires* sont aussi couverts par une tache d'encre. On sait qu'on appelait ainsi un certain nombre de laïques, qui se retirèrent à la ferme des Granges près de Port-Royal-des-Champs, pour s'y livrer à la piété, à la méditation, à la pénitence et à des travaux d'érudition ou de philosophie.

5. Louise-Marie Séguier, marquise d'O, mariée par contrat du 28 septembre 1641 (reg. Y 181, fol. 444 v°), morte le 13 septembre 1651, âgée de vingt-cinq ans. Voyez les *Historiettes de Tallemant des Réaux,* tome I, p. 408-410 et 419-420.

6. Voyez le *Port-Royal* de Sainte-Beuve, tomes II, p. 310-318, et V, p. 21, et les *Œuvres de Racine,* tome I, p. 23 et suivantes. Loret (*Muse historique,* tome III, p. 373) le qualifie d'« amoureux des choses divines » et de « zélé serviteur de Dieu ». Peu de temps avant la mort de sa femme, ils avaient fait tous deux une donation à Port-Royal (reg. Y 188, fol. 237).

7. C'est ainsi qu'il traduisit les *Méditations* de Descartes. Il y a dans le manuscrit Arsenal 6549 seize lettres autographes d'Arnauld au duc de Luynes.

8. La première lettre de *mere* surcharge une *f* effacée du doigt. — Il n'avait même pas cinq ans.

Port-Royal-des-Champs. Ces Messieurs y mirent[1] tous leurs soins par attachement pour le père, et par celui que leur donna pour leur élève le fonds de douceur, de sagesse et de talents qu'ils y trouvèrent à cultiver[2]. La retraite du duc de Luynes à Port-Royal-des-Champs dura plusieurs années. Sa mère, si fameuse dans toutes les grandes cabales et les partis de son temps, sous le nom de son second mari le duc de Chevreuse, mort[3] sans postérité[4] en 1657, elle[5] en 1679, suivant le siècle par son âge[6], étoit très peinée de voir son fils comme enterré. M. de Chevreuse, dernier fils du duc de Guise tué aux derniers États de Blois en 1588, avoit toujours vécu avec elle dans la plus grande union, et, comme elle avoit toujours passionnément aimé le duc de Luynes, qui logea toujours avec eux, M. de Chevreuse l'aima de même, et leur fit à tous deux tous les avantages qu'il put. Il donna[7] même au duc de Luynes sa charge de grand fauconnier[8], et son gouvernement d'Auvergne, que M. de Luynes ne garda pas longtemps[9]. Sa famille ne souffroit guères moins que Mme de

1. *Mirent* est en interligne, au-dessus de *donnerent*, biffé.

2. C'est principalement Lancelot qui fut chargé de l'éducation du jeune homme (*Correspondance de Chapelain*, tome II, p. 50 et 55), et le père, pour le récompenser de ses soins, lui fit une donation en 1661 (Archives nat., reg. Y 200, fol. 226 v°). C'est à Port-Royal que M. de Chevreuse connut Racine, qui lui dédia en 1669 sa tragédie de *Britannicus*, et Malebranche, qui écrivit à son intention ses *Conversations chrétiennes* (1677) et qu'il tâcha de raccommoder avec Bossuet.

3. *Mort* est en interligne, au-dessus de *qui le perdit*, biffé.

4. Il eut trois filles, qui ne se marièrent pas : tome XXI, p. 167.

5. *Elle* est en interligne, au-dessus de *et ne mourut qu'*, biffé.

6. Il a été parlé en dernier lieu du duc et de la duchesse de Chevreuse dans le tome XXI, p. 166-167.

7. Avant *donna*, Saint-Simon a biffé *luy*, pour ajouter en interligne *au duc de Luynes* ; plus loin, les mots *M. de Luynes* sont également en interligne, au-dessus d'*il*, biffé.

8. En 1643 ; M. de Luynes ne s'en démit que le 14 octobre 1688.

9. Quand M. de Chevreuse se démit de ce gouvernement en 1634, il fut donné au maréchal d'Effiat, et M. de Luynes ne le posséda jamais.

Chevreuse d'une retraite qui rendoit ses talents inutiles pour le monde. Ils s'adressèrent à mon père, qui étoit son ami intime. Il fut plus heureux qu'eux dans ses remontrances : M. de Luynes sortit de Port-Royal ; mais il en conserva l'affection et la piété. Il retourna loger avec sa mère, où toute sa piété ne put le défendre de l'amour pour sa propre tante. Mme de Chevreuse étoit fille du second duc de Montbazon, frère du premier[1], et d'une Lenoncourt[2], et sœur[3] de père et de mère du prince de Guémené depuis troisième duc de Montbazon[4], si connu par son esprit, père du quatrième duc de Montbazon mort fou et enfermé à Liège[5], et du chevalier de Rohan[6] décapité à Paris devant la Bastille, pour crime de lèse-majesté, en 1674, le 17 janvier. Le père de Mme de Chevreuse épousa en secondes noces une Avaugour ou Vertus, des bâtards de Bretagne[7], de laquelle[8] il eut M. de Soubise dont la mort a été rapportée il n'y a pas longtemps[9], et deux filles, dont l'aînée[10] fut abbesse de la Trinité de Caen[11],

1. Louis de Rohan, premier duc de Montbazon, et Hercule de Rohan, second duc (tome V, p. 228).
2. Madeleine de Lenoncourt (*ibidem*).
3. Le mot *sœur* surcharge des lettres illisibles.
4. Louis VII de Rohan : tome V, p. 231.
5. Charles II de Rohan : tome V, p. 261.
6. Louis, chevalier de Rohan : *ibidem*, p. 297.
7. Marie de Bretagne-Avaugour : *ibidem*, p. 183 et 230.
8. Les mots *de laquelle* sont en interligne au-dessus de *dont*, biffé.
9. Ci-dessus, p. 110.
10. Marie-Éléonore de Rohan-Guémené, née en 1629, fit profession au couvent de Montargis en 1646, fut nommée abbesse de la Trinité de Caen en 1651, et l'échangea pour l'abbaye de Malnoue en 1664 ; à partir de 1669, elle dirigea aussi le couvent des bénédictines du Chasse-Midi à Paris ; elle mourut le 11 avril 1682, très renommée pour sa piété et ses vertus et laissant une *Paraphrase des psaumes de la pénitence*, et une *Morale du Sage* tirée des livres attribués à Salomon.
11. L'abbaye de la Sainte-Trinité de Caen, dite Abbaye-aux-Dames, fut fondée vers 1060 par Mathilde, femme de Guillaume-le-Conqué-

puis de Malnoue[1], et mourut en 1682, et c'est la cadette dont il s'agit ici[2]. Elle avoit quarante ans juste moins que sa sœur la duchesse de Chevreuse, qui étoit de 1600, et elle de 1640. Elles avoient[3] perdu leur père commun en 1654, et sa mère à elle[4] en 1657. Mme de Chevreuse l'avoit élevée, et pris soin d'elle comme de sa fille. Elle eut envie d'être religieuse, et elle entra même au [*Add. StS. 1077*] noviciat. Le duc de Luynes, éperdûment amoureux, oublia tout ce qu'il avoit appris au Port-Royal sur les passions, et songea encore moins à tout ce que ces saints et savants solitaires auroient pu lui dire sur une novice, et sœur de sa mère. Mme de Chevreuse, qui craignoit toujours son[5] retour dans la retraite dont on avoit eu tant de peine à le tirer, eut tant de[6] peur que le désespoir de ne pouvoir obtenir l'objet de sa passion ne le précipitât de nouveau dans la solitude, qu'elle pressa sa sœur de quitter le voile blanc[7], et qu'avec de l'argent, qui fait tout à Rome[8], elle eut dispense pour ce mariage, qu'elle fit en 1661[9], et[10] qui fut fort heureux[11]. Mme de Luynes étoit

rant, pour des religieuses de l'ordre de Saint-Benoît. Au dix-huitième siècle, elle rapportait à l'abbesse soixante mille livres de rente.

1. L'abbaye de Malnoue, dans la Brie, à deux lieues de Lagny, était aussi de l'ordre de Saint-Benoît ; elle avait été fondée en 1171, et ne valait que dix mille livres de rente. — Saint-Simon écrit *Malnoüe*.

2. Anne de Rohan : ci-dessus, p. 113.

3. *Elle avoit* a été corrigé en *elles avoient*.

4. La mère de cette cadette, Marie de Bretagne-Avaugour.

5. *Son* surcharge *dan[s]*.

6. Les mots *tant de* ont été ajoutés en interligne.

7. C'est-à-dire le voile que portent les novices dans les ordres religieux, le voile noir étant réservé aux professes.

8. La première lettre de ce mot corrige une *r*.

9. Le contrat de mariage, du 14 septembre 1661, est aux Archives nationales, reg. Y 240, fol. 24 v°) ; voyez aux Additions et Corrections.

10. L'abréviation d'*et* surcharge une *l* effacée du doigt.

11. Saint-Simon n'a pas répété dans les *Mémoires* tout ce qu'il avait dit du rôle de son père en cette circonstance dans la notice du duché de Luynes, et il n'y avait fait qu'une allusion vague dans l'Addition indiquée ci-dessus. Voici sa première version (*Écrits inédits*,

également belle et vertueuse. Elle eut deux fils et cinq filles[1], et mourut fort saintement à la fin de 1684, six ans

tome VIII, p. 272-273) : « M. de Luynes résolut donc de quitter le monde dans la fleur de cette jeunesse raisonnable qui, après trente ans, se tourne d'ordinaire vers l'ambition, et dans le temps où, initié à tous les mystères politiques de sa mère, le monde, alors si agité, lui devoit paroître le plus riant. Il se retira donc à Dampierre, et bientôt dans une maison qu'il bâtit à moins d'une portée de mousquet de Port-Royal, où, nourri d'excellentes instructions, formé de plus en plus aux saintes études et témoin continuel des plus grands exemples, il eut part à quelques-uns des ouvrages qui sortirent de ce célèbre désert. Il y partageoit son temps entre la prière, l'étude et le travail des mains, et, comme il avoit beaucoup d'esprit naturel qui avoit été soigneusement cultivé, il se soutenoit aisément dans une entière solitude. Mais il est rare que les retraites prématurées se soutiennent toujours. Une sœur de sa mère, mais sa fille par l'âge et dont elle prenoit le même soin, lui donna enfin dans la vue, et, quoiqu'il ne songeât à rien moins qu'à se remarier et à quitter sa retraite, ce ne fut pas sans un vif regret involontaire qu'il lui vit prendre le parti du couvent. La malignité, qui cherche à rendre la piété ridicule, répandit en même temps de tous côtés que le duc de Luynes passoit sa vie à faire des souliers. Quoiqu'il se fût rendu inaccessible à ses amis, il y en eut un qui se sentit si blessé de ce conte, qu'il pénétra jusqu'au duc de Luynes, à qui il le dit. Cet ami étoit le duc de Saint-Simon, qui n'eut point de repos qu'il ne l'eût persuadé de changer de vie et de conduite, et d'en prendre une commune, chrétienne et conforme à son état. Il se trouva, sans le savoir, secondé par l'amour de son ami, qui faisoit plus de progrès qu'il ne vouloit. Il consentit donc à sortir de sa retraite, si son mariage se pouvoit faire avec sa tante ; mais il déclara qu'il ne sortiroit de Port-Royal qu'à ce prix. Mme de Chevreuse, ravie d'une telle porte pour finir un genre de vie qui l'affligeoit beaucoup, n'oublia rien pour aplanir toutes choses. Les casuistes parlèrent, la tante quitta le voile, et le duc de Luynes l'épousa, et fut parfaitement heureux avec elle, l'un et l'autre ayant conservé toute leur vie une grande et solide piété. »

1. Les deux fils sont : le comte d'Albert (tome II, p. 313) et le chevalier de Luynes (tome V, p. 233) ; les filles : 1° Marie-Anne d'Albert, mariée en 1678 à Charles de Rohan, duc de Montbazon, et morte le 21 août 1679 ; 2° la princesse de Bournonville (tome VIII, p. 289) ; 3° Catherine-Angélique d'Albert, mariée le 23 janvier 1694 à Charles-Antoine Gouffier, marquis d'Heilly, tué à Ramillies en 1706 (tome XIII, p. 379) ; 4° la comtesse de Verue (tome VII, p. 216) ; 5° la marquise de Saissac (tome V, p. 118).

avant le duc de Luynes, qui se remaria encore une fois[1].

M. de Chevreuse, qui étoit assez grand, bien fait, et d'une figure noble et agréable[2], n'avoit guères de bien. Il en eut d'immenses de la fille aînée et bien-aimée de M. Colbert, qu'il épousa en 1667. Outre la dot et les présents les plus continuels et les plus considérables, il tira de la considération de ce mariage l'érection nouvelle de Chevreuse en duché vérifié en sa faveur[3], la substitution des biens du duc de Chaulnes, cousin germain paternel de son père, sa charge de capitaine des chevau-légers de la garde[4], et finalement le gouvernement de Guyenne[5]. Mme de Chevreuse étoit une brune, très aimable femme[6], grande et très bien faite[7], que le Roi fit incontinent dame du palais de la Reine. Elle sut plaire à l'un et à l'autre, être très bien avec les maîtresses, mieux encore avec

1. Ces six derniers mots ont été ajoutés à la fin du paragraphe. — M. de Luynes épousa en 1685 Marguerite d'Aligre, veuve du marquis de Manneville, qui mourut le 26 septembre 1722, à quatre-vingt-un ans ; Saint-Simon parlera d'elle alors (suite des *Mémoires*, tome XIX, p. 59-60).

2. Le duc de Chevreuse se fit peindre par Rigaud en 1707 et en 1709 ; il y a un portrait de lui à Versailles, n° 3385, avec une réplique au château d'Eu, et Mme la vicomtesse de Janzé possédait un beau buste par Coysevox.

3. Il ne fut duc et pair qu'en 1688, par la démission de son père ; la lettre du Roi au Parlement pour le reconnaître duc de Luynes est dans le registre O[1] 32, fol. 334, et l'information de vie et mœurs pour sa réception dans le carton K 616, n° 13.

4. Il avait été question pour lui de la charge de grand maître de l'artillerie qu'eut le duc du Lude (*Lettres de Guy Patin*, édition 1846, tome III, p. 690 et 700). On a vu dans le tome XI, p. 50, qu'il avait manqué être forcé par Louvois de vendre à Montrevel sa charge des chevau-légers.

5. Ce gouvernement rapportait près de cent mille livres. Les lettres de provision de M. de Chevreuse furent enregistrées au parlement de Bordeaux (*Mercure* de septembre 1702, p. 183).

6. Le mot *feme* a été ajouté en interligne.

7. Il y a un portrait d'elle à Versailles, n° 3386.

Mme de Maintenon, souvent, malgré elle[1], de tous les particuliers du Roi, qui s'y trouvoit mal à son aise sans elle; et tout cela sans beaucoup d'esprit, avec une franchise et une droiture singulière, et une vertu admirable qui ne se démentit en aucun temps. J'ai parlé ailleurs[2] de l'union de ce mariage; de celle qui fit un seul cœur et une même âme des duchesses de Chevreuse et de Beauvillier sœurs, et des deux ducs beaux-frères[3]; du voyage d'Italie et d'Allemagne de M. de Chevreuse, et du rang dont il y jouit[4]; de la part qu'ils eurent tous deux à l'orage du quiétisme[5], qui les pensa perdre, et[6] qui leur rendit pour toujours Mme de Maintenon ennemie[7]; de leur abandon à la fameuse Guyon et à l'archevêque de Cambray[8], dont rien ne les put déprendre; du ministère effectif, mais secret, du duc de Chevreuse jusqu'à sa mort[9], et de beaucoup d'autres choses, surtout[10] sur Mgr le duc de Bourgogne, M. le duc d'Orléans et M. le prince de Conti, et on peut voir à la page 382[11] le danger où il fut de perdre sa charge. J'ai eu lieu aussi, en plusieurs endroits, de parler du caractère de son esprit, de sa dangereuse manière de

1. Cet *elle* se rapporte à Mme de Chevreuse, et la phrase signifie qu'elle était souvent des particuliers du Roi, quoiqu'elle ne désirât pas en être; il va d'ailleurs répéter cela ci-après, p. 200.

2. Il y a fait allusion dans le tome XIV, p. 126.

3. En dernier lieu dans le tome XXII, p. 317. — Saint-Simon écrit *beaufreres*.

4. Tomes IX, p. 252-253, et XIV, p. 22.

5. Tome V, p. 144 et suivantes. — 6. *Et* a été ajouté en interligne.

7. Tome IX, p. 326; Geffroy, *Madame de Maintenon d'après sa correspondance*, tome II, p. 31.

8. Tomes II, p. 341-345, et IV, p. 64, et *Écrits inédits*, tome VIII, p. 303-305. Jusqu'à sa mort il entretint un commerce suivi avec Fénelon, et nombreuses sont les lettres qui ont été insérées dans le tome I de la *Correspondance* du prélat. M. Moïse Cagnac a publié en 1904 dans *la Quinzaine* des lettres inédites du duc et de la duchesse à Fénelon.

9. Tome XV, p. 402-403, et *Écrits inédits*, tome VIII, p. 300-302.

10. Le mot *surtout* est écrit en surcharge sur *on a veu*.

11. Correspondant à la page 50 de notre tome XI.

raisonner, de la droiture de son cœur, et avec quelle effective candeur il se persuadoit quelquefois des choses absurdes, et les vouloit persuader aux autres, dont j'ai marqué plusieurs exemples[1], mais toujours avec cette douceur et cette politesse insinuante qui ne l'abandonna jamais, et qui étoit si sincèrement éloignée de tout ce qui pouvoit sentir domination, ni même supériorité en aucun genre. Les raisonnements détournés, l'abondance de vues, une rapide mais naturelle escalade d'inductions dont il ne reconnoissoit pas l'erreur, étoient tout à fait de son génie et de son usage[2]. Il les mettoit si nettement en jour, et en force avec tant d'adresse, qu'on étoit perdu si on ne l'arrêtoit dès le commencement, parce qu'aussitôt qu'on lui avoit passé deux ou trois propositions qui paroissoient simples, et qu'il faisoit résulter l'une de l'autre, il menoit son homme battant[3] jusqu'au bout, lequel en sentoit le faux qui éblouissoit, et qui pourtant n'y trouvoit point de jointure à y opposer un mot[4]. Amoureux

1. Voyez notamment nos tomes XV, p. 407, XVI, p. 336, et XXII, p. 150 (où il l'a appelé « grand artisan de quintessence ») et 152, et ci-dessus, p. 138.

2. Voici ce que lui écrivait Fénelon en 1699 (*Correspondance*, tome I, p. 84) : « Souffrez que je vous représente que vous suivez, sans l'apercevoir, très souvent votre pente naturelle pour le raisonnement et pour la curiosité. C'est une habitude de toute la vie, qui agit insensiblement et sans réflexion, presque à tout moment. Votre état augmente encore cette tentation subtile : la multitude des affaires vous entraîne toujours avec rapidité. J'ai souvent remarqué que vous êtes toujours pressé de passer d'une occupation à une autre, et que cependant chacune en particulier vous mène trop loin. C'est que vous suivez trop votre esprit d'anatomie et d'exactitude en chaque chose. » Voyez encore deux autres extraits que nous rejetons ci-après aux Additions et Corrections.

3. « On dit, quand on remporte l'avantage sur quelqu'un en peu de temps, soit en guerre, soit au jeu, soit en procès ou en autres choses, qu'*on le mène battant.* » (*Académie*, 1718).

4. Le duc de Luynes (*Mémoires*, tome XIV, p. 161) rapporte un mot du duc d'Orléans à M. de Sassenage, gendre du duc de Chevreuse : « Votre diable de beau-père m'a fait des questions auxquelles je n'ai pu répondre. »

par nature des voies obliques en matière de raisonnement, mais toujours de la meilleure foi du monde, il se déprit pourtant assez tard de la doctrine de Port-Royal jusqu'à un certain point; car il savoit ajuster des mixtions étranges, sans en quitter l'estime, le goût, l'éloignement secret mais ferme des jésuites, surtout les mœurs, la droiture, l'amour du vrai, les vertus, la piété[1]. C'est ce même goût des raisonnements peu naturels qui le livra, avec un abandon qui dura autant que sa vie, aux prestiges de la Guyon et aux fleurs de Monsieur de Cambray; c'est[2] encore ce qui perdit ses affaires et sa santé, et ce qui très[3] certainement l'eût entêté plus que personne, mais sans aucun intérêt, du système de Law, s'il avoit vécu jusque-là. Dampierre, dont il fit un lieu charmant, séduit par le goût et les secours de M. Colbert, qui lui manqua au milieu de l'entreprise, commença à l'incommoder. Sa déférence pour son père le ruina, par l'établissement de toutes ses sœurs du second lit[4] dont il répondit, et les avantages, quoique légers, auxquels il consentit pour ses frères aussi du second lit[5], et qui ne pouvoient rien prétendre sans cette bonté. Il essuya des banqueroutes des marchands de ses bois. Il avoit tous ceux de Chevreuse et de la forêt de Saint-Léger et d'autres contigus. Il imagina de paver un chemin qui déblayât facilement ces bois; mais il ne s'en trouva pas plus avancé quand ce pavé fut achevé. Il se tourna ensuite à former un canal qui pût flotter à bois perdu jusqu'à la Seine. Il en fit bien les deux tiers, et vit après qu'il n'y passeroit jamais un muids d'eau[6]. Les acquisitions, les dédommagements, les frais furent immenses. Il se trouva accablé d'affaires et

1. Cela a déjà été dit dans le tome XXI, p. 368.
2. Avant *c'est*, il y a un *et*, biffé.
3. *Tres* est répété deux fois, par mégarde.
4. Mmes de Montbazon, de Bournonville, de Gouffier d'Heilly, de Verue et de Saissac : ci-dessus, p. 187, note 1.
5. Le comte d'Albert et le chevalier de Luynes.
6. Tout cela a déjà été dit dans le tome XIX, p. 30-31.

de dettes, et obligé à la fin à vendre la forêt de Saint-Léger et beaucoup de terres et d'autres bois au comte de Toulouse, qui en décupla sa terre de Rambouillet[1], mais qui firent presque de Dampierre une maison sans dépendances. Il fit aussi et refit à diverses reprises des échanges avec Saint-Cyr, et c'est ce qui fit transporter le titre et l'ancienneté de Chevreuse sur Montfort-l'Amaury[2]. En un mot, il étoit presque sans ressource lorsque le gouvernement de Guyenne lui tomba de Dieu et grâce[3], sans qu'il y eût pensé, comme on l'a vu en son temps[4]. Sa santé, il la conduisit de même. Il avoit eu la goutte dès l'âge de dix-neuf ans sans l'avoir jamais méritée ; mais elle lui venoit de race. L'exemple de son père lui fit peur ; il[5] ne l'avoit pas méritée davantage, et il en[6] étoit accablé, et, dans la suite, ses frères le furent encore davantage. Il se réduisit donc à un régime qui lui réussit pour la goutte, qu'il n'eut que rare et foible, et pour le préserver de maladies, mais qu'il outra, et qui le tua[7]. M. de Vendôme, qui avoit quelquefois mangé avec lui à Marly dans les premiers temps que le Roi aimoit qu'on allât à la table du grand maître[8], disoit plaisamment au Roi que M. de Che-

1. En 1705 : tome XIX, p. 31, note 1.

2. Il a été parlé de ces échanges avec Saint-Cyr, ou plutôt avec le Roi, dans le tome VI, p. 298. Le dossier complet de l'échange et le procès-verbal d'estimation des terres échangées sont aux Archives nationales, carton O[1] 3920. Une curieuse lettre du duc au premier président Nicolay à cette occasion a été imprimée dans les *Pièces justificatives pour servir à l'histoire des premiers présidents*, n° 658 ; voyez aussi les n°s 677 et 680. En 1699, M. de Chevreuse fit encore un échange de terres avec M. de Pontchartrain (reg. X^{1A} 8698, fol. 431 v°).

3. « *De grâce*, par grâce, par pure bonté » (*Académie*, 1718). La locution lui *tomba de Dieu et grâce* signifie donc lui tomba du ciel et par pure bonté du Roi.

4. Tome II, p. 254-258.

5. C'est au père, le duc de Luynes, que se rapporte cet *il*.

6. *En* a été ajouté en interligne.

7. *Correspondance de Fénelon*, tome I, p. 355.

8. Il a été parlé de la charge de grand maître de France dans le tome

vreuse s'empoisonnoit d'eau de chicorée[1] pendant tout un repas, pour avoir le plaisir de boire à la fin une rasade de vin avec du sucre et de la muscade[2]. En effet, c'étoit sa pratique. En affaires et en santé, le mieux chez lui étoit le plus grand ennemi du bien.

Jamais homme ne posséda son âme en paix comme celui-là ; comme dit le psaume, il la portoit dans ses mains[3]. Le désordre de ses affaires, la disgrâce de l'orage[4] du quiétisme, qui fut au moment de le renverser, la perte de ses enfants, celle de ce parfait Dauphin, nul événement ne put l'émouvoir, ni le tirer de ses occupations et de sa situation ordinaire, avec un cœur bon et tendre toutefois. Il offroit tout à Dieu, qu'il ne perdoit jamais de vue, et dans cette même vue il dirigeoit sa vie et toute la suite de ses actions. Jusqu'avec ses valets il étoit doux, modeste, poli ; en liberté dans un intérieur d'amis et de famille intime, il étoit gai et d'excellente compagnie, sans rien de contraint pour lui ni pour les autres, dont il aimoit l'amusement et le plaisir, mais si particulier par le mépris intime du monde et le goût et l'habitude du

XVI, p. 29. Ce grand officier tenait une table très abondante, payée par le Roi, à laquelle mangeaient, outre les principaux officiers de la maison du Roi, tous les seigneurs distingués qui voulaient s'y mettre ; en son absence, elle était présidée par le capitaine des gardes en quartier ou par le premier maître d'hôtel.

1. L'infusion de chicorée était employée comme rafraîchissant. On a vu dans le tome VIII, p. 375, que Madame Henriette en avait pris un verre quelques heures avant de mourir.

2. La muscade est la noix d'un arbre des tropiques appelé muscadier. On en employait l'amande comme condiment dans les ragoûts, ou râpée dans les sauces et dans le vin, et on lui attribuait certaines vertus hygiéniques et thérapeutiques : « les muscades, dit le *Dictionnaire de Trévoux*, fortifient le cœur et le cerveau, aident à la digestion et chassent les vents. » Boileau en a parlé dans sa satire III, *le Repas ridicule*.

3. *Anima mea in manibus meis semper* (Psaume CXVIII, verset 109).

4. Les mots *de l'orage* surchargent *du Qui*[*étisme*], effacé du doigt.

cabinet, qu'il n'étoit presque pas possible de l'en tirer[1], et que le gros de la cour ignoroit qu'il eût une table également délicate et abondante. Il n'y arrivoit jamais que vers l'entremets. Il se hâtoit d'y manger quelque pourpoint[2] de lapin, quelque grillade, enfin ce qui avoit le moins de suc, et, au fruit, quelques sucreries qu'il croyoit bonnes à l'estomac, avec un morceau de pain pesé[3] dont on avoit ôté la mie. Il vouloit manger en sorte qu'il pût travailler en sortant de table avec la même facilité qu'avant de s'y mettre, et en effet il rentroit bientôt après dans son cabinet. Le soir, peu avant minuit, il mangeoit quelque œuf ou quelque poisson à l'eau ou à l'huile, même les jours gras. Il faisoit tout tard, et assez lentement. Il ne connoissoit pour son usage particulier ni les heures ni les temps, et il lui arrivoit souvent là-dessus des aventures qui faisoient notre divertissement dans l'intime particulier, et sur lesquelles M. de Beauvillier ne l'épargnoit pas malgré toute sa déférence dans le courant ordinaire de la vie. Les chevaux de M. de Chevreuse étoient souvent attelés douze et quinze heures de suite. Une fois que cela arriva à Vaucresson, d'où il vouloit aller dîner à Dampierre, le cocher, puis le postillon, se lassèrent de les garder ; c'étoit en été. Sur les six heures du soir, les chevaux ennuyés à leur tour, on[4] entendit un fracas qui ébranla tout. Chacun accourut : on trouva le carrosse brisé, la grand porte fracassée, les grilles des jardins qui fermoient les côtés

1. Fénelon blâmait cet excès de travail qui ne lui laissait aucun repos et usait tous les ressorts de son organisme (*Correspondance*, tome I, p. 355).

2. Ce mot signifie sans doute les épaules et les côtes d'un lapin, par allusion à la partie du corps humain que couvrait le pourpoint. On ne connaît pas d'autre exemple de cette locution, et même les traités de cuisine du dix-huitième siècle ne semblent pas l'avoir employée.

3. De même Monsieur le Prince Henri-Jules pesait tout ce qu'il mangeait : tome XVII, p. 246.

4. Avant *on*, il y a un *et* inutile, dans le manuscrit.

de la cour enfoncées, les barrières en pièces, enfin un désordre qu'on fut longtemps à réparer. M. de Chevreuse, que ce vacarme n'avoit pu distraire un instant, fut tout étonné quand il l'apprit, et M. de Beauvillier se divertit longtemps à le lui reprocher, et à lui en demander les frais. Une autre aventure, à laquelle M. de Chevreuse ne tenoit point[1], lui arriva encore à Vaucresson, et le mettoit dans un embarras véritable, mais plaisant à voir, toutes les fois qu'on la lui remettoit. Sur les dix heures du matin, on lui annonça un M. Sconin, qui avoit été son intendant[2], qui s'étoit mis à choses à lui plus utiles, où M. de Chevreuse le protégeoit. Il lui fit dire de faire un tour de jardin, et de revenir dans une demi-heure. Il continua ce qu'il faisoit, et oublia parfaitement son homme. Sur les sept heures du soir, on le lui annonce encore : « Dans un moment, » répond-il sans s'émouvoir. Un quart d'heure après, il appelle et le fait entrer. « Ah ! mon pauvre Sconin, lui dit-il, je vous fais bien des excuses de vous avoir fait perdre votre journée. — Point du tout, Monseigneur, lui répond Sconin ; comme j'ai l'honneur de vous connoître il y a bien des années, j'ai compris ce matin que la demi-heure pourroit être longue : j'ai été à Paris ; j'y ait fait, avant et après dîner, quelques affaires que j'avois, et j'en arrive. » M. de Chevreuse demeura confondu. Sconin ne s'en tut pas, ni les gens même de M. de Chevreuse. M. de Beauvillier s'en divertit, et, quelque accoutumé que M. de Chevreuse fût à ces badinages, il ne résistoit point à voir remettre ce conte-là sur le tapis. J'ai rapporté ces deux-là dont je me suis plutôt souvenu que de cent autres de même nature[3], sur

1. Qu'il n'aimait pas se rappeler ; la suite explique le sens.

2. Antoine Sconin, parent maternel de Racine (*Œuvres de Racine*, tome I, p. 26). On trouvera quelques renseignements sur son compte, ci-après, aux Additions et Corrections.

3. Ces deux anecdotes avaient déjà été racontées dans la notice du duché de Luynes (*Écrits inédits*, tome VIII, p. 296-297), et notre au-

lesquels on ne finiroit point, mais que j'ai voulu écrire ici parce qu'ils caractérisent.

Le Chancelier disoit de ces deux beaux-frères qu'ils n'étoient, comme en effet, qu'un cœur et qu'une âme[1]; que ce que l'un pensoit, l'autre le pensoit de même tout aussitôt, mais que, pour l'exécution, M. de Beauvillier avoit un bon ange qui le préservoit d'agir en rien comme M. de Chevreuse, quelque conformément à lui qu'il pensât toujours. Le fait étoit exactement vrai. On le verra lorsqu'il sera question de M. de Beauvillier[2]; et il est inconcevable que deux hommes si opposés en actions communes, mais continuelles, aient passé leur vie ensemble, sans se quitter, dans la plus intime et la plus indissoluble union, et jamais interrompue un seul instant. Ils vivoient dans les mêmes lieux, logeoient ensemble à Marly, et fort proches à Versailles, mangeoient continuellement ensemble, et il n'y avoit jour qu'ils ne se vissent deux, trois et quatre fois: en un mot cette union étoit telle, que l'intimité de l'un, même l'admission à une société particulière, ne pouvoit être avec l'un qu'elle ne fût en même temps avec l'autre[3], et pareillement avec leurs épouses.

M. de Chevreuse écrivoit aisément, agréablement, et admirablement bien et laconiquement, pour le style et pour la main, et ce dernier est aussi rare[4]. Il étoit, non pas aimé, mais adoré dans sa famille et dans son domes-

teur en a ajouté une troisième (p. 295): « Le jeune duc de Saint-Simon lui soutint un soir, chez le duc de Beauvillier,... que le pont de Sèvres étoit de marbre blanc et tout bordé de statues de bronze. L'étonnement fut sans pareil. Le jeune homme, après avoir joui de la surprise, demanda au duc de Chevreuse s'il l'avoit jamais vu, et voilà toute la compagnie à rire du dénouement. »

1. Voyez tome XXII, p. 347, et ci-dessus, p. 189.

2. Dans la suite des *Mémoires*, tome X de 1873, p. 291-292.

3. Comparez ce qui a été dit dans le tome XXII, p. 207.

4. On trouvera un certain nombre de lettres autographes du duc dans le carton G^7 543, aux Archives nationales.

tique, et toujours affable, gracieux, obligeant. A qui ne le connoissoit pas familièrement, il avoit un extérieur droit, fiché[1], composé, propre, qui tiroit sur le pédant, et qui, avec ce qu'il n'étoit point du tout répandu[2], éloignoit. Pendant le Fontainebleau de cette année, lui et Mme de Chevreuse me proposèrent une promenade à Courances[3]. J'allai chez lui, et, comme j'entrois dans sa chambre dans la dernière familiarité, je l'y surpris devant une armoire qui prenoit à la dérobée un verre de quinquina[4]; il rougit et me demanda en grâce de n'en rien dire. Je le lui promis; mais je lui représentai qu'il se tuoit avec du quinquina sans manger[5]. Il m'avoua, à force de le presser, qu'il s'étoit mis à cet usage depuis plusieurs mois pour son estomac, et je voyois et savois qu'il diminuoit encore sa nourriture. Je lui dis sur cela tout ce que je pus, et je lui prédis qu'il se perceroit l'estomac. Le pis étoit qu'il s'étoit mis à tendre peu à peu à la diète de Cornaro[6], qui

1. Au sens de raide, que ne donnait pas l'Académie.

2. C'est-à-dire, qu'il fréquentait peu le monde.

3. Le château de Courances, près de Milly, en Gâtinais, après avoir appartenu aux Clausse durant le seizième siècle, puis aux Gallard, était passé aux Potier en 1708 par suite du mariage de Catherine Gallard avec Nicolas Potier de Novion, premier président du Parlement, mort en 1685. En 1768, il échut, encore par mariage, aux Nicolay. Le château du dix-septième siècle, entouré d'eaux vives et d'un parc magnifique, existe encore, considérablement restauré de nos jours par les soins du marquis de Ganay. — Saint-Simon écrit *Courance*.

4. Il a été parlé du quinquina comme fébrifuge et comme réconfortant dans le tome VII, p. 346.

5. Le quinquina était en effet considéré alors comme un médicament dangereux, dont il ne fallait user qu'avec réserve et précaution; on pensait surtout qu'il ne fallait pas en absorber sans l'accompagner d'aliments, dont la présence dans l'estomac en atténuait les effets nocifs.

6. Louis Cornaro, qu'on rattache communément à la célèbre maison vénitienne de ce nom, mourut centenaire le 26 avril 1566. Après une jeunesse assez déréglée, il s'astreignit à un régime de sobriété très sévère, auquel il attribua sa longévité. A quatre-vingt-trois ans, il écrivit ses *Discorsi della vita sobria*, qui parurent en 1558, furent traduits en latin, puis en français en 1646, et eurent plusieurs éditions. De

avoit été fort bonne à ce Vénitien, mais qui en avoit tué beaucoup d'autres[1], M. de Lionne entre autres, le célèbre ministre d'État[2]. Cela n'alla pas loin ; il tomba malade à Paris ; il souffrit d'extrêmes douleurs avec une patience et une résignation incroyables[3], reçut les sacrements avec la plus ardente piété, et mourut paisible et tranquille dans ses douleurs, et à soi comme en pleine santé, au

Thou parle de Cornaro dans le trente-huitième livre de son *Histoire*, et Omer Talon dans ses *Mémoires*, p. 513. Tallemant des Réaux (*Historiettes*, tome I, p. 471) cite ses disciples, les Cornariens. En 1683, il parut à Caen les *Moyens et faciles et éprouvés dont M. de Lorme, premier médecin de nos trois rois,... s'est servi pour vivre près de cent ans*. De nos jours, l'anglais J.-G. Richardson et M. Stanislas Champroux ont préconisé l'abstinence comme le vrai moyen de vivre longtemps, et toute la jeune école médicale conseille l'usage d'une nourriture peu abondante.

1. Outre M. de Lionne, dont il va être parlé, la diète de Cornaro fut imitée par le secrétaire d'État Chavigny, qui en mourut à quarante-quatre ans en 1652. Le *Mercure* de novembre 1702 cite (p. 216-219) un curé de Saint-Vincent du Mans, appelé M. de Rochebaut, qui ne faisait qu'un repas en huit jours et finit par mourir d'inanition. Joubert, dans une lettre du 10 septembre 1803, parle d'un M. de Chazal, ancien conseiller au Parlement, qui ne prenait chaque jour qu'une rôtie de pain grillé et une cuillerée à café de miel dans un verre d'eau, et d'une religieuse de quatre-vingts ans, qui vivait depuis quatre mois d'un verre d'eau rougie sucrée. On peut comparer au jeûne de Cornaro le régime du vieux marquis de Mancera, la sobriété du médecin du Chesne, le végétarisme du cardinal le Camus (nos tomes VIII, p. 195-196, XIV, p. 319, et XV, p. 268 et 271). En 1886, nous avons connu les jeûneurs Succi et Merlati. — Les partisans de l'opinion contraire ne manquèrent pas, et l'on peut citer comme exemple l'archevêque Renaud de Beaune, que son énorme appétit n'empêcha pas de vivre très vieux (notre tome XI, p. 466-467). Dès 1703, il avait paru l'*Anti-Cornaro ou Remarques critiques sur le Traité de la vie sobre*.

2. Déjà dit dans deux Additions à Dangeau : notre tome XII, p. 474 et 476.

3. Les journaux de la cour ne parlent de la maladie que dans les derniers jours, et sans aucun détail : *Dangeau*, p. 252-254 ; *Sourches*, p. 522 et 523 ; voyez les *Écrits inédits*, tome VIII, p. 308, et une lettre de Fénelon au duc de Chaulnes, 28 novembre (*Correspondance*, tome I, p. 571).

milieu de sa famille. On l'ouvrit, et on lui trouva l'estomac percé.

Si M. de Chevreuse avoit, comme on l'a vu ailleurs[1], essayé d'alléger ses[2] chaînes, ne les pouvant rompre, d'allonger ses séjours de Dampierre aux dépens des voyages de Marly pour y vivre à Dieu et à lui-même avec plus de loisir et de liberté, et si, après divers reproches du Roi, qu'il couloit en douceur[3] sans se détourner de son but, il avoit fallu que le Roi lui eût enfin parlé en ami qui le vouloit sous sa main à la suite de ses affaires, et en maître qui vouloit être obéi et servi, Mme de Chevreuse n'étoit pas plus éblouie des distinctions des particuliers, où le Roi la vouloit toujours. Le bel âge, la figure, la danse, l'air et le jeu de la table[4] l'avoient initiée dans tout aussitôt après son mariage, et, avec une droiture et une franchise qui à la cour lui étoient uniques[5], elle avoit su plaire en même temps à la Reine, au Roi, à ses maîtresses, non seulement sans bassesse, mais sans courir après. Sa vertu et sa piété, qui fut aussi vraie qu'elle dans tous les temps de sa vie, fut une[6] autre source de faveur lorsque le Roi et Mme de Maintenon se furent piqués d'une dévotion qui fit de cette femme le prodige qu'on a vu si longtemps sans presque pouvoir le croire. Malgré la haine que, depuis l'affaire du quiétisme, elle avoit prise et conservée pour MM. de Chevreuse et de Beauvillier[7], quoique auparavant elle eût toujours bien plus goûté ce

1. Tome XVIII, p. 26.

2. Les mots *d'alleger ses* sont en interligne, au-dessus de *d'aller* corrigé en *alleg* avec *er* ajouté en interligne puis biffé.

3. Nous avons eu l'expression *tout en douceur* dans le tome XXI, p. 286.

4. Dans l'Addition n° 1076 (ci-après, p. 421), il dira d'une façon plus claire : « Sa figure étoit aimable ; elle dansoit parfaitement ; elle aimoit à manger ; tout cela contribua à la rendre de bonne compagnie. »

5. Il y a *unique*, au singulier, par mégarde, dans le manuscrit.

6. Encore *un* ici dans le manuscrit. — 7. Écrit ici *Beauviller*.

dernier que son beau-frère, elle n'avoit pu s'empêcher d'aimer toujours Mme de Chevreuse, et, depuis qu'elle eut perdu toute espérance de les culbuter, elle n'avoit pas moins d'empressement que le Roi de l'attirer dans leurs parties particulières. Mme de Chevreuse, qui n'étoit pas moins détachée que son mari, ni moins desireuse que lui de vivre pour Dieu et pour elle-même, profita d'une fort longue infirmité pour se séquestrer, sous prétexte qu'elle ne pouvoit plus mettre de corps [1], sans quoi, en robe ou en robe de chambre, les dames ne pouvoient se présenter nulle part devant le Roi. Lassé de son absence, il fit pour la rappeler dans ses particuliers ce qu'il n'a jamais fait pour aucune autre [2]. Il voulut qu'elle revînt à Marly avec dispense de tout ce qui étoit public, et que là, et à Versailles, elle vînt les soirs le voir chez Mme de Maintenon sans corps, et, tout comme elle voudroit pour sa commodité, à leurs dîners particuliers et à toutes leurs parties familières [3]. Il lui donna, comme on l'a dit [4], trente mille livres de pension sur les appointements du gouvernement de Guyenne [5]. Fort peu en avoient [6] de vingt mille, et pas une seule dame de plus forte. Sa douleur, qui fut telle qu'on la peut imaginer, mais qui, comme elle, fut courageuse et toute en Dieu, lui fut une raison légitime de séparation, mais qu'il fallut pourtant interrompre par des invitations [7] réitérées, non pour des parties, mais pour voir le Roi en particulier. Après son deuil, elle tira de longue ; mais elle ne put éviter les parties et les particu-

1. Voyez notre tome XVIII, p. 25-26.

2. Il y a encore ici *aucun autre* dans le manuscrit, par le même lapsus de plume qui lui a fait écrire *un autre source* quelques lignes plus haut et que nous avons déjà noté bien des fois.

3. Dans la suite des *Mémoires* (tome XII de 1873, p. 130-131), il racontera une aventure qui lui arriva lors d'un voyage à Fontainebleau.

4. Ci-dessus, p. 138. — 5. *Dangeau*, p. 286 ; *Sourches*, p. 530-531.

6. Le commencement d'*avoient* surcharge *eu*[*rent*].

7. La première lettre de ce mot surcharge un *o*, peut-être le commencement du mot *ordres*.

liers. La mort du Roi rompit ses chaînes; elle se donna pour morte; elle s'affranchit de tous devoirs du monde; elle vécut à l'hôtel de Luynes[1] et à Dampierre dans sa famille avec un cercle fort étroit de parents qui ne se pouvoient exclure, et d'amis très particuliers[2]. Elle dormoit extrêmement peu, passoit une longue matinée en prières et en bonnes œuvres, rassembloit sa famille aux repas, qui étoient toujours exquis sans être forts grands, toujours surprise des devoirs que le monde ne cessa jamais de lui rendre, quoiqu'elle n'en rendît aucun. C'étoit un patriarche dans sa famille, qui en faisoit les délices, l'union, la paix, et qui rappeloit[3] la vie des premiers patriarches. Jamais femme si justement adorée des siens[4], ni si respectée du monde jusqu'à la fin de sa vie, qui passa quatre-vingts ans en pleine santé de corps et d'esprit, et qui fut trop courte pour ses amis et pour sa famille. Après elle, on sentit ce qu'on avoit prévu: cette famille, si unie et si rassemblée autour d'elle, fut bientôt séparée. Elle mourut dans l'été de 1732[5], dans la vénération publique, aussi saintement et aussi courageusement qu'elle avoit vu mourir M. de Chevreuse, parmi les larmes les plus amères de tous les siens.

Mort du duc Mazarin. Anec-

Le duc Mazarin[6] mourut dans ses terres[7], où il s'étoit

1. Tome XXII, p. 156.

2. Comparez ceci et ce qui va suivre avec ce que notre auteur avait dit des dernières années de la duchesse dans la notice du duché de Luynes: *Écrits inédits*, tome VIII, p. 292-293.

3. Les premières lettres de *rappeloit* surchargent *fai*, effacé du doigt.

4. Il a écrit *de siens*, par mégarde.

5. Le 26 juin 1732, à quatre-vingt-deux ans.

6. Armand-Charles de la Porte: tome III, p. 15.

7. Il mourut le 9 novembre 1713, à la Meilleraye (*Dangeau*, tome XV, p. 22; *Mercure* du mois, p. 241-246), des suites d'une chute qu'il avait faite au mois de juin précédent à Saint-Maixent (Mss. de dom Fonteneau, tome LXVI, à la bibliothèque de Poitiers). Saint-Simon fait erreur en plaçant sa mort en 1712, et il le reconnaîtra ci-après, p. 353; il est trompé par l'article du *Journal de Dangeau* (tome XIV, p. 263) qui l'annonce comme étant à l'extrémité en novembre 1712.

dotes sur lui, sur sa famille, sur leur fortune. [Add. StS. 1078] retiré depuis plus de trente ans[1]. Il en avoit plus de quatre-vingts[2], et ce ne fut une perte pour personne, tant le travers d'esprit, porté à[3] un certain point, pervertit les plus excellentes choses. J'ai ouï dire aux contemporains qu'on ne pouvoit pas avoir plus[4] d'esprit ni plus agréable, qu'il étoit de la meilleure compagnie et fort instruit, magnifique, du goût à tout, de la valeur, dans l'intime familiarité du Roi, qui n'a jamais pu cesser de l'aimer et de lui en donner des marques, quoi qu'il ait fait pour être plus qu'oublié ; gracieux, affable et poli dans le commerce[5] ; extraordinairement riche par lui-même ; fils du maréchal de la Meilleraye[6], un des hommes du plus grand mérite, de la plus constante faveur, et le plus compté de son temps, à qui il succéda au gouvernement de Bretagne[7],
[Add StS. 1079] de Nantes, de Brest, du Port-Louis, de Saint-Malo[8], et

1. Par acte du 27 mars 1703 (Archives nationales, Y 281, fol. 380), il avait donné une somme de huit mille trois cents livres aux Minimes de Rethel pour réserver la chapelle du Rosaire, dans leur église, à la sépulture de sa famille.

2. Malgré son âge, on avait prétendu en 1712 qu'il voulait se remarier avec une toute jeune fille, Mlle de la Chaussée (*Lettres de Mme Dunoyer*, tome IV, p. 462-463; *Mémoires de Mathieu Marais*, tome I, p. 150).

3. La lettre *à* corrige *en*. — 4. *Plus* surcharge *un*.

5. Voyez, à propos de ce passage, *Saint-Simon considéré comme historien*, par Chéruel, p. 338-339.

6. Charles de la Porte : tome I, p. 153.

7. Le maréchal de la Meilleraye n'était que lieutenant général en haute et basse Bretagne, dont Mazarin s'était réservé le gouvernement. Le cardinal fit donner la survivance au mari de sa nièce; mais, lors de sa mort, Louis XIV gratifia du gouvernement sa mère la reine Anne d'Autriche, et donna en échange au duc Mazarin la capitainerie générale des chasses du comté nantais (reg. O[1]7, fol. 221 ; *Mémoires du jeune Brienne*, tome II, p. 150-160).

8. Il a été parlé du gouvernement de Nantes dans le tome IX, p. 6; celui de Brest valait dix-huit mille livres et celui de Saint-Malo quatre à cinq mille. Quant à Port-Louis, petite ville fortifiée sur la rivière de Lorient, qu'on appelait auparavant Blavet, son gouverneur avait vingt-cinq mille livres d'appointements. Sur le Port-Louis et les Mazarin, on

dans la charge de grand maître de l'artillerie[1] lors absolue. Son père résista tant qu'il put à la volonté du cardinal Mazarin, son ami intime, qui choisit son fils[2] comme le plus riche parti qu'il connût pour en faire son héritier en lui donnant son nom et sa nièce[3]. Le maréchal, qui avoit de la vertu, disoit que ces biens lui faisoient peur, et que leur immensité accableroit et feroit[4] périr sa famille[5]; à la fin, il fallut céder. Dans un procès que M. Mazarin eut avec son fils[6] à la mort de sa femme, il fut prouvé en pleine grand chambre qu'elle lui avoit apporté vingt-huit millions[7]. Il eut en outre le gouvernement d'Alsace, de Bri-

peut voir les *Lettres de Mme de Sévigné*, tome IX, p. 158, et les *Mémoires du duc de Luynes*, tomes VII, p. 245, et X, p. 362.

1. Le maréchal de la Meilleraye n'avait d'abord eu cette charge que par commission (*Gazette* de 1634, p. 420). Il s'en démit en 1646, et son fils en fut alors pourvu; mais ses provisions ne sont que du 16 avril 1648 (mss. Fr. 4174, fol. 287 v°, et 4177, fol. 176; reg. O[1]11, fol. 401 v°). Il vendit cette charge en 1669 au duc du Lude.

2. Avant *choisit,* Saint-Simon a biffé *le,* et écrit *son fils* en interligne.

3. Hortense Mancini (tome V, p. 58). M. de la Meilleraye avait dû d'abord épouser Olympe (Cosnac, *Mazarin et Colbert,* tome II, p. 95-96). Le mariage eut lieu le 1er mars 1661 (*Gazette*, p. 224). Il a été parlé du contrat de mariage et de l'érection de la terre de Rethel en duché Mazarin dans le tome XVII, p. 169, note 2. Les lettres patentes autorisant la substitution de nom sont de juin 1661, et furent enregistrées au Parlement le 5 août (reg. X[1A] 8392, fol. 406 v°, et 8662, fol. 374; *Gazette*, p. 764; *Mémoires de Mme de Motteville,* tome IV, p. 235; *Œuvres de Louis XIV,* édition Grimoard, tome VI, p. 323 et suivantes; *Muse historique* de Loret, tome III, p. 388; Cosnac, *Mazarin et Colbert,* tome II, p. 160-171).

4. Il y a *accableroient* et *feroient* dans le manuscrit.

5. L'annotateur des *Mémoires de Sourches* remarqua en effet plus tard (tome I, p. 161) que son mariage lui avoit porté malheur.

6. Paul-Jules de la Porte-Mazarin, duc de la Meilleraye: tome III, p. 15.

7. On trouvera dans les *Œuvres de Saint-Évremond,* édition 1753, tome VIII, p. 272-273, l'énumération des biens dont ils héritèrent du cardinal, et dans le volume 126 du fonds Thoisy, fol. 129-131, une liste d'un certain nombre de revenus.

sach[1], de Belfort[2], et le grand bailliage d'Haguenau, qui seul étoit de trente mille livres de rente[3]. Le Roi le mit dans tous ses conseils, lui donna les entrées des premiers gentilshommes de la chambre, et le distingua en tout[4]. J'oublie le gouvernement de Vincennes[5]. Il étoit lieutenant général dès 1654[6], et avoit beau jeu à devenir maréchal de France et général d'armée. La piété, toujours si utile et si propre à faire valoir les bons talents, empoisonna tous ceux qu'il tenoit de la nature et de la fortune par le travers de son esprit[7]. Il fit courir le monde à sa femme avec le der-

1. Le gouvernement d'Alsace rapportait cinquante-deux mille livres, celui de Brisach douze à quinze mille. Le duc eût parfois maille à partir avec l'intendant d'Alsace (Depping, *Correspondance administrative,* tome IV, p. 733-737 ; duc d'Aumale, *Histoire des princes de Condé,* tome VII, p. 379-381). Diverses pièces relatives à son administration se trouvent dans le ms. Fr. 12112, fol. 357 et suivants. Deux traités des devoirs d'un gouverneur de province et d'un général d'armée, rédigés à son intention, sont aujourd'hui conservés à la bibliothèque de l'Institut, n°s 246 et 247, in-4°.

2. Il a déjà été parlé de ce gouvernement dans le tome IV, p. 293. Saint-Simon écrit ici *Béfort.* Voyez les *Mémoires de la Société belfortaine d'émulation,* 1900 et 1901, n°s 19 et 20.

3. Ce bailliage, divisé en trois prévôtés et comprenant quarante-quatre paroisses, rapportait au dix-huitième siècle plus de cinquante mille livres, si l'on en croit le *Grand dictionnaire géographique d'Expilly.* Il y a dans le carton G[7] 82 aux Archives nationales une lettre de l'intendant, du 21 novembre 1712, relative à ce bailliage. Le duc avait d'ailleurs des biens importants dans la province et notamment des mines d'argent (*Dangeau,* tome I, p. 346 ; *Correspondance des contrôleurs généraux,* tome II, n° 329).

4. C'est ainsi qu'il lui fit part de la naissance du Dauphin en novembre 1661 ; il est vrai que, lors de l'arrestation de Foucquet, il lui avait emprunté deux millions (*Œuvres de Louis XIV,* tome V, p. 54-58).

5. Qui passa ensuite en 1681 au maréchal de Bellefonds, son gendre : tome III, p. 212.

6. Et, lorsqu'il mourut, le plus ancien des lieutenants généraux, de beaucoup.

7. Il était « fou de bigotise », dit Gui Patin (*Lettres,* tome III, p. 346 et 769 ; *Lettres de Mme de Sévigné,* tome IX, p. 159 ; *Lettres de Colbert,* tome VI, p. 477 ; *Mémoires d'Amelot de la Houssaye,* tome II, p. 356 ; *Recueil de portraits et caractères en 1703,* p. 38 ; *Mé-*

nier scandale[1]; il devint ridicule au monde, insupportable au Roi par les visions qu'[il] fut lui raconter qu'il avoit sur la vie qu'il menoit avec ses maîtresses[2]. Il se retira

moires du jeune Brienne, tome II, p. 160-163). Il avait pensé à se faire chartreux (*Archives curieuses de l'histoire de France*, 2e série, tome VIII, p. 422). Voici ce qu'écrivait Gaignières dans le commentaire du Chansonnier, ms. Fr. 12 689, p. 166 : « Le duc Mazarin étoit un fou parfait, à qui une dévotion outrée et sans jugement, avoit fait faire une infinité d'extravagances, qui avoit vendu toutes ses charges et ses principaux gouvernements, qui avoit mangé tout l'argent comptant que le cardinal lui avoit laissé, et qu'on faisoit monter à dix millions, qui vivoit comme un bandit, courant d'une de ses terres en l'autre, qui se laissoit voler par tout le monde, et principalement par des cagots, qui, par sa folie, avoit obligé sa femme à le quitter, et à s'établir en Angleterre, après avoir couru en plusieurs pays. En un mot, qui voudroit faire ici un détail des folies de ce duc, composeroit un volume aussi gros pour le moins que celui-ci. »

1. Il a été parlé de la duchesse, et de ses démêlés avec son mari, à l'occasion de sa mort : tome VI, p. 235-238. Sur ce sujet, on peut voir une lettre du Roi à l'évêque Ondedei (*Œuvres de Louis XIV*, tome V, p. 14-15, la *Correspondance administrative* publiée par Depping, tome IV, p. 703-704, le *Journal d'Olivier d'Ormesson*, tome II, p. 483, les *Lettres de Mme de Sévigné*, tome II, p. 84, etc.).

2. Olivier d'Ormesson dit dans son *Journal* (tome II, p. 274-275), à la date du 16 décembre 1664 : « M. le duc Mazarin, ayant formé le dessein d'avertir le Roi du scandale que sa conduite avec Mlle de la Vallière cause dans son royaume, communia, il y eut dimanche huit jours, et alla au Louvre au lever du Roi, et, lui ayant dit qu'il souhaitoit parler à Sa Majesté en son particulier, le Roi le fit entrer dans son cabinet. Là, il dit au Roi, après bien des excuses de la liberté qu'il prenoit, qu'il avoit senti un mouvement dans sa conscience depuis quelque temps, qu'il venoit de communier, et qu'il se sentoit plus pressé qu'auparavant de dire à Sa Majesté le scandale qu'il donnoit à toute la France par sa conduite avec Mlle de la Vallière, etc. Le Roi, lui ayant laissé dire tout ce qu'il avoit à dire, lui demanda : « Avez-vous tout dit ? Il y a longtemps que « je sais que vous êtes blessé là », mettant la main sur son front. » Comparez les *Historiettes de Tallemant des Réaux*, tome IX, p. 470 ; les *Mémoires de Conrart*, p. 620 ; les *Mémoires de l'abbé de Choisy*, tome I, p. 79-80 ; les *Œuvres de Saint-Évremond*, édition 1753, tome VI, p. 145 ; *Scarron apparu à Mme de Maintenon* (1694), p. 61-62 ; le Chansonnier, ms. Fr. 12 618, p. 225 ; J. Lair, *Louise de la Vallière*, p. 126 ; H. Forneron, *la Duchesse de Portsmouth*, p. 97-98.

dans ses terres, où il devint la proie des moines et des béats, qui profitèrent de ses foiblesses, et puisèrent dans ses millions[1]. Il mutila les plus belles statues, barbouilla les plus rares tableaux[2], fit des loteries de son domestique, en sorte que le cuisinier devint son intendant et son frotteur secrétaire[3] : le sort marquoit selon lui la volonté de

1. On connaît de lui un certain nombre de fondations charitables, ou de donations, mais qui ne semblent pas avoir le caractère que leur prête Saint-Simon. En 1661, il fait une fondation à la Charité (reg. Y 203, fol. 479) ; il réorganise le collège de Mayenne en 1677 (Y 233, fol. 235 v°) ; il établit un hôpital à Saint-Maixent (*Mémoires de l'intendant Foucault*, p. 207, 208 et 235) ; il constitue des rentes à la gouvernante qui l'a élevé, à son aumônier, à un professeur au collège des Quatre-Nations, au précepteur de son fils, à son écuyer, etc. (reg. Y 200, fol. 146 v°, Y 201, fol. 422, Y 228, fol. 276 v°, Y 256, fol. 200, 207 v° et 326). En 1695, il avait envoyé quelques secours à la comtesse de Soissons, sœur de sa femme (*Dangeau*, tome V, p. 167), et le P. Léonard nous a conservé (Archives nationales, MM 826, fol. 39 *bis*) une lettre de 1688, qui montre sa bonté et sa charité. Le duc de Nevers avait fondé des dots pour soixante filles à Rethel ; mais, comme M. Mazarin n'acquittait pas la fondation, il fallut y pourvoir par un arrêt du Conseil du 26 août 1696 (reg. E 1896).

2. *Mémoires du jeune Brienne*, tome II, p. 20 ; *Mémoires de l'abbé de Choisy*, tome I, p. 80 ; *Œuvres de Saint-Évremond*, édition 1753, tome VIII, p. 241-243 ; Chansonnier, ms. Fr. 12688, p. 468. Cette dévotion iconoclaste fut poussée si loin que Louis XIV dut prescrire une visite de ses collections, qu'un procès-verbal des mutilations commises par lui fut dressé par autorité de justice et qu'on prit des mesures pour en éviter la continuation (Archives nationales, KK 600, fol. 329-379 ; *Lettres de Colbert*, tome VI, p. 280-281). Cet excès de pudeur fut partagé par d'autres collectionneurs : un prince Panfili et un Mgr Farnèse à Rome, le duc de Valentinois sous Louis XV (*Mémoires de Luynes*, tome XI, p. 85-86) en firent autant. La Bruyère lui-même, comme Salvator Rosa, proscrivait les « saletés des dieux » et les « nudités du Carrache ».

3. « Le duc de Mazarin, au sortir de méditations creuses, assembla toute sa maison, fit des billets afin d'en changer tous les états : le laquais devint maître d'hôtel, le palefrenier écuyer, etc. » (ms. Nouv. acq. fr. 4529, p. 74 ; *Second entretien de M. Colbert avec Bouin*, p. 28-31 ; Voltaire, *Épître sur l'encouragement aux arts*, dans ses *Œuvres*, édition Garnier, 1877, tome X, p. 316).

Dieu. Le feu prit au château de Mazarin, où il étoit[1]. Chacun accourut pour l'éteindre; lui à chasser ces coquins qui attentoient à s'opposer au bon plaisir de Dieu. Sa joie étoit qu'on lui fît des procès, parce [qu']en perdant il cessoit de posséder un bien qui ne lui appartenoit pas; s'il gagnoit, il conservoit ce qu'il lui avoit été demandé en sûreté de conscience[2]. Il désoloit les officiers de ses terres par les détails où il entroit, et les absurdités qu'il leur vouloit faire faire. Il défendit, dans toutes, aux filles et femmes de traire les vaches, pour éloigner d'elles les mauvaises pensées que cela pouvoit leur donner. On ne finiroit point sur toutes ses folies[3]. Il voulut[4] faire arracher des dents de devant à ses filles parce qu'elles étoient belles, de peur qu'elles y prissent trop de complaisance[5]. Il ne faisoit qu'aller de terres en terres, et il promena pendant quelques années le corps de Mme Mazarin, qu'il avoit fait apporter d'Angleterre, partout où il alloit[6]. Il vint à bout, de la sorte, de la plupart de tant de millions, et ne conserva que le gouvernement d'Alsace et deux ou trois gouvernements particuliers. C'étoit un assez grand et gros homme, de bonne mine, qui marquoit

1. C'est sans doute sa belle maison de la Cassine, près Rethel, à laquelle on avait donné le nom de Mazarin en l'érigeant en duché.

2. « Le duc Mazarin,... étant fort malade,... a fait dire au Roi que, se trouvant inspiré par le Saint-Esprit que tous les grands biens acquis par le cardinal, à lui donnés, étoient mal acquis, il les lui remettoit, en ayant envoyé à S. M. la donation. Je ne pense pas qu'elle ait lieu; on dit que le Roi s'en est déjà expliqué. » (Lettre inédite de la marquise d'Huxelles, 16 mai 1710.)

3. Voyez les *Œuvres de Saint-Évremond*, tome VI, p. 133 et suivantes, et *Mazarin et Colbert*, par le comte de Cosnac, tome II, p. 171-182. En 1664, il se crut métamorphosé en tulipe et se faisait arroser et mettre au soleil (*Maryzienka*, par Waliszewski, p. 83).

4. La première lettre de ce mot surcharge une *f* effacée du doigt.

5. Est-ce pour cela qu'on l'empêcha de les retirer du couvent de Chaillot (lettre du duc de Bouillon à Colbert, carton G^7 543[1]).

6. Déjà dit au tome VI, p. 237-238.

de l'esprit[1], à ce qu'il me parut une fois que je le vis chez mon père, lorsqu'il fut chevalier de l'Ordre en 1688[2]. Depuis sa retraite dans ses terres, il ne fit plus que trois ou quatre apparitions de quelques jours à Paris et à la cour, où le Roi le recevoit toujours avec un[3] air d'amitié et de distinction marquée[4]. Il faut maintenant ajouter un mot de curiosité sur un homme et une fortune aussi extraordinaires.

Son nom étoit la Porte[5]. On prétend qu'il leur est venu de ce que leur auteur étoit portier d'un conseiller au Parlement, dont le fils devint un très célèbre avocat à Paris[6], lequel très certainement étoit le grand-père du maréchal

1. *Archives curieuses de l'histoire de France*, 2e série, tome VIII, p. 422-423; *Annales de la société historique de Château-Thierry*, 1868, p. 25. Le jeune Brienne (*Mémoires*, tome II, p. 159) raconte que la Reine l'appelait « ce petit camard ».

2. Sa jeunesse seule avait empêché le Roi de lui donner l'Ordre dans la promotion de décembre 1661 (Dépôt de la guerre, vol. 170, fol. 473). Il avait eu, à l'occasion de son rang dans l'Ordre, des difficultés de préséance avec les Guises.

3. *Une air*, par mégarde dans le manuscrit.

4. Il y a des lettres de lui au Contrôleur général dans le carton G^7 543.

5. Le nom de la Porte est commun à plusieurs familles ; celle d'où venait le maréchal de la Meilleraye était originaire du Poitou et sortait d'une souche roturière et marchande ; voyez Bélisaire Ledain, *la Gâtine historique*, et A. de la Porte, *Histoire généalogique des familles nobles du nom de la Porte* (1882), les *Historiettes de Tallemant des Réaux*, tome II, p. 216 et suivantes, et le Mémoire sur la généralité de Poitiers (1698); M. de la Fontenelle de Vaudoré dans son étude sur *le Maréchal de la Meilleraye* (1839) les a fait descendre d'un apothicaire de Parthenay.

6. François de la Porte, sieur de la Lunardière, avocat au Parlement, épousa : 1° en 1548, Claude Bochart, dont il eut Suzanne de la Porte, mère du cardinal de Richelieu (ci-après); 2° en 1559 Madeleine Charles, qui lui donna quatre fils et une fille. C'est de ce second mariage que descendait le maréchal. Cet avocat recevait une pension de la Reine en 1568 (Archives nationales, K 1722, n° 153). Loysel fait son éloge dans son *Dialogue des avocats*. Voyez G. Hanotaux, *Histoire du cardinal de Richelieu*, tome I, p. 41-44.

de la Meilleraye[1]. Cet avocat la Porte étoit avocat de l'ordre de Malte, et le servit si utilement, que l'ordre, en reconnoissance, reçut de grâce son second fils[2], qui devint un homme d'un mérite distingué, et commandeur de la Madeleine, près de Parthenay[3]. Ce la Porte, qui s'étoit fort enrichi, étoit aussi avocat de M. de Richelieu[4] : il

1. L'aîné de ses fils, Charles de la Porte, fut gentilhomme ordinaire du Roi, épousa une Champlais et acheta la terre de la Meilleraye vers 1563.

2. Amador de la Porte, né entre 1562 et 1566, n'était pas le second, mais le quatrième. Il fit profession en 1584 dans l'ordre de Malte, en se servant des titres de la bonne et ancienne maison de la Porte-Vezins, dit Tallemant des Réaux (*Historiettes*, tome II, p. 216). Les généalogies ont accumulé beaucoup d'erreurs sur son compte ; c'est ainsi qu'on le fait assister à la bataille de Lépante en 1571, alors qu'il ne pouvait avoir que neuf ans au plus ; que Saint-Simon lui attribue la commanderie de la Madeleine de Parthenay, qui n'a jamais existé ; qu'on lui donne sans preuve le titre d'amiral des galions de Malte, de bailli de Morée et de grand trésorier de l'Ordre, sans doute par confusion avec un autre chevalier du même nom de la Porte. Ce qu'il y a de certain c'est qu'il était en 1615 commandeur de la Braque (ci-après, p. 213), qu'il eut en 1619 le gouvernement du château d'Angers, en 1626 celui du Havre, en 1633 celui d'Aunis, de Brouage et des îles de Ré et d'Oleron avec le titre de lieutenant général de la navigation et du commerce de France, dont Richelieu était grand maître, qu'il fut ambassadeur de la Religion auprès de Louis XIII, enfin grand prieur de France en 1639 et commandeur de Saint-Jean de Latran, à Paris ; il mourut le 31 octobre 1644 au Temple, âgé de soixante-dix-huit ans, selon la *Gazette* (p. 936), de quatre-vingt-deux ans, selon les *Lettres de Gui Patin* (édition 1846, tome I, p. 342), de quatre-vingts, selon son épitaphe.

3. La Madeleine de Parthenay, qu'on appelait plutôt la Maison-Dieu, était un prieuré-aumônerie, fondé au douzième siècle et desservi par des Augustins, et non pas une commanderie de Malte. Cet hôpital fut mis en commende au seizième siècle, et, de 1562 à 1583, le prieur commendataire fut un Jacques du Plessis (B. Ledain, *la Gâtine historique*, p. 364), qui pourrait bien être l'évêque de Luçon, grand oncle du cardinal de Richelieu. Il seroit possible qu'Amador de la Porte ait eu ce petit bénéfice après lui. Saint-Simon prend ce renseignement erroné dans l'*Histoire généalogique* ; il écrit *Magdelaine*.

4. Louis du Plessis, seigneur de Richelieu, lieutenant d'une com-

acquit quelque bien dans son voisinage, et s'affectionna tellement à sa famille, que, voyant qu'après avoir mangé tout son bien[1], et laissé sa maison ruinée, il prit un fils qu'il avoit laissé pour son gendre[2], qui, avec ce secours, se releva, et mourut en 1590 à quarante-deux ans, chevalier du Saint-Esprit, capitaine des gardes du corps et prévôt de l'hôtel, qui est ce que mal à propos on nomme grand prévôt de France[3]. Sa femme étoit morte dès 1580[4]. Ce furent le père et la mère du cardinal de Richelieu, et d'autres enfants dont il ne s'agit pas ici. L'avocat la Porte survécut son gendre et sa fille[5]. Il avoit chez lui un clerc qui avoit sa confiance, qu'il avoit fait recevoir avocat, et qui s'appeloit Bouthillier[6]. En mourant il lui laissa la pratique[7], et lui recommanda ses petits-enfants de Ri-

pagnie d'ordonnance, mort en 1551, laissant de Françoise de Rochechouart-Faudoas, qu'il avait épousée le 16 janvier 1542, trois fils et deux filles.

1. Phrase incorrecte ; le sens est : voyant que M. de Richelieu avait mangé tout son bien.

2. François du Plessis, seigneur de Richelieu, second fils de Louis, d'abord page de Charles IX, servit sous le duc d'Anjou et fut envoyé en Pologne en 1573 lorsque le duc en fut élu roi ; grand prévôt de France en 1578, conseiller d'État, puis chevalier du Saint-Esprit en 1585, il se rallia à Henri IV, qui lui donna en 1590 la charge de capitaine des gardes du corps ; mais il mourut le 10 juillet de la même année, à Gonesse, pendant le siège de Paris. Il avait épousé Suzanne de la Porte en 1566 (les registres de l'église Saint-Séverin à Paris portaient mention des fiançailles au 21 août) ; elle fut dame de la reine Louise femme de Henri III, et mourut en 1616, et non en 1580, comme Saint-Simon va le dire plus loin ; elle était née le 13 février 1551.

3. Il a déjà été parlé de la charge de grand prévôt de France dans nos tomes IV, p. 150, et XIII, p. 260.

4. On a vu ci-dessus, note 2, qu'elle vécut jusqu'en 1616.

5. Avant *survescut*, Saint-Simon a biffé *les* et ajouté en interligne *son gendre et sa fille*.

6. Denis Bouthillier, conseiller au présidial d'Angoulême en 1589, fut nommé conseiller d'État en 1619, et mourut en 1622.

7. « *Pratique* se dit de tous les papiers de l'étude d'un procureur, d'un notaire » (*Académie*, 1718).

chelieu, qui n'avoient plus de parents. Bouthillier en prit soin comme de ses propres enfants, et c'est d'où est venue la fortune des Bouthillier[1].

Barbin[2], qui a tant fait parler de lui sous la régence de Marie de Médicis, étoit un petit procureur du Roi de Melun, homme d'esprit et d'intrigue. Henri IV étoit souvent à Fontainebleau; il mouroit d'envie de se fourrer dans quelque chose, mais étoit trop petit compagnon pour pénétrer chez les ministres. A ce défaut, il se mit à faire sa cour à Léonora Galigaï[3], femme de Concini depuis maréchal d'Ancre[4], laquelle étoit venue d'Italie avec la Reine, étoit sa première femme de chambre, et pouvoit dès lors tout sur elle. Il courtisa Léonora par de petits présents de fruits, l'attira par des collations à sa petite maison près

1. L'erreur continue: les enfants Richelieu avaient encore leur mère; mais Bouthillier lui servit de conseil dans les affaires embrouillées de la succession de son mari.

2. Claude Barbin était procureur du Roi au présidial de Melun et sut profiter des séjours de la cour à Fontainebleau pour s'insinuer dans les bonnes grâces de Léonora Galigaï et par ce moyen se fit connaître à Marie de Médicis, qui lui confia l'intendance de sa maison. Le maréchal d'Ancre en 1616 lui donna la place de contrôleur général des finances. Disgracié en avril 1617, à la chute du maréchal, il fut d'abord mis à la Bastille, puis exilé, et mourut dans l'oubli (*Mémoires du cardinal de Richelieu*, édition de la Société de l'histoire de France, tomes I et II).

3. Léonora Dori Gaï dite Galigaï, fille de la nourrice de Marie de Médicis, fut élevée avec elle et l'accompagna en France; elle devint sa dame d'atour et sa confidente, et épousa en juillet 1601 son compatriote Concini, qu'elle fit créer marquis d'Ancre et maréchal de France; emprisonnée en avril 1617, après l'assassinat de son mari, elle fut condamnée à mort, et exécutée le 8 juillet 1617. Richelieu a fait d'elle dans ses *Mémoires* (tome II, p. 232-238) un portrait remarquable. Récemment M. Robert Lavollée, d'une part, M. Louis Batiffol, de l'autre, ont fait paraître sur la maréchale d'Ancre, sur son procès et sur sa mort, des travaux fort curieux, d'après des documents inédits. — Saint-Simon écrit *Galligaï*.

4. Tome II, p. 30. — Saint-Simon écrit *Conchini* et *Encre*, suivant son habitude.

de Melun, et s'insinua si bien dans son esprit, qu'il devint dans la suite son principal confident. Elle devint dame d'atour de la Reine, son mari marquis d'Ancre, et, après la mort d'Henri IV, tous les deux devinrent les maîtres de la Reine et de l'État. Au commencement de 1616, la cour étant à Tours, il se fit un grand changement dans le ministère. Le chancelier de Sillery[1], Villeroy[2] et le président Jeannin[3], qu'on appeloit les Barbons, furent chassés et avec eux Puyzieulx, secrétaire d'État[4], fils du chancelier et petit[5]-gendre de Villeroy[6]. Du Vair[7], premier président du parlement de Provence, eut les sceaux; Mangot[8] fut secrétaire d'État, et Barbin mis en la place de Jeannin sous le titre de contrôleur général des finances[9]. Étant encore petit procureur du Roi de Melun, il avoit fait amitié avec l'avocat Bouthillier[10], et logeoit chez lui quand il alloit à Paris. Il y vit souvent[11] Monsieur de Luçon, qui fit habitude avec lui, et à qui il plut tant, qu'il le fit connoître à Léonora : ce qui fut le fondement de l'amitié et de la con-

1. Nicolas Brûlart, seigneur de Sillery, chancelier de France depuis 1607 : notre tome V, p. 86.
2. Nicolas III de Neufville, sieur de Villeroy : tomes VI, p. 414, et XI, p. 193.
3. Pierre Jeannin : tome XIII, p. 4.
4. Pierre Brûlart, vicomte de Puyzieulx : tome V, p. 87.
5. *Petit* a été ajouté en interligne.
6. Madeleine de Neufville, fille du marquis d'Alincourt et petite-fille du secrétaire d'État Villeroy, avait épousé M. de Puyzieulx en 1606 ; mais elle était morte le 24 novembre 1613, et son mari avait pris en 1615 une nouvelle alliance avec Charlotte d'Estampes-Valençay (ci-après, p. 227).
7. Tome XXII, p. 253.
8. *Ibidem.*
9. Cette révolution dans le ministère, due à l'influence de Concini, est racontée dans les *Mémoires du cardinal de Richelieu,* tome II, p. 15-18 et 23-24, et dans ceux *du maréchal d'Estrées,* p. 134, éditions de la Société de l'histoire de France.
10. *Mémoires de l'abbé de Choisy,* tome I, p. 35.
11. Les premières lettres de *souvent* surchargent *dans.*

fiance que Marie de Médicis prit en lui, et qui le conduisit à une si haute fortune. Il[1] étoit aussi bon parent et ami qu'ennemi sans mesure et sans bornes. Il n'oublia pas la mémoire de son grand-père maternel l'avocat la Porte, et il trouva dans son oncle maternel et dans son cousin germain la Porte[2] un mérite qu'il put élever. L'oncle devint commandeur de Braque[3], bailli de la Morée[4], ambassadeur de sa religion en France, grand prieur de France, gouverneur d'Angers et du Havre-de-Grâce[5], lieutenant général au gouvernement d'Aunis et des îles de Ré et d'Oleron[6], et un des hommes d'alors avec lequel il fallût[7] le plus compter pour les grâces, et souvent pour les affaires[8]. Il avoit[9] de la capacité, mais trop de hauteur dans ses manières. Il mourut à la fin de 1644[10] : ainsi, il jouit de toute la fortune

1. C'est le cardinal de Richelieu.
2. Le maréchal de la Meilleraye.
3. La Braque était une commanderie de l'ordre de Malte, près du village d'Alpen, à quatre lieues S. E. de Breda, dans le Brabant hollandais. Le commandeur de la Porte, avec l'autorisation du grand maître, en céda la plus grande partie en 1616 au prince d'Orange, moyennant une rente annuelle de sept mille sept cents livres tournois (Mannier, *les Commanderies du grand prieuré de France*, p. 767).
4. Au sujet de ce titre et de ceux qui suivent, voyez ci-dessus la note 2 de la page 209.
5. Il a été parlé du gouvernement du Havre dans le tome VII, p. 26; celui de la ville et du château d'Angers valait environ douze mille livres.
6. Le commandeur eut, non pas la lieutenance générale, mais le gouvernement d'Aunis et des îles de Ré et d'Oleron; les trois ensemble rapportaient environ quarante-cinq mille livres.
7. Il y a bien *fallust*, au subjonctif dans le manuscrit.
8. Les *Annales de la cour* (tome I, p. 176-179) prétendent qu'il s'était marié secrètement à une riche veuve, et Guy Patin dit qu'il mourut *ex immodica venere*.
9. Avant *avoit*, Saint-Simon a biffé un *y*.
10. Piganiol de la Force a donné (tome IV, p. 225-229) une description du monument que son neveu le maréchal de la Meilleraye lui éleva dans l'église du Temple, à Paris, et qui était orné d'une statue du commandeur, œuvre du sculpteur Bourdin.

de son neveu. Son autre neveu[1] la Porte, qui s'appeloit le marquis de la Meilleraye, fut un homme de grand sens dans le cabinet, de grande valeur et de grande capacité à la guerre[2], tellement que lui et le commandeur[3] furent fort utiles au cardinal de Richelieu. La Meilleraye étoit homme d'honneur et de vertu, doux, affable, poli, obligeant, à ce que j'ai ouï dire à mon père, dont il étoit ami particulier, et n'avoit pas la rudesse et la hauteur de son oncle. Il eut le gouvernement de Bretagne, Nantes, Port-Louis[4], et fut chevalier de l'Ordre en 1633, fit la charge de grand maître de l'artillerie par commission après le maréchal d'Effiat[5], son beau-père[6], l'eut après en titre lorsqu'en 1634 le célèbre duc de Sully, après la mort de son fils[7], consentit enfin à en donner la démission pour un bâton de maréchal de France[8], et M. de la Meilleraye reçut de la main même de Louis XIII le bâton de maréchal de France sur la brèche de Hesdin, qu'il venoit de prendre d'assaut[9]. Il mourut en 1664[10], fort goutteux[11], à soixante-deux ans. Il

1. L'autre neveu du commandeur.

2. Le cardinal de Retz (*Œuvres*, tome I, p. 107) lui trouvait un « mérite fort commun » ; mais les contemporains sont d'accord avec Saint-Simon.

3. Tallemant des Réaux (*Historiettes*, tome VII, p. 502) cite de celui-ci diverses paroles.

4. Ci-dessus, p. 202. — 5. Antoine Coiffier : tome VI, p. 32.

6. M. de la Meilleraye avait épousé en 1630 Marie Coiffier-Ruzé : tome XIX, p. 135, note 4.

7. Maximilien II de Béthune, marquis de Rosny : tome XI, p. 199.

8. La nomination de M. de la Meilleraye fit des jaloux qui se vengèrent par des chansons (*Tallemant des Réaux*, tome II, p. 229) :

> Petit-fils de notaire,
> Mine à quatre deniers,
> Je ne saurois me taire
> De te voir canonnier.

9. *Gazette* de 1639, p. 375-376 ; *Mémoires de Puységur*, tome I, p. 227.

10. *1664* corrige *1644*.

11. Mme de Motteville (*Mémoires*, tome II, p. 157) le dit affligé de cette infirmité dès 1648.

ne laissa qu'un fils de sa première femme[1]; il n'eut point d'enfants de la seconde, fille du duc de Brissac[2]. Le maréchal de la Meilleraye et son fils furent tous deux séparément faits ducs et pairs parmi les quatorze que le Roi érigea et qu'il enregistra et reçut en son lit de justice de décembre 1663[3].

Mort de la duchesse de Charost.

La duchesse de Charost[4] mourut en même temps[5], à cinquante et un ans[6], après plus de dix ans de maladie, sans avoir pu être remuée de son lit, voir aucune lumière, ouïr[7] le moindre bruit, entendre ou dire plus de deux mots de suite, et encore rarement, ni changer de linge plus de deux ou trois fois l'an, et toujours[8] à l'extrême-onction après cette fatigue[9]. Les soins et la persévérance des attentions du duc de Charost dans cet état furent également louables et inconcevables, et elle les sentoit; car elle conserva sa tête entière jusqu'à la fin avec une

1. C'est le duc Mazarin, à propos de la mort duquel est faite toute cette digression.

2. Marie de Cossé, dont nous avons vu la mort en 1710 : tome XIX, p. 129 et suivantes. Elle était fille de François de Cossé, duc de Brissac et lieutenant-général au gouvernement de Bretagne en 1621 à la mort de son père, grand pannetier de France, qui mourut le 3 décembre 1651, à soixante-neuf ans.

3. Les informations de vie et mœurs et toutes les pièces relatives à ces deux érections sont dans le carton K 616, nos 23 et 24. Richelieu avait pensé à faire duc le maréchal plus de vingt ans auparavant (*Revue des Questions historiques*, janvier 1888, p. 248).

4. Catherine de Lameth : tome XVII, p. 172.

5. Elle mourut le 12 novembre (*Dangeau*, tome XIV, p. 264; *Sourches*, tome XIII, p. 520; *Gazette*, p. 588; *Mercure* du mois, p. 46-48).

6. Les mots *à 51 ans* ont été ajoutés en interligne.

7. Le verbe *ouïr* est en interligne au-dessus *d'entendre*, biffé, et, avant *bruit*, Saint-Simon a biffé *dire ou* qu'il avait commencé à surcharger en *bruit*.

8. *Toujours* est aussi en interligne, au-dessus d'*encore*, biffé.

9. Le duc de Luynes (*Mémoires*, tome V, p. 383) parle aussi de cette singulière maladie; comparez les références de Dangeau et de Sourches indiquées ci-dessus.

patience, une vertu, une piété, qui ne se démentirent pas un instant, et qui augmentèrent toujours. Le duc de Charost avoit épousé en 1680, étant fort jeune, la fille du prince d'Espinoy et de la sœur de son père[1], qui avoit valu, comme on l'a vu ailleurs[2], le tabouret de grâce à son mari. Mme de Charost mourut trois ans après, et laissa deux fils[3]. Charost se remaria en 1692 à cette femme-ci, qui étoit Lameth et héritière. Le marquis de Baule[4], son père, tué lieutenant général à Nerwinde, avoit le gouvernement de Dourlens[5], qui passa à Charost et au fils unique qu'il eut de cette femme[6]. Il l'avoit[7] perdu depuis un an, âgé de seize ans[8], et le gouvernement lui revint ; et, pour le dire tout de suite, le duc de Sully[9] fut trouvé mort dans son lit par ses valets tout à la fin de l'année, à quarante huit ans, qui entroient dans sa chambre pour l'éveiller[10]. Il y avoit longtemps qu'il en étoit menacé, et qu'il s'endormoit partout et à toute heure. C'eût été un honnête homme et de mise[11], s'il n'eût point été si étrangement et si obscurément débauché. Il se ruina avec des gueuses. Il étoit gendre et beau-frère des ducs de Coislin[12],

Mort du duc de Sully.

1. Tout cela a déjà été dit au tome V, p. 333-334.

2. Tome XXII, p. 107.

3. Louis-Joseph de Béthune, marquis de Charost, que nous avons vu mourir à Malplaquet (tome XVIII, p. 184), et le marquis d'Ancenis (tome XVI, p. 194).

4. Tome XVII, p. 171. — 5. *Ibidem*.

6. Michel-François de Béthune : tome XVII, p. 172.

7. L'élision *l'* surcharge une *y*.

8. Le 26 juillet 1711 (*Dangeau*, tome XIII, p. 448-449).

9. Maximilien-Pierre-François-Nicolas de Béthune : tome XIX, p. 116.

10. Il mourut le 24 décembre (*Dangeau*, tome XIV, p. 284 ; *Sourches*, tome XIII, p. 552 ; *Mercure* de décembre, p. 215-216).

11. « On dit figurément qu'*un homme est de mise*, pour dire qu'il est bien fait de sa personne, qu'il a de l'esprit, qu'il est propre au commerce du monde » (*Académie*, 1718). Ce mot a déjà passé dans notre tome IV, p. 297.

12. Il avait épousé en 1689 Madeleine-Armande du Cambout : tome IV, p. 302 ; voyez l'Addition n° 553, dans notre tome XII.

et n'eut point d'enfants. Il avoit peu servi, et paroissoit peu à la cour[1]. Le chevalier de Sully, son frère[2], hérita de sa dignité, et eut les bagatelles qu'il avoit du Roi : c'étoit les gouvernements de Gien et de Mantes[3], et une petite lieutenance de Roi de Normandie[4], tout cela ensemble de huit mille livres de rente; mais cela convenoit à leurs terres[5].

Berwick en Roussillon, etc.

Le Roi fit partir le duc de Berwick le 28 novembre, et marcher en Roussillon quarante bataillons et quarante escadrons[6] pour faire lever le blocus que[7] Stahrenberg faisoit de Girone, où le marquis de Brancas, longtemps depuis maréchal de France[8], etc., commandoit, et n'avoit plus de vivres dans la place que pour jusqu'à la fin de décembre[9]. Deux jours auparavant, il avoit vu pour la première fois Chamillart dans son cabinet depuis sa disgrâce : Blouin l'amena par les derrières au retour du Roi de Marly. Il lui fit mille amitiés, et lui permit de le voir de temps en temps[10]. Il est plaisant à dire que le Roi le de-

Chamillart revoit le Roi. [*Add. St-S. 1080*]

1. « Il ne fait ni bien ni mal ; enterré chez lui ; son vrai caractère est de mériter qu'on n'en dise rien » (*Nouveaux caractères de la famille royale en 1703*, p. 81).

2. Maximilien-Henri de Béthune : tome XVI, p. 436. — Les mots *son frere* ont été ajoutés en interligne.

3. Le gouvernement de Mantes n'avait que des profits ; celui de Gien rapportait deux mille cinq cents livres d'appointements.

4. Non pas en Normandie, mais la lieutenance de Roi du Vexin français, en Ile-de-France, qui rapportait quatre mille huit cents livres. Les provisions de ces trois charges en faveur du nouveau duc sont dans le registre O[1] 56, fol. 199 v° à 205 v°. Il fut reçu duc et pair au Parlement le 14 février 1713 (information de vie et mœurs dans le carton K 623, n° 45), et Rigaud fit son portrait la même année.

5. Celle de Rosny, près Mantes, et celle de Sully-sur-Loire, voisine de Gien.

6. *Dangeau*, tome XIV, p. 272. — 7. *Que* surcharge *de*.

8. Louis de Brancas-Céreste (tome IX, p 220); il devint maréchal de France en 1741.

9. Notre auteur prend ces nouvelles dans Dangeau, p. 263, 266-267, 270 et 278 ; voyez les *Mémoires de Sourches*, p. 544.

10. « Le Roi fit venir dans son cabinet M. Chamillart, que Blouin lui

siroit depuis longtemps, et qu'il l'avoit mandé plus d'une fois à Chamillart, qui fut extrêmement sensible à ce zeste[1] de retour, qui ne fut pas du goût de Mme de Maintenon. L'audience[2] ne fut guères qu'un quart d'heure, mais seul. Il sortit par les derrières, ne[3] se montrà qu'à peu de gens, et s'en retourna aussitôt à Paris, où il avoit toujours grande et bonne compagnie de la cour et de la ville. J'y soupois presque tous les soirs dans le peu que j'allois à Paris[4].

Plénipotentiaires d'Espagne.

Des trois plénipotentiaires venus d'Espagne pour aller à Utrecht, il n'y eut que le duc d'Ossone qui demeura à Paris en attendant de pouvoir être admis au congrès. Bergheyck retourna en Espagne, et Montelcon[5] passa en Angleterre avec le caractère d'ambassadeur[6]. C'est le même[7] qu'[on] a vu Vaudémont donner pour évangéliste[8] à Tessé lorsqu'il alla négocier en Italie, puis à Rome[9].

amena par les derrières. Il aura présentement l'honneur de voir le Roi quelquefois, ce qu'il souhaitoit depuis longtemps avec une grande passion. Il est si amaigri qu'on a peine à le reconnoître » (*Dangeau*, p. 271 ; comparez *Sourches*, p. 544 et la *Gazette d'Amsterdam*, n° c). C'est à ce propos que Saint-Simon a fait l'Addition indiquée ci-contre.

1. « Petite partie qu'on coupe sur le dessus de l'écorce d'orange, de citron, de cédrat », disait le *Dictionnaire de l'Académie* de 1718, qui écrivait *zest* comme notre auteur, mais qui n'indiquait pas d'emploi de ce mot au figuré au sens de chose de peu de valeur ; on en trouvera d'autres exemples dans la suite des *Mémoires*, tome XIX, p. 191, et dans les *Lettres de Tessé*, recueil Rambuteau, p. 409.

2. *L'audience* est en interligne, au-dessus d'*il*, biffé, et après *quart d'heure* Saint-Simon a biffé *avec le Roy*.

3. Avant *ne*, il a biffé un *et*.

4. Saint-Simon s'est souvent vanté d'être toujours resté fidèle au ministre disgracié (notre tome XVII, p. 429 et 463).

5. Isidore Cassado, marquis de Montelcon : tome XII, p. 238.

6. *Dangeau*, p. 232 et 275-276.

7. La première lettre de *mesme* surcharge une *f*.

8. Mot déjà rencontré dans le tome IV, p. 136.

9. Tome XVI, p. 275.

Bezons joué par Mme la duchesse de Berry. [*Add. St-S. 1081*]

Mme[1] la duchesse de Berry étoit grosse depuis plusieurs mois. Il fut question d'une[2] gouvernante : elle en usa là-dessus comme elle avoit fait pour la charge de premier écuyer de M. le duc de Berry[3]. Bezons étoit pauvre et vieux ; cette place étoit utile ; il desiroit de plus de laisser après lui sa femme[4] en situation de pouvoir protéger sa famille ; il nous en parla à Mme de Saint-Simon et à moi, qui le rendit de sa part à Mme la duchesse de Berry[5]. Elle parut ravie de la vanité d'avoir la femme d'un officier de la couronne, et qui devoit son bâton à M. le duc d'Orléans, quoique d'ailleurs il l'eût bien mérité. Elle ne laissa rien à dire à tout ce qui pouvoit prouver la convenance de ce choix ; elle combla Bezons, et le pressa fort de parler au Roi. La vérité est que, tandis qu'elle[6] se montroit si empressée d'avoir la maréchale de Bezons, d'Antin et Sainte-Maure l'avoient tonnelée[7] pour leur cousine de Pompadour[8], qui cherchoit à toutes restes[9] à s'accrocher quelque part. Rien ne convenoit moins à Mme la duchesse de Berry, à la conduite qu'elle avoit, et à la situation où elle s'étoit mise, qu'une[10] précieuse du premier ordre, affolée de la cour jusqu'à avoir marié sa fille unique au fils de Dangeau pour s'y fourrer sans y

Mme de Pompadour gouvernante des enfants de M. le duc de Berry.

1. *Me* surcharge une *L*.
2. Saint-Simon avait d'abord écrit *questin* qu'il a corrigé en *question*, et *d'une* corrige un *de*.
3. Tome XXII, p. 264-266.
4. Marie-Marguerite le Ménestrel de Hauguel : tome XVIII, p. 408.
5. Dangeau écrivait le 29 novembre (p. 273) que le duc et la duchesse avaient « prié le Roi de vouloir bien nommer la gouvernante et la sous-gouvernante qui seront auprès de leur enfant. On ne sait point encore ce que le Roi fera là-dessus, et l'on approuve fort la démarche qu'ils ont faite en le priant de choisir ces dames-là. »
6. *Qu'elle*, oublié, a été ajouté en interligne.
7. Verbe déjà rencontré dans le tome XVII, p. 147.
8. Gabrielle de Montaut-Navailles : tome VII, p. 37.
9. On a eu *à toute reste*, au singulier, dans le tome XX, p. 292.
10. Encore *un* dans le manuscrit.

avoir été de sa vie[1], toute sous leur coupe[2], et dans la main de Mme de Maintenon par Mme de Dangeau, par sa sœur à elle, la duchesse d'Elbeuf, et par être filles de Mme de Navailles, et petites-filles de Mme de Neuillan, qui avoit pris chez elle Mme de Maintenon arrivant des Iles[3], laquelle[4] se piquoit de quelque souvenir[5]. Pompadour, de son chef, ne convenoit pas davantage. On pouvoit dire ce contraste de lui que c'étoit un sot de beaucoup d'esprit, et aussi entêté de la cour que sa femme, où il ne tenoit plus à rien depuis que la place de menin qu'il avoit eue de Dangeau par le mariage de sa fille, et celle de dame du palais que sa fille avoit eue de Mme de Dangeau[6], n'existoient plus par la mort des Dauphins et de la Dauphine. Il étoit frère de la mère de Chalais[7], et par là lié tant qu'il put à la princesse des Ursins. Cela étoit directement opposé à M. le duc d'Orléans et à Madame sa fille, et c'étoit avec ce qui le leur étoit le plus dans la cour qu'ils cherchoient à s'appuyer. D'Antin, courtisan jusque dans les moelles, ne songea qu'à son fait, dans l'espérance de plaire à Mme de Dangeau, et, par ce service, à Mme de Maintenon, qu'elle lui feroit valoir, et Mme la duchesse de Berry en fut la dupe de plus d'une façon. Bezons, de plus en plus pressé par elle, alla parler au Roi, qui[8] fut bien étonné de se voir demander une chose accordée à un autre. Le maréchal ne le fut pas

1. C'est ce qu'il avait dit déjà en racontant le mariage de Mme de Courcillon : tome XVI, p. 83 et suivantes.

2. Locution déjà annotée dans le tome XV, p. 283.

3. Tout cela a été rappelé en dernier lieu dans le même tome XVI, p. 88.

4. *Laquelle* est en interligne, au-dessus d'*et qui*, biffé.

5. De plus Mme de Navailles, Suzanne de Baudéan, était marraine de Mme de Maintenon.

6. Tome XVI, p. 88.

7. Julie de Pompadour-Laurières, mariée en février 1676 à Jean de Talleyrand, marquis d'Excideuil, puis prince de Chalais.

8. *Qui* est en interligne, au-dessus d'*il*, biffé.

moins quand il entendit le Roi lui répondre que Mme la duchesse de Berry s'étoit moquée de lui, qu'elle et M. le duc de Berry lui avoient demandé la place pour Mme de Pompadour, à qui il avoit trouvé bon qu'ils la donnassent, comme il l'auroit trouvée tout aussi bien remplie par la maréchale de Bezons, s'ils la lui avoient proposée[1]. Bezons fut outré d'être joué de la sorte, et si gratuitement, et ne le laissa pas ignorer à Mme la duchesse de Berry, qui se trouva confondue. Mme de Saint-Simon, pour sa vade[2], lui dit son avis du procédé, et la mit après au fait de ce qu'elle avoit si bien choisi. Elle ignoroit, non l'alliance de Dangeau, qui ne le pouvoit pas être, mais celle de Chalais, le fait de Mme de Neuillan, et le caractère des personnes. Elle fut outrée; mais il n'étoit plus temps. Quatre ou cinq jours après, Mme de Pompadour fut déclarée[3]. Mme de Saint-Simon fit donner la place de sous-gouvernante à Mme de Vaudreuil[4], qui étoit une femme d'un vrai mérite. Cela étoit fort au-dessous d'elle. Son mari[5] étoit de

1. Le 14 décembre, Dangeau insérait dans son *Journal* (p. 279) : « Le bruit est fort répandu ici que Mgr le duc de Berry et Mme la duchesse de Berry ont témoigné au Roi qu'il leur feroit grand plaisir de choisir pour gouvernante de leurs enfants Mme de Pompadour, et que le Roi a fort approuvé leurs vues. »

2. Terme du jeu de brelan, qui signifie la mise de chacun. « On dit figurément que *dans une affaire chacun y est pour sa vade* pour dire que chacun y est pour son intérêt, pour son compte » (*Académie*, 1718). Notre auteur a employé plusieurs fois cette locution, qu'on trouve également dans bon nombre d'auteurs contemporains.

3. Le 22 décembre. Dangeau a raconté en détail (p. 283) la manière dont le Roi lui annonça cette nouvelle ; voyez aussi les *Mémoires de Sourches*, tome XIII, p. 550 et 552, et les *Lettres de Tessé*, recueil Rambuteau, p. 403.

4. Louise-Élisabeth Joibert de Soulanges, fille d'un commandant pour le Roi en Acadie, épousa le marquis de Vaudreuil (ci-après) à Québec le 21 novembre 1690 ; elle mourut à Paris le 20 janvier 1740, à quatre-vingts ans.

5. Philippe Rigaud, chevalier, puis marquis de Vaudreuil, entra de bonne heure dans la marine et était capitaine de vaisseau lorsque le Roi lui donna en 1699 la lieutenance générale du Canada et le gouver-

bon lieu[1], et gouverneur général de Canada[2]; mais elle avoit peu de bien, beaucoup d'enfants à placer[3], puis à pousser, qui se sont depuis avancés[4] par leur mérite[5], et avec beaucoup d'affaires qui l'avoient fait revenir de Québec[6].

La Mouchy, et son mariage.

Mme la duchesse de Berry avoit auprès d'elle une petite favorite du bas étage, bien faite, jolie, d'esprit, qui avoit été élevée auprès d'elle. Elle étoit fille de Forcadel, commis aux parties casuelles[7], et d'une mère femme de cham-

nement de Montréal; il devint gouverneur en 1703 à la mort du chevalier de Callières et conserva cette place jusqu'à sa mort, arrivée à Québec le 10 septembre 1725; il avait eu la grand-croix de Saint-Louis en juillet 1715.

1. La famille Rigaud, originaire du Languedoc, possédait depuis un temps immémorial la baronnie de Vaudreuil dans cette province (aujourd'hui Vaudreuille, dép. de la Haute-Garonne, canton de Revel); les généalogies font remonter sa filiation par titres authentiques jusqu'au douzième siècle.

2. Il a été parlé de cette charge dans le tome VI, p. 166, note 4.

3. Elle n'eut pas moins de onze enfants; la dernière était née à Québec en 1709.

4. Les premières lettres d'*avancés* surchargent *plac[és]*, effacé du doigt.

5. Parmi les huit fils du gouverneur du Canada, on compte un lieutenant général, un colonel d'infanterie, un gouverneur des îles d'Amérique, un lieutenant-général des armées navales et le dernier gouverneur du Canada au temps du marquis de Montcalm.

6. Le *Journal de Dangeau* (t. XIV, p. 247) mentionne une affaire gagnée par elle au conseil de dépêches le 24 octobre 1712.

7. Marie-Catherine Forcadel, mariée en 1712 au marquis de Mouchy, devint veuve en 1742 et se remaria presque aussitôt avec le lieutenant général Claude de Ceberet; on ignore la date de sa mort. Elle était fille d'Euverte Forcadel, contrôleur général de la maison de Monsieur, mort avant 1696. Saint-Simon s'est trompé en en faisant un commis aux parties casuelles. Les *Mémoires de Sourches* (tome XIII, p. 549, note) disent plus justement qu'elle était nièce de Forcadel, commissaire aux saisies réelles. Euverte Forcadel avait trois frères: François, commissaire aux saisies réelles du Parlement, mort en 1699, Étienne, conseiller à la cour des aides, et Claude, aussi conseiller à la même cour, qui acheta la charge de François à sa mort et mourut le 10 septembre 1706 (Bibliothèque nationale, Cabinet des titres, Pièces

bre principale de Mme la duchesse de Berry[1], qui étoit fille de [Tancrède[2]], premier chirurgien de feu Monsieur. Elle l'avoit gardée depuis son mariage, et cherchoit à la marier[3]. Elle trouva Mouchy[4], homme de qualité, avancé en âge et dans le service[5], franc bœuf d'ailleurs à en embâter[6]. Il étoit parent des Estrées[7], et cette parenté ne leur faisoit pas déshonneur. Ils en firent leur cour à Mme la duchesse de Berry; le mariage fut bâclé en un

originales, vol. 1193, et Cabinet d'Hozier, vol. 144; Archives nationales, reg. Y 249, fol. 79).

1. Catherine Tancrède, mariée à Euverte Forcadel, qui était veuf en premières noces de Marie de Barbezières (reg. Y 249, fol. 79), fut sous-gouvernante des enfants du duc de Chartres, puis d'Orléans, et passa au service de la duchesse de Berry lors de son mariage. Ses armoiries et celles de feu son mari furent enregistrées par d'Hozier en 1697 (Cabinet des titres, Pièces originales, vol. 1193).

2. Jean-Baptiste Tancrède : tome VIII, p. 319. Le nom est resté en blanc dans le manuscrit.

3. Dangeau (tome XIV, p. 396 et 402) a relevé divers témoignages de bonté et d'affection de la duchesse à l'égard de cette jeune femme. A l'occasion de son mariage, elle lui donna des boucles d'oreilles et des pendeloques magnifiques, on crut même qu'elle avait augmenté sa dot (*ibidem*, p. 270).

4. Jean-Charles de Bournel de Namps, marquis de Monchy ou Mouchy; on employait les deux formes, et c'est sous la première que Saint-Simon l'a désigné, lorsqu'il en a parlé en 1710 (tome XX, p. 216) comme maître de la garde-robe du duc de Berry. Mais, quoique le véritable nom soit Monchy, c'est sous celui de Mouchy que lui, et surtout sa femme, furent le plus connus. — Saint-Simon écrit *Mouchy* dans la manchette et *Mouchi* dans le texte.

5. Il avait quarante-six ans et était maréchal de camp.

6. Les lexiques du dix-huitième siècle ne donnoient pas la locution *bœuf à embâter*. — « *Bœuf* se dit par injures d'un homme stupide et hébété » (*Académie*, 1718). — *Embâter* a déjà été annoté dans notre tome XXII, p. 153.

7. Marguerite d'Estrées, sœur de François-Annibal, maréchal d'Estrées et père du duc, du cardinal et du second maréchal, avait épousé Gabriel de Bournel de Namps, baron de Mouchy, grand-père du mari de Mlle Forcadel. En outre, celui-ci figure comme cousin dans le contrat de mariage du marquis de Saint-Simon-Sandricourt, 20 octobre 1717.

moment. Elle[1] vouloit y être et s'en amuser, et elle ne savoit où le faire. Elle pria tant et si bien Mme de Saint-Simon, qu'elle en eut la complaisance[2]. Le festin très nombreux, le coucher, le dîner du lendemain se fit dans notre appartement, et nous n'eûmes que vingt-quatre heures pour les[3] donner[4]. Ils ne laissèrent pas d'être magnifiques. Comme il étoit tout près[5] de la tribune et de plain pied[6], Mme la duchesse de Berry en eut tout l'amusement qu'elle s'en étoit proposé. Cette Mouchy fut une étrange poulette[7], comme on le verra en son temps[8].

1. Avant *elle,* Saint-Simon a biffé *le f.*

2. Le mariage eut lieu le 15 décembre, à minuit, dans la chapelle de Versailles (*Dangeau,* p. 280 ; *Sourches,* p. 549 ; lettre de Mme de Maintenon à la princesse des Ursins, recueil Bossange, tome II, p. 345).

3. *Les* corrige *le,* et, plus loin, *ils* corrige *il, laisserent* corrige *laissa,* et le signe du pluriel a été ajouté à *magnifique.*

4. C'est bien ce que disent Dangeau et le duc de Luynes (*Mémoires,* t. XIV, p. 363-364) ; mais il est curieux que les *Mémoires de Sourches* (p. 549) disent au contraire : « Le soir, à minuit, le mariage du comte de Mouchy avec Mlle Forcadel fut célébré dans la chapelle du Roi à Versailles, et fut honoré de la présence du duc et de la duchesse de Berry ; ensuite de quoi la maréchale d'Estrées la jeune mit les nouveaux époux dans son carrosse et les emmena à Paris à l'abbaye de Saint-Germain-des-Prés, où le cardinal d'Estrées devoit leur donner un logement jusqu'à ce que le duc d'Orléans leur en donnât un dans le Palais-Royal. » Peut-être *ensuite de quoi* veut-il dire le lendemain ou le surlendemain ?

5. Il y a après ce mot, dans le manuscrit, un *et* inutile.

6. On aura dans le prochain volume la description de l'appartement des Saint-Simon.

7. « On dit figurément d'une femme que c'est *une étrange poulette, une dangereuse poulette,* pour dire que c'est une femme dangereuse et dont il faut se donner garde » (*Académie,* 1718). Nous trouverons ci-après, p. 264, *une maîtresse poulette.*

8. Suite des *Mémoires,* tomes XI, p. 204, XII, p. 438, XIV, p. 121, et XVI, p. 233 et suivantes et 281-290. Madame écrivait (*Correspondance,* recueil Brunet, tome II, p. 152-153) : « La Mouchy était d'une maison tout à fait obscure ; son grand-père du côté paternel était contrôleur général de la maison de mon mari, ce qui est une charge fort médiocre ; il se nommoit Forcadel. La mère n'étoit non plus rien

Le marquis de Meuse[1], de la maison de Choiseul, qui avoit un régiment, épousa en même temps, chez la duchesse d'Antin, une fille de feu Zürlauben, lieutenant général et, bien que Suisse, homme de qualité[2], et de la sœur de Sainte-Maure.

Mariage de Meuse avec Mlle de Zürlauben.

L'ennui gagnoit le Roi chez Mme de Maintenon dans les intervalles de travail avec ses ministres. Le vuide qu'y laissoit la mort de la Dauphine ne se pouvoit remplir par les amusements de ce très petit nombre de dames qui étoient quelquefois admises. Les musiques, qui y devenoient fréquentes[3], par cela même languissoient. On s'avisa de les réveiller par quelques scènes détachées des comédies de Molière, et de les faire jouer par des musiciens du Roi vêtus en comédiens[4]. Mme de Maintenon, qui avoit fait revenir le maréchal de Villeroy sur l'eau pour amuser le Roi par les vieux contes de leur jeunesse[5], l'introduisit seul[6] aux privances de ces petites ressources[7]

Musiques et scènes de comédies chez Mme de Maintenon. Le maréchal de Villeroy y est admis. Dessein sur lui. [*Add. St S. 1082*]

de bon; devenue veuve, elle a longtemps fait ménage avec un homme marié. On peut dire que tout cela c'est du beurre puant et des œufs pourris; » voyez aussi *ibidem*, p. 159.

1. Saint-Simon a déjà parlé par anticipation de ce mariage ci-dessus, p. 69; il ne s'est pas aperçu du double emploi.

2. Il appartenait à la famille de la Tour-Châtillon, qui possédait d'importants domaines dans le haut Valais; les généalogistes en faisaient une branche de la maison de la Tour-du-Pin en Dauphiné, séparée avant le quatorzième siècle.

3. Tome XXII, p. 365. Dangeau, pour le seul mois de novembre, mentionne des musiques chez Mme de Maintenon les 5, 10, 18, 23, 24, 25, 28, et 30, et des loteries les 8, 12 et 22; voyez ci-après, p. 265.

4. *Dangeau*, tome XIV, p. 282, 21 décembre : « Le soir, chez Mme de Maintenon, il y eut grande musique, et le Roi fit jouer par quelques-uns de ses musiciens des scènes du *Bourgeois gentilhomme*; ils étoient même vêtus en habits de théâtre comme des comédiens, et le Roi trouva qu'ils jouoient fort bien. »

5. Tome XXII, p. 364-366.

6. Il avait d'abord écrit *fut seul introduit*; il a biffé *fut seu*, mis un apostrophe après *l*, corrigé *introduit* en *introduisit*, et ajouté *seul* en interligne.

7. *Dangeau*, p. 274 et 279.

pour les animer de quelque babil. C'étoit un homme de tout temps dans sa main, et qui lui devoit son retour. Il étoit propre à hasarder certaines choses qui n'étoient pas de la sphère des ministres, qu'elle vouloit qui lui revinssent après par le Roi pour le[1] sonder, s'il[2] y avoit lieu, les appuyer, et les pousser d'autant plus délicatement et sûrement qu'elles sembleroient moins venir d'elle. La mort des princes du sang, qui n'en avoit[3] laissé que d'enfants, celles des Dauphins et de la Dauphine, le pis que néant où la plus noire et fine politique avoit réduit M. le duc d'Orléans, et le tremblement inné de M. le duc de Berry sous le Roi soigneusement entretenu, ouvroient un vaste champ à l'ambition démesurée de M. du Maine, et à l'affolement pour lui de sa toute-puissante gouvernante. Le maréchal de Villeroy étoit un vil courtisan, et rien de plus; nul instrument ne leur étoit plus propre. Mme de Maintenon ne songea donc plus qu'à le mettre à toute portée de s'en pouvoir servir.

Gouvernement de Guyenne donné au comte d'Eu.

Peu de jours après, le Roi déclara, allant à la messe, qu'il avoit donné le gouvernement de Guyenne au comte d'Eu[4]. Ainsi, les deux fils du duc du Maine, revêtus déjà des survivances de Languedoc, des Suisses, et de l'artillerie[5], se trouvèrent passablement pourvus. Le maréchal de Villeroy n'y influa point, que je pense ; il ne pouvoit encore en être là. Quelque accoutumée que fût la cour à des accroissements gigantesques de ces bâtardeaux[6], elle ne laissa pas d'être également surprise et consternée de cette énorme augmentation, et de le laisser apercevoir à travers ses flatteries, dont M. du Maine fut assez embar-

1. *Les* corrigé en *le*, et la première lettre de *sonder* corrige une autre lettre illisible.
2. Avant *s'il*, il y a un *et* biffé.
3. *Avoit* est bien au singulier, se rapportant à *mort*.
4. Dangeau annonce cette nouvelle le 28 décembre (p. 286).
5. Tome XIX, p. 104-105.
6. Mot déjà employé dans ce sens au tome XIX, p. 382.

rassé. Une autre surprise bien plus grande suivit celle-ci de fort près, et termina cette année.

Conduite des ducs de la Rochefoucauld dans leur famille; état d[e] cette famille.

Les ducs de la Rochefoucauld s'étoient accoutumés depuis longtemps à ne vouloir chez eux qu'un successeur pour recueillir tous les biens et toute la fortune du père, à[1] ne marier ni filles ni cadets, qu'ils comptoient pour rien, et à les jeter à Malte et dans l'Église. Le premier duc de la Rochefoucauld[2] fit son second et son quatrième fils prêtres : l'aîné mourut évêque de Lectoure[3], l'autre se contenta d'abbayes[4], le second[5] fut chevalier de Malte. De six[6] filles qu'il eut, quatre furent abbesses[7], la dernière religieuse[8]. La troisième[9], plus coriace[10] que les autres, voulut absolument un mari. On ne lui vouloit rien donner. Mme de Puyzieulx[11], qui a depuis été si en faveur auprès de la Reine mère pendant[12] sa régence, languissoit dans la disgrâce et l'exil où étoit mort le chancelier de

1. Avant *à*, il a biffé un *et*. — 2. François V : tome XXI, p. 225.

3. Louis de la Rochefoucauld, né le 23 décembre 1615, nommé évêque de Lectoure en 1646, mort le 5 décembre 1654 ; il possédait aussi l'abbaye de Saint-Jean d'Angély.

4. *D'abbayes* corrige *de b[enefices]*. — Henri, abbé de la Rochefoucauld : tome V, p. 130.

5. Saint-Simon veut dire *le troisième*. — Charles-Hilaire, chevalier de la Rochefoucauld, né le 14 juin 1628 et mort en 1651.

6. Le *6* corrige un *5* ; il faudrait *7*, comme on va le voir.

7. Marie-Élisabeth, née le 10 août 1617, abbesse de Saint-Sauveur d'Évreux en 1649, morte le 22 octobre 1698 ; Catherine, née le 25 octobre 1619, abbesse de Charenton, puis du Paraclet ; Gabrielle-Marie, née le 13 décembre 1624, abbesse du Paraclet, puis de Notre-Dame de Soissons, morte en novembre 1693 ; Anne-Françoise, née le 20 avril 1626, coadjutrice de Saint-Sauveur d'Évreux, morte en 1685.

8. Il y eut en réalité deux autres filles : Antoinette-Jeanne, née le 20 mars 1623 et morte en 1647, et Louise, née le 19 janvier 1630, morte en 1651 ; mais il ne semble pas que ni l'une ni l'autre ait été religieuse.

9. Marie-Catherine de la Rochefoucauld, marquise de Sillery : tome IV, p. 93.

10. Saint-Simon écrit *coriasse*.

11. Charlotte d'Estampes-Valençay : tome V, p. 87.

12. *Pendant* est en interligne, au-dessus de *depuis* biffé.

Sillery son beau-père, et qui avoit fait perdre à son mari sa charge de secrétaire d'État et sa fortune. Elle étoit Valençay[1], glorieuse à l'excès, et faite, comme on le vit depuis, pour le monde et pour l'intrigue. L'alliance l'éblouit avec raison ; elle tint lieu de dot. Cette raison courba l'orgueil des la Rochefoucauld : le duc donna sa fille à Sillery. Tous deux sont morts longues années depuis à Liancourt, ruinés, et Mme de Sillery, qui n'avoit rien eu, y a passé la plupart de sa vie, défrayée, pour se servir d'un terme honnête, par son frère et par son neveu[2].

Le second duc de la Rochefoucauld, qui a tant figuré dans les troubles contre Louis XIV, et si connu par son esprit, eut cinq[3] fils et trois filles ; des quatre cadets, trois[4] furent chevaliers de Malte[5] et le dernier prêtre[6], fort mal appelé, et tous quatre avec force abbayes. Les trois filles[7] moururent sibylles dans un coin de l'hôtel de la Rochefoucauld où on les avoit reléguées, ayant à peine de quoi vivre, et toutes trois dans[8] un âge très avancé.

1. La maison d'Estampes, dont une branche portait le nom de seigneurs de Valençay, était originaire du Berry, et il semble qu'elle descendait d'un garde des joyaux du duc Jean, frère de Charles V, qui fut anobli en 1404. Outre les généalogies imprimées, on peut consulter celle que rédigea d'Hozier (ms. Fr. 20228, fol. 50 et suivants), la Thaumassière, *Histoire du Berry,* livre XI, les Généalogies de Guillard, avec leur réfutation, dans le *Cabinet historique,* tomes IV, première partie, p. 119, V, première partie, p. 229-230, et VII, première partie, p. 156-157. Le *Mercure* de juillet 1709, p. 136-137, en fait descendre les comtes de Stampa, en Italie.

2. Les ducs François VI et François VII.

3. Avant *5* il a biffé un premier *5,* surchargeant un *4.*

4. Le chiffre *3* est en interligne au-dessus de *2,* biffé, et, après *furent,* il a biffé *abbéz.*

5. Charles (tome V, p. 130), Jean-Baptiste tué en Hollande en 1672, et Henri-Achille, abbé de Marcillac : tome V, p. 129.

6. Alexandre, dit l'abbé de Verteuil (tome XIX, p. 287).

7. Mlles de la Rochefoucauld, de Marcillac et d'Anville : tome XI, p. 125. Il a parlé de la mort de l'aînée en 1711 : tome XXII, p. 161.

8. *Dans* est en interligne, au-dessus de *jusqu',* biffé, à la suite duquel il a oublié de biffer *à.*

Le troisième duc de la Rochefoucauld, le favori du Roi, et que nous verrons bientôt mourir[1], n'eut que deux fils : l'aîné, qui fut fait duc vérifié de la Rocheguyon en épousant la fille aînée de Louvois, et le marquis de Liancourt[2], qui ne s'est point marié. Du père et de ses deux fils, on en a souvent parlé.

Le duc de la Rocheguyon ne fut pas si discret que son père : il eut huit garçons et deux filles. Le second[3] ne vécut que dix ans; l'aîné[4] et le troisième[5] moururent en entrant dans le monde ; le quatrième[6] fut chargé des abbayes de ses oncles et grands-oncles à mesure qu'elles vaquèrent ; le cinquième[7] mourut aussi à dix ans; le sixième fut[8] jeté sur mer sous le nom de comte de Durtal[9]. C'est lui qui fut du voyage des galions que ramena Ducasse, que[10] ce général envoya porter au Roi la nouvelle de leur arrivée[11], et qui est aujourd'hui cinquième duc de la Rochefoucauld[12]. Le septième[13] mourut encore à neuf ou dix ans. Le huitième et dernier fut chevalier de Malte[14], et eut, tout enfant, la commanderie magistrale de Pezénas à la recommandation du Roi. L'aînée des

1. Dans le prochain volume.
2. Henri-Roger de la Rochefoucauld : tomes II, p. 212, et IV, p. 155.
3. Charles-Maurice de la Rochefoucauld, né le 15 août 1684, mort le 24 avril 1694.
4. *L'aisné* corrige un *le*, et *moururent* a été ajouté en interligne. — François, titré prince de Marcillac (tome V, p. 123), mort en 1699.
5. Michel-Camille, prince de Marcillac, que nous avons vu (ci-dessus, p. 107) mourir de la petite vérole à Cambray.
6. Roger, dit l'abbé de la Rocheguyon : tome XV, p. 325.
7. Guy, titré comte de Durtal, né le 19 septembre 1688, mort en mai 1698.
8. *Eut* corrigé en *fut*.
9. Alexandre : ci-dessus, p. 19. — 10. Avant *que*, il a biffé un *et*.
11. Ci-dessus, p. 19 et 107-108.
12. Depuis la mort de son père en 1728.
13. Aimeri de la Rochefoucauld, comte d'Anville, né le 15 décembre 1691, mort le 1er novembre 1699.
14. Guy, chevalier de la Rochefoucauld : ci-dessus, p. 108.

deux filles mourut fille de Sainte-Marie[1]; la cadette[2] tint bon jusqu'à vingt-cinq ans et fut enfin mariée en 1725 au duc d'Uzès d'aujourd'hui[3], qui voulut bien se contenter de peu de chose. Ce tableau expliqué, voici ce qui arriva.

M. de la Rocheguyon ne se trouva plus que trois fils : l'aîné[4], [qui] avoit vingt-cinq ans alors, et plus de soixante mille livres de rente en bénéfices, le comte de Durtal, et le commandeur. Cela se trouvoit fort mal arrangé. Pour bien faire il eût fallu que Durtal eût été l'aîné : c'est ce que voulurent les père et mère. L'abbé n'avoit jamais voulu ouïr parler d'entrer dans les ordres. Tant qu'il avoit eu des aînés, ç'avoit été son affaire ; mais, l'étant devenu, cela devint l'affaire de ses parents. Ils le pressèrent de s'engager ; ils lui détachèrent dévots, docteurs, prélats ; on ne put le déprendre de l'expectative sûre des dignités et des biens qui alors le regardoient uniquement. Il en vouloit jouir quand ils viendroient à lui échoir ; il n'avoit eu de vocation à l'état qu'on lui avoit fait embrasser que celle des cadets de cette maison. Outre le desir d'accumuler toujours tout sur la même tête, une autre raison puissante y tenoit MM. de la Rochefoucauld attachés. Le père[5] de celui-ci n'avoit jamais pu digérer[6] le

Desir, jalousie, vains efforts* des ducs de la Rochefoucauld pour le rang

1. Madeleine, née le 11 septembre 1689, mourut au couvent de la Visitation à Saint-Denis le 22 avril 1717.

2. Émilie de la Rochefoucauld, née le 9 novembre 1700, épousa le 4 janvier 1725 le duc de Crussol (ci-dessous), et mourut le 25 février 1753.

3. Charles-Emmanuel de Crussol, né le 11 janvier 1707, porta d'abord le titre de comte de Crussol, eut en septembre 1720 la survivance des gouvernements d'Angoumois et de Saintonge qu'avait son père, prit en se mariant (1725) le nom de duc de Crussol, son père s'étant démis en sa faveur de son duché-pairie, eut le régiment d'infanterie de Médoc en 1729, le grade de brigadier en 1734, devint duc et pair d'Uzès en 1739, et mourut le 3 février 1762.

4. L'abbé de la Rocheguyon. — 5. Le duc François VI.

6. « *Digérer* signifie aussi souffrir, supporter quelque chose de fâcheux » (*Académie*, 1718).

* Par erreur, *effors*.

de prince étranger. [Add. St-S. 1083 et 1084]

rang de prince donné à MM. de Bouillon : il se croyoit d'aussi bonne maison qu'eux, et il n'avoit pas tort ; il croyoit aussi l'avoir aussi bien mérité, et par les mêmes voies. Il ne se trompoit pas encore, et ces voies n'étoient pas étrangères à sa maison[1]. Mais il ne put parier[2] de mérite à la guerre, ni dans le cabinet, avec MM. de Bouillon et de Turenne. Quoique plus galant qu'eux, et d'un esprit plus propre aux manèges des ruelles et aux essais des beaux esprits, il ne put atteindre à la considération de leurs alliances, à leur autorité dans les partis, à leur réputation fondée sur les choses qu'ils avoient ourdies et exécutées, à l'opinion que le cardinal Mazarin en conçut, et à l'espérance d'amitié, de conseil, de protection qu'il se figura de trouver en eux en se les attachant comme il fit par tout ce qu'il leur prodigua. Ce ver rongeur[3] de princerie passa du père au fils[4]. Il espéra ce rang d'une faveur constante qui obtint sans cesse tout ce qu'il voulut ; mais, ce rang qu'il demanda souvent à un maître qui étoit son ami, il ne put jamais l'arracher, quelques efforts qu'ils aient faits, et ce dépit ajouta encore à la disgrâce des puînés et des filles de la maison, qu'on ne vouloit ni établir ni montrer à la cour. Ce fut donc une chose bien dure, à des gens si absolus dans leur famille, de trouver une résistance invincible dans leur aîné d'entrer dans les ordres et de renoncer à son aînesse. A bout d'espérance de ce côté-là, ils prirent une autre route : ils lui proposèrent de quitter le petit collet, puisque c'étoit un état qu'il ne vouloit pas suivre ; mais à ce petit collet tenoient soixante mille livres de rente. Il avoit vu tous ses frères constamment traités comme de petits

1. Il fait allusion aux trahisons successives des Bouillons, dont il a déjà parlé à bien des reprises, et à la conduite des la Rochefoucauld pendant la Fronde.
2. Au sens d'égaler, d'aller de pair : tome XIV, p. 273.
3. Locution déjà rencontrée dans le tome III, p. 48.
4. Le duc François VII.

garçons[1], et manquer à tout âge du plus nécessaire. La douceur, l'onction, la tendresse n'étoient pas le foible de leurs parents ; l'extrême épargne l'étoit davantage. Il ne crut donc pas [devoir] se livrer[2] à leur merci en quittant ses bénéfices. Il tergiversa ; il essuya prières, menaces, conseils. Poussé enfin au pied du mur, il déclara qu'il demeureroit abbé et aîné, pour faire en temps et lieu ce qui lui conviendroit davantage ; qu'il étoit trop jeune pour n'avoir point d'état, et trop vieux pour se faire mousquetaire, puis capitaine, en attendant un régiment. Rien n'étoit plus sensé ; mais ce n'étoit pas le compte de sa famille. On en vint aux gros mots ; on lui chassa des domestiques principaux auxquels il prenoit le plus de confiance ; on lui détacha[3] toutes les personnes qu'on crut qui lui feroient plus d'impression. Il écouta tout, il souffrit tout avec toute la douceur, la patience, et le respect possible, sans laisser échapper une plainte ni une parole qu'on pût reprendre, mais sans pouvoir être ébranlé. La famille, rugissant, et ne sachant plus que faire, eut recours au dernier remède. M. de la Rochefoucauld, aveugle et retiré au Chenil[4], se fit mener dans le cabinet du Roi, à qui il raconta, avec sa véhémence ordinaire[5] malgré son âge, l'état déplorable où sa famille alloit être réduite par l'opiniâtreté de son petit-fils, qui vouloit manger à deux râteliers[6]. Il cria, il pleura, il se désespéra ; il se dit bien misérable de survivre à la perte de sa maison. Cette perte

1. Locution annotée dans le tome XXI, p. 379.

2. Saint-Simon a écrit par mégarde *liver*, et il a oublié *devoir*, ou un mot analogue, avant *se*.

3. Avant *detacha*, Saint-Simon a biffé *decha*, qui semble surcharger d'autres lettres.

4. Tome XVII, p. 345.

5. Nous avons vu un exemple de cette véhémence en 1709 : tome XVII, p. 404.

6. « On dit proverbialement et figurément *manger à plus d'un râtelier*, pour dire tirer du profit de plusieurs endroits différents » (*Académie*, 1718).

étoit imaginaire avec trois petits-fils, tous trois jeunes, et en état d'avoir des enfants ; mais marier des cadets et les voir sans rangs vis-à-vis ceux des Bouillons, étoit l'enclouure[1] qui faisoit faire tant de vacarmes. Ils vouloient de plus, en habiles gens, profiter de leur prétendu malheur pour tirer du Roi une grâce inouïe, et qui n'avoit jamais été imaginée que pour les bâtards du Roi par l'édit de 1711[2], qui, sous d'autres prétextes, n'avoit été fait que pour eux, et qui, de plus, abroge même rétroactivement les duchés femelles. Cet édit, par une de ses plus énormes nouveautés, permet aux bâtards du Roi revêtus de plusieurs duchés, qui toujours vont[3] à l'aîné de ses fils[4], d'en donner à leurs cadets[5], et de les faire ainsi ducs et pairs, par une exception à eux particulière et privativement à tous autres[6]. M. de la Rochefoucauld ramassa donc toutes les forces qu'il put tirer de son ancienne et constante faveur, de son ascendant sur le Roi, de son âge, de son aveuglement, du désespoir[7] où il étoit, et de la désolation de sa maison. Il redoubla ses cris, ses pleurs, ses furies, et il étourdit si bien le Roi, que, moitié compassion de ce vieillard qu'il avoit si longtemps aimé, moitié desir de finir une scène si importune, il lui accorda ce qu'il lui demanda contre toutes les lois et les règles, contre les termes de l'érection et de l'enregistrement de tous les duchés, et de celui de la Rocheguyon comme de[8]

Duc de la Rochefoucauld obtient la distraction du duché de la Rocheguyon avec la dignité pour son second petit fils et sa postérité, au préjudice de l'aîné. Ce cadet duc par démission de son père.

1. « *Enclouure* signifie figurément empêchement, obstacle, difficulté » (*Académie*, 1718). On en trouve de nombreux exemples dans Brantôme, la Fontaine, Molière, les *Mémoires de Goulas*, les *Lettres de Mazarin*, etc. — Saint-Simon écrit *encloueure*.

2. Tome XXI, p. 147 et 458.

3. Après *vont*, Saint-Simon a répété par mégarde le mot *toujours*.

4. Saint-Simon veut dire que, dans la règle habituelle, tous les duchés possédés par le même titulaire vont toujours à l'aîné de ses enfants.

5. *Leur* est au singulier et *cadets* au pluriel.

6. C'est l'article II (tome XXI, p. 459-460).

7. *Despoir*, dans le manuscrit, comme nous l'avons déjà remarqué plusieurs fois.

8. *De*, oublié, a été ajouté en interligne.

tous les autres, contre l'orgueil d'assimiler quelqu'un à ses bâtards, et il permit au duc de la Rocheguyon de céder ce duché vérifié à M. de Durtal, son second fils, et de faire de ce cadet tige nouvelle de ducs de la Rocheguyon de la même ancienneté de l'érection faite pour le père, en en dépouillant son aîné et sa postérité, qui y étoit uniquement et distinctement appelé[1]. L'étonnement de la cour, pour ne rien dire de plus, surpassa encore la joie de MM. de la Rochefoucauld père et fils. Ce dernier se démit, dès que les patentes furent faites[2], de la terre et de

1. Voici l'extrait du *Journal de Dangeau* (p. 290) qui a donné lieu à l'Addition indiquée plus haut et au récit des *Mémoires* : « M. de la Rochefoucauld, voyant que l'abbé de la Rochefoucauld, son petit-fils, n'étoit point encore déterminé à prendre aucun parti, qu'il ne s'expliquoit point avec sa famille sur la résolution qu'il prenoit ou de garder ses bénéfices ou de prendre l'épée, et qu'ainsi M. de Durtal, son frère, étoit toujours dans l'incertitude ou d'être un grand seigneur comme l'aîné de sa maison, ou de demeurer cadet avec un bien médiocre et sans dignité, M. de la Rochefoucauld a supplié le Roi de trouver bon que M. de la Rocheguyon cédât le duché de la Rocheguyon à M. de Durtal son fils. Le Roi l'a permis; mais la manière dont cela se peut faire n'est pas encore réglée; Monsieur le Chancelier va travailler à y donner la force nécessaire. M. de la Rocheguyon, qui ne songe qu'à la grandeur de M. de Durtal, apporte sur cela toutes les facilités imaginables. »

2. Ces lettres patentes, datées de février 1713 et enregistrées au Parlement le 4 mars (*Histoire généalogique*, tome V, p. 707-708), disaient : « ... Notre très cher et bien amé cousin François de la Rochefoucauld, duc de la Rocheguyon, ... nous a très humblement remontré qu'il a l'avantage d'avoir dans sa maison deux terres décorées du titre de duché : savoir, celle de la Rochefoucauld... dont notre cousin le duc de la Rochefoucauld vient de faire, sous notre bon plaisir, sa démission en faveur de notredit cousin le duc de la Rocheguyon, par acte du 18 du présent mois de février, et celle de la Rocheguyon... ; que, comme les seigneurs de notre royaume qui ont dans leurs maisons plusieurs titres, soit de pairies, soit de duchés, ne peuvent, sans notre permission, les départir entre leurs enfants, notredit cousin le duc de la Rocheguyon, qui, dans l'état présent de sa famille et par les raisons qui nous sont connues, ne peut établir notre très cher et bien amé cousin Alexandre de la Rochefoucauld, comte de Durtal, ... son fils puîné, d'une manière convenable à sa naissance, si nous ne lui permettons de donner à sondit fils puîné la terre de la Rocheguyon avec le titre de

la dignité de la Rocheguyon en faveur du comte de Durtal, qui prit aussitôt le nom et le rang de duc de la Rocheguyon[1]. Ce fut par donation entre-vifs pour la terre, dont le père retint les revenus, qui sont de quatre-vingt mille livres de rente, avec un superbe château[2], et les plus beaux droits du monde[3], au bord de la Seine et près de Paris. L'abbé, qui se voyoit si étrangement frustré, espéra bien y revenir en d'autres temps[4], et les ducs postérieurs aussi.

duché qui y est attaché, nous auroit supplié... de lui accorder notre permission à ce nécessaire ; pour quoi, voulant donner, etc..., nous sommes portés d'autant plus volontiers à accorder cette permission... que le duché et pairie de la Rochefoucauld, plus ancien et plus élevé en dignité, doit suffire pour remplir les vœux de son fils aîné et de ses descendants, en cas qu'il quitte l'état ecclésiastique... ; à ces causes, ... nous avons permis et permettons ... à notredit cousin le duc de la Rocheguyon de donner à notredit cousin le comte de Durtal, son fils puîné, la terre et duché de la Rocheguyon, ... à la charge par notredit cousin le comte de Durtal de récompenser son frère aîné et ses autres frères et sœurs des droits qui, lors de l'ouverture de la succession de notredit cousin le duc de la Rocheguyon, se trouveront leur appartenir à cause de ladite terre de la Rocheguyon, et ce à raison du denier vingt-cinq du revenu actuel... » Daguesseau fit à cette occasion un mémoire qui est inséré dans ses *Œuvres*, tome VII, p. 607.

1. L'affaire n'alla pas aussi vite que notre auteur le dit, et c'est seulement le 21 juillet 1714 que Dangeau (tome XV, p. 195) mentionne la transmission du duché et du titre à M. de Durtal.

2. Le duché de la Rocheguyon, qui était estimé valoir trente mille livres de rente en 1621 lorsqu'il fut érigé en duché pour François de Silly (notre tome XVII, p. 337), avait été considérablement augmenté par les du Plessis-Liancourt et les la Rochefoucauld. Ces derniers y avaient fait bâtir, au-dessous de la forteresse féodale, un château qui, remanié au dix-huitième siècle, existe encore de nos jours. Il y a une notice historique sur le domaine, par J. Auger, dans les *Mémoires de la Société des sciences... de Seine-et-Oise*, tome VI, 1861, p. 27 et suivantes, et Émile Rousse a fait paraître en 1892 une étude plus complète. Boileau a chanté le château dans son Épître à Lamoignon.

3. Saint-Simon fait surtout allusion aux droits de péage sur les bateaux qui remontaient ou descendaient la Seine ; le duc de Luynes en parle dans ses *Mémoires* (tome XII, p. 56).

4. « Il sera malaisé que, dans la suite, il n'y ait pas de procès entre les deux frères » (*Dangeau*, tome XV, p. 195).

Nouveaux efforts inutiles sur l'abbé de la Rochefoucauld, qui, moyennant un bref, prend l'épée et va mourir à Bude.

L'affaire consommée, M. de la Rochefoucauld se fit encore conduire dans le cabinet du Roi. Il y recommença ses plaintes et ses douleurs, et il obtint encore que le Roi parleroit à son petit fils, qu'il n'avoit jamais vu, pour l'engager à opter. L'abbé fut donc obligé de venir trouver le Roi, dont il ne douta pas d'être maltraité. Il y fut heureusement trompé : le Roi lui parla avec une bonté de père[1], et l'abbé lui répondit avec tant de respect, de sagesse et de raison, qu'il le désarma. Tout tenoit au revenu, et à l'indépendance d'en toucher suffisamment. Le Roi le sentit et n'ignoroit pas à qui il avoit affaire. Ses parents, ainsi sans[2] ressource, se tournèrent d'un autre côté. Ils vouloient, avant tout, demeurer maîtres de leur bourse, et l'abbé de ses bénéfices pour n'être pas à leur discrétion. Pour accommoder l'un et l'autre, ils imaginèrent un bref du Pape qui permît à l'abbé d'aller à la guerre en conservant ses bénéfices. Ils le lui proposèrent ; il n'osa pas y résister, parce que toute la difficulté sur laquelle il s'étoit tenu jusqu'alors étoit par là levée[3]. De ces brefs, il y en avoit mille exemples, même parmi les simples particuliers. Forbin[4], capitaine des mousquetaires gris avant

1. C'est le 30 janvier 1714 qu'eut lieu cette audience, et Saint-Simon paraphrase le récit de Dangeau (tome XV, p. 75).

2. Il y a *s'en*, par mégarde, dans le manuscrit.

3. Ce fut seulement en 1717 ; Dangeau mentionne le fait (tome XVII, p. 90) un peu différemment de ce que dit Saint-Simon : « M. l'abbé de la Rochefoucauld est raccommodé avec Monsieur son père et Madame sa mère. Il partira samedi pour aller faire la campagne en Hongrie, et le Pape, moyennant qu'il fit cette campagne-là, lui permet de porter l'épée et de garder ses bénéfices jusqu'à ce qu'il se marie, durant trois ans. »

4. Louis, chevalier puis bailli de Forbin, fut d'abord capitaine de cavalerie dans le régiment du duc de Guise et accompagna celui-ci dans son expédition de Naples en 1654 ; il alla ensuite combattre les Turcs en Hongrie et, lorsqu'il revint, en 1664, il obtint une enseigne aux gardes du corps, et reçut l'année suivante la charge nouvelle de major ; nommé capitaine de la première compagnie des mousquetaires en 1673, il passa brigadier en 1674, maréchal de camp en 1677, devint

Maupertuis[1], en avoit un[2], et il étoit mort abbé et lieutenant général des armées du Roi, et plusieurs autres comme lui. Rome ne fit aucune difficulté. Le pauvre abbé de la Rochefoucauld prit donc l'épée. La guerre d'Hongrie fit partir les enfants de M. du Maine et plusieurs autres. L'abbé y alla ; mais, en arrivant à Bude, la petite vérole le prit, en 1717, à trente ans[3], et en délivra son père et son frère duc à ses dépens[4]. Ce qui est arrivé depuis dans cette famille n'a pas donné lieu de croire que Dieu ait béni ces arrangements[5].

1713 Victoire de Steenbock sur

La cour, dans les premiers jours de cette année, apprit[6] la victoire de Steenbock[7] sur les Danois, dans le pays de

lieutenant général le 27 avril 1684, et mourut à Péronne quelques jours plus tard le 2 mai. Il possédait en commende l'abbaye de Vauluisant depuis mars 1672, et celle de Preuilly depuis octobre 1678 (*Histoire de Louvois*, tome III, p. 249, note). Louis XIV (*Œuvres*, tome II, p. 434) l'appelle « un des plus braves et des plus sages gentilshommes du royaume », et l'abbé de Choisy (*Mémoires*, tome I, p. 31) prétend qu'il fut un des témoins du mariage du Roi et de Mme de Maintenon. Le Roi lui avait donné un brevet d'affaires en 1680 (reg. O[1] 24, fol. 46 v°).

1. Louis de Melun, marquis de Maupertuis : tome I, p. 30.

2. Saint-Simon avait dit au contraire que Forbin n'avait pas de bref du pape dans l'Addition au *Journal de Dangeau*, tome XVII, p. 124, faite à l'occasion de la mort de l'abbé de la Rochefoucauld.

3. Les mots *en 1717 a 30 ans* ont été ajoutés en interligne.

4. Saint-Simon parlera de cette mort, lorsqu'il racontera les événements de l'année 1717 (suite des *Mémoires*, tome XIII de 1873, p. 374).

5. C'est une allusion aux événements dont notre auteur avait fait le résumé dans l'Addition au *Journal de Dangeau* indiquée ci-dessus et qu'on trouvera ci-après, p. 433-434.

6. *Apprit* est en interligne sur *que de* biffé.

7. Magnus Gustafson, comte Steenbock (1664-1717), général-major de l'armée suédoise depuis 1701, avait été nommé, en 1710, conseiller royal par Charles XII, qui l'estimait beaucoup, et, en 1712, feld-maréchal. C'est grâce aux subsides de la France que ce général avait pu réorganiser l'armée suédoise et occuper le Mecklembourg. Le 20 décembre 1712, ses troupes défirent celles des Danois et des Saxons

les Danois, qui brûle Altona.

Meckelbourg[1], qui fut complète[2]. Ce comte, à la tête de ce qu'il étoit resté[3] de troupes suédoises depuis la défaite du roi son[4] maître à Poltawa[5], s'étoit toujours soutenu, et battit enfin complètement une armée fort supérieure à la sienne. Il marcha ensuite à Altona[6], à qui il demanda six cent mille [livres] de contribution. Cette ville, qui est considérable, mais sans fortifications, est vis-à-vis de Hambourg, l'Elbe entre-deux. Elle eut l'imprudence de refuser de payer ; aussitôt après, les Suédois y mirent le feu. Il y eut trois mille maisons brûlées, et tout ce qui peut accompagner ces sortes de malheurs[7]. Cette ville est

réunies, à Gadebusch, à vingt kilomètres N.-O. de Schwerin. — Saint-Simon écrit ici *Steimbok*, et, en marge, *Steinbok*.

1. Le manuscrit porte *Mecklbourg*. — Cette province d'Allemagne, avec titre de duché, dans la basse Saxe, entre la mer Baltique, la Poméranie, le Holstein et la marche de Brandebourg, avait été partagée, après un long débat, en 1701 et 1705, entre les deux branches dites de Schwerin-Schwerin et de Schwerin-Strelitz, également descendantes des premiers ducs, qui se disaient issus de Genséric, roi des Vandales.

2. La nouvelle de la victoire de Steenbock arriva à Versailles le 1er janvier, d'après Dangeau (*Journal*, tome XIV, p. 315). On en trouve le récit dans la *Gazette* de 1713, p. 1-3, 14-16, 25-26, le *Mercure de France*, janvier 1713, p. 3-26, le recueil de *Lamberty*, tome VII, p. 628-634, la *Gazette de Leyde*, no I ; la *Gazette d'Amsterdam*, 1712, no CV, et 1713, nos I et II. Il resta environ cinq mille morts sur le champ de bataille, dont deux mille Suédois, au dire de la *Gazette d'Amsterdam*, qui nie la réalité du succès de Steenbock.

3. *Estoit* corrige *esté* et *resté*, est en interligne.

4. La première lettre de *son* surcharge un *d*.

5. Le 8 juillet 1709 : tome XVIII, p. 220, note 4. — Saint-Simon écrit *Pultowa*.

6. Altona, aujourd'hui la ville la plus considérable du Schleswig-Holstein, sur la rive droite de l'Elbe, en face de Hambourg, était un ancien bourg dépendant du duché de Pinenberg, qui appartenait depuis 1640 au Danemark. Le roi Frédéric lui avait octroyé de grandes libertés en 1664. — Saint-Simon écrit *Altena*.

7. Altona fut incendiée les 9 et 10 janvier 1713, à la réserve des églises (*Gazette*, p. 39 ; *Gazette de Leyde*, 1713, nos 5 et 7 ; *Gazette d'Amsterdam*, nos V et VI). Voltaire (*Histoire de Charles XII*, livre

au roi de Danemark, dont le territoire serre de fort près Hambourg, des deux côtés de l'Elbe, et tient toujours cette ville impériale dans une grande jalousie et dans la crainte de ses prétentions. Steenbock eut cinq mille prisonniers et quantité d'officiers. Après l'exécution d'Altona, il alla tirer de grandes contributions du Holstein danois[1]. Le roi de Suède reçut beaucoup d'argent, en ce même temps, de Constantinople, où il fit faire[2] tous les changements dans le ministère que ce prince desira[3].

La Porte secourt le roi de Suède d'argent et change à son gré son ministère.

XII) a tracé un récit dramatique de cette exécution, qui fut faite par Steenbock en représailles de l'incendie de la ville de Stadt et de la dévastation de la Poméranie par les Danois.

1. Le Holstein, qui est aujourd'hui une province d'Allemagne, dans la basse Saxe, reprise en 1864 au Danemark, appartenait alors en partie aux ducs de Schleswig-Holstein-Gottorp, en partie au roi de Danemark; mais l'unité administrative subsistait: il n'y avait qu'un conseil et qu'une diète, dont la dernière convocation date d'ailleurs de 1711. Malgré les secours en argent et en blé que la France venait de lui envoyer (*Instructions aux ambassadeurs et ministres de France en Suède*, par A. Geffroy, p. 255-257), l'armée suédoise se trouva bientôt enfermée en Poméranie et menacée par la famine. Cette situation critique amena le général Steenbock à signer un traité secret, le 21 janvier 1713, avec le duc de Holstein, et il dut enfin capituler le 16 mai. Quelques mois plus tard, cette conduite le fit accuser de trahison et mettre en prison, où il mourut. (*Gazette*, p. 63-65, 75-77, 87-89, 98-100, 111-114, 136, 159, 171, 194, 218-219, 231-232, 242-243, 254-255, 266-267; *Gazette d'Amsterdam*, 1713, nos XLII et LII; 1714, Extraordinaires XCVI, XCIX, C, CIII; 1715, Extraordinaire, no V.) Saint-Simon va revenir sur ces événements, ci-après, p. 382-383.

2. *Faire* se trouve en interligne dans le manuscrit, ainsi que, cinq mots plus loin, *le*, au-dessus de *son* biffé.

3. Un complot avait été ourdi à Bender contre Charles XII, à l'insu du sultan, qui en disgrâcia aussitôt les auteurs et garantit au roi de Suède une éclatante réparation : le grand vizir Ibrahim fut déposé et étranglé, le 27 avril, et Yusuph-Bacha mis en sa place, tandis que Charles XII était magnifiquement reçu à Andrinople, comblé de présents, avec la promesse de subsides et de troupes pour partir en guerre contre les Moscovites (*Gazette*, p. 127, 150, 161, 173, 195, 207-208, 221, 244, 236, 268, 278 et 291).

Ragotzi en France. Digression * sur sa manière d'y

Ragotzi[1], échappé de son étroite prison de Neustadt[2] à force d'argent et d'adresse, avoit gagné la Pologne, s'étoit enfin embarqué à Dantzick, et arriva à Rouen[3]. Il avoit

1. François-Léopold Rakoczy, ou plutôt François II, prince de Transylvanie : nos tomes VIII, p. 309-311 ; XI, p. 263, 264 ; XII, p. 309-310 ; XIII, p. 31, 364 ; XV, p. 184, 188 ; XVI, p. 402. — M. Émile Horn a publié en 1906 une étude très complète intitulée *François Rakoczi II, prince de Transylvanie* (1676-1735), qui a été couronnée par l'Académie française. Quant aux documents qui concernent le héros hongrois, ils ont été recueillis dès 1855, à Vienne, par M. Joseph Fiedler dans les *Fontes rerum austriacarum*, tomes IX et XVII. On y retrouve en particulier la correspondance de Rakoczy avec la cour de France, d'après les originaux des archives françaises, et une quantité de pièces tirées des papiers de ses agents en France, en Bavière, en Angleterre, en Prusse, en Russie et au congrès d'Utrecht. Enfin, dans un mémoire de 1711 rédigé par le marquis de Bonnac (Archives nationales, K 1352, n° 1, fol. 37 et 46), on trouve un très curieux portrait et l'histoire de François II Rakoczy ; nous les donnerons en Appendice. Les Mémoires de Rakoczy ont été publiés en 1739 dans l'*Histoire des révolutions de Hongrie*, tomes V et VI.

2. *Neustadt* se trouve en interligne, au-dessus de *Presbourg*, biffé. — L'emprisonnement de François II et son évasion ont déjà occupé la plume de notre auteur en 1701 : tome VIII, p. 309-310, et en 1703 : tome XI, p. 264. Le récit plus détaillé qui en va suivre est copié en grande partie dans le *Dictionnaire de Moréri*.

3. Caché pendant deux ans en Pologne (1701-1703), Rakoczy avait envoyé de là le comte de Bercheny, son fidèle compagnon d'exil, à Dantzick, pour obtenir de Bonnac des subsides du Roi. Le 5 novembre 1712, il s'était embarqué dans ce même port, à bord du *Saint-Georges* (*Gazette d'Amsterdam*, 1712, n° xcv ; Dépôt des Affaires étrangères, vol. *Hongrie* 16, fol. 349). Il paraît vraisemblable qu'il allait en Angleterre pour s'y attacher la reine Anne en vue d'une restauration éventuelle de sa couronne ; du moins, un mémoire manuscrit qui se trouve dans les papiers de Torcy et est intitulé : *Les motifs pour la Grande-Bretagne à concourir au rétablissement du prince de Transylvanie* (vol. *Hongrie* 16, fol. 357-358), nous le laisse croire. Déjà d'ailleurs, en 1710, Rakoczy avait cherché à obtenir la protection de la reine Anne en lui envoyant son chambellan Clément porteur d'une lettre de créance qui a été publiée dans les *Fontes rerum austriacarum*, tome XVII, p. 126-128, et, en 1711, le même envoyé avait présenté à la reine un mémoire pour obtenir sa médiation en Hongrie (*ibidem*, p. 215-218). Mais les vents lui furent contraires : une tempête

pris le titre de prince de Transylvanie, reconnu du pays, du Turc, et de tous les Mécontents hongrois, qui le vouloient faire roi de Hongrie [1], lorsque le prodigieux succès de la bataille d'Hochstedt changea toute la face des affaires. La France l'avoit aussi reconnu et stipendié [2]. Des Alleurs [3] avoit été longtemps auprès de lui, et, à la fin, y avoit pris caractère public d'envoyé du Roi, d'où il étoit passé à l'ambassade de Constantinople. Ragotzi, qui n'avoit de ressource qu'en France, comprit bien que son titre y seroit embarrassant, et l'excluroit de tout : il prit donc le parti de l'*incognito*, ne voulut et ne prétendit rien [4], et

être; son extraction, sa famille, sa fortune, et de ses proches, de Serini et Tekeli; son traitement, son caractère. [*Add. St-S. 1085*]

le rejeta d'abord en Norvège, et il se lassa ensuite d'une quarantaine qu'on lui imposa devant Hull. Il passa alors en France, où il débarqua à Dieppe le 10 janvier 1713 (Affaires étrangères, vol. *Angleterre* 248, fol. 52 ; vol. *Hongrie* 16, fol. 354).

1. Il y a bien ici *de Hongrie*, au manuscrit, et, plus loin, *d'Hongrie*.

2. Rakoczy avait été proclamé prince de Transylvanie en 1704 et prétendant au trône de Hongrie en 1707 ; mais, Louis XIV lui avait fait assurer dès 1702, par Bonnac, son résident à Dantzick, des subsides annuels (nos tomes XI, p. 264, note 4, XII, p. 310, et XV, p. 184 ; Affaires étrangères, vol. *Hongrie* 9, fol. 214-215 et 225-226, et 16, fol. 39-42). La reconnaissance de la souveraineté de François II datait de son élection en Transylvanie (tome XVI, p. 402, note 3).

3. Pierre Puchot, marquis des Alleurs : tome IV, p. 277 et 283-284. Saint-Simon a déjà parlé de sa mission militaire auprès de Rakoczy en 1704 : tome XII, p. 309-310. D'après un certificat de Torcy délivré en 1721 à M. de Fierville, ce dernier aurait été également « chargé des affaires du Roi en Hongrie du 27 janvier 1704, jusqu'à la fin de la guerre », et les Mémoires de Rakoczy le traitent de « gentilhomme envoyé de la part du roi de France pour résider auprès de sa personne », tandis qu'ils qualifient des Alleurs d'envoyé extraordinaire (Affaires étrangères, vol. *Hongrie* 9, fol. 181, 182, 188-189, et 17, fol. 257 et 401).

4. Les Mémoires du baron de Breteuil (ms. Arsenal 3864, fol. 124-127) racontent que l'abbé Brenner, ministre de Rakoczy à la cour de Louis XIV, vint trouver avant son arrivée l'introducteur des ambassadeurs, lui « marquant que ce prince desiroit passionnément d'être traité en souverain », mais que Louis XIV lui fit répondre, après en avoir entretenu son Conseil, qu'il avoit été décidé qu'à Paris et à sa cour, François II serait « dans un parfait incognito. » Rakoczy le garda très exactement durant tout son séjour en France, se permettant tout au plus de signer quelques lettres qui nous restent à la façon des souverains : *François, prince.*

prit le nom de comte de Saros[1]. M. de Luxembourg, qui étoit à Rouen, le reçut sans honneurs, mais avec les civilités les plus distinguées, le logea, le défraya, et lui prêta sa maison à Paris, où il vint peu de jours après[2]. En dernier lieu, il venoit d'Angleterre, où il étoit peu resté. Ce chef si chéri des Mécontents d'Hongrie mérite bien une petite disgression[3].

Son trisaïeul, Sigismond Ragotzi, fut élu prince de Transylvanie[4] après la mort du fameux Botzkay[5] en 1606.

1. Saros, sur la Tariza, à deux lieues de la ville d'Éperies, en haute Hongrie, était un château seigneurial, avec titre de comté. Le 30 juillet 1666, l'empereur Léopold avait accordé à François Ier Rakoczy et à ses descendants, le titre d'ispan héréditaire du comitat de Saros et, le 3 juin 1694, François II en avait pris solennellement possession. François II signait habituellement : *le comte de Saaros*, et bientôt : *le comte de Charoch* ou *Charoche*, afin d'adapter ce pseudonyme à la prononciation hongroise. — Saint-Simon écrit *Saroz*.

2. Le comte de Saros était à Rouen le 16 janvier. Il y fut reçu magnifiquement par le duc de Luxembourg, gouverneur de Normandie, « comme un homme de grande qualité et qui méritoit d'être bien reçu en France ». Un accès de goutte le retint là une dizaine de jours, et il n'arriva que le 27 à Paris, où M. de Luxembourg lui avait offert son hôtel, dans la rue Saint-Honoré (Mémoires de Breteuil, ms. Arsenal 3864, fol. 124; *Dangeau*, tome XIV, p. 325 et 332; *Gazette de Leyde*, n°s 10 et 11). Puis en février, après quelques jours passés à l'hôtel de Luxembourg, on le trouve à Chaillot, dans la maison de Catelan, d'où un incendie le chasse. Il loue alors, à Passy, la maison de Pierre Orceau, secrétaire du Roi et seigneur dudit lieu, où il demeure à partir du 9 mars (Affaires étrangères, vol. *Hongrie* 17, fol. 19, 20, 23 et 26).

3. Pour la longue digression qui va suivre sur les Rakoczy et sur les troubles de Hongrie auxquels ils prirent part, Saint-Simon s'est servi du *Dictionnaire de Moréri*, édition de 1732.

4. Sigismond Rakoczy, né en 1544 (notre tome VIII, p. 309, note 1), était fils de Jean Rakoczy, capitaine de Likava, et lui-même capitaine d'Eger (Erlau). Nommé baron en 1588, il devint ispan du comitat de Borsod et prit part à l'insurrection de Botzkay, qui lui confia le gouvernement de la Transylvanie, dont il fut élu prince après sa mort. Mais, voyant que Gabriel Bathori ne voulait pas le reconnaître, il abdiqua le 3 mars 1608, se retira en Hongrie et y mourut bientôt après.

5. Étienne Botzkay (notre tome VIII, p. 309). Saint-Simon écrit ici : *Botskay*.

C'étoit un homme sans ambition, tranquille et paisible, également bien avec le Grand Seigneur Achmet[1] et l'empereur Mathias[2]. Il ne se soucioit point de la principauté, et, dès l'an 1608, il la céda à[3] Gabriel Bathori[4], que ses cruautés firent chasser par Bethlen Gabor[5], qui devint prince de Transylvanie,

Georges Ragotzi fut fait prince de l'Empire, et fut élu prince de Transylvanie en 1631, par la protection de la maison d'Autriche[6]. Il épousa la fille d'Étienne, frère de

1. Achmet ou Ahmed Ier, né l'an 1589, mort en 1617, succéda en 1603 à son père Mohammed III. Il donna l'investiture royale à Botzkay (1605), qui se tourna contre l'Autriche et l'effraya au point de se faire reconnaître par elle comme prince de Transylvanie.

2. Mathias, troisième fils de Maximilien II et de Marie d'Espagne, né en 1557, fut d'abord stathouder général sous la tutelle de Guillaume de Nassau (1576), puis reçut en 1593 le gouvernement de l'Autriche des mains de l'empereur Rodolphe II, qui le reconnut en 1595 comme son héritier. Son intransigeance religieuse amena en Transylvanie et en Hongrie des révoltes, qui l'obligèrent à favoriser l'avènement de Botzkay et lui aliénèrent quelque temps son frère Rodolphe. Il fut cependant élu empereur à sa mort en 1612.

3. La préposition *à* est en interligne au-dessus de *au fameux*, biffé.

4. Gabriel Bathori, d'une ancienne famille hongroise qui avait donné à la Transylvanie plusieurs princes et un roi à la Pologne, se fit élire en 1608 prince de Transylvanie ; son orgueil et ses débauches révoltèrent ses sujets, qui le chassèrent en 1613. Il périt enfin en 1618 d'un coup de mousquet.

5. Gabriel Bethlen, en magyar Bethlen Gabor (1580-1629), d'une famille protestante de la haute Hongrie, chassa, avec l'aide des Turcs, Gabriel Bathori, qui l'avait comblé de bienfaits, et se fit nommer prince de Transylvanie en 1613. Ayant fait alliance avec les Bohémiens soulevés en 1619, il s'empara de Presbourg et se proclama roi de Hongrie en 1620 ; mais, après le désastre de la Montagne-Blanche, il dut, sur les conseils de la France, faire la paix avec l'empereur Ferdinand II ; par le traité de Nikolsbourg, il renonçait à la couronne, mais obtenait, outre la Transylvanie, Kaschau, sept comitats hongrois et les principautés d'Oppeln et de Ratibor (1621). Son règne intérieur reste comme l'âge d'or de la Transylvanie. — Saint-Simon écrit *Bethlem* et *Bethlen*.

6. Notre tome VIII, p. 308, note 5.

Bethlen Gabor, prince de Transylvanie[1]; en secondes noces, Suzanne Lorantffy[2], dont il eut Sigismond, duc de Munkacs[3], qui n'eut point d'enfants d'Henriette, fille de Frédéric V, électeur palatin[4]. Du premier lit vint autre

Georges prince Ragotzi, prince de Transylvanie après son père, mort en 1648[5]. Ce second Georges fut fort malmené des Turcs, et mourut à Varadin[6], en juin 1660, des blessures qu'il avoit reçues un mois auparavant en un combat qu'il perdit contre eux à Plansemberg[7], près d'Hermannstadt[8], où il fit des prodiges de valeur. Il avoit épousé Sophie, héritière de la maison Bathori[9], dont il laissa :

Frédéric, prince Ragotzi, qui passa toute sa vie particu-

1. Les généalogies ne donnent pas le nom de cette nièce de Bethlen Gabor.

2. Suzanne Lorantffy, née en 1600, fille unique de Michel Lorantffy et de Barbe Kamaras de Zelemer, avait seize ans quand Georges Ier Rakoczy l'épousa ; elle lui apportait le domaine de Saros-Patak, et lui donna trois fils : Georges II (1621-1660), Sigismond, duc de Munkacs (1623-1652), et François, mort en bas âge en 1633. C'est cette princesse, grande protectrice des sciences qui fonda le célèbre collège de théologie protestante de Saros-Patak. — Saint-Simon écrit *Lorantzi*.

3. Pour le duché de Munkacs, voyez ci-après, p. 251, note 6.

4. Sigismond Rakoczy, duc de Munkacs (1623-1652), avait épousé en 1651, Henriette-Marie de Bavière, née le 7 juillet 1626, morte le 18 septembre 1651, onzième enfant de Frédéric V, comte palatin du Rhin, et d'Élisabeth d'Angleterre, fille du roi Jacques Ier.

5. Georges II : notre tome VIII, p. 308, note 4.

6. Varadin, aujourd'hui Nagy-Varad ou Grosswardein, en Hongrie, chef-lieu du comitat de Bihar, sur la branche septentrionale du Köros, affluent du Danube, était jadis une ville très forte, commandant une des principales routes d'accès dans la Transylvanie.

7. *Plansemberg* corrige *Plansembreg*. — Saint-Simon a copié ce renseignement dans le *Dictionnaire de Moréri*. Il nous faut plutôt lire Klausenbourg, où fut livré en juin 1660 le combat qui décida des jours de Georges II.

8. Le manuscrit porte *Hermstadt*. C'est Hermannstadt, ou Nagy-Szében, capitale actuelle de la Transylvanie.

9. C'est en 1643 que Georges II avait épousé Sophie Bathori, héritière des biens de sa famille ; elle mourut à Munkacs, le 13 juillet 1680 (*Gazette*, p. 416).

lier[1]. Il épousa Hélène Esdrin[2], fille de Pierre comte de Serin, vice-roi ou ban de Croatie, qui fut un des principaux chefs de la révolte qui commença en 1665 contre l'Empereur[3]. Les Hongrois se plaignoient des garnisons allemandes et de l'infraction de leurs privilèges. Serin, au lieu d'exécuter les ordres de l'Empereur pour les fortifications des places frontières, ne songea qu'à les traverser. Il leva des troupes en 1666, avec le comte Nadasti[4], président du conseil souverain d'Hongrie, sous prétexte de s'opposer aux Turcs. Leur dessein étoit de se défaire de l'empereur Léopold à son passage près de Pottendorf[5], place de Nadasti, allant avec douze gentilshommes seulement et Lobkowitz, grand maître de sa maison[6], au-devant de l'infante d'Espagne, qu'il alloit épouser[7]. Le commandant de l'embuscade devoit l'envelopper et le poignarder; mais elle ne fut placée qu'après qu'il fut passé. Ce grand coup manqué, et Serin irrité du refus

1. Déjà dit au tome VIII, p. 308. — Frédéric-François, ou plutôt François Ier, prince Rakoczy, duc de Munkacs, comte de Saros, fut à la fin de sa vie fait prince de Sierenbourg par le sultan Mahomet IV. C'est le père de François II Rakoczy et de Julienne-Barbe, seconde femme de Ferdinand-Gobert d'Aspremont-Linden, comte de Reckheim, général autrichien et conseiller d'État, dont un fils, Charles-Gobert, fut naturalisé français en avril 1709 (Archives des affaires étrangères, vol. *France* 423, fol. 109 et 117, et 1167, fol. 207).

2. Tome VIII, p. 307.

3. *Ibidem*, p. 306.

4. *Ibidem*, p. 307.

5. Pottendorf, sur la route de Vienne à Wiener-Neustadt, est un bourg situé presque sur les frontières de la Hongrie. — Saint-Simon écrit *Puttendorf*.

6. Wenceslas-Eusèbe Poppel, prince de Lobkowitz, duc de Sagan (1609-1677), avait été attaché à Léopold Ier dès son enfance et devint son homme de confiance et son premier ministre lors de son élection à l'Empire. C'est le 24 février 1665, qu'il fut nommé grand maître de sa maison, et en 1669 qu'il remplaça le prince Auersperg comme président du conseil privé.

7. Marguerite-Thérèse d'Autriche, fille du roi Philippe IV, mariée en 1666, morte le 12 mars 1673.

du gouvernement de Carlstadt[1], qui l'auroit rendu tout à fait maître de la Croatie, il résolut de soustraire la Hongrie à l'Empereur. Il gagna le comte Frangipani[2], dont il avoit épousé la sœur[3], le comte de Tattenbach[4], et son propre gendre le prince Ragotzi, qui est père de celui qui donne lieu à cette disgression. Tout ceci se passa en 1669. Ces chefs sentirent qu'ils ne pouvoient se passer des Turcs : ils[5] leur firent des propositions. Le Grand Seigneur voulut des places de sûreté en Hongrie pour leur donner des troupes : ils firent ce qu'ils purent pour lui en livrer. Cependant, soit que le Grand Seigneur, peu porté à la guerre, en révélât le secret, soit qu'il eût[6] été découvert par un Grec nommé Panagiotti, qui servoit d'interprète au résident de l'Empereur à Constantinople[7], l'Empereur sut tout ce qui s'y étoit passé. En 1670, il envoya le général-major Spanckaw[8] avec six mille [hommes], en Croatie, où Serin, trop foible pour résister, implora la clémence de l'Empereur, et lui envoya son fils unique[9] pour otage de sa fidélité future[10]. Cela n'empêcha point Spanckaw d'assiéger Schackthorn[11], où Serin et Frangipani, son beau-

1. Carlstadt, ville des Confins militaires, en Autriche, à cinquante kilomètres S. O. d'Agram, sur la Kulpa.

2. François-Christophe Frangipani : tome VIII, p. 306-307.

3. Anne-Catherine Frangipani : *ibidem*, p. 307, note 1.

4. Hans-Érasmus, comte de Tattenbach (1631-1671), d'une famille de Styrie, avait épousé en premières noces Justina Forgacs et était ainsi parent de Pierre Esdrin, qui le fit entrer en 1667 dans le complot. Convaincu de son crime, il fut arrêté, emprisonné au château de Gratz et décapité le 1er décembre 1671 (*Gazette* de 1670, p. 399, et de 1672, p. 14). — Saint-Simon écrit *Tattembach*.

5. Le manuscrit porte *il*, au singulier.

6. Il n'y a pas d'accent sur *eut*, dans le manuscrit.

7. Le résident impérial à Constantinople était alors le baron de Casanova.

8. Il n'a pas été possible d'identifier ce général. Il est parlé de sa campagne contre les Hongrois dans la *Gazette* de 1670.

9. Pierre II Esdrin : tome VIII, p. 307, note 5.

10. *Gazette* de 1670, p. 422-423.

11. Le manuscrit porte *Schackthorn* : il s'agit du château fort de

frère, s'étoient retirés, et de s'en rendre maître, où il prit la comtesse Serin, sœur de Frangipani. Les deux beaux-frères[1] s'étoient évadés par une porte secrète : ils se retirèrent dans un château du comte Kery[2], qu'ils comptoient leur ami, mais qui se saisit d'eux, et les fit conduire à Vienne, où ils furent mis en prison. Serin y éprouva le sort ordinaire des grands criminels malheureux. Frangipani, pour avoir grâce et obtenir[3] ses charges, n'oublia rien pour le perdre. Ragotzi même livra toutes les lettres qu'il avoit reçues de lui. Le capitaine Tschollniz[4], qui étoit de leur secret, et qui s'en repentit, porta à l'Empereur une lettre[5] que Serin lui avoit donnée pour Frangipani dès avant leur emprisonnement, depuis lequel Nagy Ferenz[6] fut arrêté : c'étoit le secrétaire de la ligue. On trouva chez lui les pièces de la conjuration, les divers traités, et cinq cassettes pleines de lettres, d'instructions, d'actes, qu'on envoya à Vienne. Nadasti avoit déjà été arrêté. Le procès fut juridiquement instruit ; les plus grands seigneurs furent nommés juges ; les prisonniers, qui avoient été transférés à Neustadt, y eurent la tête coupée publiquement le 30 avril 1671[7]. La comtesse Serin, sœur de Frangi-

Tscha-Khathurn, Cziakaturn ou Zakaturn, en latin Chaktornia, refuge des conjurés en Croatie, qui fut pris le 13 avril (*Gazette* de 1670, p. 423 et 447, et n° 57, imprimé à Lyon, p. 240).

1. Saint-Simon a écrit *beaufreres* en un seul mot, comme d'habitude.

2. C'est le comte de Draskovich qui, ayant vu arriver chez lui, près de Vienne, les deux chefs des rebelles escortés de cavaliers, en avertit l'Empereur le 18 avril, les fit arrêter et les remit au comte de Kery, qui les conduisit le 19 à Vienne, dans le carrosse du prince de Lobkowitz (*Gazette* de 1670, n° 57, p. 240). — Saint-Simon écrit *Keri*.

3. *Obtenir* est en interligne sur *avoir*, biffé.

4. Il s'appelait Gaspard Tschollniz. Saint-Simon écrit *Tcholnitz*.

5. Les mots *a l'Emp^r* sont en interligne. — La lettre du 9 mars que le capitaine Tschollniz livra eut une grande importance au procès.

6. Saint-Simon a écrit *Nagiferentz* en un seul mot : il faut lire *Nagy Ferenz*, Ferenz signifiant François en hongrois.

7. Les nouvelles de l'affaire, du procès et du jugement se retrouvent dans la *Gazette* de 1670, p. 422-423, 541, 642, 691, 715, 763,

pani, l'eut deux ans après, 18 novembre 1673. Leur fils unique perdit le nom et les armes de sa famille; on lui donna le nom de Gadé, et on le renferma pour toute sa vie dans le château de Rattenberg[1]. L'irruption de l'électeur de Bavière dans le Tyrol le fit transférer, en 1703, à Gratz[2], en Styrie, où il mourut la même année de maladie. Sa sœur unique, veuve[3] Ragotzi en 1681, et mère de notre Ragotzi, étoit ainsi devenue puissante héritière.

Le fameux Tekeli[4] avoit eu envie de l'épouser lorsqu'elle étoit fille. Le comte Étienne[5], son père, étoit fort puissant en Hongrie, et y jouissoit de trois cent mille livres de rente. Les ministres de l'Empereur furent accusés de l'avoir injustement enveloppé dans l'affaire du comte Serin, pour s'emparer de ses grands biens. Après l'exécution du comte Serin et des autres chefs, le général Spork[6] alla assiéger les places de Tekeli, qui, ne se trouvant pas en état de leur résister, les amusa, et fit évader cependant son fils unique,[7] Émeric Tekeli, travesti en paysan, avec[8]

787, 974-975. En 1873, le Dr Fr. Racki a publié à Agram, sur ces événements un ensemble de documents très complets et très curieux, intitulé : *Acta conjurationem bani Petri a Zrinio et comitis Francisci Frangepani illustrantia.*

1. Tome VIII, p. 307. Rattenberg, sur l'Inn, est un petit bourg du Tyrol, à quarante-sept kilomètres N. E. d'Inspruck; on y voit encore les ruines d'un vieux château. — Saint-Simon écrit *Rattemberg.*

2. Tome X, p. 79.

3. *Vefve* se trouve en interligne au-dessus de *mere de ne*, biffé, et les mots *et mere de ne Ragotzi* ont été ajoutés plus loin en interligne.

4. Émeric, comte Tœkœly (1657-1705) : tome VIII, p. 307-308.

5. Étienne, comte Tœkœly (1623-1670), avait hérité de grands biens de sa mère, fille d'Émeric Thurso, palatin de Hongrie.

6. Jean, comte Spork (1597-1679), feld maréchal (1660), était gouverneur de Hongrie depuis 1664; adjoint à Montecuculli en 1675, pour repousser Turenne au delà du Rhin, il se retira après cette campagne en Bohême, dans ses domaines de Hermann-Mestiz, où il mourut. — Saint-Simon écrit *Sporck.*

7. *Unique* se trouve en interligne.

8. *Avec* surcharge *qui* effacé du doigt.

deux gentilshommes déguisés de même, qui le conduisirent heureusement en Pologne. Son père ne survécut guères. Ses biens furent confisqués. Il avoit trois filles, qui furent menées à Vienne; elles s'y firent catholiques ; l'Empereur en prit soin. Deux épousèrent les princes François et Paul Esterhazy ; ce dernier étoit palatin d'Hongrie ; l'autre le baron Pethoe[1].

Émeric, leur frère, qui se rendit depuis si fameux, vint de Pologne, où il s'étoit retiré d'abord, en Transylvanie. Il s'y rendit si agréable au prince Abaffi[2] par son esprit

1. Des filles du comte Étienne Tœkœly (1623-1670) et de Marie de Gyulaffy, l'aînée, Catherine, née le 18 avril 1655, épousa, le 15 novembre 1670, François Esterhazy, baron de Galantha, comte de Forchtenstein, né le 17 février 1641, fils cadet de Nicolas Esterhazy, palatin et vice-roi de Hongrie, et de Christine de Nyary, sa seconde femme. François Esterhazy étant mort le 16 octobre 1683, Catherine se remaria en 1691 au comte Quentin-Charles Jörger de Tollet, qui périt à la bataille de Zeuta, en 1697 ; après quoi elle épousa, en troisièmes noces, Jean-Jacques de Löwenburg, agent de la famille Tœkœly. Elle mourut dans la religion catholique, à Gata (Gattendorf) le 7 février 1701 et fut enterrée à Eisenstadt auprès de son premier mari à qui elle avait donné trois fils et six filles. — Ève, la troisième, née le 1er février 1659, épousa le 9 août 1682 Paul Esterhazy, baron de Galantha, comte de Forchtenstein, né le 7 septembre 1635, mort le 26 mars 1713, palatin et vice-roi de Hongrie à partir de 1682, chevalier de la Toison d'or (1682), créé prince de l'Empire en 1687, frère aîné de François, mari de Catherine. Elle mourut à Vienne le 21 août 1716 et fut enterrée à Lauzendorf, dans l'église des Frères-mineurs. C'est de son fils Joseph que descendent les princes Esterhazy actuels. — Enfin Marie, la seconde des trois sœurs, né le 6 juin 1656, épousa d'abord le baron Ladislas Pethoë de Gerse, puis le comte Étienne Nadasti et, en troisième lieu, le comte Jean Tarnowski. Pour la religion, il est certain que Catherine et Ève se firent catholiques, mais la première ne l'était pas encore lors de son mariage avec François Esterhazy et ne le devint que plus tard. — Nous devons cette très gracieuse et intéressante communication généalogique à l'obligeance du savant comte Alexandre Esterhazy, membre de l'illustre maison hongroise de ce nom. — Saint-Simon écrit *Estherhazy* et par erreur *Letho* au lieu de Pethoë.

2. Michel Ier Abaffi ou Apaffi fut nommé prince de Transylvanie par les Turcs en 1661 et resta sous leur dépendance pendant tout son

et sa valeur, qu'il le mit à la tête de son Conseil et de ses troupes, et l'envoya au secours des Mécontents de Hongrie, dont il fut fait généralissime en 1678, quoiqu'il n'eût encore que vingt ans. Il se rendit si redoutable par ses conquêtes et ses progrès, que l'Empereur le fit rechercher d'accommodement, dont on ne put convenir. Il le fut encore en 1680 pendant une trêve de deux mois[1]. Il offrit de se faire catholique[2] pour épouser la fille du comte Serin, veuve du prince Ragotzi, mère de celui qu'on vient de voir arriver à Paris. L'Empereur n'y put consentir dans la crainte de le rendre trop puissant par les grands biens de cette dame, et qu'elle ne voulût venger la mort de son père. Les États d'Hongrie furent assemblés par l'Empereur pour traiter ; mais Tekeli[3], irrité du refus de ce grand mariage, déclara qu'il ne pouvoit rien faire sans les Turcs. Tandis que l'Empereur envoya le baron de Kaunitz[4] à Constantinople, Tekeli recommença les hostilités avec succès, qui s'augmentèrent par les secours qu'il reçut de la Porte. Il fut encore question d'accom-

règne ; il mourut en avril 1690. Jusqu'en 1681, il n'avait pas soutenu ouvertement les Mécontents de Hongrie ; mais, à cette époque, il déclara la guerre à l'Empereur. La défaite des Turcs près de Vienne en 1683 devait amener celle d'Abaffi ; il réussit à conclure un traité avec l'Empereur en 1687 et conserva sa principauté.

1. *Gazette* de 1680, p. 540-541, 546-547, 600, 623 et 682.

2. *Gazette* de 1680, p. 148. Il y a, sur cette conversion de Tœkœly, un mémoire dans le volume *Hongrie* 9, fol. 398, au Dépôt des affaires étrangères. Dans son bel ouvrage sur François Rakoczi II, M. Émile Horn a raconté en détail les péripéties du second mariage de sa mère, p. 23-27.

3. *Tékeli* est en interligne sur *Ragotzi* biffé.

4. Dominique-André, comte de Kaunitz (1614-1705), d'abord chambellan et ministre d'État de l'Empereur, puis son envoyé en Angleterre, à Cologne, en Moscovie, en Saxe, chevalier de la Toison d'Or (1687), vice-chancelier de l'Empire (1696), plénipotentiaire au congrès de Ryswyk (1698), fit en septembre de la même année partie de la mission chargée de rétablir la paix avec les Turcs, et en mars 1699 remplaça le comte Kinsky dans la direction de ces négociations ; il resta ensuite tout-puissant jusqu'à sa mort.

modement ; il[1] se rompit et se renoua. Le Grand Seigneur, ayant appris que Tekeli pensoit sérieusement à rentrer sous l'obéissance de l'Empereur, lui envoya offrir l'assurance de la principauté de Transylvanie après Abaffi. Lui et les autres chefs promirent quatre-vingt mille écus de tribut annuel au nom de la Hongrie, si les Turcs les vouloient assister puissamment. Cela n'empêcha pas Tekeli de convenir, en octobre[2] 1681, d'une suspension d'armes qui devoit finir au dernier juin 1682, avec l'Empereur, qui en[3] avoit besoin pour faire couronner l'Impératrice[4] reine de Hongrie. Tekeli, qui devoit agir incontinent après, alla cependant prendre des mesures avec le bacha de Bude[5], qui le reçut superbement, et à tel point qu'on prétendit qu'il l'avoit revêtu de la couronne et des autres ornements royaux de Hongrie, en présence de plusieurs autres bachas. Le secrétaire de Tekeli étoit ce pendant à Vienne pour obtenir la permission d'épouser la comtesse Serin. Il la dut à l'opinion qu'on eut à Vienne qu'il étoit en état de le faire malgré le refus, et au desir extrême de le gagner. De Bude il alla donc au château de Munkacs[6], qui étoit à la comtesse et sa résidence ordinaire, où leur mariage fut incontinent célébré avec grande magnificence. Il y fit entrer de ses troupes, et dans toutes les autres places de sa nouvelle épouse, se joignit aux Turcs au commencement

1. *Il* a été mis en interligne, ainsi que, plus loin, *et*.

2. *Convenir en oct.* est en interligne, au-dessus de *faire une treve*, biffé.

3. *En* est en interligne.

4. La première lettre d'*Imp*ce surcharge un *a*. — Éléonore de Bavière-Neubourg, mariée depuis 1676.

5. Bude ou Ofen, capitale de la Hongrie, sur la rive droite du Danube, en face de Pesth, résidence officielle des anciens rois de Hongrie.

6. Munkacs, sur la Latorcza, dans le comitat de Bereg, était le chef-lieu d'un duché et possédait un château fort, qui devint fameux par la défense héroïque de la comtesse Tœkœly en 1685 : c'est aujourd'hui une prison d'État. C'est là qu'eut lieu le mariage de Tœkœly le 15 juin 1682. — Saint-Simon écrit *Montgatz*.

d'août 1682, porta la terreur partout et fit frapper des médailles sur lesquelles il prit le titre de prince de Hongrie[1]. Il y eut encore des propositions d'accommodement à la diète de Cassovie[2], qui n'eurent aucun effet. Tekeli, voyant approcher les Turcs, répandit un manifeste qui ouvrit aux Mécontents les portes de la plupart des villes. Le siège de Vienne fut formé par les Turcs, que le fameux Jean Sobieski, roi de Pologne[3], fit lever par la victoire complète qu'il remporta[4]. Il s'entremit ensuite de l'accommodement des Mécontents, mais inutilement, par la hauteur de la cour de Vienne. Tekeli, apprenant que ces pourparlers le rendoient suspect à la Porte, alla à Constantinople, eut l'adresse de pénétrer jusqu'au Grand Seigneur, lui dit qu'il lui apportoit sa tête[5]. Cette hardiesse, soutenue de ce qu'il sut dire, lui réussit si bien,

1. C'est le sultan qui déclara Tœkœly prince de Hongrie en 1682 (*Gazette* de 1682, p. 325, 349, 372, 397, 596, 705). La monnaie du nouveau souverain portait : EMERICUS, COMES TEKELI, PRINCEPS HUNGARIAE, et au revers PRO DEO, PRO PATRIA ET PRO LIBERTATE. A la mort d'Abaffi, en 1690, la Porte le nomma prince de Transylvanie ; mais il en fut chassé et obligé de se retirer à Constantinople où il vécut en particulier, et mourut près de Nicomédie (*Mercure*, janvier 1706, p. 19-20).

2. Cassovie ou Caschaw, ville libre et fortifiée de haute Hongrie, sur la Kunnert, était la capitale du comté d'Abanwivar. Tœkœly y avait convoqué la diète pour le mois de janvier 1683, puis alla assiéger Vienne avec les Turcs.

3. Tome I, p. 303. — 4. Tome XV, p. 156.

5. En réalité Tœkœly fut d'abord arrêté par le pacha de Nagy-Varad, chargé de fers et envoyé à Belgrade. Il fut bientôt remis en liberté par ordre de la Porte. En novembre 1685, le général Carafa investit Munkacs où la comtesse Hélène Tœkœly s'était réfugiée avec ses enfants, et sa défense fut telle qu'après un siège de cinq mois et plusieurs bombardements de l'ennemi, celui-ci dut se retirer le 27 avril 1686. Mais les troupes impériales étaient en possession de toutes les villes de la Hongrie, et, malgré son courage, la comtesse Hélène dut consentir en janvier 1688 à signer une capitulation, et à se retirer à Vienne dans un couvent d'Ursulines, tandis que les biens de son mari étaient confisqués par l'Empereur.

que le Grand Seigneur l'assura de sa protection et de ses secours. Il fut depuis constamment attaché à la Porte, et à la tête des Mécontents. Cette même année, elle le fit prince de Transylvanie par la mort d'Abaffi[1]. Il y défit entièrement le général Heisler[2], et le prit prisonnier. Il continua depuis divers exploits, jusqu'à ce que, brouillé avec les Transylvains et accablé de goutte, il se retira à Constantinople. Il y fut reçu et traité en grand prince, avec de grands revenus, et divers palais du Grand[3] Seigneur pour sa demeure[4]. Il mourut dans ce brillant état le 13 septembre 1705, n'ayant pas encore cinquante ans, et catholique[5]. Son épouse étoit morte le 10 février 1703[6]. Revenons maintenant à son fils du premier lit le prince Ragotzi. Elle n'eut point d'enfants de ce fameux comte Tekeli.

Léopold-François, prince Ragotzi, avoit apporté en naissant plus qu'il ne falloit pour être suspect à la cour de Vienne. Ses liaisons et ses droits ne le rendirent pas innocent. Il fut arrêté en avril 1701, et conduit à Neustadt, accusé d'avoir tenté de soulever la Hongrie[7]. Il vendit tout

1. *Gazette* de 1690, p. 418 ; *Dangeau*, tomes I, p. 312, et III, p. 217 ; Ch. Schefer, *Mémoire historique de Bonnac*, publié dans la *Revue d'histoire diplomatique*, 1889, p. 388.

2. Soldat de fortune, capitaine sous les ordres de Condé aux Pays-Bas, puis en 1687 colonel dans les troupes bavaroises, cet Heisler était passé enfin au service de l'Empereur. Tœkœly le fit lui-même prisonnier et put l'échanger avec sa femme, lors enfermée à Vienne, en 1691 (*Dangeau*, tome III, p. 217 et 445). — Saint-Simon écrit *Heusler* ; il avait d'ailleurs employé la même orthographe, en 1706, en voulant parler du comte Annibal Heister (notre tome XIV, p. 112).

3. Les mots *du G.* surchargent *de l'E[mpereur]* effacé du doigt.

4. *Dangeau*, tome V, p. 320.

5. Le *Mercure* de janvier 1706, p. 19-20, relève son épitaphe et lui donne quarante-sept ans.

6. La mort de la comtesse se trouve relatée dans le *Mercure* de mai 1703, p. 111-118, dans la *Gazette d'Amsterdam*, n° XXXVI, dans la *Gazette de Bruxelles*, p. 282, etc. Elle fut enterrée dans la chapelle des Jésuites de Constantinople (*Mercure* de septembre 1704, p. 402-404).

7. Tout ceci a déjà été raconté au tome XI, p. 264.

ce qu'il put avoir à Neustadt, gagna avec cinq cents ducats d'or Lehmann[1], capitaine au régiment de Castelli[2], qui lui fournit un habit de dragon, se familiarisa avec ses gardes, officiers et soldats, les régala, les enivra, se sauva dans un faubourg le 7 novembre de la même année 1701[3], où il trouva trois chevaux qu'on lui tenoit tous prêts, et gagna Raab[4] et la Pologne, d'où il alla joindre le comte Berzini[5], l'un des chefs des Mécontents d'Hongrie. On détacha tout ce qu'on put après lui dès qu'on s'aperçut de son évasion ; on afficha dans Vienne des placards de proscription, où sa tête fut mise à prix. Sa femme[6], qui étoit à Vienne, fut enfermée dans un couvent[7]. On exécuta à mort le capitaine qui avoit fourni l'habit de dragon, et tous ceux qu'on crut avoir favorisé sa fuite[8]. En avril 1703, il fut condamné à Vienne d'avoir[9] la tête coupée. Sa femme eut permission en 1705 de se retirer en Bohême. Elle y fut arrêtée en 1707 ; mais elle trouva

1. Le manuscrit porte *Leheman*. — Ce capitaine Lehmann, prussien de naissance, commandait le piquet de dragons chargé de la garde du cachot de Rakoczy, et il avait un frère, également officier autrichien, qui venait souvent le visiter, et dont la tenue servit à l'évasion du prince (Émile Horn, *François Rakoczi II*, p. 95-97). Il y a un récit curieux de cette évasion dans le mémoire de M. de Bonnac dont nous avons déjà parlé et qu'on trouvera ci-après, à l'Appendice, n° IX.

2. Un comte de Castelli fut fait capitaine des trabans du roi de Pologne et lieutenant général, en août 1722.

3. Les huit derniers mots ont été ajoutés en marge avec un signe de renvoi.

4. Raab ou Javarin (Jauricum) : notre tome IV, p. 177.

5. Nicolas II, comte Bercheny : tome XI, p. 264. — Saint-Simon écrit ici encore *Berzini*.

6. Charlotte-Amélie de Hesse-Rheinfels : tome VIII, p. 311.

7. Elle fut internée, avec ses deux enfants, au monastère des religieuses de Porta-Cœli, à Vienne.

8. Le capitaine Lehmann fut exécuté le 24 décembre 1701 : *Gazette de Rotterdam*, 1702, n° 2 *bis* ; *Gazette d'Amsterdam*, 1701, n° CIII.

9. Il y a bien *d'avoir*, dans le manuscrit. — Cette condamnation fut prononcée par contumace.

bientôt après moyen[1] de se sauver en Saxe, d'où elle se retira à Dantzick. Ses deux fils[2] furent mis à la garde du maître d'hôtel de l'évêque de Raab[3]. En 1704, Ragotzi fut proclamé prince de Transylvanie. Il le fut de nouveau en 1707. On a vu, en divers endroits de ces *Mémoires*[4], plusieurs de ses exploits, et qu'il fit trembler l'Empereur dans Vienne, dont la campagne fut plus d'une fois ravagée, et le feu des villages vu des fenêtres du palais. La malheureuse bataille d'Hochstedt arrêta tous ses progrès; les Mécontents se dissipèrent. Leurs chefs, pour la plupart, firent leur accommodement l'un après l'autre. Lui,

1. *Moyen* est en interligne.

2. Rakoczy eut trois fils, dont l'aîné Léopold-Georges, né le 28 mai 1696, mourut en bas âge en 1700. Il connut à peine les deux autres : Joseph, né le 18 août 1700, mort le 10 novembre 1738; et Georges, né le 8 août 1701, mort le 17 juin 1756, à la Chapelle-lès-Paris. Élevés en prisonniers à la cour de Vienne, ils y vécurent ensemble jusqu'en 1723, où l'Empereur leur assigna des fiefs en Sicile, avec les titres de marquis de San-Carlo et de marquis de Santa-Elisabetta, dans l'espoir de faire oublier jusqu'à leur nom. Le cadet se libéra le premier d'une telle tutelle au cours d'un voyage à Naples, et commença à travers l'Europe sa vie d'aventures. Il se sauva en France, puis passa en Italie, partit pour recueillir le dernier soupir de son père en Asie mineure, mais arriva trop tard et revint en France, où il épousa secrètement Marguerite-Suzanne Pinthereau de Boislisle, dame de Cléry-en-Vexin, vers 1741. Son frère aîné, après avoir gardé quelque temps la confiance de l'empereur Charles VI qui paya ses dettes, se sauva de Vienne, passa à la cour de Naples, fut reconnu comme roi de Hongrie et prince de Transylvanie par la Porte, et, après plusieurs expéditions malheureuses, fut excommunié par le pape Clément XII pour avoir pactisé avec les Infidèles; il périt de la peste ou du poison à Charnavende. De sa liaison avec Marie-Joséphe du Brogny de la Coutancière, il laissait une fille, Josèphe-Charlotte, née le 11 décembre 1736, décédée le 3 juillet 1780, religieuse de la Visitation. Ce fut la fin des Rakoczy, Georges n'ayant eu qu'un fils, qui mourut à peine né, de son union avec Mlle de Boislisle.

3. L'évêque de Raab (ou Javarin) était, depuis 1695, Christian-Auguste, duc de Saxe-Zeitz : notre tome IV, p. 177.

4. Tomes VIII, p. 309-311, XI, p. 263-265, 272 et 279, XII, p. 309-310, XIII, p. 31 et 364, XV, p. 184 et 188, XVI, p. 402.

qui n'y pouvoit espérer ni honneur ni sûreté, se retira en Pologne, et vint en France, qui lui avoit fourni des[1] subsides, et tenu un ministre près de lui avec caractère public.

Il avoit épousé, en septembre 1694, Charlotte-Amélie, fille de Charles, landgrave de Hesse-Rheinfels-Wanfried, et d'Alexandrine-Julienne, comtesse de Linange[2]. Ce landgrave étoit frère puîné du landgrave Guillaume de Hesse-Rheinfels[3], mari d'une sœur de Mme de Dangeau, et père du landgrave de Hesse-Rheinfels[4], dont trois filles ont épousé le roi de Sardaigne[5], Monsieur le Duc, dont elle a laissé M. le prince de Condé[6], et le jeune prince de

1. Le manuscrit porte par erreur *de*. — En 1873, deux volumes de documents nouveaux ont paru à Budapest sous le titre de *Archivum Rackoczianum II Rakoczi Ferencz leveltaria*. Beaucoup de pièces y sont en français et concernent cette période de l'existence tourmentée de Rakoczy qui précéda sa retraite en France ; plusieurs ont été tirées du Dépôt des affaires étrangères de Paris.

2. Charles, landgrave de Hesse, second fils d'Ernest, landgrave de Hesse-Rheinfels, et chef de la branche de Wanfried-sur-le-Werre, né le 3 août 1649 et mort le 1er mars 1711, avait épousé : 1° en 1669, Sophie-Madeleine, fille d'Éric-Adolphe, comte de Salms-Reifferscheid, morte en couches à Venise, le 15 mai 1675 ; 2° le 4 juin 1678, Alexandrine-Julienne, fille d'Enricon, comte de Linange, et veuve de Georges, landgrave de Hesse-Darmstadt. — Saint-Simon écrit ici *Rheinfeltz Wanfried*.

3. Guillaume, landgrave de Hesse-Rheinfels-Rottenbourg (notre tome VII, p. 91) avait épousé, en 1669, Marie-Anne de Bavière-Levenstein, sœur aînée de la marquise de Dangeau.

4. Ernest-Léopold, landgrave de Hesse-Rheinfels-Rottenbourg, né le 25 juillet 1684, marié le 12 novembre 1704 à Éléonore-Marie-Anne de Bavière-Levenstein de la même maison que sa mère.

5. Charles-Emmanuel III, duc de Savoie, roi de Sardaigne, épousa en 1724, Polyxène-Christine-Jeannette de Hesse-Rheinfels : notre tome VII, p. 91-92.

6. Louis-Henri, duc de Bourbon, fut marié en secondes noces, en 1728, à Charlotte de Hesse-Rheinfels, sœur aînée de la reine de Sardaigne : *ibidem*. De cette union naquit un fils unique, Louis-Joseph, prince de Condé, né le 9 août 1736, mort le 13 mai 1818, célèbre comme chef de l'armée de Condé durant l'émigration.

Carignan d'aujourd'hui[1]. Ragotzi étoit donc gendre du beau-frère de Mme de Dangeau. Elle étoit toute Allemande et fort attachée à sa parenté. Cette alliance de Ragotzi étoit fort proche, quoique sans parenté effective; mais elle fit sur elle la même impression. Elle étoit favorite de Mme de Maintenon[2], fort bien avec le Roi, et de toutes leurs parties, et particulières[3]. Dangeau, répandu de toute sa vie dans le plus grand monde et dans la meilleure compagnie de la cour, en étoit enivré. Il se miroit dans tout ce à quoi il étoit parvenu[4]. Il nageoit dans la grandeur de la proche parenté de sa femme[5]. Tous deux firent leur propre chose de Ragotzi, qui ne connoissoit personne ici, et qui eut le bon esprit de se jeter à eux. Ils le conduisirent très bien. Non seulement il ne prétendit rien, mais il n'affecta quoi que ce soit, et par là il se concilia tout le monde en le mettant à son aise avec lui, et soi avec tous[6]. On lui en sut gré dans un pays si fort

1. Louis-Victor-Amédée-Joseph de Savoie, prince de Carignan, épousa en effet, en 1740, la cadette des trois sœurs, Christine-Henriette de Hesse-Rheinfels. Il a déjà été parlé de ces mariages en 1709, au tome XVII, p. 373.

2. Tout cela a déjà été dit : tomes III, p. 192, XIII, p. 233, XVI, p. 87-88, XVIII, p. 118, XIX, p. 38, et XXI, p. 58.

3. *Particulieres* corrige *particuliers*.

4. On peut rapprocher de cette locution cette définition du *Dictionnaire de l'Académie* de 1718 : « On dit figurément *se mirer dans ses plumes*, et cela se dit particulièrement d'une jeune personne qui fait paroître une grande complaisance pour sa beauté et pour sa parure ; il est du style familier. »

5. Tomes III, p. 186 et 191, et XIII, p. 233 et 259-260.

6. A la date du 10 mars 1713, la *Gazette d'Amsterdam* dit (correspondance de Paris, nº XXII) : « Le prince Rakoczy a rendu visite à quelques-uns de nos illustres savants, et il est fort estimé parmi les gens de lettres, par la connoissance qu'il a dans les sciences et les beaux-arts. » D'autre part, Madame, à qui Rakoczy était allié, écrivait en juillet 1713 (*Correspondance*, recueil Brunet, tome I, p. 137) : « C'est un brave homme, ... et il a de l'esprit ; il a beaucou plu et il a des connaissances sur tout ; il m'a demandé à voir mes médailles et mes pierres gravées, et je les lui ai montrées avec grand plaisir. » Ce-

en prise aux prétentions, et il en reçut cent fois plus de considération et de distinction. Dangeau, qui tenoit chez lui une grande et bonne table, et qui vivoit avec le plus distingué [1] et le plus choisi, mit peu à peu, mais promptement, Ragotzi dans la bonne compagnie. Il prit avec elle, et bientôt il fut de toutes les parties, et de tout avec tout ce qu'il y avoit de meilleur à la cour, et sans mélange. Mme de Dangeau lui gagna entièrement Mme de Maintenon [2], et, par elle, M. du Maine. Le goût à la mode de la chasse [3], avec quelque soin, lui familiarisa M. le comte de Toulouse jusqu'à devenir peu à peu son ami particulier. Il vint ainsi à bout de faire de ces deux frères son conseil pour sa conduite auprès du Roi, et les canaux

pendant, Saint-Simon dira plus loin, p. 260 : « C'étoit un homme... de fort peu d'esprit. »

1. Le manuscrit porte par erreur *distigué*.

2. Rakoczy ayant désiré voir Saint-Cyr, Mme de Dangeau et Mlle d'Aumale lui montrèrent la maison. Mme de Maintenon, qui le reçut alors, écrit, le 19 juin 1713, à la princesse des Ursins (recueil Bossange, tome II, p. 399-400): « Jamais étranger en France n'a mieux réussi que celui-là : on l'aime, on le cherche, on l'estime ; il n'embarrasse jamais, et n'est jamais embarrassé ; il a du goût pour tout, de la sagesse, de la piété ; il est simple sans aucune affectation. » Et le 21 août, elle ajoute (*ibidem*, p. 422-423): « Ce pauvre prince continue toujours à plaire en ce pays-ci ; c'est un homme simple, parlant peu, et ayant toutes sortes de connoissances, grand chasseur, aimant la musique et la comédie, se connoissant à tout pour les jardins, pour les bâtiments, curieux de toutes les belles choses. On dit que sa plus grande peine vient de la souffrance de ceux qui ont été attachés à lui ; car, du reste, il est sans faste et sait se passer de tout. » D'autres lettres du 23 juillet et du 18 septembre 1713 (recueil Geffroy, tome II, p. 330 et 333) répètent l'éloge du prince.

3. Rakoczy aimait beaucoup la chasse. Aussi, dès son arrivée à Paris, Louis XIV lui fit-il dire par Breteuil qu'il serait ravi qu'il contentât son goût « dans tous les lieux réservés pour ses plaisirs », et il lui dépêcha un capitaine des chasses, Louis-Alexandre Bontemps, pour se mettre à sa disposition (Mémoires de Breteuil, ms. Arsenal 3864, p. 133). Rakoczy chassa surtout à Rambouillet, chez le comte de Toulouse, et à Marly, avec le Roi (Affaires étrangères, vol. *Hongrie* 17, fol. 77 et 88).

pour tout ce qu'il en put desirer de privances, et [1] de ces sortes de distinctions de familiarité personnelle et de distinctions d'égards qui sont indépendantes de rang. Avec ces secours, et qui ne tardèrent pas, il fut de toutes les chasses, de toutes les parties, de tous les voyages de Marly [2], mais demandant comme les autres courtisans [3], ne sortit presque point de la cour, y voyoit le Roi [4] assidûment [5], mais sans contrainte aux heures publiques, et très rarement [6] sans que le Roi cherchât à lui parler [7], et seul dans son cabinet dès qu'il en desiroit des audiences, mais sur quoi il étoit fort discret. Ragotzi étoit d'une très haute taille [8], sans rien de trop, bien fournie sans

1. *Et* surcharge un *d*.
2. La première lettre *m* de *Marly* est corrigée en *M* majuscule.
3. *Dangeau*, tome XIV, p. 434, 435, 443, etc.
4. Louis XIV reçut Rakoczy le 13 février, à Versailles, seul dans son cabinet, avec Torcy. Le 17 mars, le prince retourna à la cour, au lever du Roi, et assista, le 28, à la revue des régiments des gardes françaises et suisses (Mémoires de Breteuil, ms. Arsenal 3864, fol. 145-150, 158 et 165 ; *Dangeau*, tome XIV, p. 342-343, 366 et 402).
5. Breteuil écrit (p. 159) : « Le comte de Saros s'est peu à peu entièrement conformé aux manières de notre cour quand un prince y est *incognito*, et il s'est rendu comme un simple courtisan à toutes les heures où on voit le Roi. Il a été chez les princes avec la familiarité ; il est retourné de son chef manger chez les courtisans qui tiennent table sans avoir été prié que la première fois ; comme il est grand chasseur, il a été à Rambouillet chez le comte de Toulouse pendant tout le temps que le Roi y a été chasser. Il a été demeurer à Marly pendant le long voyage que le Roi y a fait le 23 juillet et est enfin entièrement devenu courtisan. A la vérité, si on ne le traite pas avec cérémonie, toute la cour lui fait au moins sentir combien on honore et on estime ses grandes qualités et combien il y est aimé. »
6. *Ram* est corrigé en *raremt*.
7. *Dangeau*, tome XIV, p. 411. Il y a aux Affaires étrangères, vol. *Hongrie* 17, fol. 68, un discours adressé par Rakoczy au Roi en avril 1713. C'est peut-être celui qu'il lui tint le 5 avril, en petite audience, pour le remercier de sa pension qui venait d'être réglée très largement la veille par Louis XIV (*Dangeau*, p. 379-380).
8. M. Émile Horn a fait graver pour son ouvrage sur *François Rakoczy II* un beau portrait du héros hongrois d'après une toile d'Adam

être gros, très proportionné[1] et fort bien fait, l'air fort, robuste, et très noble jusqu'à être imposant sans rien de rude; le visage assez agréable, et toute la physionomie tartare[2]. C'étoit un homme sage, modeste, mesuré, de fort peu d'esprit, mais tout tourné au bon et au sensé; d'une grande politesse, mais assez distinguée selon les personnes; d'une grande aisance avec tout le monde, et, en même temps, ce qui est rare ensemble, avec[3] beaucoup de dignité sans nulle chose dans ses manières qui sentît le glorieux. Il ne parloit pas beaucoup, fournissoit pourtant à la conversation, et rendoit très bien ce qu'il avoit vu sans jamais parler de soi. Un fort honnête homme, droit, vrai, extrêmement brave, fort craignant Dieu, sans le montrer, sans le cacher aussi, avec beaucoup de simplicité[4]. En secret, il donnoit beaucoup aux pauvres, des temps considérables à la prière, eut bientôt une nombreuse maison qu'il tint pour les mœurs, la dépense, et l'exactitude du payement, dans la dernière règle[5], et tout cela avec douceur[6]. C'étoit un très bon homme, et fort

Manyoski; une autre gravure se trouve en tête des *Révolutions de Hongrie*, et toutes deux sont assez conformes au portrait qui va suivre et dont Saint-Simon avait donné une première rédaction dans son Addition au *Journal de Dangeau*, n° 1085, ci-après, p. 435.

1. *Poportionné* corrigé en *proportionné*.

2. Ragotzi avait au contraire, d'après son portrait, les traits réguliers de la belle race hongroise, mais pas du tout le nez épaté, les pommettes saillantes et les yeux bridés des Tartares, quoique Saint-Simon, dans l'Addition, lui ait attribué un nez et des yeux « chinois ou tartares ».

3. *Avec* surcharge *de l*.

4. Le baron de Breteuil (Mémoires, fol. 132) dit de lui: « Le prince a infiniment d'esprit et est éloquent. Il parle françois comme s'il avoit passé sa vie en France. » Voyez aussi la *Gazette de Leyde*, 1713, n° 22, le passage d'une lettre de Madame cité ci-dessus, p. 257, note 6, et ceux des lettres de Mme de Maintenon qui ont été insérés ci-dessus, p. 258, note 2.

5. *Reigle* est en interligne, au-dessus *d'exactitude*, biffé.

6. Les domestiques de Rakoczy, cependant, eurent d'abord une attitude plutôt scandaleuse, en organisant, à l'hôtel du Perron, où ils étaient descendus (ci-après), un jeu public de lansquenet, qui nécessita l'in-

aimable, et commode pour le commerce; mais, après l'avoir vu de près, on demeuroit dans l'étonnement qu'il eût été chef d'un grand parti, et qu'il eût fait tant de bruit dans le monde. En arrivant à Versailles, il descendit chez Dangeau, où se trouva le baron de Breteuil, introducteur des ambassadeurs, qui devoit le mener chez le Roi. Breteuil se retira sans entrer dans le cabinet, où Torcy étoit et demeura seul en tiers. Il vit Madame ensuite sans y être mené, et dîna chez Torcy, qui le traita magnifiquement. Il ne vit aucun prince ni princesse du sang en cérémonie. Il ne les fréquenta que selon [que] la familiarité s'en présenta. Madame la Duchesse fut celle avec qui il en eut davantage, un peu aussi avec Mme la princesse de Conti[1]. Le Roi lui donna six cent mille [livres] sur l'hôtel de ville, et lui paya d'ailleurs six mille livres par mois[2], et l'Espagne trente mille livres par an[3]. Cela lui fit autour de cent mille livres de rente. Sa maison

tervention de la police. A la prière de Pontchartrain, et à la recommandation du prince lui-même, qui avoua avoir permis à ses gens de prendre « les moyens de subsister à son service, auxquels son état présent l'oblige d'avoir recours par rapport à eux » (Affaires étangères, vol. *Hongrie*, fol. 48-49, 52, 57, 58), d'Argenson dut fermer les yeux.

1. Les Mémoires de Breteuil, fol. 145-150 et 158-166, racontent avec détail toutes ces visites du comte de Saros.

2. Le 4 avril 1713, Louis XIV fit inscrire par un contrat de rente sur l'hôtel de ville de Paris au nom du prince Rakoczy, la somme de six cent mille livres (Affaires étrangères, vol. *Hongrie* 17, fol. 43-45). Mais, le 21 avril suivant, le prince écrivit au Roi une lettre de supplications, prétendant qu'à Dantzick, l'envoyé de France lui avait promis davantage en son nom (*ibidem*, fol. 59-62). Aussi, le 20 juin, un brevet de cent mille livres par an lui fut-il expédié, et, en outre, une pension mensuelle de six mille livres (*ibidem*, fol. 89, 150 et 169-170, et *Dangeau*, tome XIV, p. 375).

3. Rakoczy avait envoyé un de ses gentilshommes, le comte d'Abzac, en mission à Madrid, et Mme de Maintenon écrivit plusieurs fois à la princesse des Ursins pour obtenir quelque chose de la cour d'Espagne (recueil Bossange, tome II, p. 402-403, 412-413, 422-423). En septembre, d'Abzac revint avec des lettres de Philippe V et de la reine, et un brevet de pension de dix mille écus.

étoit à Paris uniquement pour son domestique [1], lui toujours à la cour sans y donner jamais à manger. Le Roi lui faisoit toujours meubler un bel appartement à Fontainebleau [2]. Il portoit la Toison que le roi d'Espagne lui avoit envoyée lorsqu'il étoit encore à la tête des Mécontents [3].

30 000# de pension à Mlle d'Armagnac.

L'orgueil de Monsieur le Grand ne put supporter longtemps la distinction unique d'une pension de trente mille livres donnée à la duchesse de Chevreuse [4]. Il se fit porter chez le Roi, car il ne pouvoit presque plus se soutenir depuis longtemps par l'accablement de la goutte, et, là, en diminutif de M. de la Rochefoucauld [5], il se mit à parler de ses maux, de sa fin prochaine, de l'état de ses affaires, de la façon la plus touchante, qu'il finit par de-

1. M. Léo Mouton a publié dans le *Bulletin de la Société historique du VIe arrondissement de Paris* (juillet-décembre 1905, p. 179-187, et janvier-juin 1909, p. 49-58) deux articles sur la maison occupée à Paris par la suite de Rakoczy. Il résulte de ces études, et surtout de la seconde, que, dès son arrivée à Paris, le prince hongrois logea ses gentilshommes dans une maison appelée l'hôtel du Perron (et non du Pérou, qui était le nom d'un hôtel garni de la rue Jacob), qui était située au coin Ouest de la rue des Petits-Augustins (aujourd'hui Bonaparte) et du quai Malaquais. Cet immeuble appartenait à J.-B. d'Hillerin, seigneur de Boistissandeau, conseiller au parlement de Bretagne, et était loué aux sieurs Michel et Rossignol, qui en sous-louèrent une partie à Rakoczy pour y loger ses gens. Ceux-ci ne tardèrent pas à y organiser un tripot, ce qui donna lieu, dès le 7 avril 1713, à une descente de police. Le bail des sieurs Michel et Rossignol expirant en octobre 1716, la suite du prince hongrois dut quitter alors ce local; mais ce court séjour suffit pour assurer à la maison le nom d'hôtel de Transylvanie, qu'elle porta jusque vers 1737, et qui fut célèbre comme maison de jeu. L'abbé Prévost y plaça une des scènes de son roman de *Manon Lescaut*. Elle a été complètement rebâtie au dix-neuvième siècle.

2. Le 1er septembre 1713, Dangeau note de Fontainebleau, que « le Roi a fait meubler magnifiquement l'appartement qu'il a donné au comte de Saros » (tome XIV, p. 472).

3. Notre tome XVI, p. 402, note 3. Voir au volume 2105 des archives du Dépôt de la guerre, une lettre de l'année 1708 relative à l'envoi de ce collier.

4. Ci-dessus, p. 200. — 5. Ci-dessus, p. 233 et 236.

mander une grâce sans l'expliquer, avec toute l'instance possible. Le Roi, de longue main[1] accoutumé à ne lui refuser rien, lui demanda ce qu'il vouloit. Alors il étala le mérite de Mlle d'Armagnac[2], sa tendresse pour elle, et sa désolation de se voir sur le point de la laisser sans pain. Avec ses prosopopées[3], il eut pour elle une pension de trente mille livres[4].

3 000# de pension rendue à Mlle de Chausseraye; 3 000# de pension à Mme de Vogüé.

Mlle de Chausseraye[5] rattrapa en même temps une pension de mille écus[6] qu'elle avoit perdue, moyennant une grosse affaire de finance que le Roi lui avoit permis[7] de faire. Elle prétendit n'en avoir rien tiré, et raccrocha sa pension[8]. On peut voir p. 915[9] quelle étoit cette maî-

1. Après *longuemain,* Saint-Simon a biffé *a ne lui.*

2. Charlotte de Lorraine, qu'il avait été question de faire épouser à notre auteur en 1695 (tome II, p. 260), puis au cardinal de Médicis (tome XIII, p. 353-354).

3. Tome XV, p. 227.

4. C'est-à-dire que le Roi assura à la fille la continuation de la pension de dix mille écus qu'il donnait au père (*Dangeau,* tome XIV, p. 318). Le brevet, du 6 janvier, est dans le registre O¹ 57, fol. 3; il est précédé de considérants curieux qui confirment le récit de Saint-Simon : « Le comte d'Armagnac, grand écuyer de France, a représenté à S. M. que c'est uniquement par le secours de ses bienfaits qu'il s'est soutenu jusques ici avec sa famille, et que, n'ayant aucun bien à laisser après sa mort à Mlle d'Armagnac, sa fille, il voit avec peine qu'elle se trouvera alors dans l'impossibilité de vivre avec la dignité convenable à sa naissance. »

5. Tome XVIII, p. 377.

6. Le brevet du 3 janvier est dans le registre O¹ 57, fol. 2; il ne contient aucuns considérants.

7. *Avoit* a été ajouté en interligne, et *permis* corrige *permet.*

8. Voici ce que disait *Dangeau* (p. 319-320) : « Quelques jours avant la fin de l'autre année, le Roi donna une pension de mille écus à Mlle de Chausseraye, qu'elle avoit eue autrefois ; mais elle y avoit renoncé pour un don que le Roi lui avoit fait et qui étoit plus considérable. Ce don, par la suite, qui lui produisoit un revenu honnête, s'est trouvé si chargé d'affaires et d'embarras qu'elle n'en tiroit plus rien. Le Roi a été touché du méchant état de ses affaires et lui a redonné sa pension. » Comparez les *Mémoires de Sourches,* tome XIII, p. 557.

9. Tome XVIII, p. 377-382.

tresse poulette [1], de laquelle il sera encore parlé. Le maréchal de Villars obtint aussi une pareille pension pour sa sœur Mme de Vogüé [2], dont il avoit fait la duègne et l'Argus de sa femme [3]. Il la logeoit et la nourrissoit pour cela ; mais d'ailleurs il ne donnoit pas un sou à elle ni à ses enfants, qui mouroient de faim. C'étoient de petits gentilshommes tout au plus, de Dauphiné, et des plus minces, dont on n'avoit jamais ouï parler [4].

Girone délivré et ravitaillé. Berwick de retour à la cour ; Bulkeley brigadier ; Brancas chevalier de la Toison d'or et ambassadeur en Espagne.

Bulkeley [5], frère de la duchesse de Berwick, apporta au Roi, le 12 janvier [6], la nouvelle de la retraite de Stahrenberg, le 3 au soir, vers Ostalrich, qui avoit levé le blocus de Girone [7], voyant arriver le duc de Berwick avec ses troupes. Berwick envoya aussitôt relever la garnison, et tout le pays s'empressa d'y porter toutes sortes de vivres. On y mit aussi force munitions et des vivres pour un an. Berwick observa les ennemis jusqu'à ce que tout fût entré dans Girone, et qu'ils fussent retirés à demeure ; il revint aussitôt après à la cour, où il fut parfaitement bien reçu [8].

1. « On dit figurément d'une femme que *c'est une maîtresse poulette,* pour dire que c'est une habile femme et impérieuse » (*Académie,* 1718). Nous avons eu ci-dessus, p. 224, *une étrange poulette.*

2. Charlotte de Villars : tome XI, p. 65. Saint-Simon écrit *Vaugüé,* comme cela a déjà été dit. C'est le 4 février 1713 que Dangeau en insère la nouvelle dans son *Journal* (p. 336).

3. Déjà dit dans le tome XI, p. 65.

4. M. le marquis de Vogüé, sous le titre *Une Famille Vivaroise* a établi par titres authentiques que, dès la fin du onzième siècle, il existait à Vogüé, en Vivarais, une famille seigneuriale de ce nom, dont la filiation s'établit sans interruption jusqu'à nos jours. Saint-Simon, dans son antipathie pour tout ce qui touchait à Villars, s'est donc trompé doublement en faisant des Vogüé des Dauphinois et en les qualifiant de « minces gentilshommes » ; leur noblesse, toute provinciale qu'elle était, pouvait s'établir par des titres plus anciens et plus sûrs que celle des Rouvroy-Saint-Simon.

5. François, comte Bulkeley : tome XIV, p. 422. Saint-Simon écrit *Bokley* et *Bocklay.*

6. *Dangeau,* p. 323, 324, 326 et 333. — 7. Ci-dessus, p. 217.

8. Il arriva à Versailles le 5 février et fut présenté au Roi à son lever (*Dangeau,* p. 336).

Brancas en eut la Toison [1], et, fort peu après, nommé ambassadeur en Espagne [2], où on l'envoya sans le laisser revenir à Paris. Bulkeley en fut brigadier [3].

Amusements multipliés chez Mme de Maintenon.

Les parties particulières devinrent de plus en plus fréquentes chez Mme de Maintenon [4]. Dîners, musiques, scènes de comédies, actes d'opéra, loteries toutes en billets noirs [5], mêmes dîners à Marly, quelquefois à Trianon, et toujours le même très petit nombre et les mêmes dames [6], toujours le maréchal de Villeroy aux musiques et aux pièces, très rarement M. le comte de Toulouse, qui aimoit la musique, presque jamais M. du Maine, et nul autre homme sans aucune exception, que des moments le capitaine des gardes en quartier, quand il venoit dire au Roi que son souper étoit servi, et que la musique n'étoit pas achevée.

1. Dangeau insère au 19 février (p. 347-348) la lettre par laquelle Philippe V annonça à Berwick qu'il donnait la Toison à M. de Brancas pour sa belle défense de Girone.

2. C'est seulement le 16 juin que Dangeau en donne la nouvelle toute sèche (p. 423); voyez ci-après, p. 383.

3. Il eut en outre une pension de quatre mille livres et douze mille livres pour son voyage (*Dangeau*, p. 323).

4. Mme de Maintenon écrivait à la princesse des Ursins le 16 janvier 1713 (recueil Bossange, tome II, p. 347-348) : « Vous devez être contente de moi, depuis que j'ai la musique et les comédies dans ma chambre ; c'est y revenir bien tard. Cependant je crois que vous me le conseilleriez. » Voyez ci-dessus, p. 225.

5. Dans les loteries de la cour, les billets noirs étaient les gagnants, tandis que les billets blancs ne gagnaient rien (*Lettres de Tessé*, recueil Rambuteau, p. 15).

6. Il suffit de parcourir le *Journal de Dangeau* à partir du mois de janvier 1713 pour trouver plusieurs fois par semaine la mention des dîners du Roi chez Mme de Maintenon, des petites ou grandes musiques, des promenades à Trianon. Pour les scènes de pièces de théâtre représentées, le *Journal* cite *le Bourgeois gentilhomme, George Dandin, l'Avare, le Médecin par force, le Grondeur*, l'opéra d'*Atys*, l'Idylle sur la paix (p. 323, 339, 366, 446, 460, 464, 468, etc.). Le 8 février le Roi donne aux dames qui avaient dîné avec lui « une petite loterie de belles étoffes de Perse » (p. 338), etc.

Matignon cède à son fils ses charges de Normandie.

Matignon obtint la permission de se démettre en faveur de son fils[1] de ses charges de Normandie[2], en retenant le commandement et les appointements toute sa vie. C'étoit un masque en usage depuis quelque temps pour suppléer aux survivances[3] en les déguisant si grossièrement ainsi.

Mariage de Maillebois avec une fille d'Alègre.

D'Alègre mort longtemps depuis maréchal de France[4], point du tout corrigé de l'alliance des ministres par toutes les indignités qu'il avoit essuyées de celle de Barbezieux[5], maria sa fille à Maillebois[6], avec sa lieutenance générale de Languedoc, de vingt mille livres de rente. Le Roi donna deux cent mille livres, Desmaretz peu de chose; la noce fut magnifique à Paris[7].

Mariage de Châteaurenault avec une fille de la maréchale de Noailles.

La maréchale de Noailles avoit encore une fille[8] à marier, fort laide, qui commençoit à monter en graine, et que, pour cette raison, ils appeloient la douairière. Elle obtint, pour la marier au fils du maréchal de Châteaurenault[9],

1. Jacques-François-Éléonor Goyon, titré comte de Torigny : tome XVII, p. 77.

2. C'était la lieutenance générale de Normandie, qui valait vingt mille livres de rente, et les gouvernements de Cherbourg et de Granville, qui rapportaient à eux deux douze mille livres.

3. Voyez notre tome XVI, p. 487.

4. Yves, marquis d'Alègre : tome II, p. 169.

5. Nous avons vu le ministre Barbezieux épouser Mlle d'Alègre en 1696 (tome III, p. 8), et Saint-Simon a raconté les suites funestes de ce mariage (tome VI, p. 55-58).

6. Marie-Emmanuelle d'Alègre (tome XX, p. 299) épousa le fils de Desmaretz le 26 janvier à Saint-Sulpice (*Dangeau*, tome XIV, p. 316, 321, 326 et 331 ; *Lettres de Tessé*, recueil Rambuteau, p. 408). Les lettres de félicitations adressées au ministre à cette occasion sont dans le carton G7 586, aux Archives nationales. Mme de Maintenon (recueil Bossange, tome II, p. 353) fait à la princesse des Ursins un portrait flatteur de la nouvelle mariée.

7. Saint-Simon prend tous ces détails à Dangeau.

8. Marie-Émilie de Noailles : tomes XI, p. 64, et XV, p. 362. C'était la moins jolie des sœurs Noailles (recueil Bossange, tome II, p. 355) ; mais Saint-Simon exagère en la qualifiant de « fort laide ».

9. Emmanuel Rousselet ; Saint-Simon avait parlé de ce mariage par

bien plus jeune qu'elle[1], la lieutenance générale de Bretagne qu'avoit[2] le maréchal, et lui donna d'ailleurs fort peu de chose[3]. Châteaurenault étoit fort riche, et n'avoit que ce fils, qu'il mit ainsi dans une grande alliance, dont il avoit grand besoin.

Mariage de M. d'Isenghien avec Mlle de Rhodes.

M. d'Isenghien épousa peu après Mlle de Rhodes[4] malgré Mme de Rhodes[5]. La fille étoit en âge, et ses parents la soutinrent[6]. Elle étoit riche, et je crois la dernière Pot, qui étoit une bonne, illustre et très ancienne maison[7]. Quelque temps après, Vieuxpont, officier général[8], veuf d'une fille[9] de la princesse de Montauban et de Ranes, son premier mari[10], tué colonel général des dragons, épousa une fille de Beringhen, premier écuyer[11].

Arias, Poli-

Le pape avoit réservé quatre chapeaux *in petto* dans la

anticipation dans le tome XI, p. 64. Il fut célébré à Versailles le 19 février à minuit (*Dangeau*, p. 347; *Mercure* de mai, p. 134 et suivantes; *Lettres de Tessé*, p. 416).

1. Il était né en 1695, et Mlle de Noailles en 1689.
2. Les mots *qu'avoit* surchargent *et le Gouv.*
3. *Dangeau*, p. 335 et 337.
4. Louis de Gand, prince d'Isenghien (tome III, p. 38), veuf d'une Fürstenberg, épousa Marie-Louise-Charlotte Pot de Rhodes, le 19 février 1713, et non 19 mars comme il a été dit par erreur dans le tome XIII, p. 425, note 2, lorsque Saint-Simon a parlé par anticipation de ce mariage.
5. Anne-Marie-Thérèse de Simiane : tome II, p. 365.
6. Voyez le *Journal de Dangeau*, tome XIV, p. 284, 316 et 347.
7. Voyez nos tomes XI, p. 185, et XIII, p. 578.
8. Ci-dessus, p. 103.
9. Charlotte-Armande d'Argouges de Ranes avait épousé en janvier 1709 le marquis de Vieuxpont, veuf pour la seconde fois ; elle mourut de la petite vérole le 28 juin 1711, à l'âge de trente-six ans.
10. Il a été parlé dans le tome V, p. 259, du mariage de Charlotte Bautru avec Nicolas d'Argouges, marquis de Ranes.
11. Marie-Louise de Beringhen épousa, le 12 mars 1713, M. de Vieuxpont, dont elle fut la quatrième femme ; devenue veuve en 1728, elle se mêla aux affaires des convulsionnaires, les réunit même chez elle, et mourut à la fin de juillet 1746, avec la réputation d'une « mère de l'église janséniste », au dire du duc de Luynes (*Mémoires*, tome VII, p. 365).

gnac, Odescalchi, Sala, expectorés cardinaux. Quels les trois étrangers; pourquoi *in petto*, pourquoi expectorés. [*Add. St-S. 1086*]

promotion qu'il avoit faite en 1712, pour les couronnes[1]; il les déclara au commencement de cette année[2]. Ce furent don Manuel Arias, archevêque de Séville[3], l'abbé de Polignac, Benoît Sala, bénédictin, évêque de Barcelone[4], et Benoît Erba, archevêque de Milan[5], à qui son oncle don Livio Odescalchi[6], neveu d'Innocent XI, qui n'avoit plus personne de son nom, l'avoit fait[7] prendre avec l'assurance d'une partie de ses grands biens, et qui s'appela le cardinal Odescalchi. Arias, avancé dans l'ordre de Malte, avec le caractère public de sa Religion auprès du feu roi d'Espagne, étoit une des meilleures têtes et un des plus vertueux hommes d'Espagne. Il étoit entré dans les conseils, et il eut une part principale au testament. Il fut après gouverneur du conseil de Castille, et, lorsque Mme des Ursins se sentit en force d'écarter tous ceux qui avoient le plus contribué à faire appeler Philippe V à la couronne, et qui avoient le plus de part au gouvernement, elle éloigna[8] celui-ci par l'archevêché de Séville et la nomination du roi d'Espagne au cardinalat. Je ne fais que rappeler ces choses, parce que j'ai parlé d'Arias avec étendue

1. Ci-dessus, p. 79.

2. Le 30 janvier (*Gazette*, p. 104-105; *Gazette de Leyde*, n° 16; *Dangeau*, p. 335, 339 et 340). Il y a des couplets sur ces nominations dans le Chansonnier, ms. Fr. 12695, p. 449.

3. Tome VII, p. 252.

4. Benoît Sala, entré dans l'ordre de Saint-Benoît, fut nommé évêque de Barcelone par Charles II en janvier 1699, et devint cardinal en 1713 après la paix d'Utrecht, il se retira à Rome, où il mourut le 1er juillet 1715, à soixante-dix-ans.

5. Benoît Erba, fils d'Alexandre Erba, sénateur de Milan, et de Lucrèce Odescalchi, naquit le 19 août 1679, fut camérier d'honneur de Clément XI (1703), vice-légat à Ferrare (1706), puis à Bologne, nonce à Varsovie en août 1711, et c'est alors qu'il prit le nom d'Odescalchi pour la raison que Saint-Simon va dire. Nommé à l'archevêché de Milan en août 1712, il fut promu au cardinalat le 30 janvier 1713, se démit de son archevêché en juin 1736 et mourut le 14 décembre 1740.

6. Tome V, p. 107. — 7. *Fait* est répété deux fois dans le manuscrit.

8. *Écarta* surchargé en *éloigna*.

à l'occasion et au temps du testament de Charles II[1]. L'Archiduc, reconnu par force à Rome, comme on l'a vu du temps que le marquis de Prié et le maréchal de Tessé y étoient ambassadeurs[2], s'opposoit à ce que Philippe V eût un chapeau. Il avoit nommé Sala comme roi d'Espagne, et avoit employé les menaces pour s'assurer de son chapeau. La nonciature étoit fermée en Espagne depuis cette reconnoissance de l'Archiduc[3]. Philippe V insistoit pour le chapeau de sa nomination, et protestoit d'injure contre celui de Sala comme étant, lui, roi d'Espagne de droit et d'effet, et non pas l'Archiduc, et par le personnel de Sala à son égard. Ce moine étoit de la lie du peuple, cocher en son jeune temps[4], puis bénédictin pour avoir du pain et devenir quelque chose. C'étoit un drôle d'esprit et d'entreprise, qui excita le peuple, puis les magistrats de Barcelone contre le roi d'Espagne, et qui figura assez parmi eux pour avoir eu grand part à la révolte de la Catalogne, et être regardé comme l'âme du parti de l'Archiduc, lequel[5], en récompense, le fit évêque de Barcelone[6]. Avec ce caractère, Sala se signala de plus en plus, et mérita enfin la nomination de l'Archiduc. Ces oppositions réciproques firent garder *in petto* le chapeau de la nomination d'Espagne à la promotion des couronnes. Polignac, qui avoit celle du roi Jacques, n'essuyoit point de contradiction ; mais la fonction d'Utrecht, incompatible avec le chapeau, fit que le Roi desira qu'il fût réservé *in petto* ; mais il le sut[7], et fut ainsi assuré de l'avoir dès que

1. Tout cela a en effet déjà été dit dans nos tomes VII, p. 260, 287 et 314, et XI, p. 247.

2. Tome XVII, p. 35-38.

3. Déjà dit à propos de Molinès : tome XXII, p. 171.

4. Dans l'Addition indiquée ci-contre, il avait dit que c'était son frère qui avait été cocher de l'Archiduc.

5. *Lequel* est en interligne, au-dessus de *qui*, biffé.

6. On a vu ci-dessus, p. 268, note 4, que Sala avait été nommé à Barcelone sous le roi Charles II.

7. Torcy lui annonça en effet le 20 juin 1712 que le pape avait pro-

la paix serait conclue. Erba, j'ignore quelle raison le retint dans ce purgatoire. La paix sur le point d'être conclue par toutes les puissances, excepté l'Empereur, ce prince, qui l'étoit élu et couronné, mais qu'on ne traitoit encore que d'archiduc en France et en Espagne, voulut que Sala fût cardinal sans plus attendre, et le roi d'Espagne ne pressa pas moins pour que sa nomination fût remplie. Le Pape, ainsi tourmenté des deux côtés, et qui voyoit qu'à la fin l'Italie demeureroit à l'Empereur, n'osa[1] l'amuser plus longtemps, et se flatta de faire passer Sala au roi d'Espagne en déclarant Arias en même temps. Il fit donc avertir le Roi qu'il alloit expectorer[2] Polignac avec les autres, et que cela ne se pouvoit plus différer. Il ne restoit plus que des bagatelles à ajuster à Utrecht, et l'espérance de finir alors[3] avec l'Empereur étoit perdue. Le Roi consentit donc à l'expectoration, et dépêcha en même temps un courrier à Polignac, pour le faire revenir sur-le-champ[4]. Il laissa donc ce qui restoit à achever et la paix à signer au maréchal d'Huxelles et à Mesnager, et accourut à sa barrette. Le courrier chargé de sa calotte le trouva à mi-chemin ; il la mit dans sa poche, et continua son voyage. Il arriva le 22 février à Paris, et, le jeudi 23, il alla l'après-midi à Marly chez Torcy, qui, entre la fin de la musique et le souper, le mena chez Mme de Maintenon. Polignac, qui avoit reçu en passant les compliments et les empressements du salon, présenta au Roi sa calotte, qui la lui mit sur la tête, et lui donna une chambre à Marly[5]. Ce

Polignac, seul rappelé* d'Utrecht, arrive, et reçoit de la main du Roi sa calotte rouge. [*Add. S^t^S. 1087*]

mis formellement de lui donner le chapeau (Affaires étrangères, vol. *Hollande* 235, fol. 170 et 222).

1. Les mots *n'osa* surchargent *ne p[ut]*.

2. Ce mot, non plus que le substantif *expectoration* qu'on va trouver quatre lignes plus loin, n'était pas dans le *Dictionnaire de l'Académie* de 1718.

3. *Alors* a été ajouté en interligne. — 4. *Dangeau*, p. 339 et 340.

5. S'il reçut la calotte le 23 février, ce ne fut que le 6 juin que le Roi lui donna la barrette (*Dangeau*, p. 350 et 415 ; *Lettres de Ma-*

* Il y a *rappelle*, par erreur, dans le manuscrit.

fut une chose assez étrange qu'un cardinal *in petto* de la nomination du roi Jacques traitât et conclût à Utrecht la consommation dernière des malheurs de ce prince, et son expulsion de France avec tout ce qu'il plut aux Anglois de prescrire à cet égard[1]. Sa visite de remerciement à Saint-Germain et de retour dut être bien embarrassante[2]; mais, quand on est cardinal, rien n'embarrasse plus : au moins ne le put-il être[3] que de la reine d'Angleterre. En conséquence de ce qui avoit été arrêté avec les Anglois, le roi d'Angleterre étoit déjà parti avec une petite suite, sous le nom de chevalier de Saint-Georges, pour se retirer à Bar, dont M. de Lorraine avoit fait meubler le château, et l'y vint voir[4]. Il alla aussi à Lunéville voir M. et Mme de Lorraine[5], et s'arrêta à Bar, à Commercy chez M. de Vaudémont[6], et dans tous ces environs assez longtemps.

Jacques III*, sous le nom de chevalier de Saint-Georges, se retire pour toujours de France par la paix et va en Lorraine.

Le Roi, qui n'avoit jamais pu se défaire du respect que le cardinal Mazarin lui avoit imprimé pour les cardinaux[7], régla avec les cardinaux de Rohan et de Polignac la place que les cardinaux occuperoient au sermon à la chapelle, et avec tant d'égards, qu'il prit la peine de la dessiner sur du papier devant eux, et à leur gré. Il n'y avoit eu jusqu'alors

Foiblesse du Roi pour les cardinaux, qui leur marque une place à la chapelle pour le sermon. [*Add. StS. 1088*]

dame, recueil Jæglé, tome II, p. 194 ; Cérémonial de Desgranges, ms. Mazarine 2746, fol. 251). La ville du Puy-en-Velay célébra la promotion de son compatriote par des réjouissances publiques (*Mercure* de mai 1713, p. 177-179).

1. C'est ce qu'il avait déjà dit dans l'Addition indiquée ci-contre.

2. Dangeau n'en mentionne pas la date.

3. Ne put-il être embarrassé, pour la raison qui va suivre.

4. Dangeau ne mentionne pas le départ du jeune prince ; il se contente de dire seulement qu'il doit arriver à Bar le 21 février (p. 349), et de relater la visite du duc de Lorraine (p. 355).

5. En mars 1714 (*Dangeau*, tome XV, p. 108).

6. C'est en août qu'il alla faire un séjour à Commercy ; et, de là, il se rendit à Plombières, pour prendre les eaux (*Dangeau*, tome XIV, p. 469).

7. Comparez l'Addition indiquée ci-contre.

* Il y a *Jacq. II*, par mégarde, dans le manuscrit.

rien de marqué là-dessus[1]. Les places des cardinaux de Bouillon et de Coislin étoient fixes par leurs charges[2]; le cardinal de Janson n'avoit presque point demeuré à la cour cardinal que depuis qu'il fut grand aumônier; Bonsy[3] l'étoit de la Reine, et, depuis sa mort, presque toujours en Languedoc; le Camus ne vit jamais Paris ni la cour depuis sa promotion; Estrées, souvent à Rome, puis en Espagne, ne s'étoit point soucié de place réglée au sermon; Fürstenberg encore moins, qui ne s'y trouvoit presque jamais. Le Roi entretint après le cardinal de Polignac des matières d'Utrecht près de deux heures tête à tête[4].

Adoucissements* sur les preuves pour entrer dans le chapitre de Strasbourg, et ses causes; bévue** à l'égard des ducs. [Add. St-S. 1087]

On a vu en son lieu par quel tour de passe-passe[5], aidé de tout l'art et de l'or de Mme de Soubise, secondée de toute l'autorité du Roi, le cardinal de Rohan avoit été reçu chanoine de Strasbourg, et en étoit devenu coadjuteur, et enfin évêque[6]. La multiplicité et l'excès des mésalliances que la longue suite du même esprit de gouvernement a forcé toute la noblesse du Royaume de contracter pour vivre[7], l'excluoit toute d'entrer dans le chapitre de Strasbourg, à commencer par les princes du sang, et à continuer par tout ce qu'il y a de plus grand et de plus illustre[8].

1. Saint-Simon copie Dangeau (p. 355-356), qui avait déjà parlé de la place des cardinaux à la chapelle dans le tome V de son *Journal*, p. 324; comparez les *Mémoires du duc de Luynes*, tome II, p. 56.

2. Comme grands aumôniers.

3. Pierre, cardinal de Bonsy: tome III, p. 325.

4. *Dangeau*, p. 356.

5. « On appelle *tours de passe-passe* des tours d'adresse, de souplesse, que font les joueurs de gobelets, les charlatans; on dit figurément *faire des tours de passe-passe*, pour dire tromper, fourber adroitement » (*Académie*, 1718).

6. Nos tomes VII, p. 77-107, et IX, p. 9-10.

7. Comparez tome XXI, p. 482.

8. Il a été parlé des preuves à fournir pour entrer dans le chapitre de Strasbourg dans le tome VII, p. 78, note 5.

* Le pluriel a été ajouté après coup à ce premier mot.

** Saint-Simon a écrit *béveu*.

Il n'y en[1] avoit plus dès lors qui en pussent faire les preuves que MM. d'Uzès, qui y mirent bientôt obstacles par leurs mariages[2], M. de Duras[3] et le comte de Roucy[4], dont le fils[5] en déchut[6]. On considéra cependant qu'il étoit de l'intérêt très essentiel du Roi que des François y pussent être admis, parce qu'il en[7] étoit que l'évêque fût François, et qu'il n'est élu que par le chapitre, et tiré du chapitre. Le Roi chercha donc à apporter quelque tempérament là-dessus. Le cardinal de Rohan l'y servit; mais, comme il n'étoit là question que du chapitre, ce ne fut qu'avec le chapitre qu'on négocia. Il députa au Roi pour cette affaire le comte de Levenstein[8], frère de Mme de Dangeau, grand doyen de Strasbourg, chanoine de Cologne et d'autres grandes églises, que nous verrons bientôt[9] évêque de Tournay sans être dans les ordres. Ce comte eut une longue audience du Roi tête à tête[10]. Le chapitre consentit par degrés à des adoucissements sur les mères, même pour les Allemands, et peu à peu enfin à recevoir les François sans preuves, qui auroient trois ascendants masculins ducs[11]. Ces trois ascendants

1. *En*, oublié, a été ajouté en interligne.

2. En effet, le duc d'Uzès qui vivait en 1712, ayant épousé une Bullion, ses enfants n'auraient pu faire les preuves nécessaires.

3. Jean-Baptiste de Durfort, cousin-germain de Mme de Saint-Simon.

4. François III de la Rochefoucauld-Roye : tome II, p. 336.

5. François IV de la Rochefoucauld-Roye : ci-dessus, p. 53. En 1698, l'annotateur des *Mémoires de Sourches* (tome VI, p. 92) remarquait déjà que seuls les Rohan-Soubise, le maréchal de Turenne et les Crussol-Uzès auraient pu faire preuve des trente-deux quartiers exigés.

6. Nous le verrons épouser en 1714 une Huguet de Sémonville (suite des *Mémoires*, tome X, p. 312).

7. *En* a été ajouté en interligne au-dessus de *l'*, biffé.

8. Jean-Ernest de Levenstein : tome VII, p. 94. — 9. Ci-après, p. 384.

10. Le 14 février (*Dangeau*, p. 344-345), et c'est à ce propos que Saint-Simon a fait l'Addition indiquée ci-contre.

11. C'est par un décret du 3 juin 1713 que le chapitre décida que, pour les Français, il suffirait d'établir les preuves de quatre ascendants masculins princes ou ducs, du côté paternel, et, du côté maternel, trois degrés de noblesse illustre ou de chevalerie en ligne masculine (*Gal-*

fut[1] une fort mauvaise idée; c'étoit la date qu'il falloit fixer. Je suis par exemple, duc et pair trente ans avant M. d'Aumont[2], pour ne citer que celui-là et en laisser beaucoup d'autres; je ne suis pourtant que le second, car c'est mon père qui le fut fait et qui fut[3] enregistré, reçu le 1er février 1635. M. d'Aumont est le cinquième; son grand-père pourroit[4] donc, s'il vivoit, mettre de ses enfants dans le chapitre de Strasbourg, tandis que je n'y ferois pas recevoir les miens, et le maréchal d'Aumont[5] n'est duc et pair que de la fin de décembre 1665.

Mort de la marquise de Mailly, et sa conduite dans sa famille. Mort de l'évêque de Lavaur, son fils. [Add. StS. 1090]

La vieille Mailly[6] mourut à quatre-vingt-cinq ou six ans, aussi entière de tête et de santé qu'à quarante[7]. C'est celle que la longueur de son visage étroit et la singularité de son nez faisoit nommer *la Bécasse*[8]. Elle étoit Montcavrel[9], et, longtemps depuis son mariage, elle devint héritière de sa maison, qu'elle rendit très puissante en biens de très pauvres qu'étoient son mari et elle, à force de travail,

lia christiana, tome V, p. 775; E. de Broglie, *Bernard de Montfaucon*, tome I, p. 67-68).

1. Il y a bien *fut*, au singulier, dans le manuscrit.

2. Saint-Simon veut parler du duc d'Aumont vivant en 1743, époque à laquelle il écrit: Louis-Marie-Augustin, duc d'Aumont, né le 29 août 1709, premier gentilhomme de la chambre en 1723 par la mort de son père, colonel de cavalerie en 1728, maréchal de camp en 1743, chevalier du Saint-Esprit en 1745, lieutenant général en 1748, mort le 15 avril 1782.

3. Les mots *et qui fut* ont été ajoutés en interligne, et la première lettre du mot suivant surcharge un *p*.

4. La première lettre de *pourroit* surcharge un *a*.

5. Antoine, maréchal d'Aumont : tome XII, p. 418.

6. Jeanne de Monchy : tome I, p. 88.

7. Elle mourut le 13 avril à quatre-vingt-cinq ans, dit la *Gazette*, p. 192; voyez *Dangeau*, p. 384, le *Mercure* du mois, p. 165, et les *Lettres de Tessé*, recueil Rambuteau, p. 423.

8. On trouve dans le Chansonnier, ms. Fr. 12617, p. 520, des couplets qui commencent par ces vers :

> Si la Bécasse Mailly
> Étoit un peu plus belle...

9. Il a été parlé de cette maison dans le tome XV, p. 443.

d'assiduité, d'art, et de procès[1]. J'ai parlé en son lieu[2] de la substitution qu'ils firent. Elle traita toute sa vie ses enfants à la baguette, en jeta un[3] à Saint-Victor, dont il se seroit bien passé; il en devint pourtant prieur, puis évêque de Lavaur, et fut homme de bien; il étoit mort à Montpellier un mois ou deux avant elle[4]. Elle força un autre de ses fils[5] à se faire prêtre, dont il ne pouvoit se consoler, et le laissa, les coudes percés, pourrir à Saint-Victor sans y être religieux[6], jusqu'à ce que le mariage de son autre fils avec la nièce à la mode de Bretagne de Mme de Maintenon qui fut dame d'atour de la Dauphine[7], fit[8] cet abbé de Mailly archevêque d'Arles, puis de Reims, que nous verrons cardinal. Ses deux filles, l'une s'échappa, et se maria malgré elle à l'aîné des Maillis[9], l'autre[10], elle la fit religieuse, qui, de nécessité vertu, la devint bonne, et a été une excellente abbesse de Poissy, adorée et respectée au dernier point dans cette communauté si grande et si jalouse de l'élection qu'elle a perdue[11]. On n'a pas vu que Dieu ait

1. « Elle avoit par son application aux affaires fait revenir un furieux bien dans sa maison », dit Dangeau (p. 384), et les *Mémoires de Sourches* (tome II, p. 109) la qualifient de « maîtresse femme ».

2. En 1708 : tome XV, p. 442-445.

3. Victor-Augustin de Mailly : tomes I, p. 89, et VI, p. 164.

4. Le 23 décembre 1712 (*Dangeau*, tome XIV, p. 316-317). Quoique étant né à Paris, rue du Colombier, le 21 octobre 1655, il ne fut baptisé qu'à Saint-Victor, étant déjà novice, le 21 mai 1672 (*Dictionnaire critique* de Jal, p. 821). Santeul (*Œuvres*, édition 1698, p. 21-26) avait fait son panégyrique en vers latins.

5. Le futur cardinal de Mailly, comme Saint-Simon va le dire.

6. « L'abbé de Mailly n'avoit jamais voulu tâter de la moinerie... ; sa mère l'y força, et lui laissa percer les coudes dans l'extérieur de ce couvent », avait dit Saint-Simon dans le tome XIII, p. 107.

7. Mlle de Saint-Hermine, qui avait épousé, en 1687, Louis, comte de Mailly : tome I, p. 87-88.

8. Le *t* de *fit* corrige une *l*, et *cet* est en interligne au-dessus de *l'*, biffé.

9. Tome I, p. 89, note 5.

10. Jeanne-Charlotte-Rose : tomes I, p. 89, et XIV, p. 287.

11. Tome XIV, p. 287-293.

béni cette conduite dans tout ce qui est arrivé depuis de toute cette famille.

Mort de Brissac, ci-devant major des gardes du corps; sa fortune, son caractère. [Add St-S. 1091]

Le vieux Brissac[1] mourut aussi à pareil âge[2], retiré chez lui depuis plusieurs années[3]. Il étoit lieutenant général et gouverneur de Guise[4], et avoit été longtemps major des gardes du corps[5]. C'étoit un très petit gentilhomme[6] qui avoit percé tous les grades des gardes du corps, qui avoit plu au Roi par son application, par ses détails, par son assiduité, par ne compter que le Roi, et ne ménager personne. Il en avoit tellement acquis la familiarité et la confiance sur ce qui regardoit les gardes du corps, que les capitaines des gardes, tout grands seigneurs et généraux d'armées qu'ils étoient, le ménageoient et avoient à compter avec lui, à plus forte raison tous les officiers des gardes. Il étoit rustre, brutal, d'ailleurs fort désagréable, et gâté à l'excès par le Roi[7], mais homme

1. Albert de Grillet : tome VI, p. 222.

2. Il mourut dans les premiers jours de février (Dangeau l'annonce le 11, p. 340), à quatre-vingt-neuf ans (notre tome XV, p. 446, note 7).

3. On a vu sa retraite en 1708 (*ibidem*).

4. En cette qualité, il avait reçu en 1690, six mille livres de pension sur la recette des tailles de l'élection. En juillet 1709, après sa retraite, il avait obtenu la charge de lieutenant général en Saintonge et en Angoumois (*Mémoires de Sourches*, tome XI, p. 282-283; reg. X^1A 8707, fol. 320).

5. Son brevet de major, à la place de Forbin, est du 3 juillet 1673 (reg. O^1 17, fol. 104).

6. Il a été parlé de la famille de Grillet de Brissac dans le tome XV, p. 446.

7. Sa fidélité et sa discrétion l'avaient fait mêler à bien des affaires secrètes : aussi figure-t-il dans l'Entretien XVIII des *Amours de Louis le Grand et de Mlle du Tron* (*Histoire amoureuse des Gaules*, édition Livet, tome IV, p. 203). En 1684, puis en 1691, le Roi lui avait donné une part dans le privilège des chaises à porteurs établies dans l'enceinte des maisons royales, et, lorsqu'il le céda à Cavoye en 1708, il en tirait annuellement un millier d'écus (Jal, *Dictionnaire critique*, p. 350; *Gazette d'Amsterdam*, 1708, n° XXXII; reg. O^1 35, fol. 162, et reg. O^1 52, fol. 166).

d'honneur et de vertu, de valeur et de probité, et estimé tel, quoique haï de beaucoup de gens et redouté de tout ce qui avoit affaire à lui, même de toute la cour et des plus importants, tant il étoit dangereux. Il n'y avoit que lui qui osât attaquer Fagon sur la médecine[1]. Il lui donnoit des bourrades devant le Roi qui mettoient Fagon en véritable furie, et qui faisoient rire le Roi et les assistants de tout leur cœur[2]. Fagon aussi, avec bien de l'esprit, mais avec fougue, lui en lâchoit de[3] bonnes qui ne divertissoient pas moins; mais, en tout temps, Fagon ne le pouvoit voir ni en ouïr parler de sang-froid. Un trait[4] de ce major des gardes du corps donnera un petit crayon de la cour. Il y avoit une prière publique tous les soirs dans la chapelle à Versailles, à la fin de la journée, qui étoit suivie d'un salut avec la bénédiction du saint sacrement tous les dimanches et les jeudis. L'hiver, le salut étoit à six heures; l'été, à cinq, pour pouvoir s'aller promener après. Le Roi n'y manquoit point les dimanches et très rarement les jeudis en hiver. A la fin de la prière, un garçon bleu, en attente dans la tribune, couroit avertir le Roi, qui arrivoit toujours un moment avant le salut; mais, qu'il dût venir ou non, jamais le salut ne l'attendoit. Les officiers des gardes du corps postoient les gardes d'avance dans la tribune, d'où le Roi l'entendoit toujours. Les dames étoient soigneuses d'y garnir les travées des tribunes, et, l'hiver, de s'y faire remarquer par de petites bougies qu'elles avoient pour lire dans leurs livres, et qui

Plaisant tour de Brissac aux dames dévotes de la cour.

1. Déjà dit dans le tome XV, p. 448.

2. Dans la préface de notre tome Ier (p. LII), M. de Boislisle a signalé, à propos du major Brissac, l'analogie qui existe entre le récit des *Mémoires* et les commentaires du Chansonnier Gaignières-Clairambault.

3. Avant *de*, Saint-Simon a biffé *aussy*.

4. L'anecdote qui va suivre a déjà été racontée par notre auteur dans le tome XV, p. 448-449, mais avec moins de détails; comparez aussi l'Addition à Dangeau insérée dans notre tome XV, p. 510, et celle indiquée ci-dessus, n° 1091 : ci-après, p. 438.

donnoient à plein sur leur visage. La régularité étoit un mérite, et chacune, vieille, et souvent jeune, tâchoit de se l'acquérir auprès du Roi et de Mme de Maintenon. Brissac, fatigué d'y voir des femmes qui n'avoient pas le bruit[1] de se soucier beaucoup d'entendre le salut, donna le mot un jour aux officiers qui postoient; et, pendant la prière, il arrive dans la travée du Roi, frappe dessus de son bâton, et se met à crier d'un ton d'autorité: « Gardes du Roi, retirez-vous ; le Roi ne vient point au salut. » A cet ordre tout[2] obéit; les gardes s'en vont, et Brissac se colle[3] derrière un pilier. Grand murmure dans les travées, qui étoient pleines, et, un moment après, chaque femme souffle sa bougie et s'en va, tant et si bien qu'il n'y demeura en tout que Mme de Dangeau et deux autres assez du commun[4]. C'étoit dans l'ancienne chapelle. Les officiers, qui étoient avertis, avoient arrêté les gardes dans l'escalier de Blouin et dans les paliers, où ils étoient bien cachés, et, quand Brissac eut donné tout loisir aux dames de s'éloigner, et de ne pouvoir entendre le retour des gardes, il les fit reposter. Tout cela fut ménagé si juste, que le Roi arriva un moment après, et que le salut commença. Le Roi, qui faisoit toujours des yeux le tour des tribunes, et qui les trouvoit toujours pleines et pressées, fut dans la plus grande surprise du monde de n'y trouver en tout et pour tout que Mme de Dangeau et ces deux autres femmes. Il en parla dès en sortant de sa travée avec un grand étonnement. Brissac, qui marchoit

1. Au sens de réputation, comme dans le tome XII, p. 84.

2. *Tout* semble surcharger un autre mot.

3. « On dit figurément *se coller, être collé contre un mur,* pour dire, se tenir droit contre un mur, comme si on y étoit attaché » (*Académie,* 1718).

4. Dans la rédaction du tome XV, il avait dit « la duchesse de Guiche, Mme de Dangeau, et une ou deux autres » ; dans celles des deux Additions à Dangeau (tome XV, p. 510, et ci-après, p. 438), il n'avait nommé personne.

toujours près de lui, se[1] mit à rire, et lui conta le tour qu'il avoit fait à ces bonnes dévotes de cour dont il s'étoit lassé de voir le Roi la dupe. Le Roi en rit beaucoup, et encore plus le courtisan. On sut à peu près qui étoient celles qui avoient soufflé leurs bougies et pris leur parti sur ce que le Roi ne viendroit point, et il y en eut de furieuses[2], qui vouloient dévisager[3] Brissac, qui ne le méritoit pas mal par tous les propos qu'il tint sur elles.

Mort, état et caractère du comte de Nassau-Saarbrück.

Le comte de Nassau-Saarbrück[4] mourut dans son château de Saarbrück[5], où il s'étoit comme retiré depuis quelques années[6]. Il avoit toujours servi, étoit lieutenant général, et il avoit le régiment Royal-Allemand, qui est de vingt-cinq mille livres de rente. C'étoit l'homme du monde le mieux fait, du plus grand air et imposant, fort poli, fort brave, fort honnête homme[7], avec peu d'esprit, et considéré. Il étoit aussi fort riche, mais luthérien, et point vieux. Le Roi lui-même lui avoit fait diverses attaques sur sa religion avec bonté, et ne lui avoit pas laissé ignorer qu'il iroit à tout en se faisant catholique[8], sans l'avoir pu ébranler[9].

1. Avant *se*, il a biffé *et*.

2. Le manuscrit porte *furieuse*, par erreur, au singulier.

3. « *Dévisager*, défigurer, gâter le visage en égratignant, » qui est le seul sens donné à ce verbe par le *Dictionnaire de l'Académie* de 1718.

4. Louis-Craton : tome I, p. 258.

5. Cette ville, siège d'un très ancien comté, était dans le Surgau, sur la Sarre, et dépendait de l'évêché de Metz. Le manuscrit porte *Sarbrück* dans le texte et *Sarbruk* dans la manchette.

6. Il mourut le 13 février (*Dangeau*, p. 346). Notre auteur reproduit l'article du *Journal*.

7. Ces trois derniers mots sont en interligne. — Madame écrivait à son sujet en mai 1695 (*Correspondance*, recueil Brunet, tome I, p. 14) : « Nous avons ici un comte de Nassau qui est un très brave homme et fort estimé. Il a un diplôme de l'Empereur qui l'autoriserait à prendre le titre de prince ; mais il n'en fait point usage. » Il ne laissa que des filles d'une Hohenlohe-Langenbourg.

8. C'est ce que dit Dangeau.

9. Les cinq derniers mots ont été ajoutés à la fin du paragraphe et en interligne.

Mort et singularité de Chambonas, évêque de Viviers.

Une autre mort, dont je ne parlerois pas sans la singularité de l'homme, est[1] celle de l'évêque de Viviers[2]. Il étoit frère de Chambonas qui étoit à M. du Maine[3]. C'est sans doute cette protection qui le fit souffrir dix ans de suite à Paris dans un logis garni auprès de ma maison[4]. Il écrivoit toute la nuit jusqu'à épuiser plusieurs secrétaires, et se levoit à une heure ou deux après midi[5]. Il mandoit tous les ordinaires des nouvelles des Fanatiques de Languedoc et d'autres nouvelles de la province, de Paris où il étoit, à Bâville, intendant ou plutôt roi du Languedoc, qui étoit à Montpellier, qui ne put jamais détruire ce commerce, que Viviers grossissoit de force mémoires et instructions[6]. Avec cinquante mille livres de rente de son évêché[7] et d'une abbaye[8], il laissa six cent mille livres[9]. Cela me fait souvenir d'une singularité d'un autre genre. L'archevêque d'Auch, frère de Desmaretz[10], passoit

Singularité

1. *Est* corrige *f[ut]*.

2. Antoine de la Garde de Chambonas avait eu l'évêché de Lodève en 1671, succéda à son oncle en celui de Viviers en septembre 1690, et mourut le 21 février 1713 dans sa ville épiscopale (*Dangeau*, p. 353; *Gazette*, p. 120).

3. Henri-Joseph de la Garde, comte de Chambonas : tome X, p. 99. — Saint-Simon écrit *Chambonnas*.

4. Dans la rue Saint-Dominique; cependant, comme on vient de le voir, il était dans son diocèse lorsqu'il mourut.

5. Il y a, sur son caractère et ses défauts, une lettre anonyme dans *Basville et l'épiscopat*, par C. Joret, p. 44-46.

6. Une lettre de lui, datée de 1684 et écrite au duc de Noailles, sur les conversions dans son diocèse, alors qu'il était encore évêque de Lodève, a été publiée dans le *Bulletin de la Société de l'histoire de France*, année 1852, p. 285-286; voyez aussi Joret, *Basville et l'épiscopat*, p. 20-44. En 1699, il écrivit au contrôleur général une longue lettre sur la misère des peuples de son diocèse (carton G[7]304, 11 juillet).

7. L'évêché de Viviers, avec trois cent quatorze paroisses, rapportait environ trente-cinq mille livres.

8. Celle de Mazan, en Vivarais, qui valait à l'abbé dix ou douze mille livres de rente; elle dépendait de l'ordre de Cîteaux.

9. Dangeau (p. 354) énumère quelques-uns de ses legs.

10. Jacques Desmaretz, docteur de Sorbonne, eut l'abbaye du Landais, au diocèse de Bourges, en 1677, un canonicat de Notre-Dame en

sa vie à Paris en hôtel garni et en robe de chambre[1], sans voir personne, ni ouvrir aucune lettre qu'il reçût, qu'il laissoit s'amasser en monceaux. A la fin, le Roi se lassa, et dit à Desmaretz de le renvoyer à son église. L'embarras fut d'autant plus grand d'en entreprendre le voyage, qu'il en étoit[2] depuis assez longtemps aux emprunts pour vivre, et aux expédients. Refusé partout où il s'adressa, et pressé sans relâche, son secrétaire s'avisa de lui proposer d'attaquer cette montagne de lettres et de paquets fermés, pour voir s'il ne s'y trouveroit point quelque lettre de change ; faute de ressource, il y consentit. Le secrétaire se mit en besogne, et trouva pour cent cinquante mille livres de lettres de change de toutes sortes de dates, dans l'ignorance desquelles il mouroit de faim[3]. Il s'en alla donc, et ne fut plus en peine de payer sa dépense[4].

étrange de Desmaretz, archevêque d'Auch.

Le connétable de Castille[5] mourut en ce même temps[6] dans sa prison à Bayonne[7]. Il étoit majordome-major du

Mort du connétable de Castille ; Vil-

1679, la charge d'agent général du clergé de 1678 à 1685, reçut alors l'évêché de Riez, passa à l'archevêché d'Auch en juillet 1713, et mourut à Paris le 27 novembre 1725, dans sa soixante-douzième année ; il avait eu, en 1680, un brevet de conseiller d'État.

1. *Mémoires de l'abbé le Gendre*, p. 301.

2. *En estoit* est en interligne, au-dessus de *vivoit*, biffé.

3. Anquetil a reproduit cette anecdote dans sa *Galerie de l'ancienne cour*, 1786, tome II, p. 343-344.

4. Il semble que cet évêque ait été peu recommandable à bien des points de vue, si l'on en croit les plaintes de son clergé de Riez, que le chancelier Boucherat crut devoir transmettre en 1699 à M. Lebret, premier président du parlement de Provence, pour qu'il s'informât de leur véracité : voyez ci-après aux Additions et Corrections.

5. Joseph Fernandez de Velasco, duc de Frias : tome VIII, p. 58.

6. Il mourut le 19 janvier, à Madrid (*Gazette*, p. 66 ; *Dangeau*, p. 347).

7. Ces cinq mots ont été ajoutés en interligne. Ils constituent d'ailleurs une erreur : le connétable n'était point en disgrâce ; il remplissait ses fonctions de majordome-major auprès du roi d'Espagne. Saint-Simon persiste dans la confusion qu'il avait déjà faite entre l'amirante et le connétable (tome VIII, p. 188).

lena majordome-major du roi d'Espagne en sa place.

roi d'Espagne, qui est la plus grande charge[1]. Elle fut donnée sur-le-champ au marquis de Villena, qui avoit été vice-roi de Naples, et pris les armes à la main à Gaëte par les Impériaux[2]. Le choix ne pouvoit être plus digne, jusqu'à honorer le roi qui le fit. J'ai déjà parlé[3] de ce seigneur[4], et j'en aurai occasion encore[5], et d'expliquer ce que c'est que la charge qu'il eut[6].

Chalais reconduit son cordelier prisonnier en Espagne.

Chalais, qui avoit vu Mme des Ursins à Bagnères[7], et qui en étoit revenu à Paris, en repartit en ce même temps avec son cordelier prisonnier[8], qu'il conduisit en Espagne[9]. Ce métier de recors[10] ne lui réussit pas dans le monde.

Duc et duchesse

Le duc et la duchesse de Shrewsbury[11] étoient arrivés

1. Tomes VII, p. 254, et VIII. p. 158. — 2. Tome XV, p. 230-233.

3. Le commencement de *parlé* surcharge *eu*.

4. En dernier lieu ci-dessus, p. 106-107.

5. Principalement dans le tome XVIII de l'édition de 1873, p. 79 et suivantes.

6. Il a déjà parlé de la charge de majordome-major du roi d'Espagne dans le tome VIII, p. 158 et suivantes.

7. Ci-dessus, p. 174. Ici il écrit *Bannieres*.

8. Ci-dessus, p. 60-64.

9. Dangeau mentionne l'audience de départ de M. de Chalais au 7 mars (p. 357); mais c'est seulement le 7 avril (p. 381) qu'il a noté le départ du cordelier de la Bastille pour la frontière espagnole, où il devait arriver le 10 avril.

10. Le *Dictionnaire de l'Académie* de 1718 définissait le mot *recors* : « celui qu'un sergent mène avec lui pour servir de témoin dans les exploits d'exécution et pour lui prêter main forte en cas de besoin. » Saint-Simon écrit *records*. Ci-dessus, p. 64, il a qualifié M. de Chalais de « prévôt ».

11. La duchesse s'appelait Adélaïde Paleotti (voyez ci-après, p. 283); elle avait épousé le duc de Shrewsbury à Augsbourg le 25 août 1705, à la suite d'un voyage que celui-ci fit en Italie; elle se convertit pour cela à la religion anglicane, et, revenue à Londres, elle acquit dans la haute société anglaise un renom mérité d'originalité; elle mourut le 11 juillet 1726, étant dame d'honneur de la princesse de Galles. Il y a des anecdotes curieuses sur elle dans un mémoire secret adressé à Torcy, lors de l'arrivée de l'ambassadrice (Affaires étrangères, vol. *Angleterre* 249, fol. 169-170).

depuis quelque temps[1]. J'ai marqué en deux mots, p. 1284[2], quel étoit cet ambassadeur d'Angleterre. On le trouvera plus expliqué dans les Pièces concernant le traité de Londres. Il eut sa première audience particulière à l'ordinaire[3]. Comme il n'y avoit ni reine ni Dauphine, la duchesse[4] alla saluer le Roi dans son cabinet entre le Conseil et le dîner, menée par la duchesse d'Aumont, et accompagnée du baron de Breteuil, introducteur des ambassadeurs ; le soir, la duchesse d'Aumont la mena prendre son tabouret au souper du Roi[5]. Les Anglois sont grands voyageurs. Celui-ci, qui avoit porté l'épée de l'État au couronnement de Jacques II, qui avoit eu sa[6] confiance et été son grand chambellan, le quitta en 1680[7], et passa en Hollande, où il offrit ses services au prince d'Orange. Il se promena ensuite en Italie, fut à Rome, où il épousa la fille du marquis Paleotti[8], Bolo-

de Shrewsbury à la cour ; état et nom de cet ambassadeur et de l'ambassadrice. Caractère de la duchesse, qui change entièrement les coiffures des femmes, dont le Roi n'avoit pu venir à bout.

1. Ils débarquèrent à Boulogne le 8 janvier 1713, et arrivèrent à Paris le 12, avec une suite de quatre-vingts personnes. L'abbé Gaultier avait été chargé de leur trouver une maison dans le faubourg Saint-Germain ou à la butte Saint-Roch. Finalement ils descendirent à l'hôtel de Soissons, près des Halles, où le Roi loua pour eux les anciens appartements de la duchesse de Nemours (*Gazette*, p. 36 ; *Dangeau*, p. 322-324 ; vol. *Angleterre* 240, fol. 243-245 ; Mémoires du baron de Breteuil, ms. Arsenal 3864, p. 118 à 165 *passim*). Les lettres de créance de l'ambassadeur, datées du 29 novembre (ancien style) sont dans le même volume *Angleterre* 240, fol. 255.

2. Ci-dessus, p. 160-161.

3. Le 17 janvier, à Marly ; Torcy lui donna le soir un magnifique dîner (*Dangeau*, p. 324-325 ; *Gazette*, p. 36).

4. Les mots *la Duchesse* ont été ajoutés en interligne au-dessus d'*elle*, biffé.

5. Le 7 février seulement, après que la cour fût revenue à Versailles. Saint-Simon copie l'article de Dangeau (p. 337-338 ; voyez vol. *Angleterre* 248, fol. 128).

6. Il y a *son*, par mégarde, dans le manuscrit.

7. A la suite de sa conversion à l'anglicanisme (ci-dessus, p 160, note 5).

8. André Paleotti, « bon homme, qui se mêloit de chimie et qui laissa à sa femme le soin de faire de l'argent par une autre voie »,

nois[1], et de Catherine Dudley, fille du duc de Northumberland[2], et de Marie-Madeleine Gouffier de Brazeux[3]. Voilà bien du mélange. La religion ne contraignit point l'Italienne[4] : elle suivit son mari en Angleterre, où le prince d'Orange régnoit[5], qui le fit duc et chevalier de la Jarretière. Il fut aussi secrétaire d'État. La reine Anne le mit dans son conseil privé et le fit son grand chambellan. Il fut vice-roi d'Irlande au retour de son ambassade de France, et il mourut à Londres en 1718[6]. Sa femme étoit une grande créature et grosse, hommasse[7], sur le retour et plus[8], qui avoit été belle et qui prétendoit l'être encore ; toute décolletée,

dit le mémoire secret cité ci-dessus (p. 282, note 11). Comme on l'a vu plus haut, le mariage n'eut pas lieu à Rome, mais à Augsbourg, la fiancée étant partie en secret de Venise, où elle se trouvait, pour gagner les États de l'Empereur, où elle abjura avant les épousailles.

1. Saint-Simon écrit *Boulonnois*. La famille Paleotti était en effet de Bologne et avait fourni à cette ville deux archevêques, dont l'un parvint au cardinalat.

2. Catherine ou Christine Dudley, qui épousa André Paleotti, était fille de Charles Dudley, titré duc de Northumberland, qui mourut à Florence en 1686. Charles était fils lui-même de Robert Dudley, bâtard du fameux comte de Leicester, qui, réfugié à Florence après la mort de son père, y passa sa vie et y fut créé prince du saint-empire en 1620 par l'empereur Ferdinand II, sous le titre de duc de Northumberland, alors éteint en Angleterre par la mort du dernier Percy.

3. Marie-Madeleine Gouffier, née en 1622, fut mariée d'abord à un comte Léonard Fabroni, puis, devenue veuve, rencontra à Rome Charles Dudley et l'épousa. Elle était fille de Charles-Timoléon Gouffier, tige de la branche de Brazeux et d'Heilly. La terre de Brazeux était située dans la paroisse de Vert-le-Grand, près de Marolles-en-Hurepoix.

4. Ci-dessus, p. 282, note 11.

5. C'est une erreur, Guillaume III étant mort en 1702 et le mariage n'ayant eu lieu qu'en 1705.

6. Tout cela a été dit dans la note 5 de la page 160, ci-dessus.

7. « *Hommasse* ne se dit que d'une femme qui a quelque chose de grossier dans son air, dans sa taille, dans ses manières, et qui n'a rien de la délicatesse de son sexe » (*Académie*, 1718). Saint-Simon écrit *homace*.

8. Les gazettes ne donnent pas son âge, lors de sa mort.

coiffée derrière l'oreille[1], pleine de rouge et de mouches[2], et de petites façons[3]. Dès en arrivant, elle ne douta de rien, parla haut et beaucoup en mauvais françois[4], et mangea dans la main à tout le monde[5]. Toutes ses manières étoient d'une folle[6]; mais son jeu, sa table, sa magnificence, jusqu'à sa familiarité générale, la mirent à la mode. Elle trouva bientôt les coiffures des femmes ridicules, et elles l'étoient en effet. C'étoit un bâtiment de fil d'archal[7], de rubans, de cheveux, et de toutes sortes d'affiquets[8], de plus de deux pieds de haut, qui mettoit le visage des femmes au milieu de leurs corps, et les vieilles étoient de même, mais en gazes noires[9]. Pour peu qu'elles remuas-

1. C'est-à-dire en bandeaux plats avec les cheveux en papillottes, retenus par des nœuds de ruban derrière les oreilles, comme c'était la mode en Angleterre.

2. Notre tome III, p. 165.

3. Cela veut-il dire qu'elle était maniérée, « pleine de petites façons », ou qu'elle avait des façons basses et vulgaires ?

4. Madame (*Correspondance*, recueil Jæglé, tome II, p. 266) raconte un de ses propos : « La duchesse de Shrewsbury cause beaucoup et souvent elle dit d'étranges choses. Elle disait : « Vous voyez que mon « cher duc n'a qu'un œil ; la nature ne lui en a donné qu'un parce « qu'il lui était impossible d'en refaire encore un de la même beauté. » On s'est bien moqué d'elle à ce propos. »

5. Locution déjà rencontrée dans le tome XVI, p. 92.

6. Ceci est assez conforme à l'opinion qu'on avait d'elle en Angleterre (*National Biography*, art. TALBOT).

7. Le *Dictionnaire de l'Académie* de 1718 définissait *fil d'archal* « fil de laiton ».

8. « *Affiquet*, parure, ajustement ; il ne se dit guère qu'en raillerie, et au pluriel, en parlant des petits ajustements d'une femme ; il est vieux » (*Académie*, 1718).

9. Cette coiffure était la déformation, ou plutôt l'amplification de la « fontanges », d'abord simple nœud de ruban sur le front, devenue un très petit bonnet garni d'une haute passe façonnée en rayons qui dardoient vers le ciel. En 1691, sur l'initiative des Princesses filles du Roi, on les avait réduites des deux tiers (*Lettres de Mme de Sévigné*, tome X, p. 25) ; mais elles reprirent bientôt leur première hauteur, qui s'accrut encore par la suite, si bien qu'il fallut surélever le plafond des chaises à porteurs et que les femmes étaient obligées de se baisser

sent, le bâtiment trembloit, et l'incommodité en étoit extrême. Le Roi, si maître jusque des plus petites choses, ne les pouvoit souffrir ; elles duroient depuis plus de dix ans[1] sans qu'il eût pu les changer, quoi qu'il eût dit et fait pour en venir à bout. Ce que ce monarque n'avoit pu, le goût et l'exemple d'une vieille folle étrangère l'exécuta avec la rapidité la plus surprenante[2]. De l'extrémité du haut, les dames se jetèrent dans l'extrémité du plat, et ces coiffures plus simples, plus commodes, et qui siéent bien mieux, durent jusqu'à aujourd'hui[3]. Les gens raisonnables

pour passer sous les portes ordinaires. En 1699, la jeune duchesse de Bourgogne ayant inauguré une coiffure plus basse, toutes les dames l'imitèrent (voyez aux Additions et Corrections un curieux passage de la *Gazette d'Amsterdam*) ; mais la mode ancienne, au bout de peu de mois, revint en faveur. Ces coiffures, ornées de dentelles de prix, de fils d'or et d'argent et même de pierreries, coûtaient très cher ; il n'était pas rare qu'elles revinssent à mille ou douze cents livres (note du P. Léonard, carton M 757, p. 211). Pour plus de facilité, on imagina de ces coiffures dites « commodes », qui ne s'attachaient, ni sous le menton par des rubans, ni aux cheveux avec des épingles, mais qui se posaient sur la tête comme la perruque des hommes, et cette facilité fait comprendre l'amusante aventure qui se passa à un souper chez la jeune princesse de Conti entre la vieille Mme de Charlus et l'archevêque de Reims (Addition au *Journal de Dangeau*, tome XVII, p. 469). Les collections de gravures de modes de Bonnart et Trouvain donnent de nombreuses représentations de ces coiffures très élevées, qui, en somme, furent à la mode pendant près de vingt-cinq ans. Voyez Quicherat, *Histoire du costume*, p. 536-538, les *Caractères de la Bruyère*, tome II, p. 147, Allaire, *La Bruyère dans la maison de Condé*, tome II, p. 93 et 360-362, le *Journal de Dangeau*, tome VII, p. 156 et note, la *Correspondance de Madame*, recueil Jæglé, tome I, p. 62-63, Lenoir, *Musée des monuments français*, tome V, p. 39-40. Regnard, dans sa comédie *Attendez-moi sous l'orme*, scène VI, s'est moqué de ces hauts édifices.

1. Saint-Simon ne remonte qu'à la dernière reprise de la mode lorsque les « petites Bourgognes » furent abandonnées.

2. Dangeau n'a pas mentionné dans son Journal ce changement des coiffures.

3. En effet pendant tout le règne de Louis XV, ainsi que le montrent toutes les gravures et portraits du temps, la coiffure des femmes resta assez basse et emprunta peu aux ornements étrangers, pour atteindre

attendent avec impatience quelque autre folle étrangère[1] qui défasse nos dames de[2] ces immenses rondaches[3] de paniers[4], insupportables en tout à elles-mêmes et aux autres[5].

Maison du duc d'Aumont à Londres brûlée. [Add. St-S. 1092]

L'hôtel de Powis à Londres[6], où[7] logeoit le duc d'Aumont, fut entièrement brûlé, et il fallut abattre une maison voisine pour empêcher que l'incendie ne se communiquât aux autres[8]. Sa vaisselle fut sauvée. Il prétendit

de nouveau sous Louis XVI une exagération ridicule en hauteur et en complication avec les coiffures « à la frégate » et autres analogues.

1. Il y a *estrangeres* dans le manuscrit.

2. *De* surcharge *et j*; Saint-Simon avait sans doute commencé à écrire *et jeunes filles*.

3. « *Rondache,* espèce de grand bouclier rond dont on ne se sert plus, » disait le *Dictionnaire de l'Académie* de 1718.

4. C'est seulement vers 1718 que la mode des paniers, importée d'Angleterre, s'implanta en France; elle subsista, avec des fortunes diverses, jusqu'à la fin de l'ancien régime. Il y en eut de plusieurs sortes : les premiers, en forme d'entonnoir renversé, furent appelés *paniers à guéridon,* puis vinrent les paniers en forme de coupole ovale, qu'on nomma *paniers à coudes,* parce que les coudes pouvaient s'y reposer. D'abord réservés aux gens riches à cause de leur prix élevé, ils se répandirent dans toutes les classes de la société lorsqu'on eut trouvé le moyen d'en faire à bon marché (Quicherat, *Histoire du costume,* p. 550 et suivantes; Lenoir, *Musée des monuments français,* t. V, p. 40-42; *Mercure* d'octobre 1730, p. 2311-2313, et de décembre 1731, p. 3080).

5. En 1732, selon Mathieu Marais (*Mémoires,* t. IV, p. 419), l'archevêque d'Arles en parla dans un mandement, en les appelant « commodes d'iniquité. »

6. Cet hôtel, situé dans Great Ormond street, avait été construit, moins de vingt ans auparavant, par William Herbert, marquis de Powis (1667-1745), plus connu sous le nom de vicomte Montgomery jusqu'à ce que, en 1722, il ait été créé duc de Powis.

7. *Où* corrige *f[ut]*.

8. « Le 6 février, dans le temps que le duc d'Aumont donnoit à dîner au marquis de Monteleon et à d'autres ministres et seigneurs de la cour, le feu prit par accident à son hôtel avec tant de violence, qu'il fut en moins de deux heures entièrement brûlé, et deux maisons voisines fort endommagées, en sorte qu'on eut beaucoup de peine à

avoir[1] perdu tout le reste[2]. Il prétendit aussi avoir reçu plusieurs avis qu'on le vouloit brûler, et même assassiner, et que la reine, à qui il l'avoit dit, lui avoit offert de lui donner des gardes[3]. Le monde en jugea autrement à Londres et à Paris, et se persuada que lui-même avoit été l'incendiaire pour gagner sur ce qu'il en tireroit du Roi, et pour couvrir une contrebande monstrueuse dont les Anglois se plaignirent ouvertement dès son arrivée[4], et où il gagna infiniment. C'est au moins ce qui se débita publiquement[5] dans les deux cours et dans les deux villes, et ce que presque tous en crurent.

Caractère du duc d'Aumont.

M. d'Aumont avoit toute sa vie été un panier percé qui avoit toujours vécu d'industrie. Il avoit eu longtemps affaire à un père fort dur[6], et à une belle-mère qui le haïssoit fort et qui étoit une terrible dévote[7]. Il s'étoit

sauver les papiers, la vaisselle et une partie des principaux meubles, et on fait monter la perte à douze ou quinze mille livres sterling. La reine lui a donné un appartement dans le palais de Somerset, où il a fait porter ses meubles en attendant qu'il ait pris une autre maison » (*Gazette*, p. 94-95 ; comparez la *Gazette d'Amsterdam*, Extr. XIII et nº XV, la *Gazette de Leyde*, nºs 13 à 15 et 22, le *Journal de Dangeau*, tome XIV, p. 341-342, le *Mercure* de février, p. 286-288, les *Lettres du maréchal de Tessé*, recueil Rambuteau, p. 415-416). En 1734, la maison de notre envoyé Chavigny fut aussi brûlée à Twickenham (*Gazette*, p. 331).

1. Après *avoir*, Saint-Simon avait écrit *sauvé*, qu'il a surchargé en *perdu tout* ; puis il a biffé ces deux mots pour les écrire à nouveau à la suite.

2. Un mémoire des meubles brûlés dans l'incendie de l'ambassade, daté du 1er mai, est dans le volume *Angleterre* 245, fol. 34-36 ; voyez aussi fol. 130-131.

3. Ceci est confirmé par un ordre du conseil d'Angleterre inséré dans la *Gazette de Leyde*, nº 15.

4. Les documents du fonds *Angleterre* au Dépôt des affaires étrangères ne corroborent pas ces affirmations.

5. La première lettre de ce mot surcharge *da*[*ns*].

6. Louis-Marie-Victor : tome II, p. 140.

7. Françoise-Angélique de la Motte-Houdancourt : tome XIII, p. 196.

marié malgré eux, par amour réciproque, à Mlle de Piennes[1], dont la mère étoit Godet comme l'évêque de Chartres[2], qui y fit à la fin entrer Mme de Maintenon, et le Roi par elle, lequel imposa enfin, et obligea le père à consentir, après plusieurs années que ce mariage demeuroit accroché, et que tous deux étoient résolus à n'en jamais faire d'autre. Le duc d'Aumont étoit d'une force prodigieuse, d'une grande santé, débauché à l'avenant, d'un goût excellent, mais extrêmement cher, en toutes sortes de choses, meubles, ornements, bijoux, équipages[3]; il jetoit à tout, et tira des monts d'or des contrôleurs généraux et de son cousin de Barbezieux[4], avec qui, pour n'en pas tirer assez à son gré, il se brouilla outrageusement[5]. Il prenoit à toutes mains, et dépensoit de même. C'étoit un homme de beaucoup d'esprit, mais qui ne savoit rien, à paroles dorées, sans foi, sans âme, de peu de réputation à la guerre, pour en parler sobrement, et à qui son ambassade ne réussit ni en Angleterre ni en France[6]. Avant la mort de son père, logeant dans une maison de louage, il l'ajusta et la dora toute, boisa son écurie comme un beau

1. Il a été parlé de ce mariage dans le tome II, p. 207-208.

2. Françoise Godet des Marais : tomes II, p. 207, et XIV, p. 119.

3. Son fils partagea ce goût, et, en 1782, Julliot et Paillet publièrent un *Catalogue des vases, colonnes, etc., ... qui composent le cabinet du duc d'Aumont*; le baron Ch. Davillier donna aussi en 1870 une étude sur ce cabinet.

4. M. de Barbezieux était cousin germain de ce duc d'Aumont, qui était fils d'une sœur de son père Louvois.

5. Comparez l'Addition n° 1092, ci-après, p. 438.

6. En moins d'un an d'ambassade, il trouva moyen de dépenser plus de quinze cent mille livres. Les gazettes relatèrent les fêtes magnifiques qu'il donna à la cour, aux ministres et aux grands seigneurs anglais (*Gazette d'Amsterdam*, 1713, nos XVII, XVIII, XXII, XXIX, XXXVIII, XLII, LV, LVIII, LXVI, LXXII et LXXVII; *Gazette de Leyde*, nos 76, 79, 82, 88, 92 et 95; *Mercure*, novembre 1713, p. 134-143). Lors de son envoi en Angleterre, il avait fait transporter aux frais du Roi ses meubles et ses équipages, et il n'avait pas fallu moins de quatre navires pour les contenir (Archives de la marine, B²231, deuxième partie, p. 195, 207, 351, 413-414, 457, 513 et 604).

cabinet, avec une corniche fort recherchée tout autour, qu'il garnit partout de pièces de porcelaine. On peut juger par là de ce qu'il dépensoit en toutes choses. Le Roi donna deux cent cinquante mille [francs] à Mylord Powis[1], et au duc d'Aumont cent mille francs, et cinquante mille par an pendant quatre ans, tant en considération de son incendie que de la[2] dépense de son ambassade[3].

L'incendie coûte 550 000[lt] au Roi.

On fit à Saint-Denis le bout-de-l'an du Dauphin et de la Dauphine[4], je n'oserois dire de la France[5] : tout ce qui a suivi une telle perte ne le prouve que trop évidemment. Il n'y eut que leurs maisons, les princes et princesses de la maison royale, du sang, et légitimés, et Monsieur de Metz, qui officia, et cela ne dura guères plus d'une heure.

Bout-de-l'an à Saint-Denis du Dauphin et de la Dauphine.

Le livre du jésuite Jouvancy[6] fit alors grand bruit. C'est une histoire latine de sa Compagnie depuis son origine jusqu'à nos jours[7]. Il étoit à Rome, où il la composa. Je ne m'aviserai pas ici d'en faire l'extrait. Il suffit de dire qu'il voulut plaire à Rome et aux siens, et qu'il employa la plus belle latinité, et tout l'art dans lequel les jésuites sont si grands[8] maîtres, à flatter et à établir les prétentions les

Histoire de la Compagnie de Jésus du P. Jouvancy ; scandale de ce livre, dont les jésuites se tirent à bon marché. [*Add. St S. 1098*]

1. Lettre du 11 mai 1713, dans le volume *Angleterre* 245, fol. 41-43.

2. *Sa* corrigé en *la*. — 3. *Dangeau*, tome XIV, p. 472.

4. Le 18 février ; *Dangeau*, p. 346 et 347 ; *Gazette*, p. 96.

5. Voyez ci-dessus, p. 51.

6. Joseph de Jouvancy (il signait ainsi ; Saint-Simon, conformément à l'usage habituel, écrit *Jouvency*), né à Paris le 14 septembre 1643, entra au noviciat en septembre 1659, et professa successivement à Compiègne, à Caen et à la Flèche, puis à Paris de 1677 à 1699 ; il fut alors appelé à Rome pour continuer l'Histoire de la Compagnie ; il y mourut le 29 mai 1719. Dans sa *Bibliographie des auteurs de la Compagnie de Jésus*, le P. Sommervogel a donné la liste complète de ses ouvrages, qui ne contient pas moins de soixante-seize articles.

7. L'ouvrage du P. de Jouvancy ne forme en réalité que le second volume de la cinquième partie de l'*Historia societatis Jesu*, à laquelle les Pères Orlandini, Sacchini et Poussines avaient travaillé avant lui. Ce tome allait de 1591 à 1616, et avait paru à Rome à la fin de 1710.

8. *Grd* est au singulier.

plus ultramontaines, et à canoniser[1] la doctrine la plus décriée des théologiens et des casuistes[2] de son ordre[3]. Il fit plus : il fit, par ses éloges, des saints du premier ordre et des martyrs qui méritent un culte public, des jésuites les plus abhorrés pour les fureurs de la Ligue, pour la conspiration des Poudres en Angleterre[4], et pour celles qui ont été tramées contre la vie d'Henri IV : tout cela approuvé[5] par la supériorité du Pape sur le temporel des rois, son[6] droit d'absoudre leurs sujets du serment de fidélité, de les déposer et de disposer de leur couronne, enfin par le principe passé chez eux en dogme qu'il est permis de tuer les tyrans, c'est-à-dire les rois qui incommodent. Le public frémit à cette lecture, et le Parlement voulut faire son devoir. Le P. Tellier soutint fort et ferme un ouvrage qui portoit le nom de son auteur, qui étoit muni de l'approbation de ses supérieurs, et qui étoit si conforme à

1. Le *Dictionnaire de l'Académie* de 1718, comme les lexiques modernes, ne connaissent *canoniser* qu'au sens de « mettre au catalogue des saints suivant les cérémonies pratiquées par l'Église » ; ici c'est faire comprendre dans les canons de l'Église, dans les règles de la doctrine ecclésiastique.

2. *Casuittes* corrigé en *casuistes*.

3. C'est-à-dire, la doctrine des théologiens et des casuistes de l'ordre des jésuites qui était la plus décriée dans le monde, et non pas la plus décriée parmi les théologiens de cet ordre, comme la tournure de la phrase pourrait le faire croire.

4. On appelle ainsi une conspiration ourdie en 1605 pour faire sauter le palais de Westminster le 5 novembre, jour de l'ouverture de la session du Parlement, tandis que le roi y lirait le discours du trône. Un aventurier, Guy Fawkes, devait être l'agent d'exécution. Le gouvernement y impliqua les catholiques et les jésuites, et la question a été controversée jusqu'à nos jours de savoir s'ils en étaient réellement coupables, ou si ce n'était qu'une machination inventée pour forcer le roi à sanctionner de nouvelles mesures de rigueur contre les catholiques. Encore de nos jours, il y a à Londres, le 5 novembre, une procession commémorative de cet événement.

5. *Prouvé* corrigé en *approuvé* par l'addition de la syllabe *ap* en interligne.

6. Il y a *leur droit*, par mégarde, dans le manuscrit.

l'esprit, aux maximes, à la doctrine et la constante conduite de la Société. Il m'en vint parler plusieurs fois. Je ne lui cachai rien de ce que je pensois des énormités de ce livre, et de l'audace de le publier. J'admirai les cavillations[1] de ses réponses, et la pertinacité[2] de son attachement à introduire ces horreurs. Je ne fus pas moins surpris de sa constance à vouloir me persuader, et de sa patience à supporter mes réponses. Quoique, depuis la perte du Dauphin, il n'eût plus les mêmes raisons de me cultiver, il ne s'en relâcha pourtant pas le moins du monde. Il ne pouvoit ignorer en quelle situation j'étois[3] avec M. le duc de Berry, et surtout avec M. le duc d'Orléans. Il voyoit le Roi vieillir, et un Dauphin dans la première enfance : un jésuite a tous les temps présents. Il eut meilleur marché du Roi, quoique ce livre attaquât si directement la puissance, la couronne, et la vie même des rois. Il se souvenoit apparemment du testament de mort du P. de la Chaise, je veux dire de l'avis si prodigieux qu'il lui donna et qui[4] est rapporté p. 777[5]. Il aima mieux tout passer aux jésuites que de les irriter au hasard des poignards. Il manda plusieurs fois le premier président et le parquet[6] pour imposer à leur zèle[7], qui n'alloit à rien moins qu'à flétrir la personne de Jouvancy et de ses approbateurs, à faire lacérer et brûler son livre par la main du bour-

1. « *Cavillation*, sophisme, raisonnement captieux, fausse subtilité; il n'a guère d'usage dans le discours ordinaire » (*Académie*, 1718).

2. « *Pertinacité*, opiniâtreté en quelque chose » (*Académie*, 1718).

3. Avant *j'estois*, il a biffé *ou*.

4. *Qui* corrige l'abréviation de *que*.

5. Tome XVII, p. 52-53.

6. Nous avons vu dans le tome XIV, p. 412 que le *parquet* est « l'espace qui est enfermé par les sièges des juges et par le barreau où sont les avocats ». Ce mot « se dit aussi du lieu où les gens du Roi de quelque compagnie supérieure ou subalterne tiennent leur séance », et, par extension, « il se dit pareillement pour signifier les gens du Roi lorsqu'ils tiennent le parquet » (*Académie*, 1718). C'est ici ce dernier sens.

7. Voyez le *Journal de Dangeau*, tome XIV, p. 359 et 367.

reau, à[1] mander et admonester les supérieurs et les gros bonnets du ressort, et leur faire abjurer à la barre du Parlement, en public[2], ces détestables maximes[3]. Le premier président vouloit faire sa cour, et se concilier les jésuites; il ne vouloit pas aussi s'aliéner le Parlement; toute sa considération à la cour et dans le monde dépendoit de la sienne dans sa Compagnie. Il nageoit donc avec art entre deux eaux[4], et c'est ce qui tira tant la chose en longueur. L'affaire aboutit enfin à la suppression du livre par arrêt du Parlement sans lacération ni brûlure, et à mander les supérieurs des trois maisons de Paris[5] au Parlement, à qui le premier président fit une admonition[6] légère et honnête, et qui déclarèrent à peu près ce qu'on voulut, mais en termes si généraux et si éloignés de rien de particulier sur les maximes et[7] sur leur P. Jouvancy, que ce fut plutôt une dérision qu'autre chose, et qu'ils se

1. Avant *a*, Saint-Simon a biffé un *et*. — 2. *Plublic* corrigé en *public*.

3. Daguesseau, procureur général, remit au Roi à ce sujet trois mémoires successifs, qui ont été insérés dans ses *Œuvres*, édition 1784, tome XII, p. 474-498, et qui montrent combien Louis XIV influa sur le Parlement pour calmer son zèle et adoucir à l'égard des Jésuites la condamnation qu'il était impossible de ne pas prononcer. Le P. Sommervogel dans sa *Bibliographie des membres de la Compagnie de Jésus*, tome IV, colonnes 853 à 855, a donné une bibliographie des ouvrages de polémique auxquels donna lieu cette affaire. Voyez aussi la *Correspondance de Fénelon*, tome IV, p. 179, 187 et 194; les *Mémoires de Sourches*, tome XIII, p. 545 et 557; le *Journal de Dangeau*, tome XIV, p. 359, 367 et 369; la *Gazette d'Amsterdam* de 1712, Extraord. XCIX, et de 1713, n° XXX.

4. « On dit figurément d'un homme qui, entre deux factions, entre deux partis, ne se détermine et ne s'attache à aucun, mais se ménage de côté et d'autre, qu'*il nage entre deux eaux* » (*Académie*, 1718). Saint-Simon a déjà employé cette locution dans les tomes IV, p. 88, et XIV, p. 151, et nous aurons *nager* ci-après, p. 314.

5. Le Noviciat, rue du Pot-de-fer, la maison professe ou de Saint-Louis, rue Saint-Antoine, et le collège de Clermont ou Louis-le-Grand, rue Saint-Jacques.

6. « *Admonition*, avertissement; il n'a guère d'usage qu'en style de pratique » (*Académie*, 1718).

7. Les quatre derniers mots ont été ajoutés en interligne.

ménagèrent en quantité force portes de derrière [1], à l'indignation du public, et au frémissement du Parlement, à qui le Roi mit un baillon à la bouche [2]. Le P. Tellier parut fort mécontent, ravi en secret d'avoir si bien fasciné le Roi, et qu'il ne leur en eût pas coûté davantage.

Abbé de Castries premier aumônier de Mme la duchesse de Berry; son caractère, sa fortune*. Longepierre secrétaire de ses commandements; son caractère.

L'abbé de Castries [3], frère du chevalier d'honneur de Mme la duchesse d'Orléans [4], fut en ce temps-ci premier [5] aumônier de Mme la duchesse de Berry [6]; il l'étoit ordinaire de Madame la Dauphine [7] pour avoir un titre d'habiter la cour avec son frère, où il étoit dans la meilleure compagnie. Il avoit été jeune et bien fait [8]; il étoit de ces abbés que le Roi s'étoit bien promis de ne faire jamais évêques [9]. C'étoit un homme doux, mais salé [10], avec de l'esprit, et fait pour la société [11]. Il vit encore dans un grand âge [12], confiné dans son archevêché d'Albi [13], où il est fort

1. Locution qu'on a déjà rencontrée ci-dessus, p. 125.

2. On trouvera à l'Appendice, n° X, le texte des arrêts du Parlement des 22 février et 24 mars (ce dernier fut même imprimé), avec les déclarations du provincial des Jésuites, et aussi l'avis de l'abbé Pucelle, un des conseillers de la grand chambre, qui montre bien quels étaient les sentiments des magistrats à l'égard de l'ouvrage.

3. Armand-Pierre de la Croix de Castries : tome IV, p. 350.

4. Joseph-François de la Croix, marquis de Castries : tome III, p. 328.

5. *Pr* surcharge un *A*.

6. Dangeau annonce cette nouvelle le 16 mars (tome XIV, p. 366).

7. On a vu sa nomination en 1697 : tome IV, p. 350.

8. Rigaud fit son portrait en 1720, lorsqu'il fut nommé à l'archevêché d'Albi.

9. Déjà dit au tome IV, p. 351. L'abbé de Pomponne était dans le même cas, pour d'autres raisons (notre tome XXII, p. 166).

10. Adjectif déjà rencontré dans le tome VI, p. 181. Le *Dictionnaire de l'Académie* de 1718 n'en donnait pas d'exemple appliqué à des personnes.

11. « Le plus respectable et le plus aimable prélat de France », disait Mme de Simiane (*Lettres de Mme de Sévigné*, tome XI, p. 37).

12. Il ne mourut que le 15 avril 1747, plus de trois ans après l'époque à laquelle écrit Saint-Simon, étant âgé de quatre-vingt-huit ans.

13. Albi, qui n'avait été érigé en archevêché qu'en 1678, comptait

* Les quatre mots qui précèdent ont été ajoutés en interligne.

aimé, commandeur de l'Ordre, et ayant refusé Toulouse et Narbonne[1]. Mme la duchesse de Berry prit en même temps Longepierre[2] pour secrétaire de ses commandements[3], manière de bel esprit de travers et de fripon d'intrigue, dont on a déjà parlé[4], et dont on pourra parler encore[5].

Mort de l'électeur de Brandebourg premier roi de Prusse.

Frédéric III, électeur de Brandebourg, né 1657, mourut le 25 février de cette année[6]. Celui d'aujourd'hui[7] est son petit-fils. Il suivit les traces de l'électeur son père[8] dans son opposition à la France, et dans son attachement à la maison d'Autriche. Il servit puissamment l'Empereur en toutes occasions, et aux guerres d'Hongrie et du Rhin. Il[9] se trouva le plus puissant des Électeurs, et celui que l'Empereur avoit le plus à ménager. Cela lui fit imaginer de se déclarer lui-même roi de Prusse, comme on l'a dit en son temps[10], après s'être assuré de l'appui et de la reconnoissance[11] de l'Empereur en cette qualité, et

trois cent vingt-sept paroisses et rapportait environ soixante-quinze mille livres.

1. Il refusa l'évêché de Troyes en 1716 (*Dangeau*, tome XVI, p. 294 et 296), fut nommé à Tours en janvier 1717 (*Dangeau*, tome XVII, p. 13), mais opta pour Albi aussitôt après son sacre en 1719. Il ne semble pas qu'on lui ait offert l'archevêché de Narbonne, dont il avait été archidiacre.

2. Hilaire-Bernard de Requeleyne, baron de Longepierre : tome X, p. 5.

3. *Dangeau*, tome XIV, p. 352.

4. Tomes X, p. 5-7, et XIII, p. 353.

5. Suite des *Mémoires*, tomes X, p. 72 et 239, XI, p. 237, 240 et 241, etc.

6. *Dangeau*, p. 357 ; *Gazette*, p. 120 ; *Mercure* de mars, p. 132-148 ; *Gazette d'Amsterdam*, n° XVIII ; *Gazette de Leyde*, n° 19. Le Roi ne prit pas le deuil (*Correspondance de Madame*, recueil Jæglé, tome II, p. 195).

7. Frédéric II : tome VII, p. 370.

8. Frédéric-Guillaume, électeur de Brandebourg : *ibidem*, p. 366.

9. *Il* corrige *se*.

10. En 1700 : *ibidem*, p. 360-370.

11. Au sens d'être reconnu par l'Empereur comme roi.

de plusieurs princes de l'Empire, et se déclara roi lui-même, le 18 janvier, à Kœnigsberg, capitale de la Prusse ducale, en un festin qu'il y donna à ses premiers généraux et ministres, et aux [1] principaux seigneurs de cette Prusse et de ses autres États. De trois femmes qu'il épousa [2], il eut son successeur, père de celui d'aujourd'hui, d'une [3] Nassau [4], tante paternelle du prince d'Orange devenu depuis roi d'Angleterre, à la succession duquel les électeurs de Brandebourg ont prétendu par là. Frédéric [5] n'eut pas la joie d'être reconnu roi de Prusse par la France et l'Espagne ; il mourut avant la paix de ces deux couronnes avec l'Empereur et l'Empire, qui ne fut conclue qu'un an après, et par laquelle son fils fut reconnu partout roi de Prusse [6].

Électeurs de Cologne et de Bavière à Paris

Les électeurs de Cologne et de [7] Bavière arrivèrent [8], le premier à Paris, dans une maison du quartier de Richelieu [9] que son envoyé [10] lui avoit meublée, l'autre dans une

1. Avant *aux*, il y a un *à*, biffé.

2. Frédéric III (Frédéric Ier, comme roi de Prusse) avait épousé : 1° le 25 août 1679, Élisabeth-Henriette de Hesse-Cassel (tome XV, p. 310); 2° le 8 octobre 1684, Sophie-Charlotte de Brunswick-Hanovre (tome XII, p. 421); 3° le 19 novembre 1708, Sophie-Louise de Mecklembourg-Schwerin. Du premier lit, il eut une fille qui épousa un landgrave de Hesse-Cassel ; du second un fils mort au berceau et Frédéric-Guillaume Ier, qui lui succéda (tome VII, p. 370).

3. *D'une* corrige *de*.

4. Saint-Simon fait erreur : c'est le père de Frédéric Ier, le « grand électeur » Frédéric-Guillaume, qui avait épousé le 7 décembre 1646 Louise-Henriette de Nassau, fille de Frédéric-Henri, prince d'Orange, qui mourut le 15 juin 1667.

5. Saint-Simon écrit ici *Frideric*.

6. Ce fut une des conditions du traité de Rastadt.

7. Les mots *et de* surchargent *arr[iverent]*.

8. Dangeau mentionne leur arrivée le 6 mars (p. 357).

9. Saint-Simon prend cela à Dangeau. En octobre 1714, l'électeur alla se loger à l'hôtel de la reine Marguerite, au faubourg Saint-Germain, dans le bas de la rue de Seine, près du quai (*Gazette d'Amsterdam*, n° xc).

10. Le baron Simeoni : tome XIV, p. 97.

petite maison à Suresnes [1], dans leur *incognito* ordinaire. Peu de jours après l'électeur de Cologne vit le Roi fort courtement [2], mené dans son cabinet par le petit escalier de derrière, après le sermon, par Torcy [3]. Deux jours après, le Roi reçut l'électeur de Bavière en même lieu et à même heure et de la même façon ; mais l'Électeur demeura longtemps avec lui [4]. Ils ne couchèrent ni l'un ni l'autre à Versailles [5].

et à Suresnes*, voient le Roi.

Il est temps maintenant de parler d'un règlement que j'obtins en ce temps-ci, pour le gouvernement de Blaye, et qui seroit peu intéressant ici sans les suites étrangères qu'il causa. On a vu ailleurs [6] que les usurpations du maréchal de Montrevel et ses procédés là-dessus n'avoient pu être arrêtés par tout ce que j'y mis du mien, et comment il ne voulut plus de l'arbitrage de Chamillart dès qu'il fut tombé, et refusa [7] ensuite au maréchal de Boufflers de s'en mêler. On a vu aussi [8] que cela m'avoit empêché d'aller en Guyenne, quand, après l'étrange effet du pari de Lille, je voulus me retirer tout à fait de la cour. Lassé des impertinences continuelles d'un fou qui l'étoit au point de dire dans Bordeaux qu'il ne m'y donneroit pas la main, et de se faire moquer de lui là-dessus [9] par

Règlement en vingt-cinq articles fait par le Roi entre les gouverneurs ou commandants généraux de Guyenne et le gouverneur de Blaye, dont je gagne vingt-quatre articles de l'avis du duc du Maine contre le maréchal de Montrevel. [*Add. StS. 1094*]

1. La *Gazette d'Amsterdam*, n° XXXI, dit qu'elle appartenait à un M. Silvain. Son séjour y dura plusieurs semaines (ci-après, p. 377-380).
2. Le 10 mars : *Dangeau*, p. 359.
3. Les mots *par Torcy* ont été ajoutés en interligne.
4. Le dimanche 12 mars après le sermon : *Dangeau*, p. 360.
5. Mme de Maintenon fit part à la princesse des Ursins de divers incidents de son séjour (recueil Bossange, tome II, p. 385, 435 et 437 ; Geffroy, *Madame de Maintenon d'après sa correspondance*, tome II, p. 330-333.
6. En dernier lieu, dans le tome XXI, p. 352.
7. *Refusé* corrigé en *refusa*.
8. Tome XVIII, p. 3-4.
9. *Là-dessus* a été ajouté en interligne.

* Les trois mots *et a Suresne* ont été intercalés après coup dans la manchette.

l'archevêque[1], le premier président[2], l'intendant[3], et par tout le monde, je songeai, à la mort du duc de Chevreuse, à rendre mon gouvernement indépendant de celui de Guyenne. La Vrillière se chargea de le proposer au Roi, qui reçut si bien la chose, que j'eus tout lieu de l'espérer; mais, lorsque bientôt après je vis le gouvernement de Guyenne donné au second fils de M. du Maine[4], je compris qu'il ne pouvoit plus s'en parler. Mais je voulois sortir d'affaires, et savoir à quoi m'en tenir. Je pris donc le parti d'aller à M. du Maine, de lui parler en deux mots des entreprises continuelles du maréchal de Montrevel, de lui dire à quoi, pour cela, j'avois pensé et fait parler au Roi à la mort de M. de Chevreuse; que je cessois d'y penser dès que M. d'Eu avoit la Guyenne, mais que je le priois de trouver bon que je lui apportasse un mémoire de l'état des questions, de mon droit, raisons et usages; qu'il voulût bien en demander autant au maréchal de Montrevel des siennes; que je savois qu'il alloit arriver à Paris; de juger lui-même les questions et les prétentions entre Monsieur son fils et moi, puisque Montrevel n'en tenoit que la place, de demander après au Roi de tourner en règlement perpétuel ce qu'il auroit jugé, afin que je m'ôtasse de la tête ce qui me seroit ôté, et qu'une fois pour toutes aussi, je demeurasse certain et paisible dans ce qui me seroit laissé. M. du Maine, qui, de sa vie, quoi que j'eusse fait, n'avoit cessé de me rechercher[5], me com-

1. Armand Bazin de Bezons: tome V, p. 37.

2. Romain Dalon, d'abord avocat général au parlement de Guyenne en 1689, avait succédé à son père comme premier président à Pau en juin 1701, et, deux plus ans tard, en juin 1703, fut appelé, grâce à l'appui du chancelier de Pontchartrain, à remplacer M. de la Tresne à Bordeaux; nous le verrons, dans le prochain volume, chassé de sa place à la fin de la présente année 1713; il ne mourut qu'en mars 1738.

3. M. de Courson, fils de Bâville: tome XIV, p. 384 et 646.

4. Ci-dessus, p. 226.

5. Déjà dit bien des fois; en dernier lieu dans le tome XXII, p. 54.

bla de politesse et de remerciements d'un tel procédé, et accepta ce que je lui proposois. Montrevel arriva ; il n'osa éviter le règlement, et d'en passer par où M. du Maine jugeroit à propos ; mais il fut si fâché de se voir au pied du mur[1] sur des usurpations sans fondement, que je m'aperçus qu'il me saluoit fort négligement, avec une affectation marquée, lorsque je le rencontrois ; et, à Marly, où[2] il vint, cela étoit continuel, tellement que[3] je me mis à le regarder entre deux yeux[4] et à lui refuser le salut tout net. Au bout de quelques jours de cette affectation de ma part, voilà un homme hors des gonds[5], qui va trouver M. du Maine, qui dit que je l'insulte, et qui se met aux plaintes les plus vives. J'allai peu après chez M. du Maine pour mon affaire. A la fin de la conversation, il me[6] parla de celle que le maréchal avoit eue avec lui, et me demanda ce que c'étoit que cela. Je le lui dis, et j'ajoutai que je ne craignois pas, depuis que je vivois dans le monde, d'être accusé de manquer de politesse avec qui que ce fût, mais que je n'étois pas accoutumé aussi que qui que ce fût s'avisât de prendre des airs avec moi ; que ceux de Montrevel m'avoient engagé à lui marquer que je méprisois les fats et les matamores[7], et que je ne le faisois que pour qu'il le sentît. M. du Maine me voulut arraisonner[8] sur le lieu où nous étions, sur ce qui pouvoit résulter d'être ainsi sur le pied gauche[9] avec un homme qu'on rencon-

1. Locution déjà annotée dans le tome XX, p. 65.
2. *Où* est répété deux fois, à la fin de la page 1306 du manuscrit, et en tête de la page 1307.
3. *Tellem^t que* a été ajouté en interligne.
4. Le *Dictionnaire de l'Académie* de 1718 ne donnait pas cette locution, qui signifie regarder quelqu'un fixement, avec obstination, pour lui montrer qu'on ne le craint pas.
5. Tome XIX, p. 180.
6. Le pronom *me* est aussi en interligne.
7. Mot déjà rencontré dans le tome X, p. 319.
8. Verbe annoté dans le tome XVIII, p. 69.
9. Tome VIII, p. 333.

troit à tous moments, et qu'il y avoit des sottises dont il ne falloit pas s'apercevoir, ou en rire. Je répondis que j'en riois aussi, mais que, de laisser faire des sottises à mon égard, je n'y étois pas accoutumé, et que le maréchal m'y accoutumeroit moins qu'homme du monde ; que je comprenois fort bien, le connoissant aussi fou qu'il étoit, qu'il étoit capable d'une incartade, mais que je me croyois bon aussi pour la lui faire rentrer au corps, et le Roi trop juste pour ne s'en pas prendre à qui la feroit, non à qui l'essuieroit et la repousseroit, et qu'en deux paroles Montrevel pouvoit compter que je ne changerois pas de manières avec lui qu'il n'en changeât, et totalement, le premier avec moi ; qu'au demeurant, s'il n'étoit pas content, il n'avoit qu'à prendre des cartes [1]. Je me séparai là-dessus d'avec M. du Maine, qui ne trouva point mauvais ce que je lui dis, mais qui auroit desiré autre chose. Je n'ai point su ce qu'il dit à Montrevel [2] ; mais, à deux jours de là, je fus surpris de voir Montrevel, qui m'évitoit souvent, et qui pouvoit alors le faire aisément, m'attendre à sa portée, et me faire devant beaucoup de monde dans le salon, la révérence du monde la plus profonde, la plus marquée, la plus polie. Je la lui rendis honnête, et, depuis ce moment-là, la politesse qu'on se doit les uns aux autres demeura rétablie entre nous. Je pressois M. du Maine ; le maréchal tiroit de longue. Il se fioit pourtant à ce goût bizarre et constamment soutenu que le Roi avoit eu pour lui toute sa vie [3], en la protection secrète du maréchal de Villeroy, qui étoit son ami de fatuité et

1. Le *Dictionnaire de l'Académie* de 1718 donnait à cette locution la définition suivante, qui n'en explique pas l'origine : « On dit proverbialement à un homme qui se plaint et qui est difficile à satisfaire, *si vous n'êtes pas content, prenez des cartes.* » M. E. Pilastre, dans son *Lexique sommaire de la langue de Saint-Simon*, y a vu une allusion aux jeux de cartes dans lesquels on peut en demander de nouvelles si l'on n'est pas satisfait des premières.

2. Écrit ici *Maurevel*.

3. Déjà dit dans le tome XVIII, p. 3.

vieille galanterie, mais qui ne vouloit pas se montrer contre moi, enfin dans l'intérêt du comte d'Eu, qu'il soutenoit devant son père, parce qu'il faisoit[1] toutes les fonctions de gouverneur de Guyenne. Nous étions, lui et moi, fort éloignés de compte : il prétendoit beaucoup plus qu'aucun gouverneur de province sur aucun gouverneur particulier dont le gouvernement étoit entièrement assujetti au gouvernement général de la province ; moi, au contraire, je ne lui voulois passer aucune autorité sur moi, ni de se mêler en aucune sorte de quoi que ce pût être de civil ni de militaire dans toute l'étendue de mon petit gouvernement, qui étoit beaucoup moins que les gouverneurs de province n'en avoient sur les gouverneurs et les gouvernements de leur dépendance, laquelle toutefois je reconnoissois, mais en gros. Les choses s'étoient toujours passées ainsi entre M. le prince de Conti[2], M. d'Épernon[3], et tous les gouverneurs et commandants de Guyenne et mon père, et j'avois preuves écrites, et par lettres, de ces gouverneurs ou commandants de la province, et par des décisions et des ordres du Roi, de tout ce que je prétendois. Montrevel, au contraire, n'en pouvoit fournir aucune ; mais il comptoit que ses cris, la musique de son discours, dont la singulière harmonie[4] suppléoit à son avis au sens[5] commun qu'il n'avoit guères[6], son mérite, ses dignités militaires, l'usage de tous les autres gouverneurs ou commandants généraux des provinces, sa faveur, son importance, la considération de l'engagement où il s'étoit mis, lui feroit emporter le tout, sinon la plus grande partie de ses usurpations. La chose m'étoit encore

1. Avant *faisoit,* Saint-Simon a biffé *en.*
2. Armand de Bourbon, frère du grand Condé.
3. Bernard de Nogaret : tome II, p. 93.
4. Les premières lettres d'*harmonie* surchargent une *m.*
5. Il a écrit *sen,* par mégarde.
6. Dans le tome XI, p. 50, il avait dit que M. de Montrevel s'était fait « un langage de phrases comme en musique, mais tout à fait vuides de sens, et fort ordinairement de raison. »

plus importante qu'à tout autre gouverneur dépendant : il n'y a que les princes du sang qui, sans être dans leur gouvernement, y donnent leurs ordres, sans lesquels il ne s'y fait rien, à qui ceux qui ont le commandement en leur absence rendent compte de tout, et qui y commandent absents comme présents. Mon père étoit dans ce même usage ; le Roi l'y avoit mis et maintenu dans le souvenir de l'important service qu'il lui avoit rendu par ce gouvernement pendant les troubles dont j'ai parlé au commencement de ces *Mémoires*[1]. Après lui, je m'y étois maintenu contre diverses attaques, où le Roi avoit imposé en ma faveur, et par des ordres écrits par le secrétaire d'État ; tellement que j'avois toute la raison, le droit et l'intérêt de ne pas subir le joug audacieux et nouveau de ce vieux bellâtre[2]. M. du Maine eut avec lui des conversations fréquentes, la Vrillière, secrétaire d'État de la province, pareillement, et l'un et l'autre tant qu'il voulut ; mais, après tout, il fallut finir. La Vrillière dressa donc un projet de règlement avec M. du Maine pour le rapporter au Roi, en vingt-cinq articles, parce que j'avois demandé que tout fût bien distinct et expliqué pour ne m'exposer pas à des queues et à de nouvelles contestations[3]. Outre que mon droit étoit clair et prouvé, et l'usage constant et constaté jusqu'aux entreprises de Montrevel, contre lesquelles, dès la première, j'avois toujours réclamé, la Vrillière étoit mon ami, et de père en fils intime, et M. du Maine avoit grand[4] desir de m'obliger en chose qu'il me voyoit fort

1. Tome I, p. 197-203 ; il n'a pas parlé alors de ce privilège.

2. Ce mot n'était pas donné par le *Dictionnaire de l'Académie* de 1718. Saint-Simon écrit *bélastre*.

3. Ce règlement est du 19 mars 1713 (*Écrits inédits*, tome III, p. 23), comme Saint-Simon va le dire quelques lignes plus loin. Le texte, d'après les dires de notre auteur (ci-après, p. 304), devrait en exister dans les registres municipaux de Blaye ; mais, malgré toute l'obligeance et les recherches de M. l'abbé Charles, curé de Saint-Martin-la-Caussade, il a été impossible de la retrouver dans les archives de cette ville.

4. Le manuscrit porte *grde*, et *desir* surcharge *env*[*ie*].

sensible, et dont il jugeoit que son fils n'useroit jamais que par procureur, et il n'étoit pas fâché d'une occasion à[1] se montrer équitable contre son propre fils, et de ne négliger rien pour émousser l'envie que ce nouveau présent avoit ranimée. Enfin, le dimanche 19 mars, après le sermon, le règlement fut décidé par le Roi, dans son cabinet, avec M. du Maine et la Vrillière seuls, et, des vingt-cinq articles, j'en gagnai vingt-quatre à pur et à plein[2]. L'unique que je perdis fut que le gouverneur ou le commandant général de Guyenne, venant dans Blaye même, ville et citadelle, en absence et en la présence du gouverneur de Blaye, y seroit accompagné de ses gardes en bandoulières[3] et en casaques[4]. J'avois voulu pourvoir à la folie de la main, que Montrevel avoit débitée qu'il ne me donneroit pas chez lui ; mais je n'avois pas cru devoir permettre que cette impertinence parût dans le règlement avoir été imaginée. Cet article porta donc que les gouverneurs ou[5] commandants généraux de Guyenne et le gouverneur de Blaye, se trouvant ensemble dans la province, et étant tous deux officiers de la couronne, vivront ensemble suivant le rang de leurs offices de la couronne. Par cette décision, non seulement le maréchal de Montrevel ne put plus me contester la main dans sa maison, mais il fut mis hors d'état d'oser[6] me contester la préséance sur lui partout, hors dans la mienne[7], comme je le prétendois bien aussi. Il fut enragé, outré, et ne put se tenir les deux premiers jours. Je ne sais qui lui fit sentir sa folie, et combien il déplairoit au Roi et à M. du Maine,

1. La préposition *à* est en interligne, au-dessus de *de*, biffé.
2. Locution déjà relevée dans le tome XVII, p. 409.
3. Tome XV, p. 66.
4. La casaque était une sorte de manteau court, avec de larges manches, qui se mettait par-dessus le pourpoint ; c'est sur la casaque que se mettaient les armoiries ou les insignes distinctifs du seigneur ou du maître au service duquel on était.
5. *Ou* corrige *de*. — 6. *De* corrigé en *d'*.
7. Hors dans ma maison.

et me donneroit lieu de me[1] moquer de lui. Cela le fit passer d'une extrémité à l'autre ; il débita qu'il avoit obtenu tout ce qu'il desiroit, fit la meilleure mine qu'il put ; mais il ne[2] sut durer vis-à-vis de moi, et, au bout de huit jours, il s'en retourna brusquement en Guyenne[3]. Ce règlement portoit qu'il seroit enregistré dans l'hôtel de ville de Blaye ; je n'y perdis pas de temps, et le maréchal en arrivant à Bordeaux en trouva partout des copies répandues, qui le comblèrent de rage et de fureur. Ce fut pourtant une rage mue[4] : car je fis diverses punitions, et même emprisonner des bourgeois de Blaye, et longtemps, pour lui avoir porté des plaintes, leur faisant dire publiquement que c'étoit précisément pour cela, et je le fis publier. Le maréchal avala la pilule[5], et n'osa ni branler ni se plaindre. Oncques depuis, il ne se mêla de quoi que ce pût être du gouvernement de Blaye, et nous n'avons pas ouï parler l'un de l'autre.

1. *Se* corrigé en *me*. — 2. *Ne*, oublié, a été ajouté en interligne.

3. Il est curieux de rapprocher du texte de Saint-Simon le passage du *Journal de Dangeau* où est mentionnée la décision du Roi (tome XIV, p. 370-371) ; on verra que Dangeau se moque ironiquement des prétentions des deux parties : « Le Roi donna l'après-dînée audience au maréchal de Montrevel, qui retourne à son gouvernement de Guyenne et qui sortit fort content de son audience. Il avoit eu de grandes disputes avec M. de Saint-Simon, gouverneur de Blaye, et il y avoit vingt-cinq articles en contestations, que le Roi régla, dimanche après le sermon, avec M. le duc du Maine et M. de la Vrillière, secrétaire d'État de la province. L'affaire de M. de Montrevel, qui n'est que commandant, étoit proprement l'affaire de M. le comte d'Eu, gouverneur de Guyenne. Le fond de la contestation est jugé en faveur du gouverneur et du commandant en Guyenne ; mais il y a eu quelques articles où il entroit un peu d'aigreur entre M. de Saint-Simon et M. de Montrevel, et M. de Saint-Simon est content de ce qui a été jugé sur cela, si bien qu'ils comptent tous deux avoir gagné leur procès. » C'est à ce propos que notre auteur fit l'Addition n° 1094, ci-après, p. 439.

4. « On appelle *rage mue* la rage où l'animal atteint de cette maladie écume et ne mord point » (*Académie*, 1718).

5. Locution déjà rencontrée dans le tome XVII, p. 29.

Ténébreuse noirceur de Pontchartrain, qui me fait éclater.

J'aurois été infiniment content, sans l'incroyable noirceur de Pontchartrain. On a vu[1] qu'ayant les plus fortes raisons de contribuer à sa perte, et ayant tout à fait rompu avec lui, bien loin de lui nuire, je l'avois sauvé ; que, de là, j'avois fait le raccommodement et la réunion sincère de son père avec le duc de Beauvillier[2], malgré ce dernier, lors tout-puissant, et que, de là, j'étois rentré dans les termes ordinaires avec Pontchartrain, qui, à l'exemple de son père, n'avoit pu se dispenser de me combler de remerciements et de protestations de reconnoissance éternelle. Cette reconnoissance, néanmoins, n'avoit pas encore été jusqu'alors à ôter ce qui avoit été entre nous la pierre de scandale[3]. Il ne me parloit point des milices de Blaye, ni[4] de ses officiers garde-côtes, et moi, je ne lui en voulois rien dire, et j'attendois toujours. C'étoit à Marly que j'avois vu assez souvent M. du Maine ; je n'avois pas accoutumé d'aller chez lui qu'aux occasions de compliments de tout le monde[5]. Marly est fait de façon que chacun[6] voit où on va, surtout aux Pavillons et à la Perspective[7], où M. du Maine avoit son appartement fixe.

1. Tome XXI, p. 381 et suivantes.
2. Tome XXII, p. 73 et suivantes.
3. « On appelle figurément *pierre de scandale* la cause du mal, de la dissension, du scandale » (*Dictionnaire de Trévoux*). C'est une allusion à un passage des prophéties d'Isaïe, chapitre VIII, verset 14, et au verset 8, chapitre II, de la première épître de saint Pierre.
4. *Ny* surcharge *et*.
5. Comme par exemple, à propos de la mort du Dauphin : tome XXII, p. 348.
6. *Chacun* est en interligne, au-dessus de *tout le monde*, biffé.
7. Sur le côté ouest du château à Marly, faisant pendant à la chapelle et à la salle des gardes, qui se trouvaient à l'Est, Louis XIV avait fait bâtir deux pavillons pour loger des invités. Comme derrière ces pavillons se trouvait le grand commun et que la vue en était peu flatteuse, il les avait fait réunir par un mur sur lequel le peintre Jacques Rousseau avait peint une perspective de jardins et de constructions ; c'est ce qu'on appelait proprement la Perspective, derrière laquelle on construisit plus tard d'autres logements. C'est par erreur que dans notre

Pontchartrain étoit grand fureteur, même des choses les plus indifférentes; il sut ces visites redoublées; il en fut d'autant plus surpris que j'avois trop vécu avec lui pour qu'il ignorât mon sentiment sur les bâtards. Il m'en parla; je répondis simplement que j'allois quelquefois voir M. du Maine. La réponse excita encore sa curiosité. Il sut, je n'ai jamais su comment, de quoi il s'agissoit. Il prévint le Roi sur ses garde-côtes, tellement que, le règlement fait et décidé, et les milices de Blaye décidées de tous points appartenir à la nomination et à l'administration du gouverneur de Blaye, le Roi, de lui-même, ajouta : « sans préjudice à l'entier effet de l'édit de création des capitaines garde-côtes, » moyennant quoi, ayant gagné tout ce que je prétendois sur les milices de Blaye contre les gouverneurs et commandants généraux de Guyenne, je le perdois en plein contre Pontchartrain et ses capitaines garde-côtes. C'étoit à Versailles, où le règlement fut fait, et où j'appris en même temps ce tour de Pontchartrain. Il est aisé de comprendre, à qui a vu ce qui s'étoit passé là-dessus et depuis, à quel point j'en fus
La Chapelle; indigné. J'allai trouver la Chapelle[1], un[2] des premiers

tome X, p. 371, on a attribué ce nom aux murs décorés qui primitivement reliaient les douze Pavillons.

1. Henri Besset ou Bessé de la Chapelle était fils d'un premier commis de Louvois; il devint secrétaire de Jérôme de Pontchartrain, lorsque celui-ci n'était encore que secrétaire d'État de la marine en survivance de son père. Lorsqu'il devint titulaire, en 1698, la Chapelle fut chargé du bureau des « lettres particulières et de compliments, et de celles de nouvelles et des pays étrangers ». En 1709, on lui confia les consulats d'Espagne, Italie et Portugal et la correspondance avec les cours du Nord. Il devint, en octobre 1711, premier commis du bureau de la Maison du Roi, à la place de M. des Granges (notre tome XXII, p. 492). Disgracié en 1713, il revint en place en 1716 comme secrétaire du conseil de Marine; il conserva ces fonctions, avec le titre de commissaire général de la marine, au moins jusqu'en 1722; on ignore la date de sa mort (*État sommaire des archives de la Marine*, p. 39).

2. Saint-Simon avait d'abord écrit *une*; il a surchargé l'*e* par le *d* de *des*.

quel. Je lui fais une étrange déclaration.

commis de Pontchartrain et son affidé et à son père[1], qui s'étoit en dernier lieu mêlé de cette affaire entre nous[2], et qui savoit ce que j'avois fait pour Pontchartrain avec M. de Beauvillier, et le raccommodement de ce duc avec son père. Je contai à la Chapelle ce qui venoit de m'arriver, et tout de suite j'ajoutai[3] que je savois parfaitement toute la disproportion de crédit et de puissance qu'il y avoit entre un secrétaire d'État et moi, mais que je savois aussi qu'on réussissoit quelquefois dans un objet quand on y postposoit[4] toutes choses, et que bien fermement je sacrifierois tout et ma propre fortune, grandeur, faveur, biens, et tout ce qui pourroit me[5] flatter en ma vie, à la ruine et à la perte radicale de Pontchartrain, sans que rien me pût jamais détourner d'y travailler sans cesse, et d'y mettre tout ce qui seroit en moi, sans qu'il y eût considération quelconque qui m'en pût détourner un seul instant, et qu'avec cette suite et ce travail infatigable, quelquefois on parvenoit à réussir dans un temps ou dans un autre. La Chapelle eut beau chercher à m'apaiser, et des expédients sur la chose, je lui dis que je n'en voulois ouïr parler de ma vie ; que Pontchartrain jouiroit de mes milices en pleine tranquillité, et moi de l'espérance, et du plaisir de travailler de tout mon esprit et de tout ce qui seroit en moi, et sans relâche, à le perdre et à le culbuter ; et je sortis de sa chambre, qui étoit tout en haut chez Pontchartrain au château. La Chapelle, dans l'effroi[6] de la fureur avec laquelle je lui avois fait une déclaration si nette, descendit sur-le-champ chez le Chancelier, à qui il conta tout. Il n'y avoit pas une demi-heure que je m'étois renfermé dans ma chambre, qu'un valet de cham-

1. Les sept derniers mots ont été ajoutés en interligne.
2. Dans le tome XXI, p. 356, il avait dit que c'était d'Aubenton.
3. *Je* corrigé en *j'* avant *adjoustai*.
4. Tome XV, p. 21. — 5. *Me* surcharge une *f*.
6. Avant *effroy*, Saint-Simon a biffé *un*, et *l'* a été écrit entre les deux mots.

Conversation étrange entre le Chancelier et moi.

bre du Chancelier vint me prier instamment, de sa part, de vouloir bien aller sur-le-champ chez lui. Je m'y rendis. Je le trouvai qui se promenoit seul dans son cabinet, fort triste, et l'air fort en peine. Dès qu'il me vit : « Monsieur, me dit-il, qu'est-ce que la Chapelle vient de me conter? cela peut-il être possible? — Et de quoi s'est-il avisé, Monsieur, répondis-je, de vous l'aller conter? » Le Chancelier me redit mot pour mot ce que j'avois dit à la Chapelle ; je convins qu'il n'y avoit pas un mot de changé, et j'ajoutai que c'étoit ma résolution bien ferme et bien arrêtée, dont rien dans le monde ne m'ébranleroit ; que j'étois fâché que la Chapelle eût été indiscret, mais que, puisqu'il l'avoit été jusqu'à la[1] lui dire, j'étois trop vrai pour la lui dissimuler. Il n'y eut rien que le Chancelier ne me dît et n'employât pour me toucher. Je lui remis le fait de Marly, et celui de Fontainebleau[2], et ce qui s'étoit passé auparavant entre son fils et moi, qui m'avoit publiquement brouillé avec lui et fait cesser de le voir, et je lui paraphrasai l'ingratitude[3] dont il payoit de l'avoir empêché d'être chassé et remis en selle. Le Chancelier convint de l'infamie, mais toujours cherchant à me toucher sur lui-même, sur la Chancelière, sur la mémoire de sa belle-fille, sur ses petits-fils ; moi, à lui répondre que tout cela n'empêchoit pas que son fils ne fût un monstre également détestable et détesté, et qui m'avoit mis au point de tenter tout pour en avoir justice, et pour le perdre si radicalement qu'il n'en pût jamais revenir ; que je connoissois en plein l'inégalité infinie des forces, mais que je savois aussi que, quand on étoit bien déterminé à ne rien craindre et à tout tenter, à ne se rebuter ni de la longueur ni des obstacles, quelquefois les cirons[4] parve-

1. Ce *la* est ajouté en interligne.
2. Tomes XXI, p. 373 et suivantes, et XXII, p. 73 et suivantes.
3. *Ingratude* corrigé en *ingratitude*.
4. « *Ciron*, sorte de petit insecte qui s'engendre entre cuir et chair et

noient[1] à renverser des colosses, et que c'étoit à quoi je sacrifierois biens, repos, fortune, sans que nulle considération quelconque m'en pût ralentir un instant. Je ne voulus tâter d'aucun expédient dont il me rendit le maître sur l'affaire qui m'irritoit ; je lui dis que je me confessois vaincu, et son fils avec ses garde-côtes maîtres de mes milices ; qu'il pouvoit jouir en plein de sa victoire ; que je n'y mettrois pas le plus léger obstacle ; mais, de les recevoir de sa bonté, de sa grâce, de l'honneur de sa protection, après me les avoir arrachées en dol et en scélératesse, que j'aimerois mieux perdre mon gouvernement avec elles que de lui devoir quoi que ce fût, parce que tout ce que je lui voulois devoir, et l'en payer comptant autant qu'il me seroit jamais et dans tous les temps possible[2], c'étoit haine mortelle et complète éradication[3]. Jamais je ne vis homme si profondément touché, ni si totalement confondu. Ce qu'avoit fait son fils, ce que, malgré son forfait, j'avois fait pour lui, et la scélératesse dont il payoit cet extrême service, accabloit le père, qui ne trouvoit rien à y opposer. Il me connoissoit jusque dans les moelles ; il sentoit que je tiendrois exactement parole, et que, quel que fût le puissant établissement de son fils, un ennemi nerveux, implacable, qui se donne pour tel, qui met le tout pour le tout, et qui est incapable de lâcher prise, est toujours fort dangereux contre un homme aussi haïssable et aussi universellement haï qu'il savoit qu'étoit son fils. Il étoit de tout temps mon ami le plus intime après le duc de Beauvillier ; il voyoit le Roi vieillir ; il n'ignoroit pas à quoi j'en étois avec M. le duc de Berry et ce que je pouvois auprès de M. le duc d'Orléans par l'amitié d'enfance et les services

qui est presque imperceptible », disait *le Dictionnaire de l'Académie*, en 1718.

1. Le commencement de *parvenoient* surcharge *ren*[*versoient*].

2. *Possibles* corrigé en *possible*.

3. Mot déjà rencontré dans le tome XVIII, p. 280.

que je lui avois rendus en tous genres de la plus extrême importance, et le seul homme qui, vis-à-vis du Roi, de Monseigneur, de Mme de Maintenon, et de la plus affreuse cabale, n'avoit jamais rougi de lui[1]. Le Chancelier en trembloit pour son fils, et ne savoit que dire ni que faire. Un silence assez long succéda à une conversation si forte. De temps en temps, ses yeux, tournés sur moi, me parloient avec honte et tendresse, et nous nous promenions par ce cabinet. Je lui dis que je le croyois trop juste pour cesser de m'aimer pour avoir été poignardé[2] par son traître de fils, et d'une façon bien pire que gratuite; que je le plaignois bien de l'avoir engendré, mais que je redoublerois pour lui d'attachement, de respect, de tendresse, pour lui faire oublier, s'il étoit possible, les justes et invariables dispositions qu'il venoit de me forcer de lui montrer. Il m'embrassa ; il me dit que, quand il voudroit ne me plus aimer, cela ne lui seroit pas possible; que j'étois trop en colère pour me parler davantage, mais qu'il ne vouloit point cesser d'espérer de mon amitié pour lui, de mes réflexions, du bénéfice du temps. Nous nous embrassâmes encore, moi sans rien répondre, et nous

Même conversation avec la Chancelière.

nous séparâmes ainsi. J'eus le lendemain la même scène avec la Chancelière. Je ne fus, avec elle, ni moins franc, ni moins ferme, ni plus mesuré. Le père et la mère connoissoient également leur fils; mais la mère, quoique traitée par lui avec moins d'égards encore que le père, avoit pour lui un foible et une tendresse que le père n'avoit pas. Elle ne put néanmoins ne pas convenir du guet-apens, et des précédents torts de son fils avec moi, et de l'excès de son ingratitude ; mais elle revenoit toujours au pardon et aux expédients. Je me tirai d'avec elle par tous les respects et les amitiés personnelles, mais sans foiblir

Mme de Saint-

le moins du monde. Mme de Saint-Simon eut incontinent

1. Tome XXII, p. 397 et suivantes.

2. « *Poignarder* signifie aussi figurément causer une extrême douleur, une extrême affliction » (*Académie*, 1718).

son tour; sa piété, sa douceur, sa sagesse la rendirent modérée en expressions, mais n'altérèrent point ce qu'elle se devoit à elle-même, et elle ne fit que s'affliger avec eux. Ils me firent parler par le premier écuyer, qui n'y gagna pas plus qu'eux[1]. Je cessai de voir Pontchartrain, même de l'approcher et de lui parler en lieux publics, comme chez le Roi et à Marly, et à peine le saluai-je; lui, d'un embarras le plus grand du monde sitôt qu'il m'apercevoit, et force révérences. Je redoublai de voir le Chancelier et la Chancelière; je demeurai avec eux tout comme j'y étois devant. Ils espéroient, par là, m'apaiser peu à peu à la longue, et les choses en demeurèrent ainsi. Je ne fis pas semblant dans le monde de cette restriction du règlement. Je remerciai le Roi de la justice qu'il m'avoit faite; mais je dis mon avis sur Pontchartrain à M. du Maine, en le remerciant, qui se montra à moi fort choqué de la réserve sur les garde-côtes, et ne connoître pas moins, et n'aimer pas mieux Pontchartrain que moi. La Vrillière, qui savoit l'affaire dès son origine[2], et[3] tout ce qui s'y étoit passé, comment j'avois sauvé Pontchartrain dans le temps même que j'avois le plus lieu de m'en plaindre, fut indigné de ce dernier trait, et ne me cacha rien de ce qu'il pensoit de son perfide cousin, que d'ailleurs il n'aimoit pas, et dont[4] il étoit traité avec la hauteur de grand et important ministre, quoique secrétaire d'État comme lui. La vérité étoit que les deux charges étoient fort inégales. On verra dans la suite ce que ce forfait de Pontchartrain lui coûta[5].

Simon vainement attaquée.

L'intimité entière subsiste entre le Chancelier, la Chancelière et Mme de Saint-Simon et moi.

1. On a vu tome XXI, p. 391, que M. de Beringhen était « intimement » avec le Chancelier et sa famille.

2. Comme secrétaire d'État de la province : ci-dessus, p. 302.

3. *Et* a été ajouté en interligne.

4. Avant *dont*, Saint-Simon a biffé *que*.

5. A la mort de Louis XIV, Jérôme de Pontchartrain sera renvoyé par le Régent, à l'instigation de Saint-Simon (suite des *Mémoires*, tomes XI de 1873, p. 289 290 et 399-401, et XII, p. 192 et 345-350).

Extraction abrégée de Tallard.

Le[1] maréchal de Tallard avoit deux fils, dont l'aîné[2], qui promettoit, avoit, comme on l'a dit en son lieu[3], été tué à la bataille d'Hochstedt. Il ne lui en restoit plus qu'un, qui avoit quitté le petit collet à la mort de son frère[4], et qui avoit un régiment d'infanterie, à l'établissement duquel son père n'avoit pu pourvoir pendant sa longue prison. Quoique d'assez bonne[5] noblesse, elle n'étoit pas illustrée, et par conséquent peu connue[6]. Point de grands fiefs, peu d'emplois, et dans le plus médiocre, des mères comme eux au plus, excepté une Montchenu[7], une Bauffremont[8], une Gadagne[9], et tout cela en

1. Avec ce paragraphe, l'écriture et l'encre du manuscrit changent, ce qui indique un arrêt dans le travail.

2. François d'Hostun, marquis de la Baume : tome XI, p. 302.

3. Tome XII, p. 184.

4. Marie-Joseph d'Hostun, titré comte de Tallard, né le 17 septembre 1684, eut en 1704 le prieuré du Plessis-Grimoult, vacant par la mort de Bossuet, quitta l'état ecclésiastique en 1706, entra aux mousquetaires et eut un régiment d'infanterie en novembre 1707. Son père s'étant démis de son duché en sa faveur, à l'occasion de son mariage, il prit le nom de duc d'Hostun ; mais on l'appella plutôt duc de Tallard, son père étant désigné par son titre de maréchal ; il devint pair en mars 1715, brigadier des armées en 1719, chevalier des ordres en 1724. Il succéda à son père en 1728 comme gouverneur de Franche-Comté et de Besançon, dont il avait la survivance depuis 1720, et mourut le 6 septembre 1755.

5. *Assez bonne* est en interligne au-dessus *d'ancienne*, biffé.

6. La maison d'Hostun de la Baume était une ancienne famille du Dauphiné, qui pouvait faire remonter sa généalogie par titres prouvés jusqu'au treizième siècle.

7. Méraude de Montchenu, femme de Louis d'Hostun, seigneur de Claveson.

8 Élisabeth de Bauffremont, fille de Nicolas, seigneur de Senecey, mariée à Charles d'Hostun de Claveson.

9. Diane de Gadagne, qui épousa en 1584, Antoine d'Hostun, seigneur de la Baume. — Saint-Simon avait abord écrit *une* à la fin d'une ligne et *Grolée* au commencement de la suivante ; il a ajouté *Gadagne et une* sur les marges ; puis il a biffé *et une Grolée*. Il voulait faire allusion à Jeanne de Grolée de Virville, mariée en 1444 à Jean III d'Hostun, seigneur de la Baume.

diverses branches et moderne ; la Tournon[1] et la d'Albon[2] toutes récentes. Le[3] père du maréchal[4] étoit puîné de la Tournon, et fit sa branche. Il épousa en 1646 Catherine de Bonne, fille d'Alexandre, seigneur d'Auriac et vicomte de Tallard[5], qui venoit d'un frère puîné du trisaïeul du connétable de Lesdiguières[6], et de Marie de Neufville, fille du marquis d'Alincourt gouverneur de Lyon, Lyonnois, etc., et de[7] sa seconde femme Harlay-Sancy[8], sœur de père et de mère du premier maréchal de Villeroy, laquelle se remaria à Louis-Charles de Champlais, sieur de Courcelles[9], lieutenant d'artillerie[10], sous le nom duquel elle a tant fait parler d'elle[11], et est morte fort vieille en 1688. Par ce mariage, il eut la terre[12] de Tallard[13] dont il porta le nom, et, par le premier maréchal de

1. Françoise de Tournon-Roussillon, mariée en 1613 à Balthazar d'Hostun de Gadagne, comte de Verdun.

2. Marie-Claire d'Albon, qui épousa Gilbert d'Hostun de Gadagne, comte de Verdun (tome XII, p. 34) et mourut le 21 octobre 1727.

3. Avant *le*, il y a *le grd p*, biffé, dont le premier mot surcharge *cet*.

4. Roger d'Hostun, marquis de la Baume : tome XII, p. 34.

5. Il a été parlé de cet Alexandre de Bonne et de sa femme Marie de Neufville-Villeroy, dans le tome XI, p. 53, note 5.

6. *Lesdiguières* corrige *Lesdiguires*. — Cet ancêtre était Jacques de Bonne, troisième fils de François III de Bonne ; il vivait au commencement du quinzième siècle, et ce fut son petit-fils, Alexis, qui épousa l'héritière d'Auriac.

7. Le *d* de *de* surcharge une *s*, et, auparavant, *etc.*, a été ajouté après coup.

8. Jacqueline de Harlay-Sancy (tome XIII, p. 193, note 6), mariée à Charles de Neufville, marquis d'Alincourt (tome XI, p. 194).

9. Tome XI, p. 53, note 5.

10. Les mots *l^t d'artillerie* ont été ajoutés en interligne. — M. de Courcelles possédait en effet une charge de lieutenant général de l'artillerie de France.

11. Ici comme dans les tomes XI, p. 53, et XIII, p. 416, Saint-Simon confond cette dame de Courcelles avec sa belle-fille, Sidonie de Lenoncourt.

12. Les deux premières lettres de *terre* sont en surcharge sur un grand *T*, effacé du doigt.

13. Cette terre, avec titre de vicomté, à deux lieues de Gap, sur les

Villeroy, frère de[1] sa femme, il fut sénéchal de Lyon, et commanda dans le gouvernement du maréchal de Villeroy en son absence. De ce mariage est venu le maréchal de Tallard qui étoit ainsi cousin germain du second maréchal de Villeroy, dont il tira toute sa protection toute sa vie. Il avoit donc grand besoin d'alliance, et, comme il étoit riche et grandement établi, surtout esclave de toute faveur, et aboyant[2] toujours après elle, tout lui fut bon pour faire nager[3] son fils, par conséquent lui-même, en toute sorte d'éclat. Celui des Rohans étoit lors en tout son brillant, et il crut, en s'amalgamant[4] à eux, arriver au plus haut de la fortune. Le prince de Rohan avoit un fils unique[5] et trois filles[6], toutes trois belles ; ce fut où Tallard adressa ses vœux. Le maréchal de Villeroy étoit de tous les temps plus que l'ami intime de la duchesse de Ventadour[7]. Son grand état, ses grands biens, la perspective de sa place[8] dans le lointain, une grande amitié, l'unissoit avec grand poids aux Rohans. Il s'agissoit d'une

Mariage de son fils avec une fille du prince de Rohan.

bords de la Durance, appartint primitivement à la Provence, et fut unie au Dauphiné en 1337 par le dauphin de Viennois ; cette union fut confirmée par Louis XII en 1513.

1. Avant *de*, il a biffé *de la mere*,
2. Verbe déjà rencontré dans le tome X, p. 59.
3. Nous avons eu *nager en grande eau* dans le tome XI, p. 318, mais pas *nager* au figuré, pris absolument.
4. Tome XVII, p. 364.
5. Il a été parlé de ce fils en dernier lieu dans le tome XXI, p. 274, note 6, à propos d'un projet de mariage avec une fille de Madame la Duchesse.
6. Non pas trois, mais quatre, savoir : Louise-Françoise, l'aînée, née le 4 juillet 1695, et que nous verrons épouser en 1716 le duc de la Meilleraye ; Charlotte Armande, née le 19 janvier 1696, abbesse de Jouarre en 1721, démissionnaire en novembre 1729, morte à Paris en mars 1733 ; Marie-Isabelle-Gabrielle (tome XVII, p. 12), dont il va être question ; et Louise-Gabrielle-Julie, qui épousera en 1718, Hercule-Mériadec de Rohan-Guémené, prince de Montbazon, comme il a été dit ci-dessus, p. 114, note 4.
7. Belle-mère du prince de Rohan.
8. Celle de gouvernante des enfants de France.

de ses petites filles ; Tallard s'accommodoit de tout pourvu qu'il en pût obtenir une : par cette voie et à ces conditions, cela lui fut bientôt accordé. Le prince de Rohan vouloit marier ses filles pour l'honneur et le crédit de leur alliance, réserver tout à son fils, substituer tout à son défaut et de[1] ses fils, aux Guémenés, leur marier une de ses filles convenable en âge[2], et donner gros à celle-là aux dépens des deux autres. Les biens, la dignité, le gouvernement de Tallard[3], qu'ils espérèrent faire tomber à son fils, un fils unique, l'esprit accort du père qu'ils comptoient mettre dans leur dépendance, toujours actif, occupé et plein de vues dont ils espéroient bien profiter, tout cela leur plut, et le mariage fut bientôt conclu, et le maréchal se démit de son duché en faveur de son fils. Le Roi, lassé de faire dans son cabinet des fiançailles d'autres que des princes du sang, qui s'étoient hasardés quelquefois à lui en faire sentir l'indécence, ne put[4] en refuser une encore plus marquée à la petite-fille de celle qu'il avoit tant aimée, et pour l'amour de laquelle il avoit princisé[5] les Rohans. Cet honneur des fiançailles dans le cabinet du Roi, qui est une des distinctions que les princes étrangers ont emblée[6], ne s'accorde régulièrement que lorsque l'époux et l'épouse sont l'un et l'autre de ce rang.

Fiançailles du duc de Tallard et de la fille du prince de Rohan dans le cabinet du* Roi, et la cause de cet honneur**.

1. *Et de* surcharge *aux*.

2. C'est en effet ce qu'il fit pour la dernière, Louise-Gabrielle-Julie (p. 314, note 6) ; voyez la suite des *Mémoires*, tome XIV de l'édition de 1873, p. 400.

3. Celui de Franche-Comté.

4. Les mots *ne put* surchargent *et refus*, biffé.

5. Ce verbe, que nous retrouverons plusieurs fois sous la plume de notre auteur, n'était pas donné par les lexiques du temps et n'a pas été admis depuis dans le *Dictionnaire de l'Académie*.

6. Nous avons déjà rencontré ce verbe, qui ne s'employait déjà plus au dix-septième siècle, dans nos tomes I, p. 137, et VI, p. 338.

* Les mots *du* et *dans* qui précèdent ont été mangés par une tache de bougie dans le manuscrit.

** Les six derniers mots de la manchette ont été ajoutés après coup.

Le Roi passa outre en faveur de la fille du fils de Mme de Soubise, quoiqu'elle ne fût plus, mais dont la constante faveur porta sans cesse sur sa famille. Ainsi, le mardi 14 mars, les fiançailles se firent dans le cabinet du Roi par l'évêque de Metz, premier aumônier, avec tout l'apparat possible, sur les six heures du soir[1]; le prince de Rohan prit pour soi et pour sa fille toutes les qualités de prince qu'il lui plut, que le maréchal de Tallard ne lui contesta pas dans le contrat de mariage[2], et il n'y eut point de difficulté pour la signature du Roi, qui avoit déclaré depuis très longtemps que sa signature aux contrats de mariage hors de sa famille, n'étoit que pour l'honneur, et qu'elle n'approuve, ne donne, et ne confirme quoi que ce soit dans ces actes, et ne donne aucun poids à rien de ce qui s'y met. C'est, pour le dire en passant, ce qu'ont saisi les secrétaires d'État pour décrasser[3] leur existence. Elle étoit toute en leur qualité de notaires du Roi[4]. C'est par

Signature du Roi par lui déclarée de nul poids aux contrats de mariage hors sa famille.

Adresse, puis hardiesses des secrétaires d'État pour se

1. *Dangeau*, p. 351, 352, 354, 358 et 362. Voici l'article de Dangeau du 14 mars : « A six heures un quart, le Roi vint dans son cabinet, où toutes les dames de la cour et les courtisans étoient assemblés pour les fiançailles du duc de Tallard avec Mlle de Tournon. L'évêque de Metz, comme premier aumônier du Roi, fit les fiançailles. On remarqua qu'à la signature du contrat, qui précède toujours les fiançailles, Mlle de Tournon avoit signé avant le duc de Tallard ; mais le maréchal de Tallard signa avant le prince de Rohan. Mlle de Maubuisson, sœur de la mariée, portoit la queue de sa mante..... Le mariage se fit à minuit dans la chapelle, par le cardinal de Rohan, oncle de la mariée ; le curé de Versailles avoit dit la messe. Il y avoit eu quatre soupers pour les gens de la noce : un chez la duchesse de Ventadour, où étoient le marié et la mariée, un chez le cardinal de Rohan, un chez le prince de Rohan et un chez le maréchal de Tallard. »

2. A la fin de son article du 14 mars (p. 362), Dangeau a ajouté : « Dans le contrat de mariage, M. le prince de Rohan prend la qualité de très haut et très puissant prince, et ce contrat est dressé par un notaire. » Il y a une copie de ce contrat dans les Preuves manuscrites de l'*Histoire de Bretagne* de dom Morice : Archives nationales, MM 759, p. 1037.

3. Verbe déjà rencontré dans le tome IV, p. 280.

4. Fauvelet du Toc (*Histoire des secrétaires d'État*, p. 8 et suivantes) confirme cette origine.

cette qualité que leur signature est devenue nécessaire à tous les actes que le Roi signe, et qui la rend valide par la force que lui donne l'attestation de la leur, que cette signature du Roi est de lui-même, et n'est pas fausse et supposée, ce qui opère qu'elle ne vaudroit pas seule sans celle du secrétaire d'État. Deux secrétaires d'État signoient donc toujours tous les contrats de mariages que le Roi signoit, en qualité de ses notaires, et ils sont si bien notaires, que, s'ils vouloient passer des actes entre particuliers comme font les notaires, et les signer deux, il n'y seroit pas besoin d'autres notaires. Depuis que l'avilissement et la confusion a prévalu par maxime de gouvernement, que, par là, les secrétaires d'État ont commencé à devenir des métifs [1], puis des singes, des fantômes [2], des espèces de gens de la cour et de condition, enfin admis et associés en toute parité aux gens de qualité, et que le Roi a signé les contrats de mariage de quiconque a voulu lui en présenter, jusque des personnes les plus viles, les secrétaires d'État se sont abstenus d'y signer, et en ont laissé la fonction aux notaires. Restoient ceux qui étoient signés en cérémonie aux fiançailles qui se faisoient dans le cabinet du Roi [3], où les secrétaires d'État n'avoient osé secouer leur fonction de notaires. Les qualités des parties prétendues dans les contrats ne firent point de difficulté, tant que cet honneur des fiançailles dans le cabinet du

décrasser de leur qualité essentielle de notaires publics et de secrétaires du Roi.

1. « *Métif* ou *métis* se dit des hommes qui sont engendrés de père et mère de différente qualité, pays, couleur ou religion » (*Dictionnaire de Trévoux*). Ce mot n'est pas donné par l'*Académie* de 1718.

2. Les deux premières lettres de *fantosmes* surchargent *es[pèces]*.

3. Il a été parlé des fiançailles dans le cabinet du Roi, à propos des Rohans, dans le tome V, p. 292. Il y a dans le manuscrit Clairambault 664, p. 1 à 46, divers documents sur la signature des contrats de mariage par les secrétaires d'État. En 1692, les notaires ayant réclamé contre cet usage, le Roi promulgua, le 21 avril, une déclaration portant que les contrats de mariage passés en présence du Roi et reçus par les secrétaires d'État auraient la même force que s'ils avaient été reçus par des notaires (*ibidem*, p. 257-265 et 269).

Roi fut réservé aux princes qui étoient de maison souveraine, ou de celle de Longueville, dont la grandeur des services, des emplois et des alliances continuelles étoit parvenue à la même égalité, même avec des avantages sur les véritables princes des maisons de Lorraine et de Savoie ; mais, lorsque les Bouillons, à force de félonies et d'épouvanter le cardinal Mazarin, furent devenus princes, que les Rohans, à force de fronde, de troubles, de manèges, et d'art, eurent commencé à pointer, et que la beauté de Mme de Soubise eut achevé ce que la faveur et les intrigues de la fameuse duchesse de Chevreuse et de la princesse de Guémené[1], sa belle-sœur, avoient commencé, les titres pris dans les contrats de mariage de ces princes factices, que les véritables ne leur passoient point avec eux, firent difficulté, et furent longtemps sans pouvoir être admis. D'autres particuliers, excités par la facilité de prétendre et d'entreprendre, se mirent à en hasarder aussi. Ces discussions, quoique si faciles à trancher court, fatiguèrent le Roi, qui ne vouloit ni les confirmer ni les admettre, mais à qui, dans l'esprit qu'il avoit pris, les prétentions et les confusions plaisoient. C'est ce qui produisit cette déclaration qu'il fit que sa signature n'autorisoit et ne confirmoit rien dans les contrats de mariage hors de sa famille, et qu'elle n'étoit simplement que d'honneur. De là peu à peu, les secrétaires d'État lui représentèrent l'effet confirmatif[2] de leur signature apposée aux actes qu'il signoit. Ils se gardèrent bien de lui expliquer qu'elle n'étoit confirmative que parce qu'elle attestoit que c'étoit celle du Roi, et que, par conséquent, elle ne pouvoit pas opérer plus que celle du Roi ; ils lui firent peur, pour la confirmation et l'autorisation de titres qu'il ne vouloit ni donner ni passer, d'un acte qui les porteroit passé devant eux, et signé du Roi et d'eux; et, par[3] cette

1. Anne de Rohan : tome V, p. 228.
2. Adjectif qui n'était employé qu'en style de Palais ou de chancellerie.
3. La première lettre de *par* surcharge un *d*, effacé du doigt.

industrie, ils[1] lui firent trouver bon qu'ils se dispensassent désormais de passer et de signer aucun de ces contrats de mariages comme secrétaires d'État, même ceux des vrais princes où il n'y auroit point de difficulté pour les titres, afin de ne point marquer de différence, et de les laisser tous aux notaires dans l'ordre ordinaire, excepté[2] ceux de sa famille. C'est ainsi que les secrétaires d'État se sont peu à peu défaits de la crasse de leur origine, et sont parvenus où on les voit. Mais ce dépouillement ne leur a pas suffi encore : ils[3] ne pouvoient signer le nom du Roi, dans tout ce que leurs bureaux expédient, que par la qualité de secrétaire du Roi[4]. Ce reste de bourgeoisie, quoique moins fâcheux que le notariat, leur a déplu ; mais de pygmées ils étoient devenus géants, et s'étoient enfin débarbouillés de l'étude de notaires. C'en étoit assez pour un règne, quelque prodigieux qu'il eût été ; ils en[5] attendirent un autre ; tout y fut pour eux à souhait. Un Roi qui ne pouvoit ni voir ni savoir ; un homme de leur espèce maître absolu et sans contradiction du Roi et de l'État[6], et qui souffloit et protégeoit la confusion par son intérêt propre, qui monta au comble avec l'anéantissement de tout ; un chancelier[7] à qui les exils n'avoient laissé que la terreur et une flexibilité de girouette[8] ; la conjoncture ne

1. *Il*, au singulier, dans le manuscrit.
2. Les premières lettres d'*excepté* surchargent *ceux*.
3. *Il* est encore ici au singulier.
4. On a vu dans notre tome XVII, p. 440, que la possession d'une charge de secrétaire du Roi était obligatoire pour les secrétaires d'État. En 1671, lorsque Pomponne fut appelé aux affaires étrangères, il obtint une permission spéciale pour signer les expéditions de la charge, jusqu'à ce qu'il en eût acquis une de secrétaire du Roi (reg. O^1 15, fol. 489).
5. *En* est répété deux fois, à la fin de la page 1311 et au commencement de la page 1312 du manuscrit.
6. Il veut parler du cardinal de Fleury.
7. Henri-François Daguesseau, rappelé d'exil le 13 août 1727, mais auquel, dès le 16 août, le Roi avait donné un garde des sceaux en la personne de Chauvelin
8. « Figurément, en parlant d'un homme qui change à toute heure

pouvoit pas être plus favorable pour secouer leur état essentiel de secrétaires du Roi sans que ceux-là osassent branler, ni le Chancelier, leur protecteur né, ouvrir la bouche. Ils se dressèrent donc à eux-mêmes des lettres qui les autorisèrent à signer le nom du Roi sans être secrétaire du Roi, les présentèrent hardiment au sceau, et le Chancelier les scella sans oser dire une seule parole[1]. Dès que cela fut fait, ils vendirent leurs charges de secrétaires du Roi, et ceux qui sont parvenus depuis aux charges de secrétaires d'État, et qui n'en avoient point de secrétaires du Roi, se sont bien gardés d'en prendre quoique cela fût indispensable auparavant. De cette façon, ceux qui n'étoient rien sont enfin devenus tout, jusqu'à dépouiller leur origine essentielle, qui leur faisoit honte, et, comme les bassins de la balance[2], ceux qui étoient tout et d'origine et d'essence sont tombés au néant.

Maréchal de Tallard signe partout au-des-

Pour revenir aux fiançailles, le Roi, toujours galant et touché des figures aimables, plus encore du tendre sou-

de sentiment, on dit que *c'est une girouette, qu'il tourne à tout vent comme une girouette* » (*Académie*, 1718).

1. Ce fut à propos de Chauvelin que cette réforme se produisit. Celui-ci, nommé garde des sceaux le 16 août 1727, succéda en outre à Morville quelques jours plus tard comme secrétaire d'État des affaires étrangères. Il se fit donner le 23 août un brevet spécial qui l'autorisait à signer en commandement les expéditions dépendantes de sa fonction, « encore qu'il ne soit pourvu d'une charge de secrétaire de notre maison, couronne de France et de nos finances, à condition toutefois que dans..... il se fera pourvoir d'une desdites charges. » (Archives nationales, O[1] 71, fol. 273). La durée du délai étant laissée en blanc, Chauvelin en profita et n'acheta pas de charge de secrétaire du Roi. « Ses collègues et ses successeurs dans le ministère s'empressèrent de mettre le précédent à profit ; la dispense accordée en vue d'une situation toute spéciale devint désormais la règle », et jusqu'en 1789 tous les secrétaires d'État se firent délivrer un brevet de dispense, mais à titre individuel et conditionnel (Comte de Luçay, *les Secrétaires d'État*, p. 270-272).

2. Il fait allusion aux bassins ou plateaux des balances, qui montent ou qui descendent suivant les poids qu'on y place, et dont l'un descend quand l'autre monte.

venir de la grand mère de la fiancée, dit au duc de Tallard qu'il le croyoit trop galant pour signer le premier, et fit signer sa future; mais il lui marqua lui-même l'endroit pour y signer, mettant le bout du doigt sur le papier, puis fit signer le duc de Tallard au-dessus d'elle, dont il lui avoit fait laisser la place[1]. Le maréchal de Tallard alla signer immédiatement ensuite, et, aussitôt après lui, le prince de Rohan. Ce détail, ils n'en parlèrent pas. Ils espérèrent apparemment que la nombreuse assistance ou l'oublieroit, ou pourroit ne l'avoir pas remarqué, et débitèrent la galanterie du Roi comme un avantage de princerie qu'il avoit décidé pour eux. Ils firent courir partout ce mensonge, qui persuada les provinces et ceux qui sont ignorants de ces sortes de choses. Les autres se moquèrent d'eux, et les Tallards, contents de la réalité et d'en avoir la preuve par le contrat de mariage même, où l'ordre des signatures démentoit[2] la fausse vanterie, et les articles aussi où le maréchal de Tallard avoit encore signé devant le prince de Rohan, et le registre encore du curé[3], ne firent semblant de rien[4]. A minuit, le mariage fut célébré par le

sus du prince de Rohan, et le duc* de Tallard au-dessus de sa future. Abus faux d'une galanterie du Roi dont les Rohans tâchent d'abuser le monde. [Add. SᵗS. 1095]

1. Tout ceci est confirmé par le Cérémonial de Desgranges (ms. Mazarine 2746, fol. 208 vº-209): « Le contrat a été signé par le Roi et les princes et princesses qui s'y sont trouvés. Quand le rang des mariés est venu de signer, le Roi a dit à Mlle de Tournon de s'approcher pour signer et de laisser une place vuide au-dessus, où M. le duc de Tallard pût signer. Je n'avois encore point vu cette manière... A l'égard des princes étrangers, ducs et autres gens de qualités, le marié signe toujours avant la mariée. »

2. La première lettre de ce mot surcharge une *l*.

3. Les six derniers mots ont été ajoutés en interligne.

4. Il y eut encore un autre incident, qu'il est surprenant que Saint-Simon n'ait pas relevé, et dont le duc de Luynes (*Mémoires*, tome I, p. 377-378) nous a conservé le souvenir: « MM. de Rohan ont toujours la prétention de passer devant les ducs; c'est même par cette raison, comme on le sait, qu'ils ne sont point chevaliers de l'Ordre. Mme de Tallard, fille de M. le prince de Rohan, fut fiancée dans le cabinet du Roi; elle étoit à la droite de M. de Tallard. M. le duc de

* Les mots *le D.* surchargent *son*.

cardinal de Rohan dans la chapelle[1], où le Roi ni aucun prince ni princesse n'allèrent. Le curé de Versailles dit la messe. Il y avoit force conviés, partagés à souper en quatre lieux différents, qui furent chez Mme de Ventadour, où furent les mariés, chez le maréchal de Tallard, chez le prince de Rohan, et chez le cardinal de Rohan. Le lendemain elle reçut, sur le lit de la duchesse de Ventadour, les visites de toute la cour et celles que les duchesses ont accoutumé de recevoir des personnes royales[2].

Renonciations; réflexions sommaires.

L'affaire des renonciations étoit mûre. La paix étoit arrêtée ; le Roi étoit pressé de la voir signée par son plus instant[3] intérêt, et la cour d'Angleterre, à qui nous la devions toute, n'en avoit pas moins de consommer ce grand ouvrage, pour jouir, avec la gloire de l'avoir imposée à toutes les puissances, du repos domestique qu'agitoit sans cesse le parti qui lui étoit opposé, et qui, excité par les ennemis de la paix du dehors, ne pouvoit cesser de donner de l'inquiétude au ministère de la reine, tant que, par le délai de la signature, les vaines espérances de la troubler et de l'empêcher subsisteroient dans les esprits. Le roi d'Espagne avoit satisfait sur ce grand point des renonciations avec toute la solidité et la solennité qui se pouvoient desirer des lois, coutumes et usages d'Espagne[4] ; il n'y avoit plus que la France à l'imiter. On a dit sur cette matière tout ce dont, à peu près, elle se trouve

Coislin, évêque de Metz et premier aumônier, faisoit la cérémonie des fiançailles. Les fiancés s'étant avancés placés comme je viens de dire, Monsieur de Metz, qui avoit l'air et le ton assez brusques, ayant pris ses lunettes pour lire dans le rituel et levant les yeux à droite pour adresser la parole au fiancé, marqua de l'étonnement de ce qu'il n'étoit point à sa place, et lui dit : « Monsieur, passez où vous devez « être ; je ne trouve pas cela dans mon rituel. » M. de Tallard prit la droite ; il n'y eut aucune contestation. »

1. Ceci, et ce qui va suivre, est la copie de l'article de Dangeau inséré ci-dessus, p. 316, note 1.

2. Cette dernière phrase ne vient pas de Dangeau.

3. *Instant* est en interligne au-dessus de *pressant*, biffé.

4. Ci-dessus, p. 180.

susceptible[1], et la matière est[2] encore plus éclaircie parmi les Pièces[3]. Ce seroit donc répéter inutilement que vouloir représenter de nouveau ce que peuvent[4] être des renonciations à la couronne de France d'un prince et d'une branche aînée en faveur de ses cadets, contre l'ordre constant et jamais interrompu depuis Hugues Capet, sans que la France l'accepte par une loi nouvelle, dérogeante à celle de tous les siècles, et par une loi revêtue des formes et de la liberté qui puissent lui acquérir la force et la solidité nécessaire à un acte si important; et la renonciation à leur droit à la couronne d'Espagne, uniquement fondée sur celle au droit à la France et sur l'accession plus prochaine par le retranchement[5] de toute une branche en faveur de deux princes et de la leur, et des autres des princes de sang après, suivant leur aînesse, qui, soumis au roi le plus absolu et le plus jaloux de l'être qui ait jamais régné, grand-père de l'un, oncle et beau-père de l'autre, grand-père encore d'une autre façon des deux princes du sang[6], sont forcés d'assister avec les pairs à la lecture et à l'enregistrement de ces actes, sans qu'avec[7]

1. Voyez ci-dessus, p. 122 et suivantes. Outre les documents que nous avons indiqués alors et p. 180, il faut signaler un mémoire manuscrit de le Dran daté de 1711 (vol. *Espagne*, Mémoires et documents, 134), et un autre fait pour le duc d'Orléans et provenant de la duchesse de Berry qui est conservé au Musée Condé, à Chantilly, ms. 1599, XVIII^A 22.

2. Le verbe *est* a été ajouté en interligne, au-dessus de *se trouve*, biffé.

3. En note sur la marge du manuscrit: « Voir les Pièces. » Ci-dessus, p. 122.

4. La fin de ce mot surcharge d'autres lettres effacées du doigt.

5. Ces trois mots ont été ajoutés en interligne, et, à la suite, il y a un *d*, biffé.

6. Louis XIV était grand-père du jeune Monsieur le Duc et de son frère le comte de Charolais par leur mère, sa fille légitimée. Saint-Simon oublie le comte de Clermont, frère des deux précédents, qui avait alors trois ans, et le prince de Conti.

7. *Avec* est en interligne, au-dessus d'*apres*, biffé, et, plus loin, *on ait* est aussi en interligne, au-dessus de *sans avoir*, biffé.

leur lecture, on ait auparavant exposé, moins encore traité la matière, ni, après, que personne ait été interpellé d'opiner, ni que, si on l'avoit été, personne eût osé dire un seul mot que de simple approbation. C'est néanmoins tout ce qui fut fait, comme on le va voir, pour opérer ce grand acte destiné à régler, d'une manière jusqu'alors inouïe en France, un ordre nouveau d'y succéder à la couronne, d'en consolider un autre guères moins étrange de succéder à la monarchie d'Espagne, et assurer par là, le repos à toute l'Europe, qui ne l'avoit pu trouver à l'égard de l'Espagne seule dans la solennité des renonciations du traité des Pyrénées et le contrat de mariage de Louis XIII et de Louis XIV, tous enregistrés au Parlement, et le traité des Pyrénées et le contrat de mariage de Louis XIV avec ses plus expresses renonciations, faits et signés aux frontières par les deux premiers ministres de France et d'Espagne en personne, et jurés solennellement par les deux rois en présence l'un de l'autre, au milieu des deux cours[1]. On ne sent que trop l'extrême différence de ce qui se passa alors avec ce qui vient d'être présenté, et qui va être raconté, et si[2], lors de la paix des Pyrénées et du mariage du Roi, il ne s'agissoit pas d'intervertir l'ordre de la succession à la couronne de France, et d'y en établir une dont tous les siècles n'avoient jamais ouï parler.

Pairs conviés de la part du Roi, chacun par le grand maître des cérémonies, de se trouver au Parlement.

Ce culte suprême dont le Roi étoit si jaloux pour son autorité, parce [que] son établissement solide avoit été le soin le plus cher et le plus suivi de[3] toute sa longue vie, ne put donc recevoir la moindre atteinte ni par la nouveauté du fait, ni par l'excès de son importance pour le dedans, pour le dehors, pour sa propre maison, ni par la

1. Tout cela est une répétition de ce qui a été dit p. 123-124.

2. C'est bien le texte du manuscrit; il faudrait plutôt *et que*.

3. Ici Saint-Simon avait ajouté en interligne *soins de* et corrigé *de* en *des*; puis il a biffé ces deux mots pour revenir à la leçon primitive, mais il a oublié de corriger à nouveau *des* en *de*.

considération de sa plus intime famille, ni par celle que cette idole, à qui il sacrifioit tout, alloit bientôt lui échapper à son âge, et le laisser paroître nu devant Dieu comme le dernier de ses sujets. Tout ce qu'on put obtenir pour rendre la chose plus solennelle, fut l'assistance des pairs. Encore sa délicatesse fut-elle si grande, qu'il se vouloit contenter de dire en général qu'il desiroit que les pairs se trouvassent au Parlement pour les renonciations. Je le sus quatre jours auparavant; je parlai à plusieurs, et je dis à M. le duc d'Orléans que, si le Roi se contentoit de s'expliquer de la sorte, il pouvoit compter qu'aucun pair n'iroit au Parlement, et que c'étoit à lui à voir ce qui lui convenoit là-dessus pour tirer d'une méchante paye ce qu'il seroit possible[1]; mais que, si les pairs n'étoient pas invités de sa part, chacun par le grand maître des cérémonies, ainsi qu'il s'est toujours pratiqué, pas un seul ne se trouveroit au Parlement. Cet avis ferme, et qui eût été suivi de l'effet comme on a vu qu'il étoit arrivé sur le service de Monseigneur à Saint-Denis[2], réussit. M. le duc d'Orléans et M. le duc de Berry en parlèrent au Roi, et insistèrent, de manière que Dreux alla lui-même chez tous les pairs qui logeoient au château à Versailles, et, à ceux qu'il ne trouva point, leur laissa le billet qui se trouvera dans les Pièces, portant que M. le duc tel est averti de la part du Roi[3] qu'il se traitera tel jour au Parlement de matières très importantes, auxquelles S. M. desire[4] qu'il assiste. Signé[5] : Dreux, et daté[6]. A ceux qui

1. « On dit proverbialement qu'*il faut tirer d'une mauvaise paye ce qu'on peut*, pour dire que quand un débiteur n'a pas la volonté ou le moyen de payer tout ce qu'il doit, il faut quelquefois se contenter du peu qu'il offre. Il se dit aussi au figuré pour dire qu'il ne faut pas exiger des gens plus qu'ils ne sont en volonté de donner. »

2. Tome XXI, p. 344-345.

3. Ces cinq derniers mots ont été ajoutés en interligne.

4. Saint-Simon a écrit ici *désire*, contre son habitude, avec un accent.

5. *Signé* corrige *sigé*.

6. D'après le Cérémonial de Desgranges (ms. Mazarine 2746, fol.

étoient à Paris, il se contenta de leur envoyer le billet; pour les princes du sang et légitimés, il fallut qu'il les trouvât : ainsi ils n'eurent point de billet. Les Anglois enfin n'ayant pu obtenir mieux, et pressés au dernier point, comme on l'a dit, de finir, voulurent bien se persuader que c'étoit tout ce qui se pouvoit faire. Voici donc enfin ce qui se fit.

Embarras de M. le duc de Berry pour répondre au compliment du premier président; comment levé.

La[1] séance devoit commencer par un compliment du premier président de Mesmes à M. le duc de Berry, qui devoit lui répondre. Il en fut fort en peine. Mme de Saint-Simon, à qui il s'en ouvrit, trouva moyen, par un subalterne, d'avoir le discours du premier président, et le donna à M. le duc de Berry pour y régler sa réponse. Cet ouvrage lui sembla trop fort; il l'avoua à Mme de Saint-Simon, et qu'il ne savoit comment faire. Elle lui proposa de m'en charger[2], et il fut ravi de l'expédient. Je fis donc une réponse d'une page et demie de papier à lettre commun, et d'écriture ordinaire. M. le duc de Berry la trouva

111), le marquis de Dreux, grand maître des cérémonies, envoya « aux pairs qui étoient à Paris ou à Versailles par un de ses gens des billets signés de lui en la forme ci-après : M. le duc de *** est invité, de la part du Roi, de se trouver demain 15 de ce mois au Parlement, où il doit être traité d'affaires importantes. »

1. On trouvera à l'Appendice, n° XI, le procès-verbal de cette séance d'après les registres du Parlement. Elle eut lieu le 15 mars 1713, dans la matinée : *Dangeau*, p. 363-364; *Gazette*, p. 131-132 : *Gazette d'Amsterdam*, n° xxv; *Mercure* du mois de mars, p. 150-156; relation dans le Cérémonial de Desgranges, ms. Mazarine 2746, fol. 209-229. Le texte des renonciations, avec les lettres patentes y relatives, est dans le registre du Parlement X1A 8710, fol. 152-175, et dans celui du Secrétariat de la Maison du Roi O1 57, fol. 229-254; il y en a des copies manuscrites et imprimées aux Archives nationales dans les cartons K 122, nos 18-24, et K 1332, n° 26. Du Mont l'inséra dans son *Corps diplomatique*, tome VIII, 1re partie, p. 314-317 et 324-326, et M. H. Vast dans ses *Grands traités du règne de Louis XIV*, tome III, p. 52-54. La minute de celles du duc d'Orléans, de la main de l'abbé le Grand, est conservée dans le ms. Clairambault 521, p. 443-445.

2. *Charcher* corrigé en *charger*.

fort bien, mais trop longue pour l'apprendre ; je l'abrégeai ; il la voulut encore plus courte, tellement qu'elle n'avoit au plus que les trois quarts d'une page. Le voilà donc à l'apprendre par cœur ; il en vint à bout, et la récita dans son cabinet, seul, à Mme de Saint-Simon, la veille de la séance, qui l'encouragea du mieux qu'elle put.

Duc de Berry et d'Orléans vont de Versailles au Parlement. [*Add. St-S. 1096*]

Le mercredi 15 mars, je me rendis à six heures du matin chez M. le duc de Berry en habit de Parlement[1], et, peu après, M. le duc d'Orléans y vint aussi en même équipage, avec une grande suite. Vers six heures et demie, ces deux princes montèrent dans le carrosse de M. le duc de Berry ; le duc de Saint-Aignan et moi nous[2] mîmes au-devant. Il étoit aussi en habit de Parlement, et il étoit premier gentilhomme de la chambre de M. le duc de Berry ; à la portière, de son côté, son capitaine des gardes avec le bâton[3] ; à l'autre, le premier gentilhomme de la chambre de M. le duc d'Orléans[4]. Plusieurs carrosses des deux princes suivirent, remplis de leur suite, et force gardes de M. le duc de Berry, avec leurs officiers, autour de son carrosse. Il fut fort silencieux en chemin. J'étois vis-à-vis de lui, et il me parut fort occupé de tout ce qu'il alloit trouver et dire. M. le duc d'Orléans, au contraire, fut fort gai, et fit des contes de sa jeunesse, et de ses courses nocturnes à pied dans Paris, qui lui en avoient appris les rues, auxquels M. le duc de Berry ne prit aucune

1. Le costume de Parlement pour les pairs comportait un vêtement noir ou de couleur, à volonté, mais avec un manteau court assorti, l'épée, et le chapeau à bouquet de plumes blanches, qui était l'insigne spécial de la pairie (voyez nos tomes IX, p. 235, et XIX, p. 120, et la suite des *Mémoires*, tomes XV, p. 472, et XVI, p. 54).

2. La première lettre de *nous* surcharge *es*[*tions*].

3. Le duc de Berry avait deux capitaines des gardes, le chevalier de Roye et le comte de Clermont d'Amboise (tome XX, p. 213). C'était celui qui était alors en quartier.

4. De même M. le duc d'Orléans avait deux premiers gentilshommes de la chambre : les marquis de Conflans et de Simiane.

part. On arriva assez légèrement à la porte de la Conférence[1], c'est-à-dire, aujourd'hui qu'elle est abattue[2], au bout de la terrasse et du quai du jardin des Tuileries. On trouva là les trompettes et les timbales[3] des gardes de M. le duc de Berry, qui firent grand bruit tout le reste de la marche, qui ne fut plus qu'au pas jusqu'au Palais, où on alla droit à l'escalier de la Sainte-Chapelle[4], à l'entrée de laquelle l'abbé de Champigny[5], trésorier[6], les reçut comme ils ont accoutumé de recevoir les fils de France[7]. L'appui des deux stalles du chœur les[8] plus proches de l'autel du côté de l'épître étoit couvert d'un drap de pied, avec des carreaux où les deux princes se placèrent. Je laissai la troisième stalle vuide, et je retirai le carreau qu'on y avoit mis à la quatrième. M. de Saint-Aignan se mit sur le sien à la cinquième. Il n'y eut point d'autres carreaux, et personne que nous ne monta dans

Messe à la Sainte-Chapelle.

1. Cette porte, bâtie vers 1580, sur le quai, à l'extrémité sud-ouest du jardin des Tuileries, prit le nom de porte de la Conférence en souvenir des conférences qui se tinrent à Suresnes en 1593 entre les ligueurs et les royaux; elle fut rebâtie en 1632 par l'architecte P. Pidoux; on en a une bonne vue gravée par Israël Sylvestre.

2. La démolition en fut ordonnée par lettres patentes du 18 avril 1730 (reg. $O^1 74$, fol. 183).

3. Saint-Simon écrit ici *tymbales*.

4. La Sainte-Chapelle du Palais, bâtie par saint Louis de 1242 à 1248, à la place de l'oratoire Saint-Nicolas et pour y conserver les reliques insignes de la Passion, était à l'origine desservie par cinq chapelains ou chanoines; Philippe le Bel, en portant à douze le nombre des prébendes, donna le titre de trésorier au chef des chapelains; la dignité de chantre fut créée un peu plus tard.

5. Antoine Bochart de Champigny, fut chancelier de l'église de Chartres en 1678, doyen du chapitre en 1695, trésorier de la Sainte-Chapelle le 19 avril 1699, et mourut le 18 avril 1739, à quatre-vingt six ou huit ans.

6. La trésorerie de la Sainte-Chapelle valait de six à huit mille livres à son titulaire.

7. On trouvera ci-après à l'Appendice XI, p. 516, un extrait du cérémonial de Desgranges relatif à cette réception à la Sainte-Chapelle.

8. *Le* corrigé en *les*.

les hautes stalles d'un côté ni d'autre. Les officiers principaux des deux princes se[1] mirent dans les stalles basses[2] des deux côtés vers l'autel, laissant vuides les deux qui étoient au-dessous de celles où étoient les deux princes. La Sainte-Chapelle étoit assez remplie de monde, parmi lequel il y avoit des gens de qualité venus pour les accompagner, mais non dans leurs carrosses de Versailles, où il n'y eut que leur suite. La messe basse étant finie au grand autel, on sortit de la chapelle, à la porte de laquelle se trouvèrent deux présidents à mortier et deux conseillers de la grand chambre[3], députés du Parlement pour venir recevoir M. le duc de Berry. Le court compliment reçu et rendu, on se mit en marche, les deux présidents aux deux côtés de M. le duc de Berry, derrière lequel étoit le capitaine de ses gardes avec le bâton. Il étoit précédé de M. le duc d'Orléans entre les deux conseillers[4]; je marchois immédiatement seul devant ce prince, et le duc de Saint-Aignan seul aussi immédiatement devant moi[5]. Les officiers principaux des deux princes et beaucoup de gens de qualité marchoient confusément devant et derrière, et les gardes de M. le duc de Berry, le mousquet sur l'épaule, avec leurs officiers, côtoyoient la marche des deux côtés, et avoient grand peine à faire faire place. La foule du peuple, depuis la Sainte-Chapelle jusqu'à la grand chambre, étoit telle, qu'une épingle ne seroit pas tombée à terre, et des gens grimpés de tous les côtés où ils purent. La séance étoit entière lorsque M. le duc de Berry y arriva, c'est-à-dire les princes du sang et légiti-

Marche de la Sainte-Chapelle à la grand chambre.

1. *Ce* corrigé en *se*.

2. Le *b* de *basses* surcharge un *p*.

3. Les deux présidents étaient MM. Portail et Amelot, les conseillers MM. Gaudart et Cadeau.

4. On verra dans l'extrait du Cérémonial de Desgranges, ci-après p. 546-547, que le duc d'Orléans entra tout seul d'abord, et que le duc de Berry le suivit quelques instants plus tard, avec les quatre magistrats.

5. La relation officielle du Parlement dit que MM. de Saint-Simon et de Saint-Aignan suivaient et non pas précédaient les deux princes.

més, tous les autres[1] pairs, tout le Parlement, tournelle[2], enquêtes et requêtes étoient en place avec la grand chambre, les conseillers d'honneur, les honoraires et quatre anciens maîtres des requêtes[3]; toute la séance étoit en bas, et, en haut et derrière la séance, sur des[4] bancs fleurdelisés, pour tout ce qui avoit séance, mais qui ne pouvoit tenir dans le carré ordinaire, où il n'y eut presque de place que pour les pairs. On étoit en bas parce que ce qu'on alloit faire étoit supposé à huis[5] clos; mais toute la grand chambre étoit pleine en confusion de toutes sortes de personnes debout en foule. On fit asseoir sur les derniers bancs de derrière tout ce qu'on put de gens de la cour et de personnes de qualité. Les deux princes, suivis des deux présidents à mortier, traversèrent le parquet pour aller prendre leurs places; le duc de Saint-Aignan et moi prîmes les nôtres[6], et entrâmes en séance immédiatement avant eux; les deux conseillers, qui, à l'entrée de la séance, étoient demeurés en arrière[7], gagnèrent les leurs comme ils purent. Toute la séance se leva et se découvrit à l'approche des princes de l'entrée de la séance, avant que nous y entrassions, et ne se rassit et se couvrit que lorsqu'ils s'assirent[8] et se couvrirent. Le duc de Shrewsbury, accompagné de l'introducteur des ambassadeurs[9] et de quelques Anglois de sa suite, étoit en haut dans la lanterne du côté de la cheminée[10], qu'on avoit préparée pour lui, comme témoin nécessaire de cet acte de la part de l'Angleterre. Je marquerai ici les pairs qui étoient en

Séance en bas.

1. *Autres* a été ajouté en interligne. — 2. Tome X, p. 254 et 609.
3. Voyez ci-après p. 517, l'énumération de tous les magistrats présents.
4. *Deux* corrigé en *des*, et, plus loin, *p^r* a été ajouté après coup.
5. Saint-Simon écrit *huy*, ici, et ci-après, p. 339, *huys*.
6. A leur rang parmi les pairs.
7. Écrit *airriere*. — 8. Saint-Simon écrit *s'esseyrent*.
9. M. de Sainctot.
10. Il a été parlé des deux lanternes de la grand'chambre dans le tome III, p. 6 et 104.

séance, et à côté ceux qui ne s'y trouvèrent pas, parmi lesquels la plupart[1] n'avoient pas l'âge porté par l'édit de 1711[2] pour être reçus au Parlement. On verra ainsi tout ce qui existoit alors de ducs et pairs en France.

Pairs séants et absents ; nombre de pairs et de pairies.

PAIRS EN SÉANCE.

M. le duc de Berry[3].
M. le duc d'Orléans.
MM. les
Duc de Bourbon.
Prince de Conti.
MM. les
Duc du Maine.
Comte de Toulouse.
Archevêque-duc de Reims, Mailly, depuis cardinal.
Évêque-duc de Laon, Clermont-Chaste.
Évêque-duc de Langres, Clermont-Tonnerre.
Évêque-comte de Châlons, Noailles.
Évêque-comte de Noyon, Châteauneuf-Rochebonne[4].
Duc de la Trémoïlle.

PAIRS ABSENTS.

MM les
Cardinal de Janson, évêque-comte de Beauvais.
Il se mouroit, et, de plus, les cardinaux pairs ne vont point au Parlement parce qu'ils n'y seyent[5] qu'au rang de leur pairie.
Duc d'Uzès, étoit en Languedoc.
Duc d'Elbeuf.
Duc de Ventadour.
Tous deux n'avoient jamais voulu prendre la peine de se faire recevoir au Parlement.
Duc de Montbazon, malade.
Duc de Luynes.
Duc de Brissac[6].

1. Après *pluspart*, Saint-Simon a biffé *desquels*, ajouté en interligne.
2. Vingt-cinq ans : tome XXI, p. 460.
3. Saint-Simon a écrit tous ces noms propres, en plus gros caractère que le texte.
4. Charles-François de Châteauneuf de Rochebonne, né le 6 janvier 1671, chanoine-comte de Lyon en 1691, vicaire général de Poitiers en 1702, évêque de Noyon en 1707, reçut l'abbaye d'Élan en 1710, et en 1717 celle de Saint-Riquier ; transféré à l'archevêché de Lyon en juillet 1731, il y mourut le 28 février 1740. — *Chasteauneuf* surcharge *Roche[bonne]*.
5. Écrit ici *seeyent*.
6. Charles Timoléon Louis de Cossé : tome XX, p. 272.

PAIRS EN SÉANCE.

Duc de Sully.
Duc de Richelieu.
Duc de Saint-Simon.
Duc de la Force.
Duc de Rohan-Chabot.
Duc d'Estrées.
Duc de la Meilleraye et Mazarin.
Duc de Villeroy. A.
Duc de Saint-Aignan. C.
Duc de Foix.
Duc de Tresmes.
Duc de Coislin, évêque de Metz.
Duc de Charost. D.
Duc de Villars, maréchal de France.
Duc de Berwick, maréchal de France.
Duc d'Antin.
Duc de Chaulnes.

PAIRS ABSENTS.

Duc de Fronsac.
Tous trois n'avoient pas l'âge d'être reçus.
Duc de la Rochefoucauld, aveugle.
Duc de Valentinois[1], à Monaco.
Duc de Bouillon, malade.
Duc d'Albret, non reçu.
Duc de Luxembourg, en son gouvernement de Normandie.
A. Duc de Villeroy, maréchal de France, démis.
B. Duc de Gramont.
B. Duc de Guiche.
démis l'un et l'autre.
B. Duc de Louvigny, non reçu.
Duc de Mortemart, non reçu.
C. Duc de Beauvillier, démis.
Duc de Noailles, en quartier de capitaine des gardes.
Duc d'Aumont, ambassadeur en Angleterre.
D. Duc de Béthune, démis[2].
Cardinal de Noailles, archevêque de Paris.

1. Antoine Grimaldi, prince de Monaco et duc de Valentinois : tome II, p. 35.
2. La troisième lettre de ce mot surcharge un *d*.

Duc de Boufflers[1], non reçu.
Duc d'Harcourt, maréchal de France, étoit chez lui, incommodé, en Normandie.

Les lettres marquent les pères et les fils qui ont les démissions.

La séance étoit ainsi d'un fils de France, d'un[2] petit-fils de France, de deux princes du sang, de deux bâtards, de cinq pairs ecclésiastiques, et de dix-huit pairs laïcs; les absents étoient de deux princes du sang enfants[3], de deux pairs ecclésiastiques cardinaux, de dix pairs absents ou malades, de neuf non reçus, la plupart trop jeunes, et de six qui, ayant donné leur démission à leurs fils ou frère[4], n'entroient plus au Parlement. Cela faisoit alors sept pairies ecclésiastiques et sept archevêques ou évêques-pairs[5], trente-sept duchés-pairies laïques, et, par les démissions quarante-deux ducs et pairs sans compter les bâtards. Ils étoient donc vingt-cinq absents par diverses causes, et, M. le duc de Berry compris, nous étions vingt-neuf en séance. Elle auroit bien valu la peine que le Chancelier fût venu la tenir : il n'aimoit pas les cérémonies; il n'étoit jamais venu au Parlement depuis qu'il étoit chancelier; ce qui se devoit passer lui sembloit peu dans les règles. Le Roi, qui n'avoit consenti qu'à peine à tout ce qui passoit la solennité d'un enregistrement ordinaire, ne lui proposa point d'y aller, et lui étoit encore plus éloigné de se le faire dire et d'avoir envie de s'y trouver.

M. le duc de Berry en place, on eut assez de peine à M. le duc de

1. Joseph-Marie : tome XX, p. 329. — 2. *De* corrigé en *d'un*.
3. Les comtes de Charolais et de Clermont.
4. Il n'y avait que le duc de Beauvillier qui eût cédé son duché à son frère.
5. En y comprenant le duché-pairie de Saint-Cloud érigé en faveur des archevêques de Paris.

Berry demeure court.

faire faire silence. Sitôt qu'on put s'entendre, le premier président fit son compliment à M. le duc de Berry[1]. Lorsqu'il fut achevé, ce fut à ce prince à répondre. Il ôta à demi son chapeau, le remit tout de suite, regarda le premier président, et dit : « Monsieur » ; après un moment de pause, il répéta : « Monsieur » ; il regarda la compagnie, et puis dit encore : « Monsieur » ; il se tourna à M. le duc d'Orléans, plus rouges tous deux que le feu, puis au premier président, et finalement demeura court sans qu'autre chose que[2] « Monsieur » lui pût sortir de la bouche. J'étois vis-à-vis du quatrième président à mortier, et je voyois en plein le désarroi de ce prince ; j'en suois ; mais il n'y avoit plus de remède. Il se tourna encore à M. le duc d'Orléans, qui baissoit la tête ; tous deux étoient éperdus. Enfin le premier président, voyant qu'il n'y avoit plus de ressource, finit cette cruelle scène en ôtant son bonnet à M. le duc de Berry, et s'inclinant fort bas comme si la réponse étoit finie, et tout de suite dit aux gens du Roi de parler[3]. On peut juger quel fut l'embarras de tout ce qui étoit là de la cour, et la surprise de toute la magistrature[4]. Les gens du Roi

1. Ci-après, p. 519. — 2. Avant *que*, il y a *luy pu[st]*, biffé.

3. La même aventure était arrivée à Louis XIV au lit de justice du 15 janvier 1648, si l'on en croit le *Journal des guerres civiles* de Du Buisson-Aubenay, tome I, p. 4 ; mais le jeune roi, à cette époque, n'avait pas dix ans.

4. Notre auteur est seul à raconter cette aventure, dont il n'avait point parlé dans l'Addition au *Journal de Dangeau* indiquée plus haut, mais qu'il avait cependant insérée dans la *Notice sur sa maison* publiée dans le tome XXI et supplémentaire de l'édition des *Mémoires* de 1873, p. 138-139. Dangeau, ni les relations officielles n'en disent rien ; Mme de Maintenon, la marquise d'Huxelles, la médisante Madame elle-même n'y font aucune allusion, pas plus que le maréchal de Tessé, qui, dans une lettre à la princesse des Ursins du 20 mars (recueil Rambuteau, p. 421), parle cependant de la cérémonie du Parlement ; les *Mémoires de Sourches* s'arrêtent à la fin de 1712 ; les Gazettes étrangères sont muettes, et le Chansonnier lui-même ne nous a pas conservé le moindre petit couplet moqueur. Ce si-

exposèrent donc de quoi il s'agissoit, et en firent après une longue pièce d'éloquence : c'étoit de retirer des registres du Parlement les lettres patentes[1] qui conservoient le droit à la couronne de France au roi d'Espagne et à sa branche, quoique absent et non regnicoles[2], quand il s'en alla en Espagne[3], et de faire la lecture de sa renonciation pour lui et pour toute sa branche à la couronne de France, et celles de M. le duc de Berry et de M. le duc d'Orléans à la couronne d'Espagne pour eux et pour leur postérité, et d'enregistrer toutes ces trois renonciations. Le premier président expliqua les intentions du Roi. L'avocat[4] Joly de Fleury porta la parole et fit la réquisition[5]; les conclusions du procureur général furent lues; on opina du bonnet[6]. Tout cela fut fort long.

Entre-deux de séance.

L'arrêt d'enregistrement prononcé, les présidents se levèrent, avec toute la magistrature ; ils firent une révérence profonde à M. le duc de Berry, qui se découvrit sans se lever ; les présidents s'en allèrent à la buvette[7], et toute la magistrature les y suivit[8]. M. le duc d'Orléans ne

lence complet peut sembler étonnant. On verra ci-après (p. 519) le résumé en trois lignes que le greffier du Parlement fit de la réponse du duc de Berry, ce qui ne veut pas dire cependant qu'elle ait été prononcée.

1. *Patentens* corrigé en *patentes*, et *conservoient* corrige *conservoit*.

2. Le signe du pluriel a été ajouté après coup à *regnicole*.

3. Ces lettres patentes de décembre 1700 furent insérées de nouveau à la suite des renonciations dans les registres du Parlement.

4. L'avocat général.

5. Écrit *requision*, par mégarde, dans le manuscrit.

6. Cette locution est ici employée au sens propre. « Lorsqu'un juge est du même sentiment que ceux qui ont opiné avant lui, il ne fait qu'ôter son bonnet sans rien dire » (*Académie*, 1718).

7. Tome XIX, p. 109.

8. Tout ce qui venait de se passer étant censé en conseil secret, les magistrats n'y étaient qu'en robes noires (Cérémonial de Desgranges) ; il falloit maintenant recommencer les mêmes formalités en séance publique et solennelle. C'est pour cela qu'il y eut cet « entre-deux de séance », pour permettre aux magistrats d'aller prendre leurs robes rouges. Saint-Simon va l'expliquer plus loin.

se leva point du tout non plus, ni au salut, ni lorsqu'ils se retirèrent. Sur cet exemple, les deux princes du sang et les deux bâtards, qui se lèvent toujours pour les présidents à mortier parce qu'ils se lèvent pour eux, ne se levèrent point du tout, et les pairs, qui jamais ne se lèvent pour les présidents à mortier, ni pour le premier président, parce qu'ils ne se lèvent pas pour eux, demeurèrent pareillement assis. On se tint donc en place pendant que la robe vuidoit tous ses bancs; puis chacun s'approcha des princes et les uns des autres, et les personnes de qualité et de la cour quittèrent leurs places, et entrèrent dans le parquet, où les princes et tout le monde étoit[1] debout, pêle-mêle, à causer les uns avec les autres. Au bout d'un quart d'heure, M. le duc d'Orléans me fit appeler parmi tout ce monde, et me demanda s'il ne falloit pas se mettre en place avant l'arrivée des présidents et de la magistrature. Je lui dis que cela se pouvoit, mais qu'il suffisoit aussi d'être avertis à temps pour se placer un instant auparavant, ou même arriver tous en place en même temps qu'eux. Il jugea qu'ils alloient revenir, parce qu'il ne s'agissoit que de prendre leurs grandes robes rouges, avec leurs épitoges[2], et leur mortier[3] à la main[4], et qu'ils ne voudroient pas faire attendre M. le duc

1. Ce verbe est bien au singulier dans le manuscrit.

2. « *Épitoge*, espèce de chaperon ou de capuce que les présidents à mortier et le greffier en chef du Parlement portaient autrefois sur la tête dans les grandes cérémonies et qu'ils ne portent plus que sur l'épaule » (*Dictionnaire de Trévoux*).

3. « *Mortier*, espèce de bonnet de velours noir, qui est bordé par en haut d'un large galon d'or et que les présidents de la grand'chambre des parlements portent au jour de cérémonie pour insigne de leur dignité » (*Académie*, 1718). Il était de forme ronde, et celui du premier président avait deux galons, un en haut, un en bas.

4. Le costume de cérémonie des membres du Parlement était, pour les présidents, la robe écarlate, avec le manteau de même fourré d'hermine, l'épitoge et le mortier; pour les conseillers, la robe rouge avec parements noirs, manteau pareil à celui des présidents, et le bonnet carré.

de Berry. Ainsi il me dit de faire avertir les pairs que M. le duc de Berry et lui alloient monter aux hauts sièges et s'y mettre en place. Cela s'exécuta un moment après, et le parquet se vuida. Chacun alla rechercher à s'asseoir en lieu de voir et d'entendre. Les gens du Parlement avoient cependant redoublé un banc aux hauts sièges, à droit, couvert d'un tapis fleurdelisé, pour les pairs qui ne pourroient avoir place sur le banc fixe ordinaire adossé à la muraille, moyennant quoi il y eut place pour tous.

M. le duc de Berry et tous [les] pairs en séance en haut.

Je ne sais ce qui se passa entre les princes après qu'ils furent en place ; car, bien que je fusse sur le banc adossé à la muraille, j'étois loin d'eux et le quinzième, parce que les pairs ecclésiastiques, qui joignent le coin du Roi aux hauts sièges à gauche aux lits de justice, se mettent à droit quand ce n'est que Parlement comme ce jour-là. Peu de temps après que nous fûmes tous en séance attendant le Parlement à revenir, je m'entendis appeler de main en main par les pairs d'au-dessus de moi, qui me dirent d'aller parler à M. le duc de Berry et à M. le duc d'Orléans, qui me demandoient. Je ne sais si Monsieur le Duc, qui s'étoit peut-être trouvé embarrassé de se lever à son ordinaire[1], ou de ne se point lever, à l'exemple des deux premiers princes, à la sortie des présidents, ne les avoit point tentés de se lever à leur rentrée. J'allai donc les trouver joignant le coin du Roi, et, comme il n'y avoit personne que nous en place, ni eux, ni les pairs, devant qui je passai et repassai[2], ne se levèrent point; car, autrement, lorsqu'on est en véritable séance, les fils de France, princes du sang et autres pairs se lèvent tout debout pour un pair qui arrive, et ne se rassoient qu'en même temps que lui. M. le duc d'Orléans me mit donc debout entre[3] lui et M. le duc de Berry assis, et tourné à eux, et là ils me deman-

1. Ci-dessus, p. 336.
2. Il y a *rapassay*, par mégarde, dans le manuscrit.
3. *Entre* surcharge un *et*.

dèrent s'ils se lèveroient lorsque le premier président, suivi des autres, rentreroient par la lanterne de la buvette, et couleroit[1] le long de leur banc jusque près d'eux. Je leur dis que non ; qu'ils devoient demeurer découverts, pour l'être lorsque les[2] présidents paroîtroient, les laisser arriver tous à leurs places, et leur rendre une légère inclination de corps, sans bouger d'ailleurs, lorsqu'avant de s'asseoir ils leur feroient la révérence, et cette inclination unique pour tous, en passant leurs yeux sur eux le long de leur banc. Ils s'en tinrent là, sans ajouter rien davantage. Monsieur le Duc, qui en entendit quelque chose, m'arrêta comme je passois devant lui pour me retirer à ma place, et me demanda s'il se lèveroit ; je souris, et je lui dis que j'ignorois ce qu'il vouloit bien accorder à ces Messieurs-là, mais que M. le duc de Berry ni M. le duc d'Orléans ne se lèveroient, ni n'en feroient pas le moindre semblant, parce qu'il ne le devoient pas, ni les pairs ne s'en remueroient[3] pas, et je regagnai ma place. La morgue présidentale n'avoit garde de manquer une si belle occasion de s'exercer sur des fils de France. Ils prolongèrent leur toilette plus de trois gros quarts d'heure[4], et ils excitèrent les murmures tout haut, que nous entendions de nos places. Enfin ils arrivèrent, et je remarquai que la rougeur monta bien forte au visage du premier président et des deux ou trois premiers qui le suivoient, lorsqu'ils virent M. le duc de Berry et M. le duc d'Orléans ne branler pas à leur arrivée, les deux princes du sang et les deux bâtards ne remuer pas davantage, et qu'ils n'eurent de tous, ainsi que des pairs, qu'ils saluèrent

Orgueilleuse lenteur des présidents à revenir en place, pour lesquels nul ne se lève.

1. Il y a bien *rentreroient* et *couleroit*, et le sens explique cette anomalie ; tous les magistrats devaient rentrer, mais le premier président seul devait « couler » le long du banc des princes pour venir à sa place.

2. Avant *les*, il a biffé *ils pa*[*roistroient*].

3. *Remueroit* corrigé en *remueroient*.

4. Il y a *heures* dans le manuscrit, avec le signe du pluriel ajouté après coup.

aussi tournés vers eux, et regardant le long de leurs bancs, que la légère inclination que j'avois proposée[1]. En même temps, les sièges bas et les bancs fleurdelisés qu'on avoit ajoutés derrière se garnirent de toute la magistrature. Elle[2] fut quelque temps à se placer, et les huissiers, après, à faire faire silence.

Séance * en haut.

Comme c'étoit *jouer à la Madame*[3] en haut, comme on avoit fait en bas, où, en présence de tout ce que la grand chambre avoit pu contenir de spectateurs, on avoit fait semblant d'être seuls à huis clos, et, comme[4] il ne s'agissoit en cette nouvelle séance que de la promulgation de ce qui s'étoit fait en la précédente, le premier président cria qu'on ouvrît les portes et qu'on fît entrer. C'étoit pour la forme ; elles n'avoient pas été fermées un moment de toute cette longue matinée, et tout étoit tellement rempli, qu'il n'y put entrer personne au delà de ce qui y étoit, et y avoit toujours été. Quand ce premier vacarme des huissiers fut passé, qu'ils eurent après crié silence, et que le bruit fut un peu apaisé, on recommença à lire et à débiter, mais en autres termes pour varier l'éloquence des gens du Roi, les mêmes choses[5] qui s'étoient lues et plaidées en la séance d'en bas, en sorte que la longueur en fut excessive.

1. Si le récit de Saint-Simon est exact, comment se fait-il que Desgranges, dans sa relation (ms. Mazarine 2746, fol. 215 v°), dise que, les princes *se sont levés* lorsque le premier président et les autres présidents sont entrés ? Ce qui est confirmé par le procès verbal du Parlement (ci-après, p. 523). Il est juste cependant de remarquer que, Desgranges et le Parlement étant hostiles aux prétentions des pairs, ils ont pu altérer sur ce point la vérité.

2. *Elle* surcharge *on*.

3. « *Jouer à la Madame* se dit des petites filles qui s'amusent ensemble à contrefaire les dames, en se faisant des compliments et des visites les unes aux autres, comme les dames s'en font entre elles » (*Académie*, 1718).

4. *Coe* est en interligne, au-dessus de *que*, biffé.

5. Ces trois mots sont en interligne.

* Avant *séance*, Saint-Simon a biffé *IIe*.

Deux petites aventures risibles.

Les choses les plus sérieuses, quelquefois même les plus tristes, sont assez souvent mêlées d'aventures plaisantes, dont le contraste surprend le rire des plus graves. Je ne puis m'empêcher d'en rapporter deux dont je fus le témoin bien près en cette cérémonie, et fort en peine de ce qui m'en arriveroit à la première. Mon rang à la séance des bas sièges me plaça entre les ducs de Richelieu et de la Force[1]. Il y avoit déjà assez longtemps qu'ils étoient en séance en attendant M. le duc de Berry. Peu après son arrivée, je sentis frétiller le bonhomme Richelieu, qui, bientôt après, me demanda si cela seroit long[2]. Je lui dis que je le croyois par les lectures, et par la parade[3] de discours des gens du Roi. Le voilà à grommeler et à trouver cela fort mauvais. Il ne fut pas longtemps en repos sans revenir aux[4] questions et aux frétillages[5], et à me dire enfin qu'il se mouroit d'envie d'aller à la garde-robe, et qu'il falloit donc qu'il sortît[6]. Je lui représentai l'indécence de sortir d'une séance où il étoit vu de tout ce qui y étoit depuis les pieds jusqu'à la tête, et où il n'y avoit devant lui que le vuide du carré du parquet de la séance. Cela ne le contenta point, et j'eus bientôt une nouvelle recharge. Je[7] connoissois l'homme par expérience, que, pour sa rareté, je n'ai pas omise p. 40[8]. Je savois qu'il prenoit presque tous les soirs de la casse[9],

1. Ci-dessus, p. 332.

2. *Long* surcharge un mot illisible, peut-être *court*.

3. « *Parade*, montre d'une chose qui n'est que pour l'ornement » (*Académie*, 1718).

4. Ces trois mots sont en interligne, au-dessus d'*et le voila en*, biffé, et plus loin le second *aux* surcharge *en*.

5. Ce mot n'est admis par aucune des éditions du *Dictionnaire de l'Académie*. Littré n'en cite que le présent exemple de notre auteur.

6. Saint-Simon a déjà raconté, en 1694, une scène analogue, dont le héros était le même duc de Richelieu : tome II, p. 79.

7. Après *je*, il y a un *le* biffé.

8. C'est *p. 41* qu'il faudrait ; elle correspond à la page de notre tome II indiquée plus haut.

9. « On appelle ainsi la moëlle qui est renfermée dans une gousse

souvent un lavement le matin, avec lequel il sortoit, et le promenoit trois ou quatre heures et le rendoit chez qui il se trouvoit. La frayeur me saisit pour ses chausses, et par conséquent pour mon nez. Je me mis donc à regarder comment je pourrois me défaire d'un si dangereux voisin, et je vis avec douleur que la[1] chose étoit impossible par l'excès de l'entassement de la foule. Pour le faire court, les bouffées de sortir, les menaces de ne pouvoir plus se retenir continuèrent toute la séance et redoublèrent tellement sur la fin, que je me crus perdu plus d'une fois. Lorqu'elle finit, je priai l'abbé Robert, conseiller clerc de la grand chambre[2], qui se trouva assis précisément derrière nous[3], et qui avoit entendu tout ce colloque, de tâcher à faire sortir M. de Richelieu. On y eut toutes les peines du monde, à force de soins de l'abbé Robert et d'huissiers qu'il appela à son secours. Il ne revint point pour la séance des hauts sièges. La[4] scène qui m'y amusa n'eut rien de menaçant. Monsieur de Metz s'y trouva placé le dos à mes genoux sur ce banc redoublé dans la largeur en long des hauts sièges, au bas de la banquette qui règne au bas du banc fixe ordinaire qui est adossé à la muraille, sur lequel j'étois. Bientôt après qu'on

longue et boiseuse d'un arbre qui vient en Égypte et dans les Indes. » (*Académie*, 1718). C'était un purgatif anodin.

1. Les mots *que la* surchargent des lettres illisibles.

2. François Robert, docteur de Sorbonne, conseiller clerc au Parlement en 1671, abbé de Paimpont en 1672, mort en 1722 ; il habitait rue Neuve Saint-Augustin, près l'hôtel de Gramont. Très versé dans la science juridique et très estimé de ses collègues, on l'adjoignait toujours au premier président Harlay pour les arbitrages difficiles.

3. Rappelons que cette aventure se passa pendant la séance aux bas sièges, où un magistrat restait au bout de chaque banc occupé par les pairs ; on verra, par l'extrait des registres du Parlement donné ci-après à l'appendice XI, p. 518, que l'abbé Robert était justement au bout du second banc et par conséquent au-dessus de notre auteur qui, avec les ducs de Richelieu et de la Force et le conseiller le Musnier, occupait les quatre dernières places du premier banc devant le parquet.

4. Avant *la*, Saint-Simon a biffé *ou*.

eut commencé, voilà Monsieur de Metz à s'impatienter, à gloser sur l'inutilité de ce qui se débitoit, à demander si ces gens-là avoient résolu de nous faire coucher au Palais, à frétiller, et finalement à dire qu'il crevoit d'envie de pisser[1]. Il étoit plaisant, même avec[2] un naturel comique qui perçoit jusque dans les choses les plus sérieuses. Je lui proposai de pisser devant lui sur les oreilles des conseillers qui se trouvoient au-dessous de lui aux bas sièges. Il secouait la tête, parloit tout haut, apostrophoit l'avocat général entre ses dents, et se trémoussoit de manière que les ducs de Tresmes et de Charost, entre qui il étoit, lui disoient à tous moments de se tenir comme ils auroient fait à un enfant, et que nous mourions de rire. Il vouloit sortir tout de bon ; il voyoit la chose impossible ; il juroit[3] qu'on ne le rattraperoit jamais à pareille fête ; quelquefois, il protestoit qu'il alloit se soulager aux dépens de lui et de qui il appartiendroit ; enfin il nous divertit toute la séance. Je ne vis jamais homme si aise que lui quand elle finit.

Lever de la séance et sortie. Dîner au Palais-Royal.

Il[4] étoit fort tard quand tout fut achevé. La séance se leva ; les princes descendirent par le petit degré du coin du Roi ; les deux présidents et les deux conseillers qui avoient reçu M. le duc de Berry à la Sainte-Chapelle se trouvèrent dans le débouché du parquet, marchèrent[5] comme ils avoient fait en venant, et le conduisirent au même degré de la Sainte-Chapelle[6]. Pendant que les princes descendoient des sièges hauts par ce petit de-

1. Nous avons déjà eu dans les *Mémoires* de nombreuses anecdotes du même goût : voyez notamment tome II, p. 365, et V, p. 91.
2. *Avec* est en interligne, au-dessus d'*avoit*, biffé.
3. *Juroit* a été écrit en interligne, au-dessus de *protestoit*, biffé.
4. Ici l'encre et la plume changent dans le manuscrit.
5. Avant ce mot, il y a un *et*, biffé.
6. Les deux relations officielles (ms. Mazarine 2746, fol. 216 v°, et ci-après, p. 524) disent au contraire que le duc de Berry fut reconduit à la Sainte-Chapelle par quatre huissiers du Parlement et non pas par les magistrats qui l'avaient été chercher.

gré du coin du Roi, les pairs et les présidents, qui étoient debout, se saluèrent, et reployèrent en même temps, chacun le long du banc où il étoit assis, les plus anciens les premiers. Les présidents sortirent par la lanterne de la buvette, les pairs par celle de la cheminée, comme on étoit entré, et les pairs sortirent ensemble, deux à deux, précédés d'un huissier à l'ordinaire. M. de Saint-Aignan et moi les quittâmes au sortir de la grand chambre pour rejoindre M[1]. le duc de Berry et M. le duc d'Orléans, et monter en carrosse avec eux. Ils allèrent droit au Palais-Royal, au pas, avec la même pompe qu'ils étoient arrivés au Palais. La conversation en chemin fut fort sobre; M. le duc de Berry paroissoit consterné, embarrassé, mais aussi dépité. En arrivant au Palais-Royal, ils reprirent tous deux leur habit ordinaire, et M. de Saint-Aignan et moi les nôtres[2]. M. le duc d'Orléans avoit convié entre les deux séances beaucoup de pairs et de gens de qualité à dîner au Palais-Royal avec M. le duc de Berry. Il m'avoit chargé[3] aussi de prier des pairs et ceux des personnes de qualité qu'il me nomma, que je trouverois sous ma main entre les deux séances, qu'il ne trouveroit peut-être pas sous la sienne, et ses principaux officiers d'en prier beaucoup de sa part, ce qui leur étoit plus aisé parce qu'ils étoient répandus avec eux hors la séance. On pirouetta[4] quelque peu de temps dans ce grand appartement du Palais-Royal que M. le duc d'Orléans avoit magnifiquement accommodé et augmenté[5], jusqu'à ce que les conviés pussent être arrivés du Palais. On[6] servit une table de prodigieuse

1. *Mr* surcharge *les*, biffé. — 2. Voyez ci-dessus, p. 327, note 1.
3. Il y a *charger*, par mégarde, dans le manuscrit.
4. Au sens de se promener en tous sens, sans but.
5. Monsieur avait aussi beaucoup embelli le Palais-Royal, et le Roi était venu le visiter le 20 mai 1701 (*Dangeau*, tome VIII, p. 105). Notre auteur reparlera encore des appartements dans la suite des *Mémoires*, tome XIII de 1873, p. 133, XV, p. 365, XVI, p. 149 et 153-154, XVIII, p. 453, et XIX, p. 3-4.
6. Avant *on*, il y a un *et*, biffé.

grandeur, qui fut également splendide et délicate, sans aucun plat gras[1]. M. le duc de Berry se mit au milieu dans un fauteuil, reçut la serviette, que lui présenta M. le duc d'Orléans, et eut seul une soucoupe pour boire et une serviette sous son couvert, mais point de cadenas[2]. M. le duc d'Orléans se mit sans intervalle à sa droite, sur un siège tout pareil à ceux de toute la compagnie. Messieurs de Reims et de Laon se mirent auprès d'eux à droit et à gauche, et les autres ducs ensuite. M. de Foix se mit vis-à-vis d'eux au milieu. Leurs principaux officiers étoient à table, et beaucoup de[3] gens de qualité. Ceux de M. le duc d'Orléans s'y dispersèrent pour en faire les honneurs; M. le duc d'Orléans les fit aussi lui-même avec beaucoup de grâce et de liberté, mais avec dignité et mesure. On y fut longtemps parce que le repas fut grand et bon, et que chacun mouroit de faim. La multitude des voyeurs[4], le nombre de ceux qui étoient à table, ni la quantité des plats et des services, n'empêchèrent pas la promptitude de les relever quand il en étoit temps avec[5] tout l'ordre possible, et que chacun ne fût servi comme à une table de cinq ou six couverts. L'extrême sérieux de M. le duc de Berry, et son silence devant et pendant le repas, en ôta la gaieté. Chacun causoit avec ses voisins, et la faim et la bonne chère empêchèrent qu'on ne s'ennuyât. Avant, pendant et après M. le duc d'Orléans fut d'une politesse infinie et très attentive pour tout le monde. Les deux princes du sang et les deux légitimés qui s'étoient trouvés au Parlement ne furent point invités au Palais-Royal, ni l'ambassadeur d'Angleterre.

1. Parce que c'était en carême.
2. Il a été parlé de ce cérémonial de la soucoupe, de la serviette et du cadenas dans nos tomes IX, p. 230, XVII, p. 297, et XX, p. 241.
3. Le manuscrit porte *des*.
4. Ici, il y a bien *voyeurs* et non *voyeux*, comme dans le tome VI, p. 228.
5. *Avec* est en interligne.

Retour à Versailles.

Les deux princes partirent bientôt après qu'ils furent sortis de table, et furent au pas jusqu'à la porte Saint-Honoré[1] avec la pompe qu'ils[2] étoient entrés le matin dans Paris. Ils parurent l'un et l'autre fort scandalisés de plusieurs choses qu'ils avoient remarquées au Parlement, les unes à l'égard des pairs seulement, les autres qu'ils avoient partagées[3] avec eux. Je les supprime ici parce qu'il y aura lieu d'en parler dans la suite[4]. Du reste, M. le duc de Berry, qui ne se rasséréna point pendant tout le chemin, tint le carrosse dans le sérieux et la réserve. Ils[5] mirent pied à terre à Versailles, dans la cour des Princes[6], apparemment parce que les gardes de M. le duc de Berry ne l'auroient pu suivre dans la grand cour. Ils trouvèrent à leur portière un message qui les attendoit. La duchesse de Tallard avoit, comme on l'a dit[7], été fiancée la veille, mariée la nuit, et recevoit ce jour-là ses visites sur le lit de la duchesse de Ventadour. Elle[8] envoya donc attendre les deux princes, et les prier de vouloir bien venir chez sa petite-fille avant d'entrer chez eux, s'ils[9] vouloient lui faire l'honneur de l'aller voir, parce que les visites étoient finies, et qu'elle n'attendoit plus qu'eux pour sortir de dessus ce lit. Ils y allèrent tout droit. Ils furent reçus, entre autres, par la princesse de Montauban, qui, avec sa flatterie ordinaire, et sans savoir un mot de ce qui s'étoit passé, se mit à crier, dès qu'elle aperçut M. le duc de Berry, qu'elle étoit charmée de la grâce et de la digne éloquence avec laquelle il avoit parlé au Parlement, et paraphrasa[10] ce thème de toutes les louanges dont il étoit susceptible. M. le duc de Berry rougit de dépit sans

Indiscret compliment de Mme de Montauban à M. le duc de Berry.

1. Tome I, p. 216. — 2. Il y a *il*, par inattention, dans le manuscrit.
3. Il y a *partagé*, sans accord, dans le manuscrit.
4. Lorsque, en 1715, il parlera des usurpations du Parlement sur les pairs : t. X, p. 409 et suivantes.
5. *Il* est encore ici au singulier, par erreur.
6. Tome XVI, p. 468. — 7. Ci-dessus, p. 315 et 322.
8. C'est la duchesse de Ventadour. — 9. *Si* corrigé en *s'ils*.
10. Verbe déjà rencontré dans le tome XVI, p. 237.

dire une parole et marchant toujours pour gagner le lit ; elle de redoubler, d'admirer sa modestie qui le faisoit rougir et ne point répondre, et ne cessa point qu'ils ne fussent arrivés auprès de la mariée. M. le duc de Berry n'y demeura que quelques moments debout et s'en alla. Il fut reconduit comme il avoit été reçu, et toujours poursuivi par cette vieille sur les merveilles qu'il avoit faites, et les applaudissements qu'il s'étoit attirés du Parlement et de tout Paris. Délivré d'elle à la fin par le terme de la conduite, il s'en alla chez Mme la duchesse de Berry, où il trouva du monde, n'y dit mot à personne, à peine à Mme la duchesse de Berry, prit Mme de Saint-Simon, et s'en alla chez lui, seul avec elle, où il s'enferma dans son cabinet. Il s'y jeta dans un fauteuil, s'écria qu'il étoit déshonoré, et le voilà aux hauts cris et à pleurer à chaudes larmes. Il raconta à Mme de Saint-Simon, à travers les sanglots, comment il étoit demeuré court au Parlement sans pouvoir proférer une parole, à appuyer sur[1] l'affront que cela lui faisoit devant une telle assistance, qui se sauroit partout, et qui le feroit passer pour un sot et pour un imbécile : puis tomba sur les compliments qu'il avoit reçus de Mme de Montauban, qui, dit-il[2], s'étoit moquée de lui et l'avoit insulté, et qui savoit bien sûrement ce qui lui étoit arrivé ; et de là à l'appeler par toutes sortes de noms dans la dernière fureur contre elle. Mme de Saint-Simon n'oublia rien pour l'adoucir et sur son aventure, et sur celle de Mme de Montauban, en l'assurant qu'elle ne pouvoit pas savoir ce qui s'étoit passé au Parlement, dont personne encore n'étoit informé à Versailles[3], et que la

Désespoir et réflexions de M. le duc de Berry.

1. La première lettre de *sur* corrige une *l'*.

2. *Dit-il* a été ajouté en interligne.

3. Cependant on aurait pu le savoir, puisque le duc de Berry, à cause du repas au Palais-Royal, ne rentra à Versailles qu'à six heures du soir (*Dangeau*, p. 364), et que bien des spectateurs du Parlement avaient dû revenir plus tôt. Saint-Simon est le seul à raconter cette historiette, de même que seul il a narré l'aventure du jeune duc au Parlement.

flatterie lui avoit fait dire tout ce qu'elle ne faisoit que se figurer. Rien ne prit. Les plaintes et le silence se succédèrent toujours parmi les larmes. Puis tout à coup, se prenant au duc de Beauvillier et au Roi, et accusant son éducation : « Ils n'ont songé, s'écria-t-il [1], qu'à m'abêtir [2] et à étouffer tout ce que je pouvois être. J'étois cadet ; je tenois tête à mon frère : ils ont eu peur des suites ; ils m'ont anéanti [3]. On ne m'a rien appris qu'à jouer et à chasser, et ils ont réussi à faire de moi un sot et une bête incapable de tout, et qui ne sera [4] jamais propre à rien, et qui serai le mépris et la risée du monde. » Mme de Saint-Simon en mouroit de compassion, et n'oublia rien pour lui remettre l'esprit. Cet étrange tête-à-tête dura près de deux heures, qu'il étoit à peu près temps d'aller au souper du Roi. Il recommença le lendemain avec moins de violence. Peu à peu, Mme de Saint-Simon le consola, quoique imparfaitement. Mme la duchesse de Berry n'osoit guères lui en rien dire, M. le duc d'Orléans beaucoup moins ; mais personne n'a osé depuis parler, non seulement à lui, mais devant lui, de cette séance du Parlement, ni de rien de tout ce voyage à Paris. Le même jour, au sortir du Parlement, le duc de Shrewsbury dépêcha des courriers en Angleterre [5] et à Utrecht, qui hâtèrent très promptement la signature de la paix entre toutes les puissances, excepté l'Empereur [6].

1. *S'écriatil,* dans le manuscrit.

2. « *Abêtir,* faire devenir bête, rendre bête » (*Académie,* 1718).

3. Pour l'éducation du duc de Bourgogne et de ses frères, voyez ci-dessus, p. 130, note 5.

4. Il y a bien ici *sera,* et plus loin *serai.* — 5. *Dangeau,* p. 364.

6. Le Roi fit frapper une médaille en souvenir de la séance des renonciations (Bruzen de la Martinière, *Histoire de Louis XIV,* tome V, p. 647-648). L'enregistrement eut lieu aussi dans les autres cours souveraines, mais hors de la présence des princes ; la lettre par laquelle le secrétaire d'État le prescrivit au premier président de la Chambre des comptes est dans les *Pièces justificatives pour servir à l'histoire des premiers présidents,* par A. de Boislisle, n° 719.

L'Impératrice va de Barcelone à Vienne par l'Italie fort incognito.

Jennings, un des amiraux d'Angleterre[1], avoit déjà porté l'Impératrice de Barcelone à Gênes, et on vit le moment que les Catalans s'opposeroient à son départ à main armée[2]. Elle traversa l'Italie avec peu de suite et fort *incognito* et gagna le plus tôt qu'elle put Insprück, puis Vienne[3]. Jennings revint après faire le transport des troupes angloises[4], qui depuis longtemps ne sortoient plus de leurs quartiers. Le duc d'Ossone, sûr d'être admis à Utrecht[5], y étoit allé de Paris, et Monteleon d'Angleterre[6]. Orry, qui étoit resté à Paris depuis que le Roi l'avoit fait chasser d'Espagne, et avoit été fort près de le faire pen-

Plénipotentiaires d'Espagne reçus à Utrecht; Orry rappelé en Espagne.

1. John Jennings, né en 1664, avait été créé chevalier en octobre 1704 pour sa belle conduite à la prise de Gibraltar et à la bataille de Malaga ; il devint contre-amiral en 1705 et vice-amiral en 1707. Rentré en Angleterre après la paix, il fut nommé membre du conseil de l'amirauté en 1714 et conserva ces fonctions jusqu'à la mort de Georges Ier ; devenu amiral d'Angleterre en 1733, il quitta peu après le service et mourut en 1743.

2. C'est le 18 ou le 19 mars 1713 que l'escadre de Jennings, composée de treize vaisseaux de guerre et de divers bâtiments de transport, quitta Barcelone avec la nouvelle impératrice ; il arriva à Vado, dans le golfe de Gênes le 28 mars (*Gazette*, p. 174, 186 et 200-201 ; *Gazette d'Amsterdam*, nos XXXI, XXXII et XXXIV). On a vu dans le tome XXII, p. 170-171, que les Catalans avaient déjà été fort mécontents du départ de l'Archiduc. Ce fut Stahrenberg qui eut le commandement des troupes impériales jusqu'à complète évacuation.

3. L'impératrice, débarquée à Gênes le 3 avril, arriva le 10 à Milan, le 12 mai à Mantoue, le 17 à Roveredo, le 23 à Insprück; mais elle tomba malade à Linz, et dut y faire un long séjour ; elle arriva enfin le 11 juillet à Vienne (*Gazette*, p. 200-201, 224, 236, 237, 260, 270, 279, 291, 316, 328, 339, 351 et 363 ; *Gazette d'Amsterdam*, nos XXXIV, XXXVIII, Extr. XL, nos XLII-XLVI, XLVIII, LII, LIV-LIX).

4. Saint-Simon veut dire les troupes allemandes (*Dangeau*, p. 412 ; *Gazette*, p. 234 et 237).

5. Ci-dessus, p. 218. Il partit en poste de Paris dans la nuit du 10 au 11 avril, passa par Bruxelles et arriva le 19 à Utrecht (*Dangeau*, p. 382; *Gazette*, p. 180 ; *Gazette d'Asmterdam*, nos XXVII-XXXIII).

6. Ci-dessus, p. 218. Il rejoignit le duc d'Osuna à Utrecht dans les premiers jours de juin (*Gazette*, p. 284). La mésintelligence ne tarda pas à se mettre entre ces deux plénipotentiaires (Dépôt des affaires étrangères, vol. *Espagne* 220, fol. 27 v°, 31 v°, 114, 118, etc.).

dre[1], y fut rappelé par le crédit de Mme des Ursins[2]. Le roi d'Espagne en desira le consentement du Roi, qui ne le voulut jamais donner, mais qui permit[3] qu'il partît sans son aveu, et il y retourna de la sorte[4]. Cette souveraineté de Mme des Ursins accrochoit la paix d'Espagne[5]. On en verra le détail dans les Pièces[6], et combien le Roi le trouva mauvais. C'est ce qui fit la fortune du baron de Capres, qu'elle envoya de sa part à Utrecht[7]. D'Aubigny[8] y étoit

Bassesse, caractère et fortune du duc de

1. Tome XII, p. 62 et suivantes.

2. Orry avait quitté Paris en octobre 1712 pour aller voir à Bagnères Mme des Ursins, et déjà on parlait de son retour en Espagne (*Dangeau*, tome XIV, p. 249).

3. Écrit par erreur *permist*. — 4. *Dangeau*, p. 381-382.

5. Il a déjà été question de cette affaire dans notre tome XXII, p. 138 ; l'article 7 du traité de paix réservait dans les duchés de Luxembourg ou de Limbourg une terre de trente mille écus de revenu qui devait être érigée en principauté pour la princesse des Ursins et ses héritiers. Philippe V s'était fait un point d'honneur personnel de l'obtenir, et d'abord Louis XIV ne s'y était point opposé ouvertement. Mais les Hollandais ne l'entendaient pas ainsi, et le Roi ne voulut point retarder la paix pour satisfaire l'ambition de la favorite, comme on le voit dans la lettre qu'il fit écrire au marquis de Brancas, le 19 octobre 1713, et qui est publiée dans les *Instructions aux ambassadeurs de France en Espagne*, tome II, p. 241-243. On suit le détail de l'affaire dans la correspondance de Mme des Ursins avec Torcy, en partie inédite, éparse dans les volumes *Espagne*, n°s 220 à 226.

6. En marge du manuscrit : « Voir les Pièces sur la souveraineté avortée de la P^{sse} des Ursins. »

7. Michel-Joseph de Bournonville (tome IX, p. 146), d'abord titré baron de Capres, du nom d'une seigneurie du Boulonnais qui était entrée dans sa maison en 1447 par un mariage, avait un grand crédit à la cour d'Espagne (Mémoire du marquis de Bonnac, publié dans les *Instructions aux ambassadeurs de France en Espagne*, tome II, p. 217). En 1712, il avait été nommé gouverneur de Girone. Son rôle à Utrecht avait déjà été raconté par notre auteur : voyez l'appendice VI de notre tome V, p. 509.

8. Aubigny était à Utrecht depuis le commencement de 1713. Dans une lettre du 9 janvier à Torcy, la princesse des Ursins remercie le ministre « du conseil qu'il a donné à M. d'Aubigny d'aller à Utrecht pour son affaire. » (vol. *Espagne* 220, fol. 23 v°). Torcy semble avoir favorisé cette négociation jusqu'au jour où Louis XIV la jugea

Bournonville. [Add. S^tS. 1097]

déjà, qui n'y[1] passoit point les antichambres, et que son petit état faisoit mépriser. Elle crut donc qu'un cadet de Bournonville, qui avoit de l'esprit, de l'entregent, de l'intrigue, qui portoit un nom distingué dans les Pays-Bas, qui[2] y avoit force parents, et qui étoit un homme à tout faire pour arriver à plaire et parvenir, perceroit et viendroit à bout de la chose du monde qu'elle passionnoit le plus démesurément. Elle y fut trompée. Capres se déshonora par une commission si ridicule et si fort au-dessous de lui, ne put être[3] reçu à rien traiter à Utrecht, et y essuya tous les dégoûts possibles que sa mission attira à sa personne ; mais, pour lui, il réussit à ce qu'il vouloit, qui étoit de plaire à la distributrice des grâces de toutes les sortes. Mme des Ursins lui sut si bon gré d'avoir fait ce voyage de sa part, et de tout ce qu'il y avoit essuyé pour l'amour d'elle, qu'elle[4] ne tarda pas à l'en récompenser[5]. Il n'avoit ni grâces ni aucun bien vaillant ; elle le mit à son aise et lui fit donner la Toison, bientôt après la grandesse, enfin la compagnie wallonne des gardes du corps du roi d'Espagne[6]. J'ai pressé ces petits événements, afin de n'avoir pas à y revenir.

dangereuse pour la paix et l'arrêta net (*ibidem*, fol. 32, 42-43, 86-89, et vol. 221, fol. 10, etc., et vol. *Hollande* 246, fol. 107).

1. *N'y* corrige *ne*.
2. Avant *qui* Saint-Simon a biffé *et*.
3. *Ne* surcharge *et*, et *estre*, qui suit, surcharge *tr*.
4. *Qu'* a été ajouté après coup.
5. Voyez ci-après, p. 441, l'Addition n° 1097, indiquée ci-contre.
6. C'est en 1709 que Capres avait reçu à Compiègne, par procuration, des mains de l'électeur de Bavière, le collier de la Toison d'or, et, en octobre 1715 qu'il fut créé grand d'Espagne de la première classe sous la dénomination de duc de Bournonville, alors que Mme des Ursins n'était plus en Espagne ; en 1718, il fut fait commandant général de la Vieille-Castille, puis capitaine de la compagnie flamande (et non wallonne) des gardes du corps, dont il prêta le serment entre les mains de Philippe V le 16 juin 1720. Mais dès le mois de mars 1713, on lui voit attribuer le gouvernement des armes à Barcelone (*Gazette d'Amsterdam*, n° XXXII).

La paix signée, publiée. Fêtes à Paris. Hardie politique de M. et Mme du Maine.

Les Pièces, où tout ce qui regarde la paix se trouve si bien expliqué, me dispensent d'en rien dire ici en détail[1]. Le vendredi saint, 14 avril, Torcy entra sur les huit heures du soir chez Mme de Maintenon[2], menant au Roi le chevalier de Beringhen[3], aujourd'hui premier écuyer et chevalier de l'Ordre[4], chargé par le maréchal d'Huxelles d'apporter la nouvelle tant desirée de la signature de la paix, faite enfin le lundi précédent 10, fort avant dans la nuit, avec l'Angleterre, la Hollande, le Portugal, et les deux nouveaux rois de Sicile et de Prusse; et, pour le dire tout de suite, on eut les ratifications le 14 mai, et, le 22, la publication de la paix se fit dans Paris avec grande solennité. M. et Mme du Maine, qui songeoient fort dès lors à se rendre populaires, vinrent de Sceaux chez le duc de Rohan voir passer la cérémonie dans la

1. La paix fut signée dans la nuit du 11 au 12 avril 1713, à deux heures du matin (*Gazette d'Amsterdam*, nos XXX, XXXI, XXXIII). Les textes ont été réédités de nos jours d'après les originaux par M. H. Vast dans le tome III de ses *Grands traités du règne de Louis XIV*. Saint-Simon avait dans sa bibliothèque (*Catalogue*, n° 807, p. 73) trois volumes in-12 *d'Actes, mémoires et pièces concernant la paix d'Utrecht, depuis 1706 jusqu'en 1713*, publiés à Utrecht même en 1713. Mais il s'agit ici de la copie des Mémoires de Torcy faite pour notre auteur, qui forme le volume du Dépôt des affaires étrangères, coté aujourd'hui *France* 430, et dont il a déjà parlé ci-dessus, p. 122, note 5.

2. *Dangeau*, p. 384-385; *Gazette*, p. 192.

3. Henri-Camille, chevalier puis marquis de Beringhen, était le second fils du premier écuyer. Né le 1er août 1693, il entra d'abord dans l'ordre de Malte et obtint la commanderie de Piéton; il eut un régiment de cavalerie en août 1719, devint en février 1724 premier écuyer du Roi, lieutenant général au gouvernement de Bourgogne et gouverneur de Chalon-sur-Saône, reçut l'ordre du Saint-Esprit en février 1731, et eut en décembre 1734 le gouvernement des châteaux de la Muette et de Madrid avec la capitainerie des chasses du Bois de Boulogne. Il mourut le 12 février 1770, sans postérité d'Angélique-Sophie de Hautefort, veuve du marquis de Thémines, qu'il avait épousée le 20 mars 1743 et qui mourut le 3 mai 1789.

4. Il fut, sous Louis XV, un des amants de Mme de Parabère (*Lettres de Mlle Aïssé*, p. 102).

place Royale[1], s'y montrer sur un balcon, et y jeter de l'argent au peuple[2], libéralité qui n'auroit pas réussi auprès du Roi à d'autres. Il y eut, le soir, beaucoup de feux devant les maisons, et plusieurs furent illuminées. Le 25 mai on chanta le *Te Deum* à Notre-Dame avec l'assistance ordinaire; le soir, grand feu d'artifice à la Grève, qui fut suivi d'un superbe festin que le duc de Tresmes, gouverneur de Paris, donna à ses dépens à l'hôtel de ville aux ambassadeurs et à grand nombre de personnes distinguées de la cour et de la ville, des deux sexes, et les vingt-quatre violons[3] pendant le repas[4].

1. Il y avait eu place Royale deux hôtels de Rohan : l'un au numéro 6 actuel, fameux par le passage de Marion de Lorme et, plus près de nous, par celui de Victor Hugo, avait appartenu au grand duc Henri de Rohan, et sa veuve le vendit en 1650. L'autre, au numéro 13, avait d'abord été la propriété de Jean Dyel, sieur des Hameaux (1598-1668), premier président de la cour des aides de Normandie, qui y avait reçu la visite de Louis XIV le 15 janvier 1650 (*Gazette*, p. 160). Il passa ensuite à Élisabeth d'Angennes, dame d'Aumont, puis à Jacques le Comte de Nonant, qui le vendit en 1701, au duc de Rohan-Chabot; de nos jours, l'actrice Rachel y habita (Loret, *Muse historique*, tome III, p. 35; G. Brice, *Description de Paris*, édition 1752, tome II, p. 215; Lefeuve, *Les anciennes maisons de Paris*, n° 47, p. 30-31).

2. *Dangeau*, p. 407.

3. La « grande bande des vingt-quatre violons » de la musique de la chambre du Roi était ainsi nommée pour les distinguer des petits violons et des violons du cabinet; elle ne jouait que pour certaines cérémonies ou pour les grandes fêtes de la cour.

4. *Dangeau*, p. 409. La *Gazette d'Amsterdam* mande le 26 mai de Paris (n° XLIV): « Le 22, la publication de la paix se fit avec les cérémonies ordinaires dans les principales places de cette ville : le Châtelet et le corps-de-ville s'y étant rendus, accompagnés du roi d'armes et des hérauts, des trompettes, des timbales et des tambours de la Ville, M. d'Argenson, qui marchoit avec les hérauts d'armes, jeta de l'argent au peuple en plusieurs endroits. On fit le même jour diverses décharges de canon de la Bastille et de la Grève, et, le soir, il y eut des feux de joie en plusieurs endroits. Le 25, le *Te Deum* fut chanté pour le même sujet dans l'Église métropolitaine, et le cardinal de Noailles, archevêque de Paris, officia. Le chancelier de France, à la tête du Conseil, le Parlement, la Chambre des comptes, la Cour

Bailliage d'Haguenau assuré à M. de Châtillon. [*Add. St-S. 1098*]

Ce[1] temps sembla celui des grâces ; on ne le négligea pas. Je me suis trompé sur[2] la mort du duc Mazarin[3] : son extrémité à son âge l'avoit fait croire ; il n'est mort que vers la fin de cette année-ci ; ainsi, après cette correction, je n'en parlerai plus. Il avoit donné le bailliage d'Haguenau[4], de vingt mille livres de rente, à son fils[5] en mariage. Le peu de cas qu'on s'étoit accoutumé depuis de longues [années] à faire de lui, et l'extrême mépris où la vie honteuse, scandaleuse, obscure de son fils l'avoit fait tomber, avisèrent Voysin de demander au Roi ce bailliage pour Châtillon son gendre[6], qui a fait depuis une si grande et si inespérée fortune. Voysin l'obtint pour que Châtillon en jouît après la mort du duc Mazarin, et qu'il passât après Châtillon à sa postérité masculine[7]. Le duc de la Meilleraye eut beau crier : la partie n'étoit pas égale ; mais

des aides, la Cour des monnoies, l'Université et le corps de ville y assistèrent, et, le soir, il y eut un grand feu d'artifice tiré devant l'hôtel de ville, et des feux dans toutes les rues, avec d'autres marques de réjouissances. L'électeur de Bavière, le prince Rakoczy et quantité d'autres personnes de la première qualité assistèrent au feu d'artifice, et soupèrent à l'hôtel de ville. Il y eut ensuite un grand bal, suivi d'une collation magnifique et des illuminations pendant toute la nuit ; six tonneaux de vin y furent enfoncés au peuple à discrétion. Le gouverneur de Paris, M. Desmaretz et le prévôt des marchands firent de pareilles largesses au peuple. » Voyez, aux Archives nationales, le carton K 1003.

1. Ici l'encre change. — 2. *Sur* corrige *en*.

3. Ci-dessus, p. 201 ; nous avons rectifié l'erreur que Saint-Simon avait faite alors.

4. Ci-dessus, p. 204, note 3.

5. Paul-Jules de la Porte-Mazarin, duc de la Meilleraye (tome III, p. 15) avait reçu, en 1686, de son père toutes ses terres d'Alsace, et, en 1690, du Roi le grand bailliage d'Haguenau, dont le baron de Montclar avait la jouissance depuis 1679 (*Dangeau*, tome III, p. 97 et 132).

6. Alexis-Madeleine-Rosalie, comte de Châtillon (tome XX, p. 238-239), obtint le grand bailliage et la préfecture royale d'Haguenau, érigé en fief masculin pour lui et ses enfants mâles, en survivance du duc Mazarin, par provisions données au mois d'avril 1713 (Pinard, *Chronologie historique militaire*, tome V, p. 174).

7. Tout ceci est pris au *Journal de Dangeau*, tome XIV, p. 384.

le public fut étrangement indigné de l'audace et de l'avidité de ce ministre, qui donna le premier exemple de la violence d'enlever le bien par pure faveur à des personnes vivantes en droit et en possession de tout temps, c'est-à-dire depuis que le Roi en avoit pu disposer, et cela sans ombre de droit, de dette ni de prétention quelconque, que le pouvoir et le vouloir de ravir. Il ne fut pas longtemps sans faire passer sur la tête de Mme de la Rochepot[1], sa fille, une pension de six mille livres que lui avoient value[2] les voyages du Roi en Flandres lorsqu'il y étoit intendant[3].

48 000tt d'augmentation de pension à Madame.

Madame, qui avoit peine à fournir à la dépense de son grand état avec quatre cent mille livres de rente[4], demanda du secours au Roi, qui, avec excuses du peu[5], lui donna quarante-huit mille [livres] d'augmentation[6].

12 000tt de pension au duc de Charost.

Le duc de Charost[7], qui n'avoit rien vaillant, et qui étoit entre son père et sa mère[8] et ses deux fils[9], eut en même temps douze mille livres de pension[10].

1. Madeleine-Charlotte Voysin, comtesse de la Rochepot: notre tome XX, p. 221.
2. Le manuscrit porte *valu* sans accord.
3. *Dangeau*, p. 439. Le brevet, du 10 juillet, est dans le registre O[1] 57, fol. 118 v°.
4. Notre tome VIII, p. 361, note 3. Il existe aux Archives nationales (G[7] 1569) un État de la dépense de la maison, chambre aux deniers, table, etc... de Madame en 1710.
5. Il y eut des oppositions de la part de Mme de Maintenon, prétendit Madame (*Correspondance*, recueil Brunet, tome II, p. 161).
6. Dangeau (*Journal*, p. 398) dit quatre mille francs par mois d'augmentation, sans parler de la pension de cent quatre-vingt dix mille francs que lui faisait son fils.
7. Armand II de Béthune, duc de Charost: notre tome XXII, p. 102-103.
8. Armand Ier, duc de Béthune et sa femme Marie Foucquet.
9. Louis-Joseph de Béthune, marquis de Charost (tome XII, p. 335), était déjà mort sur le champ de bataille de Malplaquet; son frère, Paul-François, marquis d'Ancenis (tome XVI, p. 194), restait seul; leur mère était morte en 1683.
10. *Dangeau*, p. 377. Le brevet de cette pension n'est pas inséré

Monasterol[1], ministre depuis fort longtemps de l'électeur de Bavière en France, où il faisoit une dépense en tout prodigieuse[2], avoit une pension du Roi de trente mille livres. Il avoit épousé par amour une des plus belles femmes de Paris[3] au scandale de tout le monde, qui étoit veuve d'un vieux la Chétardye, gouverneur de Thionville[4], frère du curé de Saint-Sulpice directeur de Mme de Maintenon après Monsieur de Chartres. Elle n'avoit rien, et avoit épousé ce vieillard, dont elle eut un fils, bien longtemps depuis ambassadeur en Russie[5], où il a tant fait parler de lui, et dont il a tant tiré d'honneurs et[6] de biens de la Czarine. Monasterol obtint que, s'il venoit à mourir, il demeureroit de sa pension vingt mille livres de rente à sa femme[7].

20 000[lt] de pension assurée à Mme de Monasterol.

Fimarcon[8], longtemps depuis chevalier de l'Ordre en

Fimarcon lieu-

dans les registres de la Maison du Roi; elle était sans doute inscrite au Trésor royal.

1. Ferdinand-Auguste Solaro, comte de Monasterol: tome XI, p. 88. — Saint-Simon écrit *Monastérol*.

2. Cela a déjà été dit: tome XV, p. 439-441. Les *Mémoires* reparleront de ce diplomate à l'occasion de sa mort, en 1718 (tome XIV de l'édition de 1873, p. 376-378).

3. Marie-Claire-Colette de Bérard de Villebreuil: tome XV, p. 440-441. En mai 1710, elle avait été « à l'extrémité du pourpre qui faisoit alors de grands ravages. » (*Sourches*, tome XII, p. 223). Le président Hénault (*Mémoires*, p. 26) parle ainsi de sa beauté: « Il y avoit alors à Paris trois beautés distinguées: Mme Martel, Mlle de Villefranche et Mme de Monasterol. Celle-ci n'étoit composée que de pièces et de morceaux: des hanches, de la gorge, de l'embonpoint, elle devoit tout cela à sa couturière; mais, en représentation, nulle n'avoit plus d'éclat. »

4. Joachim Trotti de la Chétardye (tome XV, p. 439) était gouverneur de Landrecies et non de Thionville, depuis 1701 (*Dangeau*, tome VIII, p. 113; Pinard, *Chronologie historique militaire*, tome VIII, p. 41). Le gouvernement de Thionville avait été donné en juillet 1711 à M. de l'Esperoux (*Dangeau*, tome XIII, p. 438).

5. Joachim-Jacques Trotti: tome XV, p. 440.

6. *Et* a été ajouté en interligne. — 7. *Dangeau*, tome XIV, p. 375.

8. Jacques de Cassagnet: tome X, p. 68. Saint-Simon écrit encore ici *Fiefmarcon*. La terre de Fimarcon, dans le Condomois, avait été érigée en marquisat en 1503.

tenant général de Roussillon.

1724, eut la lieutenance générale de Roussillon[1] par la mort du vieux Quinson[2] et la protection des Noailles[3].

Lueurs trompeuses sur l'archevêque de Cambray.

Il y avoit eu depuis quelque temps des lueurs que les amis de l'archevêque de Cambray avoient avidement saisies pour se flatter. Personne[4] ne s'étoit hasardé de prononcer son nom devant le Roi, même lorsque, du vivant du Dauphin, les gens de la cour qui servoient en Flandres s'empressoient le plus de lui faire la leur en passant et repassant, et se détournoient même exprès. Il en avoit si magnifiquement usé pour les troupes et pour les officiers de toutes conditions pendant toute la guerre, et encore à la dernière campagne[5], que Mareschal en avoit parlé devant le Roi plus d'une fois, et, presque toutes les fois, le Roi y avoit pris courtement, mais assez bien. J'en avois averti le duc de Chevreuse, qui vivoit encore, et le duc de Beauvillier, qui en furent touchés d'une joie d'autant plus sensible, qu'ils étoient depuis bien longtemps hors de toute espérance à son égard[6]. Ratabon, évêque d'Ypres[7],

1. *Dangeau*, p. 369. Ses provisions sont du 1er avril, elles furent enregistrées au conseil royal du Roussillon le 21 juin (Pinard, *Chronologie militaire*, tome V, p. 9). Cette lieutenance générale rapportait douze mille livres.

2. Jean-Raymond de Villardis, marquis de Quinson (Saint-Simon écrit *Quinçon*), fut d'abord capitaine d'infanterie, puis de cavalerie en 1657, obtint un régiment en 1671 et passa brigadier en 1686; inspecteur général de la cavalerie en 1688, maréchal de camp en 1690 et lieutenant général en 1693, il commanda par intérim en Roussillon en 1696, et obtint la lieutenance générale de cette province en janvier 1698; il mourut à Perpignan le 7 mars 1713, à quatre-vingts ans passés.

3. *Lettres de Mme de Maintenon*, édition 1806, tome IV, p. 180. Fimarcon avait servi en Catalogne sous le maréchal de Noailles.

4. Il y a *prersonne*, par inadvertance, dans le manuscrit.

5. Voyez notre tome XXII, p. 132, note 4.

6. On trouvera à l'Appendice d'un de nos prochains volumes une lettre inédite du prélat au duc de Beauvillier, qui fera connaître les sentiments qui l'animaient à cette époque.

7. Martin de Ratabon, né à Paris en 1654, était fils d'un intendant des bâtiments qui avait été trésorier de France à Montpellier; docteur

ne bougeoit guères de Paris, et prétendoit qu'il y avoit une vapeur dans sa cathédrale qui le faisoit évanouir toutes les fois qu'il y entroit[1]. C'étoit un homme d'esprit, du monde, qui étoit si bien avec les jésuites, que ce pouvoit[2] être les cendres de Jansénius, son célèbre prédécesseur, qui opéroient cet effet sur lui[3]. On lui donna l'évêché de Viviers[4], et le P. Tellier, qui étoit tout à Monsieur de Cambray, sans oser le montrer[5], et dont le crédit croissoit sans cesse, fit un tour de force et bombarda[6] cet évêché d'Ypres[7] pour l'abbé de Laval[8], grand vicaire de Monsieur de Cambray, qui l'avoit élevé tout jeune, et l'avoit toujours nourri et entretenu généreusement chez

de Sorbonne en 1676, et député du second ordre à l'assemblée du clergé de 1682, aumônier du Roi, puis vicaire général du cardinal de Fürstenberg à Strasbourg (1685), il fut nommé évêque d'Ypres en 1689, mais ne fut sacré qu'en 1693; il passa à l'évêché de Viviers en avril 1713, se démit dix ans après et obtint en compensation les abbayes de Mortemer et de Saint-Barthélemy de Noyon; il mourut à Paris le 9 juin 1728.

1. Voyez dans la *Correspondance de Fénelon*, tome IV, p. 214, une lettre du P. le Tellier où il est question de ces vapeurs.

2. Il y a *pouvoient*, au pluriel, dans le manuscrit.

3. Fénelon l'estimait peu et conseillait, s'il quittait son évêché, de lui donner du revenu sans charge quelconque (*Correspondance*, tome III, p. 208). Quelques années plus tard, l'abbé Legendre (*Mémoires*, p. 393) disait que ses vapeurs le rendaient incapable de toute application sérieuse.

4. Il y remplaça M. de Chambonas (*Dangeau*, p. 393; *Correspondance de Fénelon*, tome IV, p. 221), dont nous avons vu la mort ci-dessus, p. 280.

5. Il y a en effet de nombreuses lettres du confesseur du Roi dans le tome IV de la *Correspondance de Fénelon*.

6. Verbe déjà rencontré dans le tome I, p. 66.

7. Cet évêché, démembré de Thérouanne en 1559, comprenait cent cinquante paroisses. Son revenu, d'abord considérable, avait été très diminué par les guerres.

8. Charles-François-Guy de Laval-Montmorency, de la branche de Montigny, avait été reçu docteur de Sorbonne en mai 1700, et fut d'abord chanoine de Tournay; puis Fénelon le prit pour son grand vicaire et archidiacre de sa cathédrale. Nommé évêque d'Ypres en avril 1713,

lui parce qu'il étoit un peu son parent[1], et que cette branche très cadette de Laval-Montigny[2] avoit à peine du pain. Cet abbé de Laval avoit extrêmement profité d'une générosité si bien placée ; il étoit savant, fort homme de bien, et s'étoit beaucoup fait aimer[3]. Il n'avoit jamais[4] quitté l'archevêque, qu'il aimoit et respectoit comme son père, et dont il étoit chéri de même[5]. Cet attachement étoit l'exclusion la plus formelle : aussi personne ne pensoit à rien pour lui, lorsque le P. Tellier fit de lui-même ce grand coup qui releva tout à fait les espérances sur l'archevêque même, et qui ravit M. de Beauvillier. On verra que les suites en furent trompeuses. Le pauvre abbé de Laval mourut à Ypres peu de mois après avoir été sacré[6]. L'école d'où il sortoit étoit fort opposée à celle de Jansénius, sûrement au moins pour ce monde ; cette mort précipitée fut-elle un coup de Jansénius ? L'abbé de Laval fut le dernier évêque d'Ypres de la nomination du Roi, qui la perdit avec cette place par l'exécution de la paix.

Mort de Mont- Un saint et grand évêque mourut en ce temps-ci : Mont-

et sacré par Fénelon le 6 mai, il n'occupa son siège que quelques mois, étant mort le 26 août de la même année à quarante-cinq ans. Il est fréquemment parlé de lui dans la *Correspondance de Fénelon*, tomes I, p. 420, II, p. 179 et 193, IV, p. 197, 212 et 330, et V, p. 327.

1. Il y avait eu en effet une alliance en 1681 entre Marie-Thérèse-Françoise de la Motte-Fénelon, sœur de l'archevêque, et Pierre III de Laval, marquis de Lezay ; mais ce Lezay était d'une branche distincte de celle de Montigny.

2. Cette branche était issue de Hugues de Laval-Montmorency, seigneur de Montigny, au diocèse de Chartres, second fils de Jean de Laval, seigneur de Tartigny, et de Claude de Prunelé d'Esneval ; il ne faut pas la confondre avec celle de seigneurs de Nivelle en Flandre et de Montigny-en-Ostrevant, qui remontait à Philippe de Montmorency, seigneur de Nivelle, mort en 1526.

3. *Aimé* corrigé en *aimer*.

4. *Jamais* a été ajouté en interligne.

5. Voyez la *Correspondance de Fénelon*, tomes I, p. 420 et IV, p. 197.

6. *Dangeau*, tome XIV, p. 470.

gaillard[1], évêque de Saint-Pons[2], que ses vertus épiscopales[3], son grand savoir[4], une constante résidence de plus de quarante années, une vie toute apostolique, une patience humble, courageuse, prudente, invincible avoient singulièrement illustré sous la persécution des jésuites[5], qui y engagèrent le Roi pendant presque tout son épiscopat.

gaillard, évêque de Saint-Pons.

1. Pierre-Jean-François de Percin de Montgaillard, né le 29 mars 1633, et second fils du baron de Montgaillard qui avait eu la tête tranchée pour avoir rendu la place de Crème en Milanais dont il était gouverneur, avait été, par une sorte de dédommagement, après la réhabilitation de son père, nommé évêque de Saint-Pons en avril 1664. Il mourut dans son diocèse le 13 mars 1713, laissant tout ce qu'il possédait aux hôpitaux (*Gazette*, p. 156; *Dangeau*, tome XIV, p. 370).

2. Saint-Pons-de-Tomières est une petite ville du bas Languedoc qui doit son origine à une abbaye de bénédictins fondée en 936 par Raymond-Pons III, comte de Toulouse. Cette abbaye avait été érigée, le 18 février 1318, par Jean XXII, en évêché suffragant de Narbonne. D'après Dangeau (tome XIV, p. 370), l'évêché valait près de quarante mille livres de rente.

3. On trouvera dans la suite des *Mémoires* (tome X de 1873, p. 126) le récit d'un de ses miracles fait au Roi par le duc de la Rochefoucauld.

4. On connaît plusieurs traités pieux écrits par ce prélat, notamment: *Instruction sur le sacrifice de la messe, sur la réalité du corps et du sang de J.-C. dans l'Eucharistie*, etc., adressé aux protestants de son diocèse (1686). Un article de la *Revue historique*, 1er septembre 1904, p. 44-47, a traité de ses rapports avec les protestants en 1698.

5. M. de Montgaillard, très recommandable par ses mœurs et sa piété, se rendit célèbre par la singularité de ses opinions, et par son opposition aux décisions du saint siège, principalement sur les matières de la grâce. C'est lui, qui, en 1678, prit la défense du Rituel d'Alet, déjà proscrit par un bref de Clément IX, et de Pavillon, son auteur. Il voulut ensuite dans un *Directoire de l'office divin* publié en 1684, proposer des changements à la liturgie, et fut condamné à Rome, par un décret du 27 avril 1701. Certaines de ses *Lettres et instructions pastorales* méritèrent aussi une réprimande. Enfin il eut avec Fénelon de longues discussions, qui le montrent peu modéré. Cependant quinze jours avant sa mort, le 28 février 1713, il écrivit au Pape une lettre de soumission qui fut imprimée (Bibliothèque nationale, Ld4 687).

Mort de Laigle; son caractère.

Je regrettai un de mes voisins de[1] la Ferté, le mari de Mme de Laigle[2], dame d'honneur de Madame la Duchesse, tous deux fort des amis de mon père et des miens. Je n'ai guère connu un couple d'autant d'esprit, de politesse, mieux instruit de tout, et plus capable[3] d'amitié[4]. M. de Laigle, accablé d'infirmités, s'étoit retiré depuis plusieurs années chez lui à Laigle, d'où il ne sortoit plus. C'est un de[5] plus beaux et de plus complets marquisats qu'il y ait en France[6], à six lieues de chez moi. Il y mourut à soixante-quinze ans, tout à lui, n'ayant jamais rien perdu de sa tête, ni des agréments de sa conversation[7].

Mort et caractère de Sévigné.

Sévigné mourut aussi[8], et sans enfants, retiré depuis quelque temps avec sa femme[9] dans le faubourg Saint-Jacques, dans une grande piété[10]. Il étoit fils de Mme de

1. Le *d* de ce *de* surcharge une autre lettre.

2. Louis des Acres, marquis de Laigle, et sa femme, Marie-Charlotte de Lancy-Raray, ont déjà passé dans les *Mémoires* : nos tomes IV, p. 33, et XIX, p. 89-90. Ils s'étaient mariés par contrat du 7 avril 1669.

3. Le manuscrit porte *capables*. — 4. Tome XIX, p. 90.

5. Il y a bien ici *de*, dans le manuscrit, comme trois mots plus loin.

6. La baronnie de Laigle avait été érigée en marquisat par lettres du mois d'avril 1650 (notre tome IV, p. 33, note 7), enregistrées en la chambre des comptes de Rouen, le 19 décembre 1654, en faveur de Jacques des Acres, baron de Laigle.

7. Le marquis de Laigle mourut le 16 mars, et non le 21, comme il a été dit par erreur dans notre tome IV. Dangeau (*Journal*, tome XIV, p. 366) annonce cette mort dès le 17.

8. Charles, marquis de Sévigné (tome VII, p. 230), mourut en sa maison de la rue du faubourg Saint-Jacques, le 27 mars (*Gazette*, p. 168 ; *Journal de Dangeau*, p. 374), et non le 27 septembre, comme il a été dit par erreur dans notre tome VII. Il avait soixante-cinq ans et fut inhumé à Saint-Jacques le 28, comme il l'avait demandé par son testament du 29 septembre 1711 (*Lettres de Mme de Sévigné*, tome XII, deuxième partie, p. 213 et suivantes). — Saint-Simon écrit encore ici *Scvigny*.

9. Il avait épousé, le 8 février 1684, Jeanne-Marguerite de Brehant de Mauron, fille d'un conseiller au parlement de Bretagne.

10. Dès son mariage, le libertin Charles de Sévigné était redevenu très pieux (*Lettres de Sévigné*, tome I, p. 260-261); mais sa piété

Sévigné si connue encore par ses lettres [1]. Elle l'avoit fort mis dans le monde et dans la meilleure compagnie. C'étoit un bon et honnête homme, mais moins un homme d'esprit que d'après un esprit [2], qui avoit eu des aventures bizarres, peu mais bien servi, et qui du naturel charmant et abondant de sa mère, et du précieux guindé et pointu de sa sœur [3], avoit fait un mélange un peu gauche [4].

Mort, caractère et fortune du vieux Clérembault.

M. de Luxembourg perdit sans aucun regret son beau-père Clérembault [5], qu'on n'appeloit que Clérembault la Perruque, parce qu'il étoit accusé d'acheter les siennes sur les quais [6]; au moins en avoient-elles toute la mine. Il s'appeloit Gilier, étoit peu de chose [7], et beaucoup moins encore par son personnel. Il avoit été bien fait et parfaitement beau ; on le voyoit encore à plus de cent ans qu'il

augmenta surtout à partir de 1703, lorsqu'il quitta la lieutenance de Roi du comté Nantais pour s'installer avec sa femme au faubourg Saint-Jacques. Mme de Coulanges écrivait alors à Mme de Grignan (*Lettres de Mme de Sévigné*, tome X, p. 491) : « C'est son premier métier d'être dévôt. »

1. Notre tome III, p. 77-78 et 393.

2. Adaptation du mot de la Bruyère, déjà appliqué à Dangeau (tome XIII, p. 233), voyez aussi le tome III, p. 186, note 7.

3. Mme de Grignan (tome III, p. 77).

4. Dans la notice qui précède l'édition des *Lettres* publiée dans la collection des Grands écrivains, M. Paul Mesnard a fait (p. 114 et suivantes) une fort bonne biographie de Charles de Sévigné, et discuté l'appréciation de notre auteur.

5. René Gilier, marquis de Clérembault (notre tome III, p. 11), mourut le 29 mars 1713, âgé de cent ans passés, d'après Dangeau (*Journal*, tome XIV, p. 376), cent un ans d'après la *Gazette* (p. 168) et Mme de Maintenon (recueil Bossange, tome II, p. 372), et quatre-vingt-dix-huit ans, d'après la *Gazette d'Amsterdam*, n° XXIX.

6. Saint-Simon à écrit *quays*. — Le *Livre commode des adresses de Paris*, par Abraham du Pradel, indique (tome II, p. 39-41) les adresses des principaux marchands de perruques. Le bureau de leur corporation était sur le quai des Grands-Augustins, au coin de la rue Gît-le-Cœur.

7. Nous avons vu ce qu'était cette famille du Poitou (tome III, p. 11, note 1).

avoit bien comptés, un vieux bellâtre[1] qui, jusqu'à cet âge, et au delà, venoit toutes les semaines ennuyer la cour, où jamais il n'avoit été de rien. Il avoit été maître d'hôtel de Madame Henriette d'Angleterre lorsqu'elle épousa Monsieur. Le maréchal du Plessis[2] n'avoit pu refuser à la Reine mère d'être gouverneur de Monsieur ; il étoit demeuré surintendant de sa maison et premier gentilhomme de sa chambre. Il mourut, duc et pair de 1665, à la fin de 1675. Le comte du Plessis, son fils[3], étoit premier gentilhomme de la chambre de Monsieur en survivance. Il avoit épousé en 1659 Marie-Louise le Loup de Bellenave[4], qui fut dame d'honneur de Madame en survivance de la maréchale du Plessis[5], dont un fils unique tué devant Luxembourg à vingt ans, sans alliance, en mai 1684[6], par quoi le chevalier du Plessis, frère puîné de son père, devint duc et pair de Choiseul[7], en qui cette dignité s'est éteinte. Le comte du Plessis, son frère aîné, fut tué à la prise d'Arnheim en Hollande, à trente-huit ans, en 1672, et mourut ainsi devant son père. Sa veuve s'amouracha[8] de Clérembault, qu'elle voyoit tous les jours chez Madame, et l'épousa[9]. C'étoit un second mariage bien infime en comparaison du premier, et de la dame d'honneur de Madame avec un de ses maîtres d'hôtel. Cette Madame n'étoit plus Henriette d'Angleterre ; elle étoit morte le 30 juin 1670, et Monsieur étoit remarié dès la fin de 1672 à la fille de l'électeur palatin, à qui la coutume constante de l'Allemagne rendoit la mésalliance plus étrange ; car la comtesse du Plessis avoit passé de la première Madame à elle. On trouva donc moyen de faire

1. Ci-dessus, p. 302. — 2. César de Choiseul : tome III, p. 12.
3. Alexandre de Choiseul : *ibidem*, p. 11.
4. Notre tome III, p. 11 et note 3.
5. Colombe le Charron : *ibidem*, p. 11, et note 4.
6. César-Auguste de Choiseul : *ibidem*, p. 12.
7. Auguste, duc de Choiseul : tome I, p. 117.
8. Il y a *s'emmouracha* dans le manuscrit.
9. Tout ceci a déjà été rapporté dans notre tome III, p. 10-13.

Clérembault son premier écuyer pour rendre ce mariage moins insupportable, et on lui fit acheter encore le petit gouvernement de Toul[1]. Il étoit riche, sa femme encore plus ; la mort du duc de Choiseul, fils unique de son premier lit, la mit encore dans une plus grande abondance. L'un et l'autre avoient quitté Madame. Ils étoient extrêmement avares[2], et amassèrent de grands biens, que[3] la duchesse de Luxembourg, leur fille unique, morte devant sa mère, a fait passer à son fils, le duc de Luxembourg d'aujourd'hui. Mme de Clérembault est morte en 1724, à quatre-vingt-quatre ans[4] Elle avoit beaucoup d'esprit, et un reste de considération[5]; elle et son mari, plus avares l'un que l'autre[6].

Mort de la marquise de Mirepoix.

La marquise de Mirepoix mourut en même temps assez jeune[7]. Elle étoit fille aînée du duc et de la duchesse de la Ferté[8], et veuve de Mirepoix sous-lieutenant des mous-

1. Ce gouvernement (notre tome XI, p. 150, note 2), qui valait quarante-sept mille écus, rapportait environ douze mille livres. En 1718, il ne rendait plus que la moitié de ce revenu (*Dangeau*, tome XVII, p. 245).

2. Déjà dit au tome III, p. 13.

3. Il y a *dont*, dans le manuscrit, comme si Saint-Simon avait voulu tourner différemment la phrase.

4. Le 25 septembre 1724 ; elle fut enterrée dans la chapelle du couvent des Dominicains au faubourg Saint-Germain, aujourd'hui paroisse Saint-Thomas d'Aquin (Piganiol de la Force, *Description de Paris*, tome VII, p. 143).

5. Lors du mariage du marquis de Villeroy avec Mlle de Luxembourg, en 1716, on s'inquiéta beaucoup de savoir si Mme de Clérembault ferait à sa petite fille de grands avantages (*Dangeau*, tome XVI, p. 345).

6. Ce qui précède, depuis *Elle avoit*, est ajouté à la fin du paragraphe, Saint-Simon ne s'étant pas aperçu qu'il avait déjà dit cela six lignes plus haut.

7. Marie-Angélique de la Ferté-Senneterre (tome VI, p. 234) mourut le 31 mars, à Paris, à l'âge de trente-six ans (*Dangeau*, p. 376; *Inventaire historique des documents de la branche de Lévis-Mirepoix*, tome III, p. 563-565).

8. Henri-François de Senneterre (tome III, p. 93) et Marie-Isabelle-Gabrielle-Angélique de la Motte-Houdancourt (tome I, p. 128).

quetaires[1], sans enfants, qui étoit frère aîné du père[2] du marquis de Mirepoix aujourd'hui chevalier de l'ordre[3], aîné de la maison de Levis. Mme de Mirepoix tenoit assez de choses de sa mère; elle s'étoit ruinée, et vivoit assez esseulée[4] dans le couvent de la Conception, à Paris[5].

Mort La comtesse d'Uzès mourut aussi en couches[6]. Elle étoit

1. Gaston-Jean-Baptiste de Levis : tome VI, p. 234.

2. Charles-Pierre de Levis, né à Paris, le 19 décembre 1670, mort lieutenant général en 1702, comte de Terride, enfin marquis de Mirepoix, après la mort de Gaston-Jean-Baptiste, a déjà passé sous la plume de notre auteur, qui se trompe en lui faisant épouser « la fille d'un cabaret en Alsace » (notre tome VI, p. 235). Le contrat de ce mariage du 12 avril 1698 a été retrouvé dans les archives du château de Léran et il est publié dans le tome III de l'*Inventaire historique et généalogique des documents de la branche de Levis-Mirepoix*, p. 571-573. Ce document prouve qu'Anne-Gabrielle d'Olivier, veuve en premières noces de Bernard de Saint-Ignon, seigneur de Belleville, appartenait elle-même à une famille noble occupant des charges importantes en Lorraine, et était fille de Charles-Henri d'Olivier et de Barbe de Rand, et sœur de Jean-Nicolas d'Olivier, chanoine de la collégiale de Sainte-Croix de Pont-à-Mousson, et de Charles-Joseph d'Olivier, chevalier, seigneur d'Avilers, lieutenant général au bailliage de Longwy, que Léopold, duc de Lorraine, créa, le 17 mars 1722, baron de Méligny.

3. Gaston-Pierre-Charles de Levis (dont il a déjà été parlé dans notre tome VI, p. 235, note 8, mais dont nous rectifions la note généalogique d'après l'*Inventaire historique ... des Levis-Mirepoix*, tome III, p. 580 et suivantes), naquit à Belleville, le 2 décembre 1699, et mourut à Montpellier le 24 septembre 1757; entré en 1718, dans le corps des mousquetaires, colonel du régiment de Saintonge en 1719, et de celui de la Marine en 1734, brigadier du 1er août 1734, il fut envoyé comme ambassadeur extraordinaire à Vienne en 1737, devint maréchal de camp le 1er mars 1738, chevalier des ordres le 2 février 1739, lieutenant général le 2 mai 1744, fut ambassadeur à Londres en 1749, duc à brevet le 25 septembre 1751, enfin maréchal de France le 24 février 1757.

4. Adjectif déjà rencontré dans le tome II, p. 1.

5. Couvent fondé en 1635 dans la rue de Charenton; on l'appelait aussi les Filles anglaises.

6. Charlotte-Madeleine Pasquier de Franclieu, veuve du financier Hamelin (ci-dessous), avait épousé, par contrat des 23-26 décembre

fille du lieutenant de Roi de Condé, qui étoit brigadier[1], et veuve d'un financier appelé Hamelin[2]. C'étoit une grande femme, qui avoit été belle et bien faite, qui n'avoit pas quarante ans, à qui M. Chamillart avoit voulu du bien[3], que j'ai fort vue à l'Étang, où elle se faisoit aimer de tout le monde. Elle a laissé trois fils[4] du comte d'Uzès, frère du duc d'Uzès[5], qui n'avoit rien.

de la comtesse d'Uzès.

1705 (Archives nationales, registre Y 278, fol. 329 v°), François-Charles de Crussol, comte d'Uzès (tome VII, p. 184); elle mourut le 31 mars 1713, âgée d'environ trente-huit ans et fut enterrée le lendemain aux Carmélites du faubourg Saint-Jacques (*Dangeau*, p. 376; *Gazette d'Amsterdam*, n° XXIX; *Mercure* d'avril, p. 149-152; *Mémoires de Franclieu*, p, 13-14).

1. François-Michel Pasquier de Franclieu, sieur des Bergeries, né le 10 avril 1626, était devenu maréchal de bataille, puis premier capitaine et major du régiment de Broglio-infanterie. Il fut depuis chevalier de Saint-Louis, lieutenant de Roi de la ville de Condé-sur-Escaut, et brigadier d'infanterie le 11 septembre 1706.

2. Nicolas Hamelin, seigneur de Chaiges et fermier général, avait épousé Charlotte Pasquier par contrat passé en l'étude de Torinon, notaire au Châtelet de Paris, le 9 août 1696, dont une fille unique, Michelle-Charlotte Hamelin, dame de Chaiges. Nicolas Hamelin était mort le 4 février 1702.

3. *Lettres de Mme Dunoyer*, n° XXXVIII, tome II, p. 41. Le Chansonnier Maurepas (Leyde, 1865, tome V, p. 191-192 et 194) contient contre elle des vers obscènes, à propos de son mariage en 1705 avec le comte d'Uzès (voyez aussi Chansonnier, ms. Fr. 12694, p. 203).

4. Ces trois fils furent: 1° Louis-François-Charles de Crussol, dit le marquis de Montausier, né le 28 août 1706, fait mestre-de-camp du régiment de Bourbon-cavaleau au mois de décembre 1719, en donna sa démission le 27 septembre 17d0, et mourut dans son château de Salles le 1er septembre 1769; 2° François-Emmanuel, marquis de Crussol de Salles, né en janvier 1708, capitaine dans le régiment de Bourbon-cavalerie, ensuite mestre de camp du même régiment par démission de son frère, brigadier le 15 mars 1740, maréchal de camp le 10 novembre 1744, lieutenant général le 31 janvier 1748, gouverneur de l'île et citadelle d'Oleron (1756), mort à Saint-Maixent, le 8 avril 1761; 3° Charles-Hyacinthe de Crussol de Pisani, chevalier de Malte, appelé le chevalier d'Uzès, capitaine de cavalerie dans le régiment de Bourbon, mort sans postérité.

5. Jean-Charles de Crussol, duc d'Uzès: tome III, p. 19.

Mort, fortune caractère du cardinal de Janson.

L'État et la religion firent une grande perte en la personne du cardinal de Janson, évêque-comte de Beauvais et grand aumônier de France, qui mourut à Paris, 24 mars de[1] cette année, à quatre-vingt-trois ans, ayant toujours la tête parfaitement entière[2]. Le Roi le regretta beaucoup, le public aussi, et son diocèse et les pauvres amèrement. Ce sont de ces hommes rares et illustres qui méritent de s'y arrêter, et je le ferai d'autant plus volontiers qu'entre beaucoup d'amis qu'il eut toute sa vie, il l'étoit très particulier de mon père[3], et fort des miens. Il fut[4] un moment coadjuteur de Digne, puis[5] évêque de Marseille, où il fut chargé de toutes les affaires de Provence, au grand regret du comte de Grignan, lieutenant général de la province, comme on le voit par les lettres de Mme de Sévigné[6]. Ces affaires firent connoître sa capacité aux ministres. Forbin, son parent éloigné, mais de même nom, mort capi-

1. La préposition *de* surcharge *17*[*13*].

2. Le cardinal mourut à l'hôtel de Longueville, qu'il louait depuis 1706 (*Mémoires du duc de Luynes*, tome VII, p. 315), à la suite d'une longue maladie (*Dangeau*, tomes XIII, p. 411, et XIV, p. 325, 368 et 371 ; *Gazette*, p. 156 ; *Gazette d'Amsterdam*, nos XXVII et XXVIII ; *Mercure* de mars, p. 163-166). Il fut inhumé dans la cathédrale de Beauvais, à gauche du chœur, où l'on peut encore admirer son monument funéraire par Coustou. Le 28 juillet 1713, ordre fut donné de retirer de ses papiers ceux qui regardaient le service du Roi (Archives des affaires étrangères, vol. *France* 1194, fol. 29). Il y avait doute sur son âge, lors de sa mort (*Dangeau*, p. 368).

3. Le duc Claude de Saint-Simon figure comme l'un des témoins de l'évêque dans l'information pour sa réception de comte-pair de Beauvais, le 24 novembre 1679 (Archives nationales, K 623, n° 18).

4. Ici la plume et l'encre changent.

5. La virgule est placée après *puis* par mégarde. — Coadjuteur de Raphaël de Boulogne, évêque de Digne, dès 1653, il lui succéda en 1655 et passa en février 1668 à Marseille.

6. *Lettres de Madame de Sévigné*, tomes II, 18, 241, 242, 486, 487, 495, 496, 500, 526 ; III, 34, 60, 61. 66, 101, 102, 107, 185-188, 271, 276, 280, 283, 284, 286, 326, 328, 329, 332, 333, 362-364, 366, 383, 385, 389 ; Walckenaer, *Mme de Sévigné*, tome V, p. 45-54.

taine des mousquetaires gris[1], étoit dès lors bien avec le Roi, et fort ami de Bontemps, qui le devint de l'évêque de Marseille[2], et qui le servit très bien auprès du Roi toute sa vie. Il y avoit déjà sept ou huit ans qu'il gouvernoit toutes les affaires de Provence, lorsqu'il fut envoyé ambassadeur en Pologne en 1674[3], à l'occasion de l'élection d'un roi. Son habileté y réunit tous les partis lorsqu'on s'y attendoit le moins. Le fameux Jean Sobieski, grand maréchal et grand général de la couronne, fut unanimement proclamé[4]. La reconnoissance lui fit offrir sa nomination au cardinalat à l'évêque de Marseille, qui ne voulut l'accepter qu'après en avoir obtenu la permission du Roi[5].

Les papiers de Pomponne renferment plusieurs harangues adressées au Roi et à Monsieur par l'évêque de Marseille au nom des États de Provence (ms. Arsenal 6035, fol. 423-428 et 465-467).

1. Louis, bailli de Forbin (ci-dessus, p. 236). — Saint-Simon écrit *Fourbin,* comme on prononçait; ce qui permet à Mme de Sévigné de ne pas tarir sur *les Fourbineries.* C'est à cause de cette consonnance fâcheuse, dont on se moquait en Italie, qu'il prit le nom de cardinal de Janson, contrairement aux usages (ms. Ital. 368, fol. 60 v°.)

2. Alexandre Bontemps, premier valet de chambre du Roi (notre tome I, p. 85), était si lié avec le cardinal qu'on surnomma celui-ci « le cardinal Bontemps » (*Mémoires de l'abbé le Gendre,* p. 91); il y a même sur cette amitié, un noël de 1696 publié dans le *Nouveau siècle,* t. IV, p. 300.

3. Notre tome XV, p. 157. Son instruction, du 30 mars 1674, a été publiée dans le *Recueil des instructions aux ambassadeurs en Pologne,* p. 119-137. Janson y demeura deux ans, et le marquis de Béthune l'y remplaça en mars 1676 (*Mémoires de Pomponne,* tome I, p. 435-436 et 438-441). Auparavant il avait eu, de mars à juin 1673, une mission extraordinaire à Florence et à Rome, et, quand il partit, le Pape le nomma évêque assistant de sa chapelle.

4. La *Gazette* de 1674, p. 557-578, nous a conservé la harangue latine que l'évêque prononça à cette occasion.

5. Notre tome XV, p. 157; Hanotaux, *Instructions aux ambassadeurs de France à Rome,* tome I, p. 330-332. Comme pour Bonsy, le saint-siège tint peu de compte de la nomination du roi de Pologne; il omit de le comprendre dans la promotion de 1686 et fit attendre ce chapeau plus de dix ans. Bussy-Rabutin (*Correspondance,* tome V,

Peu après son retour, il fut en 1679 transféré à Beauvais, et renvoyé un an après ambassadeur en Pologne[1], et vers divers princes d'Allemagne[2]. En 1689, il eut l'ordre du Saint-Esprit, et, le 13 février 1690[3], Alexandre VIII Ottobon le fit cardinal[4]. Ce pape, que le duc de Chaulnes avoit mis sur le saint-siège[5], avoit trompé la France. A sa mort, nos cardinaux allèrent à Rome. Janson y contribua beaucoup à l'élection d'Innocent XII Pignatelli, l'un des plus sages, des meilleurs et des plus saints papes qui eussent occupé le saint-siège depuis bien longtemps[6]. Janson demeura à Rome, chargé des affaires de France, et y termina tous les démêlés qu'elle avoit eus sous les deux derniers pontificats. Après sept années de résidence à Rome, il revint en France. Deux ans après, la mort d'Innocent XII l'y fit retourner pour le conclave avec les autres cardinaux françois[7]. Clément XI Albane[8] y fut élu, et Janson demeura encore auprès de lui, chargé des affaires de France, jusqu'en 1706, qu'il apprit par le même courrier du Roi la mort du cardinal de Coislin, et qu'il étoit grand aumônier en sa place, avec

p. 592 et 595-596) dit qu'une des raisons de ce retard fut l'opposition de l'Empereur, qui lui reprochait d'avoir été en relations avec les rebelles de Hongrie pendant son ambassade. Voyez aux Additions et Corrections deux notes du P. Léonard.

1. Arrivé à Varsovie le 1er septembre 1680, il en repartit le 30 juillet 1681.

2. Notamment près de l'évêque d'Osnabrück et du duc de Zell (ms. Clairambault 986, p. 605).

3. Saint-Simon a écrit par erreur *1680*.

4. Il reçut le titre cardinalice de Saint-Calixte.

5. Notre tome XIII, p. 232-233.

6. Le même éloge du pape Innocent XII a déjà été fait au tome VII, p. 243-244. C'est avec lui que Janson termina la grande affaire des bulles de 1693 : notre tome IV, appendice XIII.

7. Les deux missions du cardinal à Rome durèrent de 1690 à 1697 et de 1700 à 1706. Une partie des papiers de la première est conservée à la bibliothèque d'Aix, mss. 624 et 625.

8. Notre tome VII, p. 353.

la permission de revenir l'exercer[1]. Il partit bientôt après de Rome, qu'il ne revit plus[2].

Le cardinal de Janson étoit un fort grand homme, bien fait, d'un visage qui, sans rien de choquant ni de singulier, n'étoit pourtant pas agréable, et avoit quelque chose de pensif sans beaucoup promettre[3]. Il étoit plein d'honneur et[4] de vertu ; il avoit un grand amour de ses devoirs et de la piété ; c'étoit[5] une sage et une excellente tête[6], se possédant toujours parfaitement, et qui par là a réussi en perfection dans toutes ses négociations, et a mieux servi le Roi à Rome qu'aucun autre qui y ait été chargé de ses affaires. Il y [a] été plus craint et plus considéré [Add. S^tS. 1099]

1. Louis XIV portait tant d'estime au cardinal de Janson que le 15 mars 1700, il écrivait au prince de Monaco (Affaires étrangères, vol. *Rome* 405) : « ... Votre confiance pour le cardinal de Janson ne doit pas se borner simplement aux affaires du conclave ; vous pourrez aussi lui parler sans réserves de toutes celles que vous jugerez à propos de lui communiquer. »

2. *Correspondance de Fénelon,* tome IV, p. 191 et 198 ; lettres du cardinal de Bouillon, ms. Nouv. acq. fr. 5089, fol. 166 et suivantes ; reg. O[1]50, fol. 172.

3. Il y a, à Versailles, un portrait du cardinal en commandeur du Saint-Esprit (n° 4305) et un autre dans la collection Clairambault, ms. 1168, fol. 118-119. Il fut gravé en buste, comme évêque de Marseille, par Nicolas de Larmessin et Antoine Masson.

4. *Et* est en interligne. — 5. *C'estoit* corrige *esto[it]*.

6. L'ambassadeur vénitien Erizzo dit que, au contraire du cardinal d'Estrées, c'est un homme de toute prudence, qui a rendu au nom français le crédit, la bonne réputation, la fortune qu'il avait perdus à Rome (*Relazioni,* tome III, p. 594) ; comparez l'éloge qui se trouve dans le ms. Ital. 368, fol. 58-61, la *Relation de Spanheim,* édition Bourgeois, p. 440, et édition Schefer, p. 267-269 et 419, les *Caractères inédits de 1703,* p. 32, et Walckenaer, *Madame de Sévigné,* tome IV, p. 257. Louville au contraire, dans une lettre à Torcy du 9 mai 1702, raconte qu'à Naples il ennuyait tellement Philippe V par ses propos lourds et pesants et ses conversations interminables que le roi en était excédé, et il ajoute : « C'est une bête, et d'une indiscrétion horrible. » Comparez les *Mémoires de Louville,* tome I, p. 253 et 268. En mars 1702, le marquis del Vasto avait publié et fait afficher un libelle intitulé *De vita et moribus cardinalis Jansonii* (Archives nationales, K 1324, n° 123, fol. 79 v°).

que pas un d'eux, parce qu'avec une parole lente et désagréable par l'organe, qui avoit un son étranglé, il avoit une sagacité qui ajoutoit beaucoup à la finesse de son esprit, et à sa justesse, qui étoit grande, en sorte qu'il[1] n'a jamais pu être trompé, même à Rome[2]. Il étoit consommé dans les affaires par une longue habitude, magnifique en tout et partout avec beaucoup d'ordre, fort désintéressé, affable aux plus petits, naturellement obligeant, fort poli, mais avec choix et dignité, quoiqu'il le fût à tout le monde, et l'homme du monde le plus capable d'amitié, de fidélité à ses amis, et de les bien servir. Il étoit né pauvre. Son frère aîné[3] et le père du marquis de Laigle de la mort duquel je viens de parler[4], avoient épousé les deux filles du bonhomme la Saludie[5], qui avoit été autrefois fort estimé et fort avancé à la guerre. La chapelle du château de Laigle vaut huit cents livres de rente fondée au chapelain[6] : ce fut le premier bénéfice qu'il eut, et que par reconnoissance il a voulu garder toute sa vie[7]. Il

1. L'abréviation de *que* est répétée deux fois.

2. C'est ce que dit en effet l'éloge du manuscrit italien 368 cité ci-dessus.

3. Laurent de Forbin, marquis de Janson : tome XVII, p. 118.

4. Ci-dessus, p. 360. Ce père du marquis de Laigle était Jacques des Acres, en faveur de qui la baronnie de Laigle fut érigée en marquisat.

5. Louis de Briançon, sieur de la Saludie, d'abord capitaine au régiment de Normandie, devint gentilhomme de la chambre du Roi et eut un régiment de cavalerie. Richelieu l'employa en diverses missions près de l'électeur de Trèves et du roi de Suède en 1632, avec M. de Brezé; envoyé en Italie et à Rome en 1633-1635, il revint servir en Franche-Comté en 1636, puis sur le Rhin, où il commanda longtemps la forteresse d'Ehrenbreitstein. L'aînée de ses filles, Marie de Briançon, épousa le baron de Laigle le 10 novembre 1640, et la cadette, Geneviève, le 24 juillet 1651, Laurent de Forbin.

6. Le château de Laigle, ancienne construction féodale du onzième siècle, avait été remplacé au dix-septième par un château en briques entouré d'un beau parc descendant jusqu'à la Rille; la chapelle a été détruite à la Révolution.

7. *Pièces intéressantes et peu connues*, tome I, p. 116; *Mémoires secrets de Duclos*, tome III, p. 61 note.

y payoit un chapelain, et faisoit donner le reste aux pauvres du lieu depuis qu'il fut devenu grand seigneur. Étant cardinal et grand aumônier, il se plaisoit à dire devant tout le monde à M. et à Mme de Laigle, qu'il étoit le grand aumônier du Roi[1] et le leur, et qu'il se faisoit honneur de demeurer le leur parce que, lorsqu'il n'avoit rien, il s'étoit trouvé bien heureux que leur père lui eût donné de quoi vivre par cette chapelle. Il avoit l'âme et toutes les manières d'un grand seigneur, doux et modeste, l'esprit d'un grand ministre né pour les affaires[2], le cœur d'un excellent évêque, point cardinal, au-dessus de sa dignité, tout françois sur nos libertés et nos maximes du Royaume sur les entreprises de Rome avec netteté, inébranlable là-dessus jusqu'à l'éclat, et parfaitement instruit de ces matières[3] jusqu'à avoir dit plus d'une fois aux ministres romains, et au Pape même, que, quelque flatté qu'il fût de sa pourpre, il se tenoit plus honoré de l'épiscopat que du cardinalat, et que son chapeau ne lui tenoit à rien. Cette fermeté constante et vraie a souvent eu de grands effets. Tout bon courtisan qu'il étoit, il fut aussi peu timide au dedans qu'au dehors, et aussi impénétrable au crédit et aux artifices des jésuites, dont il ne s'émut jamais, et qu'il contint toujours en crainte et en respect, comme on l'a vu p. [1035][4]. On a vu aussi, p. [128][5], combien le Roi regretta de ne pouvoir le mettre dans son Conseil, et les excellentes raisons qui l'en détournèrent, et que la France pleurera longtemps, avec des larmes de sang, n'avoir pas été suivies après lui.

1. Les mots *du Roy* sont en interligne.

2. Saint-Simon a déjà parlé des regrets de Louis XIV de ne pouvoir en faire un ministre (notre tome IV, p. 275); il va le répéter quelques lignes plus loin.

3. Ces trois mots sont en interligne, au-dessus de *là dessus* biffé.

4. Ce chiffre est resté en blanc dans le manuscrit; il correspond aux pages 79 et 80 de notre tome XX.

5. Chiffre resté encore en blanc: notre tome IV, p. 275.

Quelque accoutumé qu'il fût aux affaires, quelques[1] agréments qu'il trouvât dans le monde, où il étoit universellement honoré et où il avoit beaucoup d'amis parce qu'il en méritoit, quelques faveurs et quelques distinctions qu'il trouvât toujours à la cour, il ne se plaisoit nulle part tant que dans son diocèse, où il étoit singulièrement[2] respecté, et il se peut dire adoré, surtout des pauvres de tous les états, à qui il faisoit de grandes aumônes[3]. Il aidoit et soutenoit fort la noblesse, et, tant qu'il a été en France, il a toujours passé plus de sept ou huit mois tous les ans à Beauvais à y visiter son diocèse, et à y remplir toutes ses fonctions avec beaucoup d'application et de vigilance. Le Roi donna l'archevêché d'Arles à son neveu l'abbé de Janson[4], lors de la translation de M. de Mailly, longtemps depuis cardinal, d'Arles à Reims[5]. Le cardinal de Janson s'y opposa tant qu'il put : il dit au Roi qu'il connoissoit son neveu, que c'étoit un petit génie, fort homme[6] de bien, mais à qui il ne voudroit pas confier une place de vicaire de village, et absolument incapable de l'épiscopat ; que, si le Roi vouloit lui faire du bien, il lui seroit très obligé et très aise s'il lui vouloit donner une abbaye de dix-huit ou vingt mille livres de rente, que ce seroit de quoi vivre et prier Dieu en repos, et beaucoup plus qu'il n'en falloit à son neveu. Il eut beau insister ; le Roi tint bon[7]. On a longuement vu depuis combien le cardinal pensoit juste[8]. Sa mort arriva dans

1. Le manuscrit porte, par mégarde, *quelque agrements*.
2. Écrit *sigulicrement*, par inadvertance.
3. Il établit un séminaire à Beauvais.
4. Jacques de Forbin : notre tome XVII, p. 118.
5. En 1711 : tome XX, p. 79. — 6. Le mot *ho*e a été répété deux fois.
7. Tout ceci a déjà été raconté par Saint-Simon au tome XX, p. 80.
8. L'archevêque d'Arles se signala sous Louis XIV par son ardeur contre les jansénistes et fut un des défenseurs de la bulle *Unigenitus* ; il alla même jusqu'à faire refuser les derniers sacrements à M. de Quiqueran de Beaujeu, évêque de Castres, à cause de l'opposition de celui-ci à la bulle. C'est évidemment à cela que Saint-Simon fait allusion.

une funeste époque. Avec la liberté et la fermeté qu'il avoit, et la confiance du Roi telle qu'il la possédoit[1], il eût pu empêcher ce torrent de maux qui la suivirent dans l'Église et qui n'épargnèrent pas l'État, et son funeste successeur n'auroit pas acheté sa charge[2], comme il fit enfin du P. Tellier, et par elle[3] n'eût pas eu les accès dont il fit, pour la payer, un si pernicieux usage, comme on l'éprouva bientôt après.

Beauvais donné à l'abbé de Saint-Aignan * malgré le duc de Beauvillier.

Au bout de quinze jours, le Roi donna les deux belles abbayes qu'il avoit : Marchiennes, en Flandres[4], au cardinal Ottobon[5] ; Corbie, de cinquante mille livres de rente, au cardinal de Polignac[6]. Il nomma en même temps à Beauvais l'abbé de Saint-Aignan[7], qui étoit encore à Orléans au

1. *Mémoires de Forbin*, édition Michaud et Poujoulat, p. 594.

2. Le cardinal de Rohan : ci-après, p. 396 et suivantes.

3. Les mots *du P. Tellier* sont ajoutés à la fin d'une ligne, au-dessus d'un *et*, biffé, qui a été reporté en marge au commencement de la ligne suivante, et *par elle* a été aussi ajouté en interligne.

4. L'abbaye de Marchiennes, fondée au septième siècle, fut d'abord couvent de femmes ; elle passa ensuite aux moines de l'ordre de Saint-Benoît. M. de Janson l'avait eue en 1705 à la mort du cardinal de Médicis. Elle était affermée pour vingt-deux mille livres (*Dangeau*, tome XIV, p. 377) ; mais, cinquante ans plus tard, son revenu était évalué à quatre-vingt mille livres.

5. Pierre Ottoboni : tome VII, p. 356. Il était protecteur des affaires de France à Rome.

6. L'abbaye de Saint-Pierre de Corbie, de l'ordre de Saint-Benoît, au diocèse d'Amiens, avait été fondée en 660 par la reine Bathilde et son fils Clovis III. Elle valait de quarante à quarante-cinq mille livres de rente et comptait parmi les douze plus belles abbayes du royaume lorsque Louis XIV la donna au cardinal de Janson en octobre 1693 (*Dangeau*, tomes IV, p. 371, et XIV, p. 377). Le cardinal de Janson possédait encore les abbayes de Preuilly-en-Brie et de Savigny. Celle-ci, rapportant douze mille livres (*Gazette d'Amsterdam*, n° XXXVI), fut donnée le 22 avril à l'abbé Gaultier, en récompense de sa participation aux négociations de la paix, tandis que celle de Preuilly était concédée à l'abbé d'Harcourt-Beuvron (ibidem, n° XXXVI ; *Dangeau*, p. 389).

7. *Dangeau*, tome XIV, p. 377 ; *Mercure* d'avril, p. 171-175.

* Ici il a écrit *Agnan*, conformément à la prononciation habituelle.

séminaire[1]. Le duc de Beauvillier représenta au Roi qu'encore qu'il parût que son frère eût de la piété et de l'application aux choses de son état, il étoit encore trop jeune pour être aussi assuré de lui qu'il convenoit de l'être pour le faire évêque. Il n'y eut rien qu'il n'employât pour faire changer le Roi là-dessus avant que la nomination fût sue. Le Roi fut inflexible, loua la délicatesse de M. de Beauvillier, s'appuya sur tout le bien qui lui étoit revenu de son frère, ajouta que Beauvais ne vaquoit pas toujours, et à point, et qu'il vouloit bien lui dire que, s'il étoit encore d'usage, comme dans les anciens temps, que des fils de France fussent évêques, il n'auroit rien de mieux à donner à son second fils que Beauvais. Le Pape lui[2] refusa des bulles, parce que l'abbé de Saint-Aignan avoit, par ordre du Roi, soutenu dans ses thèses les propositions de l'assemblée du clergé de 1682[3]. Ce n'étoit pas que Rome fût en droit ni même en volonté de ce refus, mais pour montrer, par cette difficulté faite au frère d'un ministre de cette distinction, à quoi devoient s'attendre tous les autres, effrayer la cour, et faire perdre ainsi l'habitude de soutenir ces maximes, qui étoit[4] déjà fort tombée en désuétude, et qui y tomba après de plus en plus. Il avoit été réglé qu'elles le seroient par tous ceux qui auroient à prendre des degrés, et que le Parlement y tiendroit la main. Cela se fit pendant quelque temps; puis

Adresse hardie de Rome sur ses bulles. [*Add. St-S. 1100*]

1. François-Honorat-Antoine de Beauvillier (notre tome XIV, p. 123) était abbé commendataire de l'abbaye de Saint-Germer-de-Fly, depuis le mois de mai 1701. Consacré en octobre à Paris, par le cardinal de Noailles assisté des évêques d'Orléans et de Chartres, il prêta serment et prit séance au Parlement en qualité de pair de France, le 22 février 1714.

2. *Luy* surcharge un autre mot.

3. *Dangeau*, p. 435; *Correspondance de Fénelon*, tome IV, p. 302-305 et 324; *Mercure* de juin 1700, p. 262-263, de février 1704, p. 201-203; *Gazette d'Amsterdam* de 1700, n° LII, et de 1707, n° XLV.

4. *Estoient* corrigé en *estoit*.

on s'en relâcha à la françoise, et, sous Alexandre VIII Ottobon, le clergé sembla les abandonner par la lettre honteuse que le Roi l'engagea d'écrire à ce pape pour obtenir[1] des bulles qu'Innocent XI avoit refusées, et qu'on sollicitoit depuis quatorze ans[2]. Depuis cette époque, ces propositions ne furent plus soutenues qu'à la dérobée[3], et par des bouffées de mécontentement de la cour de Rome, qui sut profiter de tous les avantages qu'on lui laissoit prendre pour les anéantir, et qui a su depuis se saisir de bien d'autres, et se mettre en beau chemin de réduire la France au point d'ignorance, d'adoration[4] et de dépendance où elle a réduit l'Italie et les Espagnes. Le refus dura six mois entiers. Contente alors d'avoir fait un exemple si humiliant et si instructif, et n'osant aussi trop se commettre, les bulles furent accordées par bonté, avec le *gratis* ordinaire aux fils et aux frères des ministres. L'abbé de Saint-Aignan parut en parfait séminariste. Jamais rien de si gauche, de si plat, de si béat[5]. Je proposai au duc de Beauvillier de lui donner un maître à danser, pour lui apprendre au moins à faire la révérence et à entrer dans une chambre. Il afficha la régularité la plus exacte, et il remit Saint-Germer près Beauvais[6], la seule abbaye qu'il eût, pour n'être[7] pas en pluralité de bénéfices[8]. On la donna à l'abbé Bégon depuis

1. Le mot *obtenir* surcharge *avo[ir]*.

2. Affaires étrangères, vol. *France* 78, fol. 202 ; *Œuvres de Daguesseau*, édit. 1789, tome XIII, p. 424.

3. Saint-Simon a biffé une *s* à la fin de *derobée*.

4. Avant le *d'*, Saint-Simon a biffé un *et*.

5. Son portrait a été tracé par Madame (*Correspondance*, recueil Jaeglé, tome II, p. 277).

6. Le monastère de Saint-Germer-de-Fly ou de Flaix, dans l'arrondissement actuel de Beauvais, de l'ordre de Saint Benoît, avait été construit par saint Germer en 655. Il rapportait de quinze à dix-huit mille livres (*Dangeau*, tome VIII, p. 100 et 107 ; *Mémoires de Luynes*, tome XIII, p. 208).

7. Avant *n'estre*, Saint-Simon a biffé *n'avoir*.

8. *Dangeau*, p. 392.

évêque de Toul[1], parent proche des Colberts[2], qui fut choisi pour être[3] le conducteur du jeune prélat sous le nom de grand vicaire. M. de Beauvillier ni le Roi ne vécurent pas assez pour voir combien il y avoit eu de sagesse et de raison dans les craintes et les refus du duc de Beauvillier de faire son frère évêque si promptement, que ses désordres éclatants et persévérants firent enfin renfermer dans un monastère pour le reste de ses jours, presque gardé à vue, et forcément démis de son évêché pour éviter la dégradation et la déposition juridique[4].

Naissance et mort du duc d'Alençon.

Mme la duchesse de Berry accoucha sur les quatre heures du matin du dimanche 26 mars, d'un prince qui fut appelé duc d'Alençon[5]. Il vint à sept mois, et la flatterie fut telle, que presque toute la cour se trouva née ou avoir des enfants à ce terme. La joie en fut courte : il donna plusieurs alarmes par sa délicatesse[6], et il mourut le samedi 25 avril, à minuit[7]. Le Roi nomma le duc de

1. *Dangeau*, p. 413-414. — Scipion-Jérôme Bégon, né à Brest le 30 septembre 1681, était le second fils de l'intendant Michel Bégon. Docteur de Sorbonne le 8 juin 1708, abbé-commendataire de Saint-Germer en juin 1713, conseiller d'État, doyen de la Rochelle, vicaire général de Beauvais, il sera nommé évêque de Toul le 11 janvier 1721, mais ne sera sacré qu'en 1723. En 1728, il reçut encore du Roi l'abbaye de Valloires, fut fait prévôt de Saint-Déodat en 1743, et mourut le 28 décembre 1753 (Kerviler, *Bio-bibliographie bretonne*, tome II, p. 335-340 ; Dossier bleu Colbert, vol. 203, fol. 239 et suivants).

2. Mme Colbert, femme du ministre, était fille de Jacques Charron de Menars et de Marie Bégon.

3. *Estre* surcharge *G. V[icaire]*.

4. Ceci reviendra dans la suite des *Mémoires*, tomes X de 1873, p. 293, et XIV, p. 402.

5. *Gazette*, p. 155-156 ; *Journal de Dangeau*, p. 373 ; Cerémonial de Desgranges, ms. Mazarine 2746, fol. 229 v°.

6. Le 8 avril, étant en danger de mort, il fut baptisé par le curé de Versailles et tenu par le duc de Saint-Aignan et la marquise de Pompadour, et nommé Charles (Cérémonial de Desgranges).

7. C'est le dimanche 16 avril (et non le 25), à minuit trois quarts, que le duc d'Alençon mourut à l'âge de vingt-et-un jours (*Dangeau*, p. 385 ; Cerémonial de Desgranges, ms. Mazarine 2746, fol. 234 v°-235).

Saint-Aignan et le marquis de Pompadour pour accompagner le corps à Saint-Denis[1]. Il partit de Versailles le lundi 27 avril[2] après dîner, avec les gardes, les pages et les carrosses de M. le duc de Berry; l'évêque de Séez[3], portant le cœur, eut pour cette raison la première place, et M. de Saint-Aignan la seconde, au derrière du carrosse, comme duc, M. et Mme de Pompadour au devant, elle comme gouvernante, et le petit corps posé entre eux. Lorsqu'ils eurent passé les cours[4], et un peu avancé dans l'avenue, M. de Saint-Aignan força par politesse Mme de Pompadour de changer de place avec lui. De Saint-Denis ils furent porter le cœur au Val-de-Grâce[5]. M. et Mme la duchesse de Berry[6] furent extrêmement touchés. [*Add. St-S. 1101*]

Électeurs de Cologne et de Bavière voient le Roi plusieurs fois.

L'électeur de Bavière, qui étoit toujours à Suresnes[7], et qui s'y amusoit à chasser dans la forêt de Saint-Germain et ailleurs, à des retours de chasse chez lui, à un gros jeu, et à donner des fêtes champêtres à l'occasion de la paix[8], qui n'étoit pourtant pas encore bien agréable pour

1. *Dangeau*, p. 386. — 2. Le 17, et non le 27.
3. Dominique-Barnabé Turgot: tome XX, p. 82.
4. Saint-Simon a écrit *courts*, comme il le fait parfois.
5. *Dangeau*, p. 386; *Gazette*, p. 192; Cérémonial de Desgranges, fol. 231 et suivants.
6. Les mots *de Berry* ont été ajoutés en interligne.
7. Ci-dessus, p. 296-297.
8. « L'électeur de Bavière donna lundi à Suresnes un grand bal aux habitants du village à l'occasion du mariage du jardinier de la maison qu'il occupe. Ce bal, où il vint un très grand nombre de masques de Paris, fut suivi d'une collation magnifique, et l'on compte que cette fête a coûté plus de dix mille livres à S. A. É. » (*Gazette d'Amsterdam*, n° XXXVIII, de Paris, 5 mai). « On compte que la fête que l'électeur de Bavière donna dimanche dernier à Suresnes aux dames de la cour coûte plus de cent mille livres... Il y eut grand jeu et table ouverte pendant tout le jour, avec toutes sortes de rafraîchissements, et dix muids de vin furent défoncés à discrétion. Le soir il y eut comédie sur un théâtre fait exprès, et ensuite un grand bal qui continua jusqu'au lendemain. » (*Ibidem*, n° XLIV; voyez aussi le n° XLVIII; *Dangeau*, p. 406 et 415; la *Gazette de Leyde*, n° 38, et les *Lettres de Tessé*, recueil Rambuteau, p. 439).

lui, dîna le 21 avril chez d'Antin, à Versailles, vit le Roi après dans son cabinet par les derrières, y fut peu, le suivit à la volerie, et s'en retourna le soir à Suresnes[1]. L'électeur de Cologne vit le Roi le lendemain de la même façon, et fut longtemps avec lui[2]. Huit ou dix jours après, le Roi étant à Marly et courant le cerf, l'électeur de Bavière se trouva à la chasse, et descendit après à Marly chez d'Antin. Il fut jouer au salon, où M. le duc de Berry l'attendit; il revint souper chez d'Antin, puis jouer au salon jusqu'à quatre heures du matin, et s'en alla à Suresnes[3]. Deux jours après, l'électeur de Cologne vint l'après-dînée à Marly, vit le Roi dans son cabinet, et prit congé de lui[4]. Le lendemain[5], l'électeur de Bavière se trouva comme l'autre fois à la chasse du Roi, joua au retour dans le salon avec Madame[6] et Mme la duchesse de Berry et force dames, soupa chez d'Antin, et retourna au salon après. Le Roi fit pour lui une chose singulière : il vint voir jouer, et jeta de l'argent à l'Électeur pour être des réjouissances[7]. Il n'y fut pas longtemps ; mais cela fut

1. *Dangeau*, p. 389. La volerie était la chasse au vol, à laquelle le Roi s'amusait volontiers, surtout au printemps.

2. *Ibidem.*

3. Tout ceci n'est que la copie du *Journal de Dangeau*, p. 396-397.

4. *Ibidem*, p. 398 ; l'électeur s'en retournait à Valenciennes.

5. Le lundi 8 mai : *Dangeau*, p. 399.

6. Le manuscrit porte bien *Me et Me la Duch. de Berry;* mais, comme Dangeau (p. 399) dit *Mgr le duc de Berry et Mme la duchesse de Berry*, il y a certainement là un lapsus de notre auteur qui aura voulu mettre *M. et Me*.

7. « Au jeu du lansquenet on appelle *réjouissance* la carte que celui qui donne tire après la sienne et sur laquelle tous les joueurs et autres peuvent mettre de l'argent » (*Académie*, 1718). — Il semble que Saint-Simon a mal compris le texte de Dangeau, qui ne paraît pas dire que le Roi donna de l'argent à l'Électeur, mais lui signala seulement qu'il oubliait de ramasser son gain. Voici le passage du *Journal* (tome XIV, p. 399) : « Après le souper,... le jeu recommença. L'Électeur revint aussi, et l'on fut fort aise d'y voir arriver le Roi, qui vit jouer quelques coups, et, un premier pris jetant son argent à l'Élec-

fort marqué. Le jeu se poussa assez loin, après lequel l'électeur regagna Suresnes. Quelques jours après il revint encore à la chasse, soupa chez d'Antin, et joua dans le salon avant et après souper. Il se trouva bientôt après à une autre chasse. Le Roi se promena après dans ses jardins, où l'Électeur le vint joindre aussitôt au Mail[1]; ils[2] y virent jouer[3], et la[4] promenade continua ensuite, l'Électeur à pied avec les courtisans, et le Roi dans son petit chariot, qui lui en fit une civilité. Après la promenade, l'Électeur joua dans le salon à l'ordinaire avant et après le

teur, qui étoit plus occupé du Roi que de ramasser son argent, le Roi lui dit: « Voilà de l'argent à vous. » L'Électeur dit: « Vous voyez, Messieurs, que le Roi a soin de mes intérêts dans les petites choses comme dans les grandes. »

1. A Marly, il y avait deux mails, un petit dans les jardins, et un grand dans « les hauts ».

2. Avant *ils*, Saint-Simon a biffé *où*, ajouté un *y* en interligne et biffé *un* après *virent*.

3. Le nom de ce jeu, qui était resté en grande faveur comme au seizième siècle, a déjà passé sous la plume de notre auteur (tomes XII, p. 158, et XIII, p. 92); il en reparlera plus en détail à propos des jeux de la cour d'Espagne en 1721-1722 (tome XVIII des *Mémoires*, éd. 1873, p. 224-225). Le mail, disait le *Dictionnaire de l'Académie* de 1718, est « une espèce de petite masse de bois garnie de fer par les deux bouts, qui a un long manche un peu pliant, et dont on se sert pour jouer en poussant une boule de buis. » Ce nom s'appliquait aussi au jeu et à l'allée dans lequel on le jouait. Il y avait un jeu de mail aux Tuileries dès 1657. Bien que ce jeu fut assez dangereux, à cause du poids des boules (en 1685, le duc d'Uzès y fut blessé), les dames de la cour elles-mêmes s'y plaisaient. Les grands joueurs de Paris et de province étaient appelés à jouer contre les princes, en présence du Roi; on vit même, en 1709, Louis XIV pensionner un sieur Beaufort, grand joueur de mail et parent de Mansart (*Dangeau*, tomes VI, p. 54; X, p. 323, 367-368 et 415; XI, p. 76-77; XII, p. 447; *Mémoires de Sourches*, tomes I, p. 311, VI, p. 54, X, p. 108, XI, p. 355-356; *Journal du voyage de deux jeunes Hollandais*, p. 128-130; Jusserand, *Les sports dans l'ancienne France*, p. 304 et suivantes; H. D'Allemagne, *Rapport sur l'Exposition universelle de 1900: Jeux*, p. 196).

4. *La* surcharge un *c*.

souper que d'Antin lui donna[1]. Il revint encore après faire une autre chasse[2] et jouer dans le salon, et revint aussitôt après voir aller les dames à la roulette[3], qui est un divertissement qu'il ne connoissoit point ; mais, ces dernières fois, il ne vit le Roi qu'à la chasse[4]. Il ne parut plus que pour prendre congé du Roi à Versailles, qu'il vit peu de temps dans son cabinet[5], pour s'en aller à Compiègne.

Princesse de Conti fille du Roi achète l'hôtel de Lorge à Paris*.

Ce fut en ce temps-ci que Mme la princesse de Conti fille du Roi[6], acheta à vie l'hôtel de Lorge[7], du duc de Lorge, qui vendoit tout d'un côté, et bâtissoit et dépensoit tant qu'il pouvoit de l'autre[8]. Cette acquisition[9], à la

1. C'est toujours dans le *Journal de Dangeau*, p. 409-410, que Saint-Simon puise tous ces renseignements.

2. Le lundi 29 mai, à Marly.

3. Il a été parlé de la « roulette » de Marly dans notre tome XV, p. 48, et il a été dit alors que ce jeu avait quelque analogie avec nos modernes montagnes russes.

4. *Dangeau*, p. 411-412.

5. Le dimanche 25 juin (*Dangeau*, p. 429-430).

6. Les mots *fille du Roy* ont été ajoutés en interligne.

7. L'hôtel de Lorge (tomes II, p. 272-273, et III, p. 490, note 1), que Chamillart avait prié son gendre de laisser à sa disposition jusqu'à la Saint-Jean 1710 (lettre de la marquise d'Huxelles, du 27 mai 1709) fut loué à vie par la princesse de Conti douairière le 13 septembre 1713 (Jaillot, *Recherches sur la Ville de Paris*, tome II, quartier Montmartre, p. 10). D'après Dangeau (*Journal*, p. 401), elle versa cent mille francs d'argent comptant, en plus d'un loyer annuel de cinquante mille francs par an. Nous donnerons quelques notes sur cet hôtel à l'appendice XII. La princesse avait d'abord pensé à acheter l'hôtel de Bretonvilliers, dans l'île Saint-Louis ; mais il ne lui plut pas (*Dangeau*, p. 401).

8. Les affaires de M. de Lorge étaient en très piteux état par suite de ses prodigalités et de sa mauvaise administration. L'abbé Esnault a publié dans le tome II de son *Michel Chamillart* (p. 223-238) divers documents sur le désordre de ses affaires et sur les arrangements qu'il prit à ce sujet en 1713 et 1714 avec son beau-père Chamillart. En même temps que l'hôtel de Lorge, il avait vendu cette maison des Brières ou Bruyères, à Ménilmontant, que nous l'avons vu prêter en 1708 au prince de Léon après l'enlèvement de Mlle de Roquelaure (tome XVI, p. 98).

9. Le manuscrit porte *cet acquision*, par inadvertance.

* Après *Paris*, Saint-Simon a biffé *a vie*.

suite de celle du comte de Toulouse et de d'Antin, augmenta la surprise[1]. Le Roi en auroit été si choqué dans d'autres temps qu'ils n'auroient osé l'hasarder[2]; mais il commençoit à être si dégoûté de tout, par les malheurs de sa famille, qu'il ne prenoit presque plus de part à rien que celle qu'on l'engageoit à prendre. Ces précautions d'établissements à Paris de gens qui ne pouvoient découcher de la cour, excepté d'Antin, et encore celui-là avec mesure, permission et prétexte, donnèrent fort à penser sur la santé du Roi, de la décadence de laquelle on ne s'apercevoit pourtant pas encore au dehors de son plus secret intérieur. Quelque[3] temps après, Mme la princesse de Conti acheva d'acquérir cette maison en propriété.

Mariage d'Aubigny avec Mlle de Villandry.

L'ombre de Mme de Maintenon qui couvroit et avoit été si utile à d'Aubigny[4], son prétendu cousin, et à l'archevêque de Rouen, son oncle[5], fit son mariage avec Mlle de Villandry, riche héritière[6], et dans son voisinage[7].

1. Ci-dessus, p. 177, lorsque Saint-Simon a relaté l'acquisition de l'hôtel de la Vrillière par le comte de Toulouse et celle de l'hôtel de Travers par M. d'Antin, il a dit : « On ne laissa pas d'être surpris que ces deux hommes qui tenoient de si près au Roi, l'un par ce qu'il lui étoit, l'autre par sa charge, et plus encore par sa faveur, et courtisan au suprême, fissent ces acquisitions dans Paris. » Il semblait qu'ils se prémunissaient contre quelque disgrâce pouvant leur arriver à la mort du Roi, comme notre auteur va le dire.

2. *Hazardé* corrige *hazarder*.

3. Cette dernière phrase semble avoit été ajoutée à la fin du paragraphe.

4. Louis-François, comte d'Aubigny (ci-dessus, p. 75).

5. Claude-Maur d'Aubigny de Tigny (tome VIII, p. 77).

6. Henriette-Marguerite le Breton, fille de Balthazar-Léonard le Breton-Goulas, marquis de Villandry, et de Marie-Claude Bonneau de Rubelles, épousa M. d'Aubigny en mai 1713 (*Dangeau*, p. 400). Elle mourut à Paris, le 15 avril 1721, à l'âge de trente-deux ans (ms. Nouv. acq. fr. 3615, fol. 340) et fut inhumée le 16 à Saint-Jacques-du-Haut-Pas. Mme de Maintenon a parlé de Mme d'Aubigny dans une lettre à Mme de Glapion (*Lettres historiques et édifiantes*, tome II, p. 416-417). Dangeau dit que la fiancée apporte cent mille francs de dot, mais qu'elle aura plus tard cinquante mille livres de rente.

7. M. d'Aubigny était gouverneur de Saumur, et la terre de Villan-

Villars s'excuse de servir, puis va sur le Rhin ; Bezons sur la Moselle ; Harcourt, destiné au Rhin, hors d'état de servir. 100 000# à Villars. Départ des généraux.

L'opiniâtreté de l'Empereur, qui retint l'Empire dans ses intérêts, fit porter toutes nos forces sur le Rhin et sur la Moselle. Villars[1] fut destiné à la Moselle, et Harcourt pour le Rhin[2]. Bientôt après, Villars s'excusa sur sa blessure, et voulut aller à Barèges[3]; Bezons lui fut substitué, et le 12 et le 15 mai furent fixés pour le départ des généraux en chef des deux armées; mais une nouvelle attaque d'apoplexie mit le maréchal d'Harcourt hors d'état de servir, et il abdiqua de lui-même[4]. Cela changea le voyage de Baréges; le maréchal de Villars accepta l'armée du Rhin. Le Roi lui donna cent mille francs pour refaire son équipage, dont il s'étoit défait comptant ne point servir[5]. Il partit aussitôt après, Bezons aussi[6].

Steenbock et ses troupes prisonniers des Danois.

On apprit que Steenbock[7] n'avoit pu se soutenir davantage au milieu de tant d'ennemis dans des pays contraires, éloignés de la Suède, où il n'avoit pu repasser. Son armée étoit réduite à huit ou dix mille hommes, en-

dry se trouvait à dix kilomètres de Tours. Cette seigneurie, qui s'appelait auparavant Coulombiers, avait été érigée en marquisat en 1639 en faveur du père de Mme d'Aubigny (reg. du Parlement, X[1A] 8653, fol. 409 v°).

1. L'initiale de ce nom surcharge une autre lettre.

2. *Dangeau*, p. 388.

3. La vallée de Barèges, en Bigorre (Saint-Simon écrit *Barege*) était connue de longue date pour ses eaux minérales, surtout bienfaisantes, disait-on, pour la guérison des blessures ; mais leur célébrité vint surtout du séjour que Mme Scarron y fit en 1675 avec le jeune duc du Maine. Le Roi lui-même, lors de sa fistule, avait songé à y aller faire une saison ; il y renonça sur l'avis des médecins (*Dangeau*, tome I, p. 337-440 ; *Sourches*, tome I, p. 385-387 ; papiers du P. Léonard, ms. Fr. 10265, fol. 137 v°). Ce n'est cependant qu'en 1705 qu'on fit les premiers travaux d'aménagement ; l'établissement thermal fut bâti en 1735 et la route carrossable terminée seulement en 1746 (*Mémoires du marquis de Franclieu*, p. 85-88 ; ms. Arsenal 6441, n°s 1360-1362).

4. *Dangeau*, p. 389, 393, 397-400.

5. *Dangeau*, p. 399, 400, 403 et 408-409.

6. Les mots *Besons aussy* ont été ajoutés à la fin de la phrase.

7. Ci-dessus, p. 237.

fermée et affamée de toutes parts, en sorte qu'il fut réduit à se rendre prisonnier de guerre avec elle[1], moyennant passage en sûreté dans le pays de Schonen[2], en payant leur rançon, que le roi de Danemark promit[3], et eux de ne porter les armes d'un an.

Châteauneuf ambassadeur en Hollande, Bonnac à Constantinople, du Luc en Suisse; abbé de Mornay quel, et pourquoi en Portugal. Lassay fils

Le Roi choisit pour l'ambassade d'Hollande Châteauneuf-Castagner[4], conseiller au Parlement, qui s'étoit fort bien acquitté du même emploi en Portugal et à Constantinople, et dont on s'étoit servi dans un intervalle en Espagne sans caractère[5]. Bonnac, qui y étoit avec caractère d'envoyé[6], et qui en revenoit parce que M. de[7] Brancas y alloit ambassadeur[8], fut nommé à l'ambassade de Constantinople[9], le comte du Luc à celle de Suisse[10], et l'abbé

1. Saint-Simon prend ces nouvelles dans Dangeau (p. 406 et 410); voyez la *Gazette*, p. 231-232, 242-243 et 254-255, la *Gazette d'Amsterdam*, nos XXXVII, XL et XLII, et ci-dessus, p. 238, note 1.

2. Le pays de Schonen ou de Scanie est une province du Sud de la Suède; le traité stipulait que les troupes suédoises pourraient y repasser sans être inquiétées.

3. Steenbock était si aimé de la bourgeoisie de Stockolm qu'en quelques jours elle réunit la somme demandée pour sa rançon personnelle (*Gazette d'Amsterdam*, n° LII). Sur cette capitulrtion, voyez ci-après aux Additions et Corrections.

4. Pierre-Antoine de Castagner, marquis de Châteauneuf (tome IV, p. 136). Saint-Simon écrit *Castaignieres*.

5. M. de Châteauneuf fut désigné le 10 juin (*Dangeau*, p. 419).

6. M. de Bonnac était en Espagne depuis 1711 (tome XXI, p. 323). Il s'y était fort attaché à la princesse des Ursins, et c'est elle qui insista auprès de Torcy pour qu'on lui donnât comme compensation le poste de Constantinople (Dépôt des affaires étrangères, vol. *Espagne* 220, fol. 20, 22, etc.). Ses affaires étaient très obérées.

7. *Mr* surcharge un *le*, et *de* est en interligne.

8. Ci-dessus, p. 265. Dans une lettre du 28 janvier à Torcy (vol. *Espagne* 220, fol. 43 et 58 v°), la princesse des Ursins avait demandé le maréchal de Tessé pour remplacer Bonnac.

9. Dangeau annonce cette nouvelle le 25 août (p. 469). M. de Bonnac n'alla à Constantinople que bien plus tard, sous la régence; dans l'intervalle on avait pensé à l'envoyer en Prusse à la place de Lassay fils (ci-dessous).

10. M. du Luc était en Suisse depuis 1708. En avril 1713, il avait

envoyé en Prusse, où il ne fut point.

de Mornay[1] à celle de Portugal. Il étoit fils de M. et de Mme de Montchevreuil, et néanmoins il n'avoit jamais pu être évêque. Il étoit fort bien fait, et avoit du mérite, de l'esprit, du monde, du savoir ; mais[2] le Roi, qui s'étoit persuadé qu'il avoit fait plus d'usage de ses talents corporels que des autres, n'avoit jamais pu revenir. Il n'étoit plus fort jeune ; le Roi crut le désembourber par les emplois étrangers, où en effet il réussit fort bien[3]. Lassay[4] fils fut destiné pour la Prusse[5]. Il n'y alla point ; on verra qu'il fit mieux[6].

Levenstein évêque de Tournay.

Le comte de Levenstein, avec un fort beau visage et bien fait, fut plus heureux avec moins de contrainte ; mais il étoit Allemand et frère de Mme de Dangeau, le même qu'on a vu naguères député du chapitre de Strasbourg au Roi, pour l'adoucissement des preuves[7]. Il n'avoit aucuns ordres. Il reçut en ce temps-ci les bulles de l'évêché de Tournay[8], que M. de Beauvau venoit de quitter pour

été question de l'envoyer en Hollande ; mais il obtint de rester auprès des Cantons (*Dangeau*, p. 390 et 427).

1. René de Mornay, abbé de Montier-la-Celle en 1684, et d'Ourscamp en 1700, fut envoyé en Portugal comme ambassadeur en avril 1713 (*Dangeau*, p. 390 et 423); nommé en 1717 à l'archevêché de Besançon, il fut frappé d'une insolation en revenant de Lisbonne et mourut à Bourges le 17 mai 1721, sans avoir été sacré. Son instruction du 23 octobre est dans le *Recueil des instructions aux ambassadeurs en Portugal*, p. 242-266.

2. *Mais* est en interligne au-dessus d'un *et*, biffé.

3. Mme de Maintenon, qui ne fut pas étrangère à sa nomination, avait de l'estime pour lui, et il en est question dans sa correspondance avec la princesse des Ursins (recueil Bossange, tomes III, p. 84 et 87, et IV, p. 413, 420, 425, 426 et 428 ; Geffroy, *Madame de Maintenon d'après sa correspondance*, tome II, p. 353).

4. Cette dernière phrase a été ajoutée à la fin du paragraphe.

5. *Dangeau*, p. 423.

6. *Ibidem*, tome XVI, p. 223. Il est surtout connu par sa liaison avec Madame la Duchesse.

7. Ci-dessus, p. 272.

8. Dangeau mentionne cette nouvelle le jour de la Pentecôte, 4 juin (p. 414).

n'être point sous une domination étrangère[1], et avec Tournay, il eut permission du Pape de retenir le grand doyenné de Strasbourg et ses canonicats de Strasbourg et de Cologne, outre les deux abbayes qu'il avoit en France[2].

Menées sourdes et profondes du P. Tellier et de Bissy, évêque de Meaux.

Le[3] P. Tellier avançoit à grands pas[4] vers le but qu'il s'étoit proposé toute sa vie[5], pour lequel il avoit travaillé sans cesse dans l'obscurité du cabinet, et que sa place et le crédit prodigieux qu'il y avoit acquis le mettoient en état de tout oser pour y arriver. On a vu p. [777 et 778][6] le caractère terrible de ce jésuite. Les conjonctures lui étoient les plus favorables pour le grand projet qu'il avoit formé. Il avoit affaire à un prince qui, de son aveu même, étoit de la plus profonde ignorance, élevé par la Reine sa mère dans l'opinion que ce[7] qu'on appeloit jansénistes étoit un parti républicain[8] dans l'Église et dans l'État, ennemi de son autorité[9], qui étoit son idole; inaccessible toute sa vie à tout ce qui n'étoit pas entièrement dévoué au parti opposé; accoutumé par les idées ultramontaines de la Reine sa mère et du cardinal Mazarin à tout céder à la cour de Rome, et à déployer son autorité sur les Parlements pour les y faire fléchir, à exiler, même à[10] emprisonner les particuliers qui par de savants écrits blessoient Rome en s'élevant contre ses usurpations sur

1. M. de Beauvau fut récompensé peu après par le don de l'archevêché de Tours, comme nous le verrons dans le prochain volume.

2. Celles de Saint-Vincent de Laon et de Saint-Jean-des-Prés, près Saint-Malo.

3. Ici la plume et l'encre ont changé, ce qui indique un arrêt et une reprise du travail.

4. Il y a *grd pas*, au singulier, dans le manuscrit.

5. Les deux mots *sa vie*, oubliés, ont été ajoutés en interligne.

6. Ces chiffres sont restés en blanc dans le manuscrit; ils correspondent aux pages 57 et suivantes de notre tome XVII.

7. *Ce* surcharge une *l*.

8. Il écrit ici *republiquain*, et encore ci-après, p. 403.

9. Comparez ce que Saint-Simon a déjà dit, presque dans les mêmes termes, dans le tome XVIII, p. 267-268.

10. Avant *à*, il a biffé un *et*.

l'Église et sur les couronnes; soigneusement entretenu dans cet esprit par ses confesseurs toujours jésuites, et par Mme de Maintenon gouvernée depuis si longtemps par le même esprit, qui étoit celui de Monsieur de Chartres, son ancien directeur de toute confiance, et de tout Saint-Sulpice, à qui Monsieur de Chartres l'avoit comme léguée en mourant, entre les mains du curé la Chétardye et de Bissy, évêque de Toul, puis de Meaux, qui, par le voisinage si proche de ce dernier diocèse, ne la perdoit presque pas de vue. Bissy, dont l'âme étoit forcenée d'ambition, sous le pharisaïque extérieur d'un plat séminariste de Saint-Sulpice, étoit de tout temps abandonné aux jésuites comme à ceux dont il attendoit tout pour sa fortune, et sans lesquels il sentoit qu'il ne pouvoit rien se promettre par lui-même, sans famille, sans amis, sans accès, et relégué à Toul, où il n'étoit pas même du clergé de France. On a vu en son temps[1] combien il y exerça la patience de M. de Lorraine pour se faire transférer ailleurs par ses cris, l'usage qu'il en sut faire à Rome, où il entretint un agent exprès pour se débrouiller un chemin au cardinalat appuyé des jésuites; et comme il ne voulut point de Bordeaux, trop éloigné de la cour, quand il s'y vit si bien produit par Monsieur de Chartres, et que ses affaires à Rome par rapport à la Lorraine et à ses espérances prenoient un tour à ne lui plus faire regarder Toul comme un cul-de-sac[2], et à ne lui plus permettre de quitter cet évêché que pour quelque autre qui favorisât encore mieux ses espérances, tel que fut Meaux. Il étoit trop initié pour ignorer l'aversion de Mme de Maintenon, et même de Saint-Sulpice, pour les jésuites; il étoit aussi trop habile pour se refroidir avec des amis immortels, et d'une puis-

1. Tome V, p. 36-37, et XII, p. 54. Saint-Simon n'en a guère parlé en détail que dans l'Addition à Dangeau insérée dans le même tome XII, p. 477.

2. Le *Dictionnaire de l'Académie* de 1718 ne donnait pas d'exemple de ce mot au figuré.

sance permanente, pour épouser la fantaisie d'une femme qui, à son âge, pouvoit manquer à tous moments, et d'une troupe de barbes sales, qui sans elle n'avoit point de consistance, et que les jésuites, tôt ou tard, crosseroient[1] avec le pied. Il cacha donc à Mme de Maintenon, qui, par la mécanique de ses journées[2], ne voyoit le jour que par le trou d'une bouteille[3], et qui étoit la plus grande dupe du monde de ceux pour qui elle se prévenoit[4], il lui cacha, dis-je[5], son union ancienne et la plus intime avec les jésuites comme tels, et ne lui laissa voir de liaison entre lui et le P. Tellier que pour la nécessité du concert pour la bonne cause, pour l'Église, pour la pureté de la doctrine, c'étoit à dire contre le cardinal de Noailles; et il lui en faisoit d'autant mieux sa cour que Mme de Maintenon, peu à peu tombée dans le dernier emportement sur cette affaire, étoit bien aise d'être informée des démarches du P. Tellier auprès du Roi pour agir de concert et en conséquence, de croire même les diriger sans toutefois vouloir ni voir ni ouïr parler du P. Tellier, ni qu'il sût rien qu'en[6] gros, et pour la nécessité seulement par rapport à elle et sans elle; et c'est ce qu'elle croyoit faire par Bissy, sans s'être jamais doutée qu'ils ne fussent tous deux qu'un cœur et qu'une âme, ni qu'il fût livré aux jésuites[7]. D'autre part le P. Tellier faisoit faire tout Voysin substi-

1. « *Crosser*, pousser une balle, une pierre, etc., avec une crosse » ou bâton courbé (*Académie*, 1718).

2. Mme de Maintenon a décrit une de ces journée dans un de ses entretiens avec Mme de Glapion (*Lettres historiques et édifiantes*, tome II, p. 153 et suivantes).

3. Tome XIV, p. 222.

4. Elle-même écrivait à la princesse des Ursins (recueil Bossange, tome II, p. 416): « Vous savez que M. le maréchal de Villeroy m'honore du nom de *taupe*, et qu'il prétend qu'il n'y a personne ici qui soit plus mal avertie que moi. »

5. Saint-Simon écrit *dije*.

6. Les mots *qu'en* ont été ajoutés en interligne.

7. Elle fait l'éloge de M. de Bissy à la princesse des Ursins en 1713 (recueil Bossange, tome II, p. 406).

tué à Torcy pour les affaires du cardinal de Noailles.

ce qu'il vouloit par Mme de Maintenon auprès du Roi sur cette affaire par le même Bissy, sans y paroître. Par ces manéges obscurs ils conduisirent où ils voulurent un roi enfermé à cet égard sous leur clef[1], et qui, pour ministre de tout ce qui regardoit cette affaire, n'avoit plus Torcy, qu'ils avoient rendu suspect[2] par son alliance avec les Arnauld[3], et par l'évêque de Montpellier son frère[4]. Ils lui avoient substitué Voysin, créature et âme damnée de Mme de Maintenon et de sa fortune, et aussi ignorant d'ailleurs et aussi vendu qu'il le leur falloit. De cet antre de ténébreuse intrigue sortit la nomination de Bissy au cardinalat, que, sans concert, mais avec une ardeur égale, Mme de Maintenon et le P. Tellier procurèrent également, et que Rome reçut avidement comme de celui dont elle feroit le plus grand usage, et qui pour elle fouleroit tout aux pieds[5]. Ce fut un grand pas pour le P. Tellier, dont il se promit toutes choses; mais il en vouloit tant opérer à la fois qu'il crut avoir besoin d'un renfort de secours. Le premier plan sur lequel il avoit travaillé n'avoit été, comme on l'a dit, que pour donner des morailles[6] au Pape, et lui donner des affaires en France qui

Bissy nommé au cardinalat.

Projet énorme du P. Tellier.

1. Locution figurée, dont le *Dictionnaire de l'Académie* ne donnait pas d'exemple.

2. Après *suspect* le manuscrit porte *au Roy* biffé.

3. Mme de Torcy était fille du ministre Arnauld de Pomponne.

4. Charles-Joachim Colbert, second fils de M. de Croissy, né le 11 juin 1667 et connu sous le nom d'abbé de Croissy, eut l'abbaye de Froidmont en 1684, accompagna le cardinal de Fürstenberg à Rome au conclave d'Alexandre VIII, fut enlevé au retour par un parti espagnol et enfermé au château de Milan; nommé, en 1692, grand vicaire de son cousin l'archevêque de Rouen, il devint agent du clergé en 1695, reçut l'évêché de Montpellier en 1696 et ne sortit plus de son diocèse; mais il prit une part très active aux disputes de la Constitution; il mourut à Montpellier le 8 avril 1738. C'était un érudit, très lié avec Mabillon, l'abbé Renaudot et le chanoine Hermant.

5. M. de Bissy ne fut nommé cardinal qu'en juin 1715: voyez la suite des *Mémoires*, tome XI de 1873, p. 144-145.

6. « *Morailles*, espèces de tenailles que les maréchaux mettent au

le forçassent de ménager les jésuites, et d'abandonner leurs affaires des cérémonies chinoises, dès lors réduites pour eux à un état désespéré. La double vue étoit de se venger du cardinal de Noailles, monté sans eux sur le siège de la capitale, et dont la faveur et l'estime balançoit leur pouvoir sur la distribution des bénéfices. Parvenus à lui soustraire grand nombre d'adhérents[1] par avoir reconnu sa foiblesse, et l'avoir manifestée au monde par le consentement que le Roi lui arracha pour la radicale destruction de Port-Royal-des-Champs[2], et bientôt après à le brouiller avec Mme de Maintenon jusqu'à la rendre sa plus ardente ennemie, et de là avec le Roi, sur les *Réflexions morales* du P. Quesnel[3], Tellier se promit toutes choses de l'affadissement du sel de la terre[4], qu'il reconnut en plein dans les assemblées des évêques sur cette affaire. L'interdiction générale de la chaire et du confessionnal de tous les jésuites du diocèse de Paris, et excepté du confesseur unique du Roi et pour le Roi tout seul[5], combla la mesure du desir de la plus éclatante vengeance dans les jésuites et dans le P. Tellier, et la déplorable conduite du cardinal de Noailles qui, dans la suite[6], se sépara des évêques, de son chapitre, des écoles et des corps des curés et des congrégations régulières qui étoient toute sa force au dedans, et tout son appui au dehors,

nez ou à la lèvre d'en bas des chevaux pour les empêcher de se tourmenter lorsqu'on les veut ferrer ou leur faire le poil des naseaux et des oreilles : *donner des moraillcs à un cheval* » (*Académie*, 1718).

1. Il écrit *adherans*. — 2. Tome XVIII, p. 267 et suivantes.

3. Tome XX, p. 330 et suivantes.

4. Dans l'Évangile, Jésus-Christ dit aux apôtres qu'ils sont le sel de la terre (*vos estis sal terræ*, Matth. V, 13), pour dire que c'est à eux de préserver les hommes de la corruption du siècle (*Académie*, 1718).

5. Nous avons vu dans le tome XXII, p. 146, que le cardinal n'avait interdit la confession qu'à un certain nombre de jésuites; en 1716, il étendit cette interdiction à la presque totalité de la Compagnie (suite des *Mémoires*, tome XIII, p. 112 et 187).

6. Ces trois mots ont été ajoutés en interligne.

porta les vues du P. Tellier au plus haut point de ses desirs. Tout ce qu'il vouloit étoit de mettre un tel trouble et une telle division dans cette affaire, qu'on fût obligé de la porter à Rome contre toutes lois de l'Église, tout usage et toute raison, qui veulent que les contestations soient nettement jugées, et juridiquement, dans les lieux où elles naissent, sauf l'appel au Pape, qui, par ses légats envoyés sur les lieux, revoit et réforme le premier jugement, ou le confirme d'une manière aussi juridique. Or, cette forme juridique ne peut être autre qu'un concile, où l'auteur d'un livre qui excite la contestation soit appelé et pleinement entendu, pour rendre raison lui-même de sa foi, et des termes[1] et du sens des propositions qui sont examinées, comme le P. Quesnel, vivant lors, ne cessoit[2] de le demander de vive voix, et de le requérir expressément par écrit, au Pape et aux évêques, ou, quand l'auteur est mort, d'entendre en sa place ceux qui en veulent prendre la défense. Ce n'étoit pas là le jeu du P. Tellier. Il ne savoit que trop que[3] penser du succès de cette affaire traitée de la sorte. Il la vouloit étrangler par autorité, et s'en faire après une matière de persécution à longues années, pour établir en dogme de foi leur école, à grand peine jusqu'alors tolérée dans l'Église. Son dessein, en faisant renvoyer l'affaire au Pape, fut donc de le faire prononcer par une constitution qui, en condamnant un grand nombre de propositions tirées de ce livre, les condamnât d'une façon atroce[4], mît par leurs contraires[5] l'école de Molina[6] en honneur et en dogme implicite, en ruinant toutes les écoles catholiques uniquement écoutées et suivies dans l'Église, et, comme cela ne se pouvoit es-

1. Il y a *de termes*, par mégarde, dans le manuscrit.
2. Avant *cessoit*, il a biffé les lettres *cess*, qui surchargeaient d'autres lettres illisibles.
3. L'abréviation de *que* surcharge un *p*. — 4. Au sens d'excessif.
5. Le signe du pluriel a été ajouté après coup à ces deux mots.
6. Tome XVIII, p. 254.

pérer en termes clairs, qui auroient porté leur propre anathème sur le front, il voulut une condamnation *in globo*, qui, en n'épargnant rien et tombant sur tout, se pût sauver par un vague qui se pouvoit appliquer ou détourner suivant le besoin, et, par là même, hasarder de condamner dans ce livre des propositions purement extraites de saint Paul et d'autres endroits de l'Écriture, et d'autres de saint Augustin et d'autres Pères en termes formels, qui est la première fois qu'on l'ait osé, pour tirer de là des conséquences nécessaires en faveur de Molina contre saint Augustin, saint Thomas, et toutes les autres écoles, et, à la longue, parvenir par degrés [1] à faire ériger les propositions de l'école de Molina les plus opposées à toutes les autres écoles, en dogmes [2], et flétrir par conséquent tout ce qui au contraire a servi de règle jusqu'à présent dans l'Église. Pour atteindre à ce but, il falloit autant [3] d'adresse et de ténèbres que d'audace dans la manière de dresser la bulle ou constitution, la dérober aux cardinaux et aux théologiens de Rome, surtout aux partisans sans nombre de saint Augustin et de saint Thomas, y flatter Rome et le Pape sur les plus énormes prétentions ultramontaines, assez solidement pour attacher leur plus vif intérêt au maintien de cette pièce, sans toutefois [4] que cela ne fût pas [5] assez grossier pour choquer le Roi ou se mettre en danger que les Parlements le pussent vaincre à cet égard, et pourtant [6] la fabriquer de manière que le Pape se trouvât engagé en des condamnations tellement insoutenables, qu'il se sentît [7] hors de moyens d'en pouvoir donner au-

1. Le *g* de *degrés* surcharge un *d*.
2. *Dogmes* semble corrigé *domges*.
3. Avant *autant*, Saint-Simon a biffé *auss[y]*, qu'il avait commencé à corriger en *autant*.
4. *Sans touttesfois* surcharge *et la fabri[quer]*.
5. Les mots *ne* et *pas* ont été ajoutés en interligne.
6. *Pourtant* est en interligne au-dessus de *touttes fois*, biffé.
7. *Sentist* a été mis en interligne au-dessus de *trouvast*, biffé.

cune explication, si les évêques de France s'avisoient de lui en demander, et que la superbe de sa prétendue infaillibilité l'empêchât toujours de souffrir que d'autres attentassent à l'interpréter[1] eux-mêmes; que par là il se roidît à la faire recevoir purement et simplement, et que les jésuites, ayant pour eux le Pape et Rome également intéressés pour leur pouvoir, et pour leur embarras, le Roi en France engagé dès en la demandant à la faire recevoir, et trop entêté de son autorité pour n'y pas employer toute sa puissance, ils eussent par là une préférence de leur école sur les ruines de toutes les autres, qui, portée par les deux puissances également, éblouiroit l'ignorance ou la foiblesse des évêques, attireroit les autres par l'ambition, forceroit tout théologien d'être publiquement pour ou contre, grossiroit infiniment leur parti, et leur donneroit lieu d'anéantir l'autre, une fois pour toutes, par une inquisition et une[2] persécution ouverte contre des gens également en butte à l'autorité de Rome et à celle du Roi; par là, accoutumer toute tête à ployer sous ce joug, et, de degré en degré, l'ériger en dogme de foi; et c'est là malheureusement où aujourd'hui nous en sommes[3].

L'affaire du cardinal de Noailles portée à Rome.

La division habilement semée dans les divers partis parmi les évêques assemblés en diverses façons sur cette affaire, tous ne crurent plus en pouvoir sortir que par Rome. Le Roi écrivit donc au Pape d'une façon la plus pressante pour[4] lui demander une décision, mais de la manière la plus partiale contre le livre du P. Quesnel[5].

1. Il y a *interpeter*, par mégarde, dans le manuscrit.

2. Les mots *et une* surchargent un *à* et d'autres lettres illisibles.

3. Saint-Simon écrit ceci dans les premiers mois de 1744.

4. L'abréviation *p^r^* surcharge un *et*.

5. L'affaire de la Constitution *Unigenitus*, de ses préliminaires et de ses suites est tellement complexe, qu'il est impossible que, dans un commentaire forcément restreint, on puisse entrer dans quelques détails à propos de ce qu'en dira Saint-Simon. On se contentera de donner une fois pour toutes, quelques renseignements bibliographiques sur

Le Pape s'en crut quitte par la condamnation qu'il en fit[1], à laquelle le cardinal de Noailles adhéra en retirant l'approbation qu'il y avoit autrefois donnée ; mais ce qui suffisoit en soi n'étoit pas le compte du P Tellier. Il voulut une constitution qui condamnât une foule de propositions extraites de ce livre en la manière et par les raisons qui viennent d'être expliquées. Le Roi redoubla d'instances auprès du Pape, et le P. Tellier, pour les mettre l'un et l'autre hors d'état de pouvoir reculer dans les suites, fit en sorte que le Roi répondit au Pape, sur son autorité dans son royaume, que sa constitution y seroit reçue sans difficulté de quelque part que ce fût.

P. Daubenton et Fabroni, quels. Ils dressent seuls et en secret la constitution Unigenitus.

Le P. Tellier n'eut pas à Rome des conjonctures moins favorables qu'en France. Le P. Daubenton[2], dont j'aurai occasion de parler ailleurs[3], plus savant, plus accort, plus rompu au monde et aux cours, mais au fonds non moins

cette question. Les innombrables écrits du temps sont mentionnés dans le *Catalogue de la Bibliothèque nationale*, tome V, p. 85 et suivantes; il y a en outre de nombreux documents manuscrits aux Archives nationales, cartons L 15-24 et registres G[8]*804 et LL 1349, et à la Bibliothèque nationale, mss. Fr. 6949-6953 (papiers du cardinal de Noailles), 7026-7027 (papiers de le Normant, évêque d'Évreux), 7041, etc., mss. Joly de Fleury 1476-1540 (trente-cinq volumes), et un abrégé historique des mémoires de Colbert, évêque de Montpellier, dans le ms. 2085 de la bibliothèque de Reims. En 1741, le P. Lafiteau publia à Liège une *Histoire de la constitution Unigenitus*, qui passe pour bien faite, et, de nos jours, le texte français de la célèbre bulle a été inséré en appendice dans le tome VIII de l'édition du *Journal de Barbier* donnée en 1866 par le libraire Charpentier. Parmi les ouvrages modernes, il y aura lieu de consulter l'*Histoire de l'Église*, par Rohrbacher, tome XI, p. 253 et suivantes, l'ouvrage d'Albert Le Roy, *la France et Rome de 1700 à 1715*, et celui du P. Bliard, les *Mémoires de Saint-Simon et le P. Letellier*; ce dernier contient une réfutation spéciale des allégations de notre auteur.

1. Cette première condamnation est la bulle *Vineam Domini Sabaoth*, dont il a été parlé dans notre tome XVIII, p. 279.

2. Tome VIII, p. 228.

3. Il va en effet en reparler dès le prochain volume, et ce jésuite reviendra souvent dans la suite des *Mémoires*.

déterminé jésuite que le P. Tellier, congédié de confesseur du roi d'Espagne par les intrigues de Mme des Ursins [1], à qui son crédit et ses manèges firent ombrages, étoit passé en Italie, où il restoit assistant françois du général des jésuites, qui est, pour chaque grande nation, la première place après le sienne. Il étoit donc à Rome, et il y vivoit comme les plus importants de ses confrères et les plus initiés dans les mystères les plus secrets de leur Compagnie, dans la plus étroite liaison et la plus réciproque confiance avec le cardinal Fabroni [2]. J'ignore s'il étoit de ceux que les jésuites savent s'approprier à Rome, depuis les plus éminents personnages jusqu'aux plus obscurs, par leurs présents et les pensions proportionnées à l'état et au service qu'ils en tirent. Cette politique ne leur est pas nouvelle, et les a de tout temps bien utilement servis [3] ; elle n'est pas même ignorée ; mais ni ceux qui [4] soudoient, ni ceux qui sont soudoyés [5], n'ont garde de s'en vanter. A l'égard de Fabroni, la mince fortune où il est né, celle qu'il a faite, l'appui déclaré qu'il a trouvé chez les jésuites dans tous les temps de sa vie, celui qu'il leur a rendu à découvert aussitôt qu'il s'est vu en état de le faire, l'application, la suite, et souvent la fureur qu'il a montrée à soutenir toutes leurs causes, tous leurs intérêts, ceux même des personnes en qui ils en ont pris, ont pu faire croire qu'il ne leur étoit pas vendu pour rien, parce qu'il est vrai et public, et lui-même ne s'en cachoit pas, qu'il étoit plus ardent jésuite que les plus forcenés de l'espèce même du P. Tellier, et plus occupé qu'eux-

1. Saint-Simon n'en a pas parlé à l'année 1705 ; mais il le rappellera ailleurs : *Mémoires*, édition 1873, tome XIX, p. 277.
2. Tome XIII, p. 247-248.
3. *Servie* corrigé en *servis*.
4. Saint-Simon, qui avait d'abord écrit correctement *qui soudoient*, a par mégarde corrigé *qui* en *qu'ils*, ce qui est contraire au sens.
5. Les mots *sont soudoyés* sont en interligne au-dessus de *reçoivent*, biffé.

mêmes de leurs affaires [1]. C'étoit un bourgeois de Pistoie [2], venu à Rome avec de l'esprit, de la scolastique, du feu, de l'application au travail le plus ingrat, et la résolution de percer à quelque prix que ce pût être [3]. Porté constamment par les jésuites, il parvint à quarante ans à être, en 1691, secrétaire des Mémoriaux [4], et quatre ans après secrétaire [5] de la congrégation de la Propagation de la foi [6], où il eut moyen de déployer son savoir-faire en faveur de ses patrons. On ne connoît plus à Rome que le droit canon, et à leur mode, et la scolastique. Le cardinal Albane [7], qui étoit jeune et peu foncé [8], se livra à Fabroni pour le conduire dans sa fonction de secrétaire des Brefs [9]; il s'en trouva bien; il s'accoutuma si fort [10] à le consulter dans la

Le Pape engagé de parole positive* à ne donner sa constitution que de concert

1. Tout cela a été réfuté par le P. Bliard, *le P. Letellier*, p. 261-264, 276, etc., et par Albert Le Roy, *la France et Rome*, p. 458.

2. Ville de Toscane, sur la Stella, avec un évêché suffragant de Florence; elle était la patrie du pape Clément IX Rospigliosi.

3. En 1706, le cardinal de Janson envoya son « portrait et caractère » à Torcy (vol. *Rome* 465, fol. 104-106).

4. On appelait à Rome la secrétairerie des Mémoriaux le bureau qui examinait et étudiait les suppliques adressées au Pape pour obtenir quelque grâce; à la tête était un secrétaire. Cet organe ne fut établi d'une façon permanente qu'à partir du seizième siècle.

5. Le mot *secr.* a été ajouté en interligne.

6. Ou de la Propagande, congrégation cardinalice établie en 1587 et composée de vingt-neuf cardinaux, dirigés par un préfet, de trente-sept consulteurs et d'un personnel inférieur considérable; elle a sous sa dépendance tous les pays de missions, c'est-à-dire ceux qui sont habités en majorité par des païens, des hérétiques ou des schismatiques.

7. Le pape Clément XI : tome VII, p. 353.

8. « On dit d'un habile homme dans une science, dans une matière, qu'*il y est bien foncé* » (*Académie*, 1718).

9. La secrétairerie des Brefs établie par Eugène IV vers 1435, ou même par son prédécesseur Martin V, avait pour objet l'expédition des lettres pontificales qu'on ne jugeait pas utile de soumettre aux formalités compliquées des bulles; elle était dirigée par un cardinal secrétaire.

10. *Si fort* a été ajouté en interligne, à la suite de *tellemt* aussi en interligne et biffé.

* Le mot *positive* a été ajouté en interligne.

et approuvée du cardinal de la Trémoïlle en particulier et du sacré collège en général.

suite, et peu à peu il se laissa tellement subjuguer à cet esprit haut et violent, qu'il devint son maître. Devenu pape, il le fit cardinal, et augmenta ainsi sa servitude. Fabroni et Daubenton firent donc le projet de la constitution par ordre du Pape. Le Roi avoit demandé qu'elle fût concertée avec le cardinal de la Trémoïlle, tant à l'égard du fond même que pour éviter ce qui y pourroit causer de l'embarras par rapport aux maximes de France. L'affaire faisoit du bruit. Une décision dogmatique, et en première instance pour la France, réveilla la cour de Rome ; le sacré collège prétendit la chose assez importante, et même précisément de nature à être consulté[1] ; plusieurs de[s] plus anciens et des plus considérables en parlèrent au Pape, qui trouva juste d'en avoir leur avis, et qui leur promit à tous de la manière la plus positive que le projet de cette constitution leur seroit présenté, qu'ils le[2] pourroient examiner chacun en particulier à[3] leur gré, puis s'assembler plusieurs en congrégations différentes, et qu'elle ne seroit dressée que conformément à l'avis du plus grand nombre des cardinaux. Le Pape donna la même parole au cardinal de la Trémoïlle pour ce qui le regardoit comme chargé des affaires du Roi. Les choses en étoient là lors de la mort du cardinal de Janson[4], et de la nomination de Bissy au cardinalat[5].

Audacieuse visite du P. Tellier au cardinal de Rohan.

Quelque puissant renfort que le P. Tellier comptât bien de trouver dans l'élévation de Bissy à la pourpre, la grandeur et l'étendue de ce qu'il se proposoit lui parut mériter de ne pas négliger de se rassembler toutes les forces qu'il pourroit. L'éclat où se trouvoit le nouveau cardinal de Rohan[6] par les établissements de sa maison, de ses

1. De nature à ce que lui, sacré collège, fût consulté.
2. *La* corrigé en *le*. — 3. Cet *à* surcharge *pl* effacé du doigt.
4. Ci-dessus, p. 366.
5. Nous avons déjà dit ci-dessus (p. 388, note 5) que M. de Bissy ne devint cardinal qu'en 1715.
6. Ci-dessus, p. 79.

alliances, de ses liaisons, plus encore le parti qu'il se proposoit de tirer, en se l'acquérant, du goût personnel du Roi pour le fils de Mme de Soubise, et de prendre ainsi le Roi de toutes parts, engagea ce hardi jésuite à n'en pas faire à deux fois[1], et de faire montre de toute sa puissance au cardinal de Rohan, pour le mettre de son côté par la crainte, et par la récompense toute présente. Il l'alla voir, et lui exposa tout net ses intentions avec une audace et une autorité qui ne craignoit rien. Il lui dit donc qu'il ne pouvoit douter qu'instruit comme il l'étoit, il ne pensât comme il devoit sur l'affaire de l'Église qui étoit portée à Rome, mais qu'il ne suffisoit pas à un homme établi comme il l'étoit de bien penser, comme il supposoit et vouloit se persuader qu'il pensoit bien, mais qu'il falloit encore bien faire, non seulement bien faire, mais tout faire, tout entreprendre, tout exécuter, pour mettre la bonne doctrine à couvert et pour écraser une fois pour toutes ce parti séditieux qui troubloit l'Église depuis si longtemps ; que le Roi y étoit entièrement disposé, que le succès en étoit assuré, que c'étoit à lui de voir quel parti il vouloit y prendre, se perdre auprès du Roi, à qui il devoit tout[2], et de qui il se pouvoit, en se conduisant bien, promettre[3] encore bien davantage, ou demeurer dans une neutralité qui ne pourroit pas se soutenir longtemps, et qui le déshonoreroit et lui ôteroit en attendant toute considération ; ou enfin, s'attacher au devoir de son état, de sa reconnoissance pour le Roi, en se déclarant pour l'Église et pour la bonne cause, et pour ne lui rien celer, en n'y ménageant rien et en marchant dans un concert intime, entier, inaltérable avec ceux qui en faisoient leur affaire, et qui lui répondoient, en prenant ce parti, mais en s'y engageant de la sorte, qu'il pouvoit compter sur la

1. Locution déjà rencontrée dans le tome X, p. 270-271.
2. *Tout*, oublié, a été ajouté en interligne.
3. Avant *promettre*, il y a dans le manuscrit un *se* répété par mégarde.

charge de grand aumônier et sur tous les agréments, les grâces, les privances, et toute la confiance du Roi. Rohan fut étrangement étourdi d'un compliment si net, et qui lui présentoit si à découvert la paix ou la guerre. Il balbutia, et, dans son trouble, il ne put rien tirer de lui-même que des compliments, et tout ce que l'incertitude et l'étonnement put couvrir sous les plus grandes politesses. Ce n'étoit pas la monnoie dont le Tellier se payoit ; il se leva froidement, dit au cardinal qu'il s'aviseroit[1] que, comme il desiroit d'être son serviteur, il souhaitoit et il espéroit que ce seroit bien, et que, lorsque ses réflexions seroient faites, il comptoit qu'il lui en feroit part, mais qu'il devoit l'avertir de ne les pas faire longues, parce que la charge de grand aumônier ne pouvoit vaquer longtemps. Il se retira en même temps, et laissa le cardinal épouvanté d'une déclaration si audacieuse.

Caractère du cardinal de Rohan ; son éducation ; il doit tout au cardinal de Noailles.

Le cardinal de Rohan étoit né avec de l'esprit naturel[2], qui paroissoit au triple par les grâces de sa personne, de son expression, du monde le plus choisi dont le commerce l'avoit formé, par les intrigues et les liaisons où Mme de Soubise l'avoit mis de fort bonne heure. Son naturel étoit bon, doux, facile, et, sans l'ambition et la nécessité qu'elle impose, il étoit né honnête homme et homme d'honneur ; d'ailleurs, d'un accès charmant, obligeant, d'une politesse générale et parfaite, mais avec mesure et distinction ; d'une conversation aisée, douce, agréable. Il étoit assez grand, un peu trop gros, le visage du fils de l'Amour[3], et,

1. Au sens de faire réflexion, que donnait l'*Académie* de 1718.

2. Bien des traits du portrait que Saint-Simon va tracer ont déjà figuré dans les *Mémoires*, notamment dans notre tome VII, p. 83-86. Madame (*Correspondance*, recueil Brunet, tome I, p. 214) disait de lui : « Il est vain comme un paon, plein de fantaisies, tripotier, intrigant, esclave des jésuites ; il croit tout gouverner et ne gouverne rien. » Voyez aussi les *Mémoires du marquis d'Argenson*, édition Jannet, tome I, p. 43-46.

3. Déjà dit dans nos tomes VII, p. 83, IX, p. 10, et XIV, p. 154. An-

outre la beauté singulière, son visage avoit toutes les grâces possibles, mais les plus naturelles, avec quelque[1] chose d'imposant et encore plus d'intéressant; une facilité de parler admirable, et un désinvolte[2] merveilleux pour conserver tous les avantages qu'il pouvoit tirer de sa princerie et de sa pourpre, sans montrer ni affectation ni orgueil, et n'embarrasser ni lui-même ni les autres[3]; attentif surtout à se mettre bien avec les évêques, à se les attirer, et à se conserver l'attachement de toute la gent doctrinale[4], qu'il s'étoit fait un capital de s'acquérir sur les bancs, et à quoi il avoit parfaitement su réussir[5]. Il étoit de juin 1674[6]. Le cardinal de Noailles étoit dans l'apogée de sa faveur, lorsqu'il fut question de séminaire et de théologie pour l'heureux fils de la belle Soubise. Elle avoit su toute [sa] vie ménager tout, et sa faveur extrême et déclarée, et toujours soutenue, lui avoit tout facilité. Elle étoit donc bien de tout temps avec les Noailles, trop clairvoyante pour ne pas desirer encore plus d'être de leurs amis[7]. Par eux et par Mme de Maintenon même, à qui elle en fit sa cour, elle donna son fils au cardinal de Noailles dès son entrée dans l'archevêché de

quetil (*Galerie de l'ancienne cour*, tome II, p. 396-397) prétend qu'il se vantait de sa ressemblance avec Louis XIV.

1. Avant *quelque*, il a biffé *avoit*.

2. Nous avons eu le même mot employé comme adjectif dans le tome X, p. 182. Comme substantif, Littré n'en cite que le présent exemple de notre auteur, qui l'emploiera encore dans la suite des *Mémoires*, tome X de 1873, p. 349, et tome XVIII, p. 14.

3. Il est parlé de sa situation enviable dans *les Correspondants de la marquise de Balleroy*, par Édouard de Barthélemy, tome II, p. 260.

4. C'est-à-dire des docteurs de Sorbonne.

5. Déjà dit au tome VII, p. 83-84. — 6. Du 26 juin 1674.

7. Saint-Simon avait d'abord écrit : « trop clairvoyants pour ne pas desirer encore plus d'estre de ses amis », se rapportant aux Noailles; il a biffé *ses*, et ajouté *leurs* en interligne, ce qui changeait complètement le sens; mais il a oublié de corriger *clairvoyants* en *clairvoyante*.

Paris, et le lui remit pour se reposer entièrement sur lui de toute son éducation ecclésiastique[1]. Ces considérations engagèrent ce prélat d'en faire comme de son neveu, et cet intrus neveu, déjà fait aux manèges de sa mère, n'oublia rien pour faire du prélat comme d'un véritable oncle en toutes choses, parce qu'il sentit que sa fortune en dépendoit, et qu'elle ne pouvoit être que grande et prompte, s'il engageoit[2] par sa conduite cet oncle adoptant à la vouloir. Il le mit à Saint-Magloire[3], dont il fit son séminaire de confiance, choisit des gens pour former et veiller sur ses mœurs et ses études[4], et pour lui en rendre un compte particulier. Les charmes de la personne de l'élève furent secondés par tout l'art d'une conduite qui répondit en tout aux vastes desseins de sa mère sur lui, et la facilité de son esprit à tout ce qu'on lui voulut apprendre. Son application, ses progrès, sa modestie, sa politesse, son attention à plaire, lui gagnèrent ses maîtres et tout Saint-Magloire, et prêtres de l'Oratoire et séminaristes[5]. Il se fit une réputation. Il ne fut pas moins adroit, ni moins attentif en Sorbonne, ni avec moins de succès. Il travailla de bonne foi à apprendre, et en effet il acquit de la science, qu'il sut tripler par la grâce et la facilité de son débit et tellement gagner ce peuple lettré, que, tout grossier, pédant et farouche qu'il soit de sa nature, il ne voulut que l'admirer et le vanter. Tant de bons témoignages[6] ne demeurèrent point oisifs. Noailles se faisoit un plaisir de les porter au Roi et à Mme de Maintenon,

1. Comparez tome VII, p. 85 et 86.
2. Il y a *enageoit*, par mégarde, dans le manuscrit.
3. Il a été parlé de ce séminaire, dirigé par les Oratoriens, dans le tome VII, p. 84.
4. Il le confia spécialement à l'abbé Langevin (*Mercure* de décembre 1707, p. 367-369).
5. Ses camarades le regardaient comme le plus beau, le plus noble et le plus savant d'eux tous (*Mémoires secrets de Duclos*, tome III, p. 405).
6. Le signe du pluriel a été ajouté après coup à *tesmoignage*.

charmé lui-même de son élève, et le Roi plus content encore d'avoir tant où s'appuyer pour travestir en justice les inclinations et les penchants[1] de son cœur. Mme de Soubise étoit morte dans l'attachement et la reconnoissance pour le cardinal de Noailles, sans lequel elle sentoit que toute sa faveur et toute la volonté du Roi auroit été peu fructueuse, et elle avoit inculqué ces sentiments à son fils, dont l'âge et le chemin ne sembloient pas pouvoir entrer jamais en opposition avec un bienfaiteur à qui il devoit tant, et à[2] qui il se feroit toujours tant d'honneur de rendre.

Privilèges de la vie des cardinaux; combat intérieur du cardinal de Rohan.

De si fortes raisons s'appuyoient dans le cardinal de Rohan par d'autres plus touchantes. Prince avec sa maison par la grâce du Roi et la beauté de sa mère[3], des biens immenses et de grands établissements y étoient entrés. Il avoit passé sa première jeunesse sous la férule dans le travail, dans toutes sortes de contraintes pour arriver à une grande fortune. Il y étoit parvenu avec rapidité, que ses mœurs, délivrées d'Argus, ne lui avoient pas procurée[4]. Il se voyoit avant quarante ans évêque de Strasbourg et cardinal avec plus de quatre cent mille livres de rente, le goût des plaisirs, de la magnificence, du repos après tant de travaux si contraires[5] à sa paresse naturelle. Il lui sembloit qu'il n'avoit plus rien à desirer qu'à jouir d'un état où tout est devenu permis, et où on n'a plus à compter avec personne. Un cardinal est en droit de passer sa vie au jeu, à la bonne chère, et avec les dames les plus jeunes et les plus jolies; d'avoir sa maison pleine de monde pour le rendez-vous et la commodité des autres, de leurs amusements, de leurs plaisirs, et pour le centre des siens; d'y donner des bals et des fêtes, et d'y étaler tout le luxe et

1. Écrit ici *penchents*. — 2. La préposition *à* est en interligne.
3. Déjà dit plusieurs fois, et en dernier lieu, ci-dessus, p. 110.
4. Il est parlé de ses bonnes fortunes dans le *Nouveau siècle de Louis XIV*, tome IV, p. 282, et dans *la Marquise d'Huxelles*, par Édouard de Barthélemy, p. 224.
5. Il y a *contraire*, au singulier, par mégarde, dans le manuscrit.

la splendeur en tout genre qui peut flatter ; surtout de[1] n'entendre plus parler de livres, d'étude, de rien d'ecclésiastique ; d'aller régner dans son diocèse sans s'en mêler, de n'en être pas seulement importuné par ses grands vicaires, ni par le valet sacré et mitré payé pour imposer les mains[2] ; et d'y vivre sans inquiétude dans un palais à la campagne, au milieu d'une cour comme un souverain, parmi le jeu, les dames et les plaisirs, pleinement affranchi, là comme[3] à Paris et à la cour, de toute bienséance. Ce n'est pas que nos cardinaux vécussent tous de la sorte ; mais ils en avoient toute liberté. Le cardinal de Bouillon en avoit usé dans toute son étendue, et celui-ci en jouissoit aussi pleinement ; il étoit fait pour être et vivre en grand seigneur, et ne se refuser aucune chose ; il avoit de quoi y fournir parfaitement, et le Roi, si volontiers austère pour les autres, étoit accoutumé[4], non seulement à passer, mais à trouver tout bon des cardinaux. Il étoit bien doux à celui-ci de vivre de la sorte. C'étoit son penchant et son goût ; c'étoit, avec la haute fortune, cet état d'entier affranchissement qui le flattoit le plus, et dont la perspective l'avoit le plus soutenu dans le fâcheux chemin qui l'y avoit fait atteindre. Que pouvoir se proposer de préférable à la jouissance d'un état si heureux qui ne voit rien au-dessus de soi, ni de plus libre, et quel prétexte d'en profiter en plein qui fût plus naturel et plus honnête que l'attachement et la reconnoissance pour un homme à qui il devoit tout du su de tout le monde, dont les mœurs et la conduite étoit en vénération la mieux établie, qui étoit son ancien d'âge de vingt-quatre ans, d'épiscopat de vingt-deux, de cardinalat[5] de treize, archevêque de la capi-

1. Il y a *ne*, par mégarde, dans le manuscrit.
2. Le coadjuteur, que les cardinaux chargés d'un diocèse obtenaient sans difficulté.
3. Les mots *là co^e^* surchargent *partout*, effacé du doigt.
4. *Accoustumée* corrigé en *accoustumé*.
5. Ce mot est écrit *card.* en abrégé.

tale, uni et à la tête des plus saints et des plus savants corps et particuliers de Paris, auxquels tant d'autres des provinces se joignoient, vers qui les Parlements inclinoient, qui avoit pour lui une famille puissante et tout ce qui n'étoit pas esclave des jésuites, c'est-à-dire tous les honnêtes gens de tous états ?

Tallard entraîne le cardinal de Rohan au P. Tellier. [Add. StS. 1102]

Le cardinal de Rohan, entraîné par des raisons si homogènes[1] à lui-même, trouva dans sa famille un homme qui n'y étoit pas nouvellement entré pour n'en pas profiter. Tallard[2], qui sut, par le cardinal même et par le prince de Rohan, l'insolence de la proposition du P. Tellier, trouva cette ouverture admirable et le comble du bonheur des Rohans. Plus le discours du confesseur avoit eu la hauteur de celui d'un favori premier ministre, plus il en tira parti pour montrer aux Rohans, d'un côté, les enfers ouverts sous leurs pas, de l'autre, les cieux qui les appeloient dans leur gloire[3]. Il leur représenta l'intérêt et le naturel terrible du jésuite et des siens, Mme de Maintenon, que ce parti avoit arrachée de l'estime, de l'amitié, de l'alliance, des liaisons de confiance les plus intimes du cardinal de Noailles, qui[4] s'étoient changées en elle en fureur, et en poursuite la plus à découvert et la plus violente, le Roi, qui avoit hautement épousé ce parti, qui étoit exactement fermé[5] à n'écouter que ceux qui y étoient les plus ardents, qui y avoit mis son autorité et sa conscience, qui n'étoit occupé ni entretenu d'autre chose, qui regardoit le parti opposé comme ennemi de l'Église et de l'État, comme républicain, comme ennemi de son autorité et de sa personne[6], et qui, depuis son enfance, étoit nourri dans ce préjugé contre tout ce que les jésuites vouloient

1. Adjectif déjà relevé dans le tome XXI, p. 280.
2. Nous avons vu ci-dessus (p. 314 et suivantes) son fils épouser une fille du prince de Rohan.
3. Saint-Simon a écrit : *qui les appelloit dans sa gloire*.
4. *Que* corrigé en *qui*. — 5. Ci-dessus, p. 385.
6. Déjà dit ci-dessus, p. 385.

traiter de jansénistes. Il leur fit peur par l'exemple du cardinal de Bouillon, qu'une semblable affaire, et toutefois sans ombre de jansénisme, et avec le confesseur pour lui, avoit perdu pour l'archevêque de Cambray[1], et dont eux-mêmes, par l'affaire de Strasbourg, avoient comblé la disgrâce[2], qui avoit été au moment d'ôter le rang à sa maison[3]. Il leur fit considérer que les neutres, surtout d'une considération en ce genre aussi rare qu'étoit la sienne, ne seroient regardés qu'avec dépit et mépris des deux côtés, outre que les occasions qui surviendroient chaque jour dans le cours de cette affaire lui rendroient[4] la neutralité bien difficile à soutenir; que c'étoit à lui à se tâter lui-même pour voir s'il se croyoit capable de soutenir tous les dégoûts, et de toute espèce, que le Roi se plairoit à faire tomber sur lui, et tous ceux encore qu'à l'abri de l'entier discrédit, les jésuites sauroient lui susciter de toutes les façons, et par toutes sortes de canailles qui aujourd'hui se croient honorés de le voir passer dans son antichambre[5]. Après l'avoir ébranlé de la sorte, Tallard lui fit honte de voir un autre grand aumônier que lui, et Bissy en sa place à la tête du parti favori, et en avoir toute l'autorité, le ralliement, la faveur, la confiance, les privances du Roi, et de lui devenir nécessaire toute sa vie, tandis que lui-même seroit au rebut, et auroit peut-être l'affront de voir[6] Bissy entrer au Conseil, lui qui se tiendroit heureux de lui porter partout son portefeuille, et disposer de toutes les grandes places de l'Église, que le besoin continuel que le confesseur auroit de lui l'empêcheroit de lui contester. De là venant à toute la disproportion de Bissy à lui, il étala tous les avantages qu'il tireroit sans cesse pour les siens, s'il se mettoit à la

1. Tome VI, p. 148-150.
2. Tome VII, p. 99 et suivantes. — 3. *Ibidem*, p. 107.
4. Il y a *rendroit*, au singulier, par mégarde, dans le manuscrit.
5. Qui se croient honorés d'être admis à le regarder passer.
6. Avant *voir*, il y a un *le*, biffé.

tête de ce parti, avec le goût que le Roi avoit pour lui et pour sa famille ; qu'il seroit en état de tout prétendre et de tout obtenir, et même avec apparence d'être porté jusque dans le Conseil. Il ignoroit sans doute, ou voulut ignorer, ce qui étoit échappé là-dessus au Roi à l'égard du cardinal de Janson, rapporté p. [128[1]]. Après avoir flatté le cardinal de Rohan de pouvoir mettre ainsi tout à ses pieds, il se moqua de sa délicatesse sur le cardinal de Noailles, qui n'en seroit pas moins perdu quand il se perdroit avec lui, dont il ne seroit et ne passeroit jamais que pour le disciple en se rangeant de son côté, ni pourroit jamais atteindre à aucun des avantages et de la considération qui se tiroit de la qualité de chef de parti, qui demeureroient tous au cardinal de Noailles, par qui seul il végèteroit, et, au fonds, lui[2] seroit compté pour rien ; au lieu que, prenant le parti contraire, et, dans ce parti, se trouvant de bien loin sans égal en naissance, établissements, considération et dignité, il se verroit[3] tout à coup vis-à-vis du cardinal de Noailles, avec la supériorité que lui donneroit la faveur si déclarée du parti dont il seroit le chef, et le chef sans collègue, parce que Bissy, devenu cardinal, ne pourroit en aucun genre approcher de sa distinction partout[4], et, par cette disproportion inhérente, seroit, malgré son âge, à son égard, moins que lui à celui du cardinal de Noailles, s'il avoit la folie d'en préférer le parti[5]. Ce qui rendoit Tallard si éloquent étoit son intérêt propre : il ne s'étoit allié aux Rohans que pour en profiter. Il regardoit leur faveur comme un chemin à lui ouvert[6] pour tout. Il comprenoit qu'aucun des deux frè-

1. Saint-Simon a laissé en blanc, comme ci-dessus, p. 371, ce numéro, qui correspond aux pages 275 et 276 de notre tome IV.

2. *Luy* a été ajouté en interligne. — 3. *Verroit* surcharge *trou[veroit]*.

4. Il y a *par tout* en deux mots, dans le manuscrit.

5. Notre auteur est seul, on le comprend, à raconter tout ce discours ; mais il serait curieux de savoir comment il a pu en avoir connaissance. Comparez l'Addition indiquée ci-dessus, nº 1102.

6. *Ouvert*, mal écrit, est ajouté en interligne.

res[1] n'entreroit dans le Conseil, et la chose étoit visible ; mais, lui qui avoit passé par tous les genres d'affaires considérables[2], qui n'avoit ni rang ni attachement étranger, qui avoit vu Harcourt si souvent près d'y entrer et que sa santé mettoit hors de toute portée, il se flatta que les jésuites feroient pour lui ce qu'ils ne pourroient pour le cardinal de Rohan, par leur intérêt propre. Il vouloit la pairie ; il vouloit la survivance de son gouvernement[3] ; il vouloit une grande charge ; en un mot, que ne vouloit-il point, et que n'espéroit-il point en mettant le cardinal de Rohan à la tête d'un parti qui pouvoit et pourroit tout, et dont, par là, il espéroit bien de se mêler? Enfin il acheva de déterminer le cardinal de Rohan, en lui persuadant qu'il n'auroit que l'honneur de la conduite de l'affaire et des assemblées, d'être à la tête du clergé de France, à la place du cardinal de Noailles, lui, à son âge, et qui par son siège n'étoit point de ce clergé; qu'il en deviendroit le modérateur et l'arbitre, et que, pour le travail, il en chargeroit des commissaires et des bureaux qui lui présenteroient la besogne toute faite, dont il n'auroit que l'honneur. Ce point de paresse tenoit fort le cardinal, et ce fut aussi celui que Tallard vainquit le dernier; mais son ambitieux bien-dire sut aussi en triompher, et jeter le cardinal de Rohan dans une fondrière, dont sa paresse et la flétrissure de son honneur lui ont coûté de sourds et de cuisants repentirs, et où sa vanité a[4] eu fort à souffrir de l'égalité qu'à force de souplesse, le cardinal de Bissy usurpa enfin pour le moins avec lui dans la réalité de vrai chef de confiance de tout ce parti. Le cardinal de Rohan, agité, battu plusieurs jours, ne put résister à son frère et à Tallard, que ce maréchal avoit gagné. Son marché fut grossièrement conclu au mot du P. Tellier, dont

1. Le prince de Rohan et le cardinal.

2. Il avait été ambassadeur en Angleterre, et général d'armée à diverses reprises.

3. Celui de Franche-Comté. — 4. Ce verbe *a* est en interligne.

Cardinal de Rohan grand aumônier.

il devint l'esclave en même temps qu'il prêta le serment de grand aumônier de France [1]. Moins je prétends m'étendre sur l'histoire de la Constitution même, qui remplit seule des in-folio, et plus je crois devoir en montrer les ténébreuses trames, auxquelles seules je crois devoir me restreindre.

Cardinal de Polignac maître de la chapelle du Roi; orgueil de son serment; il reçoit le bonnet de la main du Roi; il le harangue à la tête de l'Académie françoise sur la paix.

Quelque peu de cas que les jésuites fissent de l'esprit léger et du cœur encore plus volage du cardinal de Polignac, il étoit cardinal, et ils ne voulurent pas le mécontenter. La rage de courtisan, sous laquelle il gémit toute sa vie, lui avoit fait passionnément desirer la charge de maître de la chapelle du Roi [2], c'est-à-dire uniquement des musiciens de la chapelle, depuis qu'elle vaquoit par la mort de l'archevêque de Reims [3]. Devenu cardinal, il ne la souhaita pas moins, et, bien que d'autres cardinaux l'eussent possédée [4], il crut que sa pourpre y flatteroit le Roi, contribueroit à la lui faire donner, et feroit encore plus sa cour. Il ne se trompa pas, surtout avec le concours des jésuites [5]; mais sa nouvelle dignité fit un embarras. Cette charge, qui n'est pas des premières, ni même des secondes [6], ne prête serment qu'entre les mains du

1. C'est le 7 juin 1713 que le Roi lui donna cette charge, et le 10 il prêta le serment accoutumé et aussi celui de grand aumônier de l'ordre du Saint-Esprit. Les provisions sont dans le registre O[1]57, fol. 98 v°.

2. Maître de la chapelle-musique : tome VII, p. 12.

3. Tome XIX, p. 42-48. Nous avons vu alors que la famille de l'archevêque avait demandé cette charge pour son neveu l'abbé de Louvois, mais que le Roi n'avait pu se décider à la lui donner; elle était vacante depuis février 1710.

4. Il n'y eut que le cardinal de Tournon, archevêque de Lyon, pour qui la charge fut créée en 1543 ; tous les autres titulaires furent seulement évêques ou archevêques.

5. Le Roi donna cette charge au cardinal le 8 juin, avec rappel des appointements depuis la mort de l'archevêque de Reims (*Dangeau*, tome XIV, p. 417-418 et 428 ; Oroux, *Histoire ecclésiastique de la cour de France*, tome II, p. 559 et 562-563). Les provisions, du 16 juillet, sont dans le registre O[1]57, fol. 124 v°.

6. En effet le maître de la chapelle-musique était subordonné au grand aumônier et au premier aumônier.

grand maître de la maison du Roi, et ce grand maître étoit un prince du sang. Comment donc oser lui souffler un droit acquis, mais comment aussi ployer la pourpre romaine à cette sorte d'humiliation? Le respect du Roi légué par le Mazarin pour cette sacrée pourpre, l'emporta cette fois sur celui dont il se montroit si jaloux pour les princes de son sang. Monsieur le Duc étoit son petit-fils, et dans la première jeunesse. Il donna la chapelle à Polignac, et régla que, pour cette fois et sans conséquence, sous prétexte d'être pressé d'entrer en fonction, il profiteroit du voyage que Monsieur le Duc alloit faire pour la première[1] fois en Bourgogne et y tenir les États[2], pour, de son consentement, prêter en son absence serment entre les mains du Roi[3], et cela se fit tout de suite[4] avec la charge de grand aumônier[5]. En même temps, le cardinal de

1. Il y a *p^r*, et non *p^re*, dans le manuscrit.

2. Le jeune prince ne devait pas aller tenir les États de Bourgogne, mais servir à l'armée d'Allemagne, comme on le verra au début du prochain volume.

3. Dangeau disait au 9 juin (p. 418) : « La difficulté qu'il y avoit pour la charge du cardinal de Polignac, c'est que cette charge doit prêter serment entre les mains du grand maître de la Maison et non pas du Roi, et qu'ainsi cela pouvoit faire quelque peine à un cardinal; mais Monsieur le Duc, grand maître de la Maison, qui doit partir lundi pour l'armée, a consenti qu'après son départ le Roi fît prêter serment au cardinal de Polignac, et on écrira seulement que cet exemple ne pourra pas tirer à conséquence pour l'avenir, ni nuire aux droits de la charge de grand maître. » Dans les provisions de la charge (reg. O¹57, fol. 125), le Roi avait fait insérer qu'il se réservait de recevoir lui-même le serment du nouveau titulaire, vu l'absence du grand maître.

4. Il écrit *toutte suitte*.

5. Saint-Simon n'ayant pas trouvé la mention de la prestation du serment dans Dangeau, a cru que cette cérémonie avait eu lieu en même temps que celle de la charge de grand aumônier. C'est une erreur : le départ de Monsieur le Duc ayant été retardé, par suite de son mariage, jusqu'au 15 juillet, les provisions ne furent expédiées que le 16, et c'est seulement le 18 que le cardinal de Polignac prêta le serment, dont le texte a été reproduit dans le registre O¹57, fol. 125 v°.

Polignac reçut le bonnet[1] des mains du Roi[2], présenté par l'abbé Howard, camérier du Pape[3]. C'étoit raison qu'un camérier anglois apportât une barrette de la nomination du roi d'Angleterre ; mais ce ne l'étoit pas que le nommé fût le négociateur à Utrecht de tout ce qui fut convenu contre le prince à qui il devoit sa fortune[4]. Malgré l'orgueil de la pourpre, la vanité du bien-dire perça : le cardinal de Polignac ne dédaigna pas de paroître devant le Roi à la tête de l'Académie françoise, à la suite de tous les corps qui le haranguèrent sur la paix[5]. Ses grâces, ses charmes, et son bien-dire, si odoriférant[6] et si flatteur, céda toutefois à la justesse et à l'éloquence mâle et naturelle du recteur de l'Université, qui enleva tous les suffrages avec tant de violence, qu'il fut interrompu par les applaudissements, et que le Roi lui fit une réponse pleine de l'admiration de son discours[7]. Vittement[8], c'étoit son nom[9], ne s'en éleva pas davantage, n'en demeura pas

Vittement, recteur de l'Université ; sa belle harangue, et son très singulier effet.

1. *Bonnet* surcharge un mot qui semble être *bare[tte]*.

2. C'est le 6 juin, à la chapelle, après la messe, que se passa cette cérémonie (*Dangeau*, p. 415 ; Mémoires du baron de Breteuil, ms. Arsenal 3864, p. 175 et suivantes).

3. Richard Howard de Norfolk était frère du huitième duc de Norfolk e neveu du cardinal Philippe de Norfolk, mort en 1694, après avoir été grand aumônier de la reine Catherine de Portugal, femme de Charles II.

4. Déjà dit ci-dessus, p. 271, lorsqu'il a annoncé sa nomination.

5. Le 17 juin. Les éditeurs du *Journal de Dangeau* ont inséré sa harangue (p. 424-426), d'après le *Mercure* de juin, p. 226-233.

6. Le *Dictionnaire de l'Académie* de 1718 ne donnait pas d'emploi de cet adjectif au figuré.

7. Il n'est pas question de cela dans Dangeau, qui mentionne seulement la harangue.

8. Jean Vittement : notre tome V, p. 157. Saint-Simon écrit *Vittemant* dans la manchette et *Vitteman* dans le texte ; mais il se trompe en plaçant ceci sur le compte de M. Vittement. Celui-ci avait été recteur en 1697-1698 ; mais en 1713 le recteur était Guillaume Dagoumer (Ch. Jourdain, *Histoire de l'Université de Paris*, Pièces justificatives, p. 287 ; *Gazette* de 1713, p. 288), et ce fut ce dernier qui parla.

9. *Non* corrigé en *nom*.

moins renfermé dans la poussière des collèges, et ne cultiva personne[1]; mais, ce qui ne s'est peut-être jamais vu, et dans une cour[2] comme elle étoit alors, sa harangue ne sortit point de la mémoire du Roi; elle y surnagea, chose encore plus extraordinaire, à tout ce qui le pouvoit rendre suspect sur la doctrine[3], et des mœurs trop pures et trop austères pour le goût d'alors; cette harangue seule, et qu'on crut oubliée avec tant[4] d'autres, prévalut à tout, et le fit, deux ans après, sous-précepteur du Roi d'aujourd'hui par le souvenir toujours présent qu'en avoit conservé Louis XIV[5]. On verra en son temps que ce fut le seul bon choix[6] qu'il fit pour l'éducation de ce jeune prince, qui eut aussi le sort ordinaire de ce qu'il y a de meilleur dans les cours.

1. Il était cependant connu pour avoir été lecteur des petits-fils du Roi, et pour avoir suivi par ordre en Espagne Philippe V, qui voulut l'y retenir en lui donnant l'archevêché de Burgos, qu'il refusa.

2. *Un cour,* par mégarde dans le manuscrit.

3. Dans une lettre inédite de Louville au duc de Beauvillier, du mois d'octobre 1702 (ms. ayant appartenu à Mgr d'Hulst) on voit que, même en Espagne, il était suspect de jansénisme; voyez aussi Sainte-Beuve, *Port-Royal,* tome VI, p. 180.

4. Après *tant,* il y a un *et* dans le manuscrit.

5. On verra, lors de sa nomination en 1716, que ce ne fut pas Louis XIV qui l'avait désigné, mais le Régent qui le choisit (suite des *Mémoires,* tome XIII, p. 42). D'ailleurs tout ceci tombe par le fait que M. Vittement ne prononça pas la harangue que Saint-Simon lui attribue. Mais, ce qu'il y a de curieux, c'est que M. Vittement prononça bien une harangue qui fit sur le Roi une grande impression; mais ce fut à l'occasion de la paix de Ryswyk en 1698 (*Dangeau,* tome VI, p. 360, et notre tome V, p. 157-159); elle eut pour résultat de lui faire donner la place de sous-précepteur du duc de Bourgogne et de ses frères. On voit la confusion que fait Saint-Simon.

6. *Choix* est en interligne, et le *P* de *Prince* qui suit surcharge un *p*.

APPENDICE

PREMIÈRE PARTIE

ADDITIONS DE SAINT-SIMON
AU *JOURNAL DE DANGEAU*

1054. *Simiane chevalier du Saint-Esprit.*

(Page 16.)

25 mars 1720. — On a suffisamment parlé ailleurs en ces notes de Mortagne. Simiane, qui lui succéda, étoit un cousin des deux frères Simiane qui ont été l'un après l'autre premiers gentilshommes de la chambre de M. le duc d'Orléans, et dont le dernier fut chevalier de l'Ordre en 1724 par l'égard que Monsieur le Duc, qui étoit lors premier ministre, eut pour la promesse que Simiane avoit eu de la nomination de feu M. le duc d'Orléans, qui avoit droit d'en donner une.

1055. *Le comte de Monterey et le marquis de los Balbasès entrent dans les ordres.*

(Page 22.)

27 mars 1712. — Ce comte de Monterey s'appeloit Jean-Dominique de Haro y Guzman, second fils de don Louis de Haro, premier ministre de Philippe IV, qui fit la paix des Pyrénées avec le cardinal Mazarin, tous deux en personne, dans l'île des Faisans sur la Bidassoa. Monterey a passé en plusieurs maisons par mariages d'héritières ; la dernière étoit de la maison de Tolède, qui étoit fille du comte d'Ayala, et qui épousa le comte, qui porta par elle le nom de Monterey et fut grand d'Espagne, et successivement gentilhomme de la chambre, du conseil de guerre, conseiller d'État, c'est-à-dire ministre, vice-roi de Catalogne, gouverneur général des Pays-Bas, président du conseil de Flandre, enfin disgracié et chassé sous le ministère du duc de Medina-Celi. Il n'eut point d'enfants de sa femme. Don Louis de Haro son père, qui

fit la paix des Pyrénées, étoit fils de la sœur du duc d'Olivarès, premier ministre aussi, à la faveur et à la place duquel il succéda.

Los Balbasès fut érigée en marquisat et en grandesse, en décembre 1621, en faveur du fameux capitaine don Ambroise Spinola, de l'une des quatre premières maisons de Gênes. Un de ses fils fut cardinal; l'autre épousa une Doria, qui fut héritière et duchesse del Sesto. Ce second marquis de los Balbasès mourut chevalier de la Toison d'or en 1659 et laissa le troisième marquis de los Balbasès, conseiller d'État, majordome-major de la reine, et qui fut ambassadeur en France lors du mariage de Louis XIV et de l'entrée de la reine Marie-Thérèse à Paris. Il étoit gendre du connétable Colonne. Son fils, quatrième marquis de los Balbasès, épousa une fille du duc de Medina-Celi, dont le fils, cinquième marquis de los Balbasès, a cinq sœurs et autant de tantes grandement mariées. Il a épousé une fille du duc d'Alburquerque et il est grand écuyer de la princesse des Asturies, fille de Portugal.

Les privilèges du clergé sont tels en Espagne qu'un particulier qui s'y met garantit sa famille de toutes recherches, parce que le droit de partage qu'il conserve aux biens de sa famille rend cette recherche très-épineuse et presque toujours infructueuse. Ils dérobent aussi à la justice séculière les personnes du clergé et rendent leurs punitions impossibles. Ces considérations, plus encore que ni la dévotion, ni l'ambition du cardinalat, engagent dans la prêtrise ces grands seigneurs qui des grands emplois tombent dans la disgrâce, et qui par là mettent à couvert leurs personnes.

1056. *L'Altesse accordée en Espagne au duc de Vendôme et à la princesse des Ursins.*

(Pages 24-25.)

3 avril 1712. — ... Le[1] mérite des deux dons Juans, l'exemple du bâtard de Charles V, les partis et les cabales de cour du temps de ce dernier, et la minorité de Charles II, l'élevèrent[2] d'autant plus qu'il n'y a point eu de fils d'Espagne qui aient duré, encore moins qui aient eu postérité, ni qui aient été dans l'état séculier, depuis que les couronnes de Castille et d'Aragon ont été réunies par le mariage de Ferdinand le Catholique et d'Isabelle. Mme des Ursins, qui s'unit M. de Vendôme pour obtenir l'*Altesse* et en avoir l'attache de notre cour, contre le désespoir de toute l'Espagne, procura cette élévation nouvelle à M. de Vendôme dans les mêmes vues de flatter le Roi et ses bâtards, dans son projet entamé de se faire souveraine. Ce ne fut

1. Le commencement de cette Addition a été placé dans notre tome IX en regard de la page 160.
2. Le duc de Vendôme.

pas avec un moindre fracas qu'en avoit fait l'*Altesse*, et on a prétendu que le pauvre M. de Vendôme ne le porta pas loin [1]...

1057. *Le jeu est rétabli à Marly peu après la mort du Dauphin.*

(Page 29.)

28 avril 1712. — Le Roi ne vouloit jamais de tristesse à Marly, comme on l'a vu en plusieurs occasions dans ces Mémoires, et comme on le voit encore en celle-ci avec grande indécence.

1058. *Saint-Romain et Courtin.*

(Page 33.)

15 juillet 1694. — Saint-Romain [2] et Courtin, tous deux conseillers d'État, l'un d'épée, l'autre de robe ; l'un garçon, l'autre veuf, tous deux pleins d'honneur et de vertu, tous deux fort considérés, et ayant beaucoup d'amis, tous deux fort employés dans les ambassades et les négociations avec capacité et réputation, étoient tellement amis qu'ils logeoient ensemble, et qu'ils passèrent un grand nombre d'années dans cette union ; à la fin ils s'en lassèrent, et par leur séparation, quoique demeurés amis, ils firent honte à l'humanité.

1059. *Messieurs de Conflans.*

(Page 36.)

2 février 1712. — Ces MM. de Conflans, qui prétendent maintenant être de la maison de Brienne, qui a donné anciennement des connétables et d'autres officiers de la couronne, et même des empereurs de Constantinople, ont été des siècles fort éloignés d'y penser. La seule illustration qu'on connoisse à ces Messieurs-là de Brienne, s'ils en sont, ce qui seroit une profonde et longue éclipse, est un vicomte d'Oulchy, capitaine des gardes, médiocre emploi alors, et chevalier du Saint-Esprit sous Henri IV. Depuis ils étoient retombés en misère de gens et de biens. Mme de Jussac, femme d'esprit et de mérite, qui avoit été à la duchesse de Saint-Simon et mise par elle auprès de la duchesse de Brissac, sa fille, en la mariant, avoit passé depuis auprès de Mme de Montespan, et avoit élevé Mme la duchesse d'Orléans, qui conserva toute sa vie une grande amitié et une grande confiance pour elle. La

1. La fin de cette Addition, sur la Toison d'or, trouvera place au tome XVIII de 1873, p. 359.

2. Dans sa table du *Journal de Dangeau*, Saint-Simon a mis à son propos : « Saint-Romain, amphibie de beaucoup de mérite ; conseiller d'État d'épée sans être d'épée, avec des abbayes sans être d'Église. »

fille aînée de Mme de Jussac, qui n'avoit pas grand'chose, trouva M. d'Armentières, qui, pour s'être battu avec le jeune Pertuis, avoit été cassé d'un médiocre emploi et avoit subi douze ou quinze ans de prison dans une citadelle. Le mariage se fit; il en eut une charge de chambellan, puis de maître de la garde-robe de M. le duc d'Orléans, enfin de premier gentilhomme de la chambre. Cet autre mariage fut une suite de celui-là, et peu à peu par degrés ils eurent du bien, rentrèrent par la mort de la duchesse du Lude dans ceux d'une vieille Mlle d'Armentières leur parente, qui en avoit laissé l'usufruit à la duchesse du Lude, et devinrent des personnages pendant la Régence. Ces deux frères moururent. Le troisième, chevalier de Malte, produit par la maréchale de Chamilly, qui l'avoit vu dans des bataillons d'infanterie à la Rochelle, où son mari commandoit, montra de l'esprit et de la lecture, mais avec la rudesse d'une éducation et d'une vie très-pauvre; il eut à son tour la charge de ses frères et la commanderie de Pezénas, que M. le duc d'Orléans lui procura, et à la mort de ce prince il demeura premier gentilhomme de la chambre de Monsieur son fils, d'abord avec un air de confiance et de préférence qui ne dura pas. De ses belles-sœurs, l'une, fort aventurière, ne laissa pas d'être gouvernante des filles de Mme la duchesse d'Orléans au grand étonnement de tout le monde, et d'obtenir enfin un régiment pour son fils peu estimé. Sa sœur, d'une vertu aimable et distinguée, fut dame de Mme la duchesse de Berry, puis de Mme la duchesse d'Orléans; elle eut le régiment d'Anjou pour son fils unique, qui se distingua fort à la guerre d'Italie, et qui épousa la fille unique d'Aubigny, cet écuyer favori de Mme des Ursins. Elle maria sa fille à un Rochechouart-Faudoas, pour qui elle eut aussi un régiment. C'est ainsi que MM. de Conflans ont été remis au monde par Mme de Jussac et par ses filles, à la honte des connétables de Brienne et des empereurs d'Orient.

1060. *La marquise d'Huxelles née le Bailleul.*

(Page 45.)

30 avril 1712. — Cette marquise d'Huxelles étoit fille, sœur et tante de MM. le Bailleul, tous présidents à mortier, et grand'tante du dernier, qui vendit sa charge. Son père à elle fut quelque temps surintendant des finances. Elle avoit eu de la beauté et avoit été galante. C'étoit une femme de beaucoup d'esprit, fort du grand monde, et qui jusqu'à sa mort avoit conservé l'un et l'autre. C'étoit chez elle un concours de gens d'esprit, de lettres, et un reste de vieillards du monde et de l'ancienne cour, qui formoient un tribunal où l'on jugeoit de tout. Elle avoit conservé de la considération et cette hauteur libre et décisive que donnent la beauté et l'esprit, quand ils se trouvent joints. Son fils le maréchal la craignoit, et ils n'étoient pas toujours bien ensemble.

1061. *Le Roi fait imprimer un mémoire trouvé dans la cassette du Dauphin.*

(Page 47.)

9 avril 1712. — Monseigneur le Dauphin, élevé par M. le duc de Beauvillier, Monsieur de Cambray, et tous gens de leur choix, n'ayant eu que des jésuites pour confesseurs, ne pouvoit penser que comme eux; mais, quoiqu'il s'ouvrît aussi difficilement qu'on l'a vu dans ce qui vient d'être dit de lui à l'occasion de sa mort, on a su qu'il pensoit bien mal du P. le Tellier et de plusieurs évêques et autres, dont le complot fut révélé par l'aventure du paquet de l'abbé de Saron. On a su qu'il pensoit très-bien de la foi et de la droiture du cardinal de Noailles; on a su qu'il alloit, et par lui et par un autre, s'appliquer très-particulièrement aux matières des maximes de France par rapport à cette affaire, et cela très-peu de jours avant la mort de Madame la Dauphine, que la sienne suivit de si près. Ce mémoire, sur lequel il faut s'en rapporter aux parties les plus intéressées et qui l'étoient tant à mettre de leur côté un prince dont la mort étoit la désolation publique après en avoir été toute l'espérance, ce mémoire, dis-je, pouvoit être un essai pour soi-même et un canevas du pour en attendant le contre, et sûrement rien moins qu'un jugement arrêté de son esprit, qui autrement eût été si peu d'accord avec soi-même; aussi se hâta-t-on d'en triompher, et ce triomphe, bâti sur un fondement si peu solide par l'écrit même en soi tel qu'ils le publièrent, ne fut pas de longue durée; mais c'en fut toujours assez pour éblouir et pour gagner du temps.

1062. *Nouveautés de cérémonial aux obsèques du Dauphin et de la Dauphine.*

(Page 52.)

10 mai 1712. — Toujours des nouveautés : M. le duc d'Orléans égalé aux fils de France par ses trois queues[1], et les princes et les princesses du sang, qui n'en avoient jamais eu qu'une, en eurent deux; cela auroit pu être remarqué dès les obsèques de Saint-Denis. Le clergé, qui étoit salué avec l'autel et du même salut, le fut avant le catafalque; et, si on réfléchit qu'en ces occasions, on rend précisément les mêmes honneurs au catafalque qu'au prince ou princesse pour qui il est dressé, s'ils étoient vivants et présents, on admirera que le clergé soit salué avant un Dauphin et une Dauphine; car le salut n'est rien d'ecclésiastique ni qui appartienne aux ordres sacrés.

1. Dans les *Mémoires*, il ne parle que de deux porte-queue pour le duc d'Orléans.

1063. *Le Père de la Rue fait l'oraison funèbre du Dauphin et de la Dauphine.*

(Page 54.)

24 mai 1712. — On trouva assez étrange que le P. de la Rue fit cette oraison funèbre, et pour avoir été confesseur de Madame la Dauphine, et pour avoir été, lui et toute sa Société, répudié par elle à la mort pour sa dernière confession.

1064. *Mission secrète du prince de Chalais en France.*

(Pages 60-61.)

27 avril 1712. — Ce fut étrange chose que ce voyage de M. de Chalais, dont on n'a jamais bien su au vrai le mystère. Il arrêta un cordelier à Bressuire en Poitou, pour quoi il avoit été dépêché, et l'amena à Poitiers. Il s'étoit tenu inconnu sur toute la route. Les ennemis de M. le duc d'Orléans en firent un grand vacarme. On fit aussitôt conduire ce cordelier à la Bastille. Argenson, conseiller d'État et lieutenant de police, qui avoit infiniment d'esprit, de manége, et de talent pour cet emploi, avoit toute la confiance du Roi, et ne rendoit compte qu'à lui directement de bien des choses, au grand regret de Pontchartrain, qui avoit Paris dans son département de secrétaire d'État. Argenson fut donc chargé de l'affaire de ce cordelier, et en sut ménager sa fortune; car il se conduisit si habilement que le Roi fut content, et qu'ayant persuadé à M. le duc d'Orléans qu'il lui rendoit de grands services, ce prince, devenu régent, lui donna quelque temps après les sceaux et les finances, et sa place de conseiller d'État à son fils encore tout jeune. On crut, avec plus de vraisemblance, qu'il n'y avoit rien dans cette affaire où M. le duc d'Orléans, alors dans la situation la plus triste, se trouvât mêlé, mais que c'étoit un complot de la cour de Vienne contre le roi d'Espagne. Quoi qu'il en soit, après quelques mois, Chalais remmena son cordelier prisonnier en Espagne, où on le mit dans le château de Ségovie; ce religieux y demeura plusieurs années étroitement gardé, mais bien nourri, demandant des romans et s'impatientant fort de son état, dans lequel enfin il mourut, après y avoir vécu avec autant de scandale que le peut permettre une telle prison.

1065. *Le comte de Cominges.*

(Page 70.)

21 mai 1712. — Cominges étoit grand, mais d'une grosseur prodigieuse, homme d'esprit et fort du grand monde, presque toujours aide de camp du Roi et toujours bien traité de lui, mais libertin. On prétend

qu'il avoit secrètement épousé Mlle Dorée, qui avoit été fille d'honneur de Madame la Duchesse et qui étoit sœur de la femme de Tambonneau, président à la Chambre des comptes et ambassadeur en Suisse. C'est de la grosseur de Cominges que les courtisans avoient nommé des mortiers d'un certain calibre et des bombes; ce fut d'abord plaisanterie qu'il trouvoit fort mauvaise, mais qui s'est tournée depuis en habitude et en usage constant.

1066. *Le marquis de la Fare.*

(Page 76.)

29 mai 1712. — La Fare étoit un homme de beaucoup d'esprit, extrêmement du monde, qui avoit des lettres, fort bon homme et grand débauché de corps, de cœur et d'esprit. Il faisoit des vers, quelquefois jolis, jamais méchants contre personne, ordinairement au-dessous du médiocre. Il avoit servi avec valeur et n'aimoit point M. de Louvois. Il souhaitoit de manger toujours et de le faire digérer pour lui. Les dernières années de sa vie, il dormoit et ronfloit partout; mais, tout en se réveillant, il étoit au fait de la compagnie et reprenoit le propos avec une netteté d'esprit qui surprenoit. Il avoit pensé mourir, étoit guéri, et se tua d'une indigestion de morue[1]. Son fils eut sa charge, et devint depuis chevalier de la Toison et du Saint-Esprit, lieutenant général de Languedoc et lieutenant général.

1067. *Le maréchal de Montesquiou et la victoire de Denain.*

(Page 96.)

27 juillet 1712. — La fadeur et l'esprit courtisan de l'auteur paroît bien en cette page[2]. Le maréchal de Villars ne vouloit rien hasarder, et avoit déjà manqué des occasions; celle-ci, il ne vouloit rien faire, et Montesquiou avoit dépêché au Roi, dont il étoit fort connu pour avoir été longtemps inspecteur et directeur d'infanterie et major du régiment des gardes, et beaucoup plus par ses relations intimes avec la Vienne et d'autres principaux valets. Il avoit ordre de combattre dès qu'il le pourroit, parce que les affaires étoient à leur dernier période; cela le rendit plus hardi à entraîner Villars malgré lui dans cette marche, lequel allongeoit et retardoit toujours. Montesquiou, voyant sa belle, le lui manda, et Villars, au lieu d'accourir, défendit à Montesquiou d'attaquer et de rien faire; sur quoi Montesquiou, qui

1. Dans les *Mémoires*, Saint-Simon a dit plus correctement: « Au sortir d'une grande maladie, il se creva de morue, et en mourut d'indigestion. »

2. Dangeau venait de dire que Villars avait eu grand part à la victoire de Denain.

avoit son ordre particulier du Roi, se hâta d'engager l'affaire pour que Villars ne s'en pût dédire. En effet, Villars, qui d'un quart de lieue entendit le feu, envoya ordres sur ordres; mais Montesquiou répondit sans s'émouvoir que le vin étoit tiré et qu'il le falloit boire. Il en eut aussi tout l'honneur dans l'armée et à la cour; mais il eut l'esprit d'être sage et modeste, et de respecter la protection de Mme de Maintenon. Il laissa donc Villars faire le matamore, et se contenta de la gloire, où personne ne se méprit.

1068. *Mort du prince de Soubise.*

(Page 110.)

25 août 1712. — On a suffisamment parlé de M. de Soubise à l'occasion de Mme de Soubise. La vie de la femme avoit été toute au dehors, et celle du mari toute au dedans et à l'application intérieure à ses affaires domestiques. Il la survécut obscur et fort âgé, et il ne vaqua rien à sa mort, son fils ayant dès longtemps sa charge et la survivance de son gouvernement, avec lesquels il ne laissa de regrets à personne.

1069. *L'astronome Cassini et sa famille.*

(Pages 115-116.)

17 septembre 1712. — M. Colbert, qui vouloit faire fleurir les sciences et les arts, et qui avoit fait bâtir au Roi l'Observatoire à Paris, attira plusieurs savants des pays étrangers par de grosses pensions. Cassini étoit dans la première réputation pour l'astronomie et fleurissoit à Bologne sa patrie, quand M. Colbert le fit venir avec sa famille. Il soutint grandement sa réputation en Europe, et demeura toute sa vie à l'Observatoire, qu'il gouvernoit. A sa mort, son fils eut sa place, qu'il remplit encore avec presqu'autant de réputation que son père, en France et dans les pays étrangers, que leur modestie et leur probité a fort rehaussée. Le P. Cassini, capucin, prédicateur du pape, que Clément XI Albani fit cardinal en 1712, étoit de cette famille, parent éloigné de l'astronome.

1070. *Madame de Reffuge.*

(Page 118.)

28 août 1684. — Mme de Reffuge étoit une femme de beaucoup d'esprit et du grand monde.

1071 et 1072. *L'abbé Servien.*

(Page 121.)

8 novembre 1687. — Cet abbé Servien étoit fils du surintendant,

frère de la duchesse de Sully, et de Sablé, aussi débauché que lui et plus infâmement ; de l'esprit et d'excellente compagnie, mais décrié pour ses débauches à ne l'oser voir. Il fut chassé plus d'une fois pour cela dans la suite. Celle-ci, ce fut pour avoir porté la barrette au cardinal le Camus à Grenoble, au lieu de l'apporter au Roi. Il est mort vieux, aussi malheureusement qu'il avoit vécu, et avoit de bonnes abbayes. Son frère n'a jamais été marié, et si[1] MM. de Sully n'en ont guère été plus riches. Telle est souvent la fin des familles de ces ministres si puissants.

3 septembre 1712. — L'abbé Servien étoit frère de la mère du duc de Sully et de M. de Sablé, enfants du surintendant des finances, point prêtre et son frère jamais marié, tous deux de beaucoup d'esprit et d'excellente compagnie, mais tombés dans une obscurité de toute leur vie par l'excès de leurs honteuses débauches et de l'infamie de celle de l'abbé, qui, de retour de cet exil, mourut longues années après subitement chez un danseur de l'Opéra. Les Mémoires n'ont garde de dire pourquoi il fut chassé : il étoit à l'Opéra dans une loge ; on répétoit des refrains dans un prologue à la louange du Roi ; il retourna le refrain très-plaisamment et très-naturellement en deux mots très-malins et à bout portant, tout haut, en s'adressant au parterre, dont plusieurs voix applaudirent. Où on l'envoya, on ne s'en souvient plus. Cet exil ne dura pas longtemps ; il fit le malade ; on le méprisa, et il revint.

1073. *Voyage de Bolingbroke en France.*

(Page 127.)

14 août 1712. — Bolingbroke avoit alors toute la confiance de la reine Anne et de son parti ; c'étoit par là que la paix s'acheminoit, dont le besoin étoit pressant, et ce fut par cette raison que Bolingbroke reçut des traitements si distingués et si inconnus à tous autres ministres étrangers. Celui-ci et sa maîtresse songeoient à frayer au roi Jacques la succession à la couronne ; mais Louis XIV et la reine Anne n'eurent pas assez de vie pour la conduire à maturité.

1074. *L'abbé de Castiglione et la duchesse d'Albe.*

(Pages 162-163.)

20 septembre 1711. — Ce petit abbé de Castiglione étoit un arrière-cadet Gonzague, sans pain, qui aboyoit quelque petit bénéfice, pilier des appartements du Roi à Versailles, reçu ni accueilli nulle part, avec un baragouin et une figure peu revenante. Il s'en alla en effet avec la duchesse d'Albe, qui l'épousa, et qui obtint la grandesse pour lui, sous le nom de duc de Solferino, avec une pension et une clef de gentilhomme de la chambre. Ils vécurent quelques années en grande union, mais sans enfants. Il la perdit ensuite, fut très-affligé, et

1. Au sens d'*ainsi*.

sur le point de se faire capucin, puis tout à coup épousa la plus belle fille d'Espagne, une Caraccioli, fille du prince de Santo-Buono, revenu depuis peu de la vice-royauté du Pérou et grand d'Espagne.

1075. *Le chevalier Hanmer.*

(Page 178.)

31 octobre 1712. — Ce chevalier Hanmer fut reçu avec des distinctions surprenantes et fut festoyé par toute la cour. On ignora toujours ce qu'il étoit venu faire; car il n'eut point de caractère. Il parut de l'esprit et de la galanterie. De retour tôt après en Angleterre, il tomba dans le puits, et ne fit jamais depuis la moindre figure. En Angleterre, les veuves ne perdent ni leur nom ni leur rang quand elles se remarient à moindres que leurs premiers maris, quoique publiquement.

1076. *Le duc de Chevreuse.*

(Page 182.)

5 novembre 1712. — M. de Chevreuse fut un personnage à la cour, tant qu'il vécut, si considérable et en même temps si singulier qu'on ne peut s'empêcher de s'étendre sur ce qui le regarde. Mme de Chevreuse en fut un aussi; on parlera donc de l'un et de l'autre. Élevé avec tous les soins du monde par MM. de Port-Royal et par son père, dans les sciences, dans la sagesse et dans la piété, il fit en ces trois choses beaucoup de progrès, qu'il ne corrompit pour le gros en aucun temps de sa vie. Marié à la fille aînée et favorite de M. Colbert, il en eut de grands biens et de grands présents, et en tira la substitution des biens du duc de Chaulnes, cousin germain de son père, en cas de mort sans postérité; il en eut par les suites la charge et le gouvernement, comme on l'a vu dans ces Mémoires. Il en tira de plus des raisons de bienséance que la faveur fit valoir pour faire son second fils duc et pair, aux cris de toute la cour et même de Mgr le duc de Bourgogne. Son mariage lui valut la réérection en sa faveur du duché vérifié de Chevreuse, et sa femme fut bientôt dame du palais de la Reine. Comme il étoit fort jeune, on l'envoya voyager; Monconys l'y accompagna, qui a donné ces voyages, où l'on voit quel rang ce duc tint dans les pays étrangers; que l'Électeur Palatin se mit au lit pour ne lui donner ni disputer la main, le traita d'égal et le fit accompagner par le prince électoral son fils; qu'il ne céda la main à aucun des souverains chez lesquels il passa, excepté M. de Savoie, qui le traita pleinement d'égal en tout le reste, et que partout il reçut de grands honneurs. Sans que la couronne soit déchue depuis, on a vu une étrange différence, et l'électeur de Bavière prétendre l'égalité chez notre Dauphin et l'avoir au moins en évitant toutes différences aux portes et partout, avec une attention bien marquée. C'est par les dignités et leurs gradations que tout se maintient ou déchoit. Cet électeur prit sur le maréchal de Villeroy tout ce qu'il

lui plut; le maréchal de Boufflers, qui n'eût pas été si facile, ploya sous cet exemple, et de là l'égalité avec Monseigneur. La couronne d'Espagne, qui sait mieux maintenir ses grands, se défend derrière ce rempart, et c'est par où elle a su contenir les souverains dans le respect et dans les bornes anciennes. Porté par Colbert son beau-père et approché par sa charge, M. de Chevreuse plut au Roi par l'assiduité. Mme de Chevreuse sut être bien avec la Reine et avec les maîtresses, en conservant toujours beaucoup de vertu, et, sans beaucoup d'esprit, sa droiture et sa franchise naturelle triompha des faussetés de la cour. Le Roi l'aima et l'estima toujours de la façon la plus marquée; elle fut de tous ses particuliers; Mme de Maintenon ne l'aima pas moins. Sa figure étoit aimable; elle dansoit parfaitement; elle aimoit à manger; tout cela contribua à la rendre de bonne compagnie, et la piété qui devint à la mode, mais qui avoit été la sienne dès sa jeunesse, suppléa dans les suites aux agréments. Elle fut donc toujours de la compagnie du Roi, dès qu'il y avoit des dames dans ses particuliers, et quelque chose lui manquoit quand elle se trouvoit absente, ce qui n'arrivoit presque jamais. Son union avec M. de Chevreuse fut intime toute leur vie; celle du duc et de la duchesse de Beauvillier pareille. Mme de Chevreuse étoit sœur de Mme de Beauvillier, et n'étoient qu'un cœur et qu'une âme; les deux beaux-frères aussi ne furent qu'un, sans lacune, depuis leur mariage jusqu'à leur mort, toujours dans les mêmes lieux, tant qu'ils pouvoient ensemble et mangeant l'un chez l'autre continuellement. Ce fut un exemple pour la cour que l'union intime de la famille de M. Colbert, tant qu'il y en eut, à laquelle nulle autre ne put atteindre, et qui contribua infiniment à la considération qu'elle sut se conserver. Peu à peu, le Roi augmenta sa confiance pour M. de Chevreuse, au point de lui parler d'affaires, et ce fut peut-être le seul seigneur de beaucoup d'esprit qu'il ne craignit point, rassuré par sa douceur naturelle, ses réserves, sa circonspection et un respect qui se paroit de crainte. Il lui sut grand gré aussi de n'avoir nulle jalousie de son beau-frère, et de n'avoir témoigné aucun dégoût ni de sa préférence ni de l'exclusion des places de confiance. Tant de choses ensemble redoublèrent assez le goût et l'estime, joint à l'agrément que le Roi trouvoit en lui, pour lui donner part de tout et ordonner à ses ministres de ne lui cacher aucune chose. Il fut donc lui-même ministre d'État incognito, et sans entrer au Conseil il savoit tout ce qui s'y portoit et ce qui s'y passoit, et souvent plus encore que quelques-uns de ceux qui y assistoient. Il garda là-dessus un si modeste et si religieux secret que presque personne ne le découvrit, peut-être même une seule ou deux pendant sa vie de ceux qui ne le devoient pas savoir, et un de ceux-là lui en ayant parlé un jour par l'amitié et la confiance qui les lioient ensemble et avec le duc de Beauvillier, malgré la disproportion d'âge, et ce dernier le lui avoit avoué, M. de Chevreuse rougit et se trahit par sa surprise, qui enfin fut suivie de l'aveu, mais avec une douleur que l'humilité et la fidélité seules peuvent donner en pareil cas. La cour ne pouvoit comprendre qu'avec le seul et mince détail des chevau-légers, il eût des audiences longues et continuelles dans le cabinet du Roi, et, presque tous les soirs à son souper, où il arrivoit vers le rôt, ce fût de lui au Roi et du Roi à lui une conversation suivie à l'oreille, tantôt plus, tantôt moins longue et à diverses reprises. C'est qu'il se traitoit là même des choses d'État les plus importantes, où ils achevoient de s'expliquer ce qui leur avoit été rapporté à mesure par les ministres. C'étoit encore la matière principale de ce travail de M. de Chevreuse dans son cabinet, où l'on comprenoit aussi peu qu'il pût passer tant de temps occupé à ses affaires domestiques, et encore à les gouverner avec tant de soin et si peu de succès. Une fonction si intime et dont si peu d'autres se seroient accommodés à ces obscures conditions, a duré beaucoup d'années et n'a fini qu'avec lui. Pour le commencement, on n'entreprendra pas d'en fixer l'époque; c'est une de ces curiosités qui ont échappé à force d'être continuellement en état de les satisfaire et qu'on regrette après toujours; mais, par souvenirs et par estime, on a lieu de croire que cela n'a pas été plus tard que 1693. M. de Chevreuse avoit beaucoup d'esprit naturel, qu'il avoit cultivé toute sa vie, beaucoup de netteté, d'ordre et de précision. Il savoit très bien ce qu'il savoit, et savoit infiniment; les sciences abstraites étoient celles qu'il aimoit le mieux. C'étoit avec cela un esprit particulier, qui, pour le définir en un mot, auroit été plus entêté que personne du système de Law, et qui gâtoit tout en procédant aux affaires à la manière des géomètres, et ne se contentant jamais du bon et du bien pour trouver le mieux, et c'est en le cherchant sur ses affaires et sur sa santé qu'il ruina l'une et l'autre. Il avoit encore le talent de se persuader à lui-même ce qu'il vouloit, et de la meilleure foi du monde, par des raisons détournées toujours de son goût, que lui fournissoit une abondance de vues et un raisonnement d'induction dont il ne reconnoissoit pas l'erreur, mais qu'il mettoit tellement en jour et en force qu'on étoit perdu si on ne l'arrêtoit dès le commencement, et sitôt qu'on lui avoit passé les deux ou trois propositions les plus simples qu'il faisoit résulter l'une de l'autre, il menoit son homme battant jusqu'au bout, qui sentoit tout le faux qui éblouissoit, et qui pourtant n'avoit pas le mot à opposer, et en affaires cela étoit dangereux. Il se défit peu à peu, mais assez tôt, de ce qu'on appela jansénisme, dans lequel il avoit été nourri; mais il en conserva la régularité, la piété, le goût exquis du but, l'affection des personnes et l'éloignement secret des jésuites, que ses liaisons plus qu'intimes avec M. de Fénelon, archevêque de Cambray, ne purent émousser. Amoureux par nature des voies obliques, non du cœur, car jamais cœur plus droit ni âme plus candide, mais de l'esprit, il le devint de celui de Monsieur de Cambray et de la fameuse Guyon, jusqu'à ne plus voir qu'à leur lumière. Ce fut lui qui pressa Monsieur de Cambray de faire ses *Maximes des Saints*, et lui encore qui, pour en hâter la publication, s'établit chez l'imprimeur pour corriger toutes les feuilles à mesure. Mme de Maintenon le goûtoit bien moins que sa femme et que son beau-frère. Les ducs toutefois furent au moment d'être disgraciés et chassés, sans que la tranquilité de leur âme en fût un instant émue. Celui-ci ne subsista que par le poids de l'autre et fut longtemps ou chancelant ou fort en brassière, sans en être moins livré à ses deux oracles dont il ne se déprit jamais le moins du monde. C'étoit d'ailleurs un homme doux, modeste, poli, gai quand il étoit en liberté, et alors d'excellente compagnie et rien moins que contraignant en rien, mais au contraire extrêmement aimable. A qui ne le connoissoit guère, et presque tout le monde en étoit là, il avoit un extérieur droit, fiché, composé, qui tiroit sur le pédant, et qui éloignoit; il étoit fort particulier, toujours dans son cabinet, d'où sa famille et très peu d'amis particuliers le tiroient avec peine, et si retiré dans ce très petit cercle de gens, que la plupart de la cour ignoroit qû'il eût une table abondante et exquise. Il n'y arrivoit jamais qu'à l'entremets, où il se hâtoit de manger un pourpoint de lapin, quelque grillade légère ou quelque chose de semblable. M. de Vendôme disoit au Roi qu'il s'empoisonnoit tout un repas avec de l'eau de chicorée pour avoir le plaisir d'avaler au fruit une rasade; en effet, après quelques sucreries qu'il croyoit bonnes à l'estomac, il prenoit un verre de vin avec du sucre et de la muscade, et le soir un œuf poché à l'eau ou quelque poisson bouilli, même les jours gras, comme une viande plus légère. La goutte, dont son père et ses frères étoient accablés, et dont il s'étoit senti de très bonne heure, l'avoit mis fort en garde sur sa santé, et, en effet il n'eut jamais ni vraie maladie, ni forte goutte. Avec une âme peu mobile, il voyoit toujours tout en beau, et ne désespéroit jamais, là même où il étoit visible qu'il n'y avoit plus d'espérance, et, le malheur arrivé, comme la mort de ses enfants, celle de Mgr le duc de Bourgogne, il n'y paroissoit pas à l'extérieur. Quoique tendre, bon et sensible, il offroit son sacrifice, et se mettoit à la suite des occupations auxquelles il croyoit se devoir. La précision du temps n'étoit pas en lui comme celle de l'esprit; on n'oubliera pas si tôt le mot du célèbre chevalier Temple, avec lequel raisonnant un matin profondément sur les mécaniques, au bout de trois ou quatre heures, Temple entendit deux heures sonner; tout à coup il l'interrompit et s'écria que la plus belle de toutes les machines étoit un tourne-broche, le quitta tout court et s'en alla dîner. Il aimoit mieux parler aux gens chez le Roi que chez lui, où il étoit seul le plus qu'il pouvoit, et ce goût particulier, qui venoit du goût de l'occupation et d'avoir en soi infiniment de quoi s'occuper, étoit un défaut au milieu de la cour qui l'empêcha toujours d'en être connu. On l'a laissé très-souvent dans une fenêtre de la galerie ou de l'appartement avec quelqu'un, et, trois et quatre heures après, passant par là, on l'a retrouvé au même endroit avec un autre homme et quelquefois avec le même. Ses chevaux étoient presque toujours attelés plusieurs heures et quelquefois deux jours, comptant monter en carrosse à tout moment, et il étoit bien rare qu'il partît de jour pour aller à Versailles, à Paris ou ailleurs, même l'été où ils sont les plus longs, quelque projet qu'il eût fait là-dessus. Ses chevaux, une fois entre mille, attelés dès le matin à Vaucresson chez le duc de Beauvillier, pour aller à Dampierre, qu'il avoit fort embelli, et abandonnés d'ennui par le cocher et le postillon, s'abandonnèrent à leur tour à l'impatience, et tout d'un coup, sur les cinq ou six heures du soir en été, on entendit un vacarme et un fracas qui ébranla toute cette petite maison. Chacun accourut; on trouva le carrosse brisé, la grande porte fracassée, les grilles des jardins enfoncées et quelques-unes par terre, les barrières en pièces, enfin un désordre qu'on fut longtemps à réparer. M. de Chevreuse en étoit tout surpris, et M. de Beauvillier se divertissoit à lui reprocher les frais qu'il lui en coûtoit et à lui proposer de l'en dédommager. Mais une des choses de cette nature à laquelle M. de Chevreuse résistoit le moins et dont il étoit toujours dans un embarras véritablement plaisant toutes les fois qu'elles se remettoient sur le tapis, fut ce qui lui arriva avec un homme qui avoit été son intendant, qui s'étoit mis à des choses plus utiles et qu'il protégeoit avec bonté; Sconin était son nom. Il le fut trouver un matin sur les neuf heures à Vaucresson; on le lui annonça. M. de Chevreuse lui fit dire qu'il le prioit de faire un tour de jardin, qu'il en avoit pour une bonne demi-heure, après quoi il seroit à lui. Il continue à travailler et oublie parfaitement son homme. Sur les sept heures du soir le voilà revenu, et on le lui annonce. « Dans un moment, » répond le duc sans s'émouvoir; un quart d'heure après il appelle et le fait entrer; il va à lui : « Ah! mon pauvre Sconin, lui dit-il, je vous fais bien des excuses de vous avoir fait perdre votre journée. » — « Point du tout, Monseigneur, lui répondit Sconin; comme j'ai l'honneur de vous connoître, il y a bien des années, j'ai compris ce matin que la demi-heure pourroit être longue, et j'ai été à Paris; j'y ai fait avant et après dîner quelques affaires que j'y avois, et j'en arrive. » Le pauvre M. de Chevreuse demeura confondu, et, quelque accoutumé qu'il fût à s'entendre faire ces reproches, dont on badinoit avec lui, il ne tenoit point à ce conte que M. de Beauvillier se divertissoit dans leurs particuliers à faire en sa présence. On a rapporté ces deux-là, entre un million dont sa vie étoit tissue, parce qu'ils servent à caractériser. Dans ses dernières années, il desiroit fort vivre plus à lui, et il tiroit souvent contre ses chaînes. Il demandoit des permissions de n'aller point à Marly que le Roi lui accordoit difficilement, et qu'à la fin il lui refusa, et, après quelques recharges, le Roi lui parla en amitié, mais en maître qui ne veut pas être délaissé. Son intimité avec M. de Beauvillier et Monsieur de Cambray, et leur totale confiance en lui, lui avoit acquis celle de Mgr le duc de Bourgogne aussi entière qu'en eux, et le goût réciproque du jeune prince et du duc y avoit ajouté encore. Cette même raison d'esprit et de goût l'avoit mis dans l'amitié très particulière de M. le prince de Conti et de M. le duc d'Orléans, malgré l'éloignement des mœurs, et ces deux princes furent pareillement amis, mais plus couvertement, du duc de Beauvillier, et avec moins de commerce. Il n'étoit pas aisé que deux hommes si étroitement liés n'eussent pas aussi les amis l'un de l'autre et au même degré. Cette amitié ne fut pas inutile à ces princes, autant que la politique et la timidité le permit, et fut même après leur mort et par le secours d'un ami commun, fort utile à leur famille pendant la régence du duc d'Orléans. M. de Chevreuse ne fut donc séparé de la cour et des affaires que par sa dernière maladie, qui fut longue et la seule de sa vie. La foiblesse de son estomac s'altéra de plus en plus par son application, et peut-être par son régime ; il prenoit du quinquina sans manger, qui peu à peu agit sur l'estomac même et le perça. Depuis bien des années, il pesoit son pain, et dans les fins visoit à la diète de Cornaro, qui tua M. de Lionne. Il souffrit beaucoup donc dans ses derniers jours, avec une résignation, une patience, une joie de souffrir digne de la Trappe ; aussi personne ne posséda jamais son âme en paix comme il fit pendant toute sa vie, et il mourut au milieu des prières, des sacrements, d'une application continuelle à Dieu et dans le sein de sa famille qui l'adoroit. Il avoit peu servi ; mais il avoit suivi le Roi à toutes ses campagnes et en portoit encore une légère marque au nez. Les dettes de ses enfants qu'il voulut payer, les partages de ses frères et sœurs du second lit, qu'il fournit du sien sans y être obligé, les banqueroutes de fermiers et des entreprises de pavé et de rivières pour le débit de ses bois, dont pas une ne réussit, le ruinèrent, et, sans le gouvernement de Guyenne, il n'eut pas eu de quoi vivre dans ses dernières années.

Mme de Chevreuse, pénétrée de la plus vive douleur, mais chrétienne et soumise, se retira dans sa famille, et, tant qu'elle vécut, s'y retira de plus en plus. Elle voyoit le Roi quelquefois en particulier chez Mme de Maintenon, et toujours beaucoup plus souvent qu'elle ne vouloit. Après sa mort, elle usa de sa liberté et renonça à tout. Elle dormoit peu, passoit une partie de la nuit et tout le matin en prière, rassembloit sa famille chez elle aux repas et à quelque petit jeu pour y entretenir la paix et l'union, avec laquelle les anciens et plus particuliers amis seulement étoient reçus. C'étoit une vie vraiment patriarcale que la sienne, et qui faisoit souvenir des mœurs de ces anciens temps si saints et si heureux. Sa bonté, sa piété, sa douceur, sa franchise la faisoient adorer. Elle vécut ainsi jusqu'en 1732 et mourut dans le sein de sa famille désolée de la perdre, quoique dans un si grand âge, dont elle faisoit l'exemple, les délices et le lien, et dans la vénération publique. Après elle, on sentit ce qu'on avoit prévu, et cette famille si unie fut bientôt séparée.

1077. *Le duc de Luynes épouse la sœur de sa mère.*

(Page 186.)

10 octobre 1690. — M. de Luynes étoit fort savant, et avoit toujours

été dans une grande piété. Après la mort de sa première femme, qui étoit mère de M. de Chevreuse et s'appeloit Séguier, il s'étoit retiré dans une petite maison joignant Port-Royal-des-Champs, où il s'occupoit de la prière et d'une littérature sainte ; on prétendit même qu'il travailloit des mains. Cette abbaye célèbre étoit à peu de distance de sa maison de Dampierre, que les retraites libres et forcées de la fameuse duchesse de Chevreuse, sa mère, ont[1] tant fait connoître, et qui a été rendue si magnifique. M. de Luynes y alloit rarement, et se tenoit dans sa solitude. A la fin, ses amis l'en arrachèrent ; mais, à peine en fut-il sorti qu'éperdûment amoureux de la sœur de sa mère, du même lit que Mme de Soubise, et qui étoit sur le point de faire ses vœux de religieuse, il obtint dispense et l'épousa. C'étoit une très-vertueuse personne et parfaitement belle, et qui fut mère du comte d'Albert, du chevalier de Luynes, et de Mmes de Gouffier, de Verue, de Bournonville et de Saissac.

1078. *Le duc Mazarin.*

(Pages 201-202.)

10 novembre 1713. — On ne voit guère de plus grand exemple de la malédiction de Dieu sur les richesses, et en particulier sur les fortunes des ministres, que celui-ci, auquel on ne peut s'empêcher de s'arrêter un moment. M. Mazarin fut choisi par le cardinal Mazarin pour le principal héritier de sa fortune en épousant sa nièce, son nom et ses armes, par cette raison presque uniquement que c'étoit le plus riche homme de France. Cette même raison fit tant de peur à son sage père le maréchal de la Meilleraye, qu'il eut toutes les peines du monde à y consentir, et qu'il fallut le poids de l'autorité joint à celui de l'amitié pour l'y faire résoudre, et il ne vit jamais qu'à regret et en frayeur tant de biens et d'établissements fondre sur son fils, comme il s'en expliqua souvent avant et après. A la mort du cardinal et du maréchal de la Meilleraye, M. Mazarin se trouva deux fois duc et pair, grand maître de l'artillerie, gouverneur d'Alsace et de Bretagne, gouverneur particulier de Brisach, de Colmar, de Schelestadt, de Belfort et d'Haguenau, de Brest, du Port-Louis et de Nantes, gouverneur et capitaine de Vincennes, ministre d'État et dans tous les conseils, et avec les grandes entrées de premier gentilhomme de la chambre, beau-frère du duc de Vendôme, de la comtesse de Soissons, qui tenoit lors la cour et de chez qui le Roi ne bougeoit, du duc de Bouillon, grand chambellan et neveu de M. de Turenne dans son apogée, de la connétable Colonne et du duc de Nevers, cousin germain de Mme la princesse de Conti et de la duchesse de Modène, avec près de deux cent mille livres de rente de son père et vingt huit millions de dot effectifs en biens,

1. Il y a *a* dans le manuscrit.

meubles ou immeubles juridiquement et contradictoirement prouvés au Parlement dans le procès qu'il eut avec son fils dans les fins de sa vie ; le tout alors sans aucunes dettes, et logé superbement partout. Il avoit beaucoup d'esprit ; il avoit même des lettres. Il avoit de la valeur, fort à la mode dans le monde et personnellement fort bien avec le Roi, qui de plus se piquoit de le distinguer et de le soutenir en tout par rapport à la mémoire du cardinal Mazarin. Quelle situation complète et prodigieuse, et quel en fut le sort? Pour ainsi dire un instant de durée ; la tête lui tourna, mais non pas comme elle tourne aux trop grands et aux trop heureux. La conduite de sa femme, belle comme le jour, commença à lui déplaire, et, au lieu d'essayer de la ramener, il la poussa à bout, sans cesser d'en être amoureux. Dans ces démêlés, il eut toujours le Roi pour lui, et ne sut pas s'en aider. Un travers de dévotion mal réglée s'empara de sa tête ; les scrupules le dévorèrent. Il s'éloigna des conseils ; il se déroba du monde ; il se mit à prêcher le Roi sur ses maîtresses. Il se défit de l'artillerie, de la Bretagne, de la plupart de ses gouvernements particuliers ; il se retira dans ses terres, où il mena une vie errante de l'une à l'autre, s'y fit moquer de lui par des règlements qu'il n'avoit aucun droit d'imposer à ses vassaux, et qui descendoient dans des détails ridicules. Il mutila ses tableaux et ses statues ; il plaida, et ne se crut de biens légitimes que ce qu'il tenoit par des arrêts. Il fut en proie aux prêtres, aux moines, à ses valets, et rarement avec quelque suite. La loterie de ses gens sera une folie toujours célèbre, par le hasard de laquelle le laquais devenoit secrétaire et l'intendant cuisinier, pour que chacun tînt son état de Dieu même, et non pas d'aucun choix. Toutes ses actions étoient frappées au même coin. Brouillé avec toute sa famille, et abandonnant et abandonné de tous ses amis. Ses deux filles moins que médiocrement mariées, l'une des deux enlevée d'un couvent, qui commença et finit sa vie par courir le monde ; son fils marié d'abord par lui, puis malgré lui, et qui se tourna à la paresse, à la dissipation et à la plus déplorable crapule ; le père très-souvent fort en peine d'atteindre le bout de l'année ; le fils ruiné d'avance et vivant d'expédients ; deux fois rétabli par la mort du père et après par le Mississipi, et deux fois mis en tutelle et en curatelle par ses créanciers, et par eux réduit à une pension alimentaire, et sans estime ni considération. Telle fut l'issue de ce poids énorme d'établissements et de biens que le petit-fils, à la vérité, ne prend pas le chemin de dissiper comme eux, mais qui suit d'ailleurs la route obscure et crapuleuse de son père. M. Mazarin ne venoit pas quelquefois en dix ans une fois voir le Roi, qui toujours le recevoit bien, ne séjournoit pas plus de huit ou dix jours à Paris, et de sa retraite ne laissa pas d'être fait chevalier de l'Ordre en 1688 et de le venir reçevoir. Il fit dans la suite un voyage en Alsace, où il avoit de grands biens ; mais il eut ordre dès qu'on l'y sut d'en sortir, parce qu'il avoit conservé le gouvernement de la province, et il n'y retourna plus.

1079. *Les titres de duc Mazarin et de la Meilleraye sont inséparables.*

(Page 202.)

29 juin 1715. — M. Mazarin étoit duc et pair de la Meilleraye et de Rethelois, à qui le nom de Mazarin fut donné; ces deux dignités ne pouvoient regarder que son fils aîné. La grâce chancelante du dédoublement en faveur d'un cadet, contre tout droit et usage et la teneur expresse de l'érection, n'avoit jamais été accordée qu'à M. de la Rochefoucauld, comme il a été dit; ainsi le second fils de M. Mazarin ne pouvoit porter le titre de duc; aussi étoit-ce un enfant qui ne pouvoit être appelé ainsi que par les valets du logis de son père. Il avoit le duché de Mayenne; mais il n'en avoit pas la dignité, éteinte il y avoit longtemps.

1080. *Chamillart revoit le Roi.*

(Page 217.)

26 novembre 1712. — Chamillart, en sortant de place, n'étoit point sorti du cœur du Roi; ceux qui l'avoient chassé, Mme de Maintenon la première, redoutoient sa présence par cette inclination, et l'éloignèrent de Paris à l'insu du Roi par les menaces qu'ils lui firent faire et les avis qu'ils lui firent donner, et retinrent le Roi de le voir ensuite aussi longtemps qu'ils purent, en lui objectant la politique de ne pas inquiéter Voysin et de ne troubler pas son crédit et ses opérations par des bruits causés du possible retour de Chamillart en sa place. A la fin, le Roi s'en lassa, et voulut voir Chamillart, à qui il fit mille amitiés. Il lui donna par la suite un logement à Versailles, et le traita toujours et sa famille avec amitié.

1081. *Le maréchal de Bezons joué par la duchesse de Berry.*

(Pages 218-219.)

14 décembre 1712. — Mme la duchesse de Berry se conduisit sur la place de gouvernante de ses enfants comme elle avoit fait sur celle de premier écuyer de M. le duc de Berry: elle en leurra si bien le maréchal de Bezons pour sa femme, et parut si flattée d'y avoir la femme d'un officier de la couronne et d'un homme qui devoit tant à M. le duc d'Orléans, qu'elle le pressa d'en parler au Roi, tandis que Sainte-Maure et d'Antin l'avoient tonnelée pour leur cousine de Pompadour, et la lui avoient fait demander au Roi, comme comptant de plaire par là à lui et à Mme de Maintenon qui la protégeoit et comme fille de la maréchale [de Navailles et petite fille de Mme] de Neuillan et plus encore par avoir marié sa fille au fils de Mme de Dangeau et de l'auteur de ces Mémoires. Qui furent bien étonnés? ce fut le Roi, quand il se vit demander une chose faite, et le maréchal,

quand le Roi lui répondit tout net que la duchesse de Berry s'étoit moquée de lui, et qu'elle et son mari lui avoient demandé la place pour Mme de Pompadour, à qui il avoit trouvé bon qu'ils la donnassent, comme il l'auroit trouvé tout aussi bien remplie par la maréchale, s'ils la lui avoient proposée. Bezons fut outré, et ne le laissa pas ignorer à Mme la duchesse de Berry.

1082. *Le maréchal de Villeroy admis à la musique chez Madame de Maintenon.*

(Page 225.)

2 décembre 1712. — Mme de Maintenon, qui cherchoit à amuser le Roi et à remplir le grand vide de la perte de Madame la Dauphine, introduisit le maréchal de Villeroy dans ces particuliers, où nul homme n'étoit admis, pas même les premières charges et qui ont les plus grandes entrées. Elle étoit sûre de ce bas courtisan ; le Roi l'aimoit par supériorité et par une longue habitude ; ces musiques donnoient lieu aux vieux contes des ballets de leur jeunesse, et tout cela faisoit passer le temps.

1083 et 1084. *Grâces accordées par le Roi à la maison de la Rochefoucauld.*

(Pages 230-231.)

31 décembre 1712. — L'orgueil de MM. de la Rochefoucauld ne vouloit jamais qu'un seul homme dans leur race à monceller toute leur fortune, et comptoit pour rien les filles et les cadets. Le père, si connu dans les intrigues, les factions et les guerres civiles de la minorité de Louis XIV, n'avoit pu digérer le rang de prince donné aux Bouillons ; il croyoit l'avoir mérité par les mêmes voies, et il étoit vrai qu'il les avoit bien imitées et qu'elles n'étoient pas étrangères à sa maison ; mais il ne put parier de mérite de guerre ni de cabinet avec MM. de Bouillon et de Turenne, et, quoique plus galant qu'eux et d'un esprit plus propre aux manèges de ruelles, et ensuite aux beaux esprits, il ne put atteindre à la considération de leurs alliances, de leur autorité dans les partis, de leur réputation bâtie sur les choses qu'ils avoient faites, à l'espérance de conseil, d'amis et de protection que le cardinal Mazarin crut trouver en eux en se les attachant ; et ce ver rongeur de principauté passa de lui à son fils, qui espéra et qui obtint tout de sa surprenante et durable faveur, excepté ce rang où il ne put jamais atteindre, quelques efforts qu'il ait souvent faits auprès du feu Roi pour l'obtenir. Ce dépit, joint à ce qui a été dit d'abord, ajouta encore à la disgrâce des puînés et des filles. Dans ces idées, M. de la Rochefoucauld le père avoit un frère d'âge et de génie fort inégal à lui, qui, simple tonsuré et très incapable d'aller plus loin en ce genre, fut pris en amitié par son neveu, de son âge, qui dans sa faveur le fit

combler de riches abbayes. Ce favori eut trois sœurs qui vieillirent sibylles dans un coin de l'hôtel de la Rochefoucauld, avec à peine de quoi vivre. Il eut trois frères : le chevalier de la Rochefoucauld et les abbés de Marcillac et de Verteuil, qui eurent tous de grosses abbayes, et, quand les deux aînés moururent, leurs bénéfices furent donnés à l'oncle et au neveu abbés. Tous ceux-là ne paroissoient point à une cour qu'ils dédaignoient, et les deux aînés régnèrent par leur esprit dans les meilleures compagnies tant qu'ils vécurent, et tous trois fort goutteux. L'abbé de Verteuil méritoit la goutte plus que les autres, et donnoit plus aux sens qu'à l'esprit, quoique prêtre, et ne laissoit pas de voir et d'être aussi de bonne compagnie ; il les survécut tous fort longtemps. M. de la Rocheguyon, fait duc en épousant la fille aînée et favorite de M. de Louvois, n'avoit qu'un seul frère, qui ne s'est jamais marié et qui a passé une grande partie de sa vie à la guerre, fort à l'étroit ; celui-là doux, poli, plein d'esprit et d'agréments dans l'esprit, tout adonné à la lecture, également aimé, estimé, recherché et particulier. On a vu dans ces Mémoires la disgrâce de ces deux frères étroitement unis toute leur vie. M. de la Rocheguyon eut quantité d'enfants, et les traita à la mode de la maison. Les trois aînés, tous grands, moururent de la petite vérole ; il en perdit d'autres avec peu de soin et de regret, mâles et femelles. Les deux derniers, il avoit obtenu la commanderie de Pezénas pour l'un, avec dispense pour différer ses vœux parce qu'il étoit encore enfant ; l'autre il le jeta sur mer et dans les voyages de long cours : tel étoit l'état de sa famille à la mort du troisième aîné. Celui qui le devenoit par cette mort avoit le petit collet, et se trouvoit chargé de presque toute la dépouille de ses oncles et grand-oncle, en sorte qu'il jouissoit de plus de soixante mille livres de rente. Il étoit né en juillet 1687, et n'avoit point voulu s'engager dans les ordres, quoiqu'il en eût été fort vivement pressé. Devenu l'aîné et n'ayant plus que deux frères, de huit qu'ils s'étoient vus, et le cadet pourvu d'une riche commanderie avec espérance de plus, c'étoit bien le compte de la maison de le faire renoncer en faveur du marin, qu'on appeloit le comte de Durtal, afin que tout tombât sur lui, et que l'aîné, prenant enfin les ordres, devînt un grand prélat et figurât aux dépens de l'Église. Ce ne fut pas son avis. Les grands biens, les dignités et les établissements qui le regardoient, le tentèrent plus que les riches bénéfices ; prières, caresses, menaces, tout fut employé vainement ; jamais il ne voulut renoncer ni s'engager dans les ordres. A bout de moyens de ce côté-là, on prit d'autres vues, et on lui proposa de quitter avec le petit collet un état qu'il ne vouloit pas suivre ; à ce petit collet tenoient soixante mille livres de rente ; de les lâcher ne fut pas encore son avis. Il avoit été témoin de la manière dont ses frères avoient été traités, qui manquoient du plus nécessaire, et qui toute leur vie avoient été menés comme de petits garçons. La douceur, l'onction, la tendresse n'étoient pas le foible de leurs parents ; l'extrême épargne l'étoit davantage.

Il ne crut donc pas devoir se livrer à leur merci, et, après avoir bien tergiversé, poussé au pied du mur, il déclara résolument qu'il demeureroit abbé et aîné, pour faire ensuite en temps et lieu ce qui lui conviendroit davantage, et qu'il étoit trop jeune pour n'avoir point d'état, et trop vieux pour se faire mousquetaire, puis capitaine, en attendant un régiment. C'étoit bien là son compte, et en effet il avoit grande raison ; mais ce n'étoit pas celui de sa famille. On en vint aux gros mots ; on lui chassa ceux de ses domestiques qu'on soupçonna lui être les plus attachés et en qui il prenoit le plus de confiance ; on eut recours à ses amis, dont on intéressa par divers moyens ceux qui le purent être ; on lui mit vis-à-vis de lui docteurs affidés, grands prélats sûrs ; rien ne réussit. Le pis étoit qu'il souffroit tout avec toute la douceur, la patience et le respect possible, sans jamais laisser échapper une plainte ni une parole qu'on pût reprendre, mais ferme sans pouvoir être ébranlé. Enfin sa famille, rugissant et ne sachant plus que faire, eut recours au dernier remède. M. de la Rochefoucauld, aveugle et retiré au Chenil, se fit conduire dans le cabinet du Roi, à qui il raconta avec sa véhémence ordinaire, malgré son âge, l'état déplorable de sa famille, l'opiniâtreté de son petit-fils qui vouloit manger à deux râteliers tout à la fois ; il pleura, il se désespéra, il représenta au Roi la perte de sa maison par la situation dans laquelle son petit-fils la réduisoit. Cette perte étoit imaginaire, puisqu'il n'y avoit qu'à attendre et se reposer sur la santé de l'abbé et du comte de Durtal en état de se marier, ou, si l'état ambigu de l'aîné faisoit un obstacle au mariage de l'autre aussi grandement qu'ils l'auroient voulu, se contenter de moins et en avoir des enfants ; mais ils voulurent profiter de leur malheur pour obtenir une grâce sans exemple, et contre toutes sortes de règles et de lois, et qui n'avoit jamais été imaginée qu'en dernier lieu, en faveur des bâtards et privativement à tout autre, par l'édit de 1711, fait uniquement pour eux sous d'autres prétextes, et qui de plus abroge les duchés femelles rétroactivement. M. de la Rochefoucauld ramassa donc toutes les forces de son ancienne faveur, de son ascendant sur le Roi, de son âge, de son aveuglement dont il toucha le Roi, et le pressa et l'étourdit si fort de ses cris et de ses instances, qu'il en obtint de faire passer le duché vérifié, érigé femelle, mais abrogé de la Rocheguyon, dès lors sur la tête du comte de Durtal et à sa postérité, et d'en dépouiller l'abbé son aîné et ses enfants s'il venoit à se marier, et cela contre les termes formels de l'érection et de son enregistrement qui n'appellent que l'aîné. Cette grâce surprit étrangement tout le monde ; les ducs moins anciens que la Rocheguyon espérèrent bien y revenir après le Roi, et l'abbé de la Rochefoucauld, qui, avec cette dignité qui devoit doubler en lui celle de la Rochefoucauld, y perdoit une magnifique terre de quatre-vingt mille livres de rente si proche de Paris, si bien bâtie et en si beaux droits, se le promit encore plus qu'eux, et souffrit en silence ce qu'il ne put empêcher. M. de la Rocheguyon se démit aussitôt et de la dignité et de la terre, par donation entre vifs au comte de Durtal, en s'en réservant les fruits, et se mirent ainsi en état de le bien marier et de faire deux branches de ducs dans leur famille. Cela consommé, ils revinrent à la charge sur l'abbé, toujours sur le même point de renoncer à ses bénéfices ou à son aînesse et de s'engager dans les ordres ; mais ce qu'ils avoient fait pour son cadet ne lui avoit pas adouci l'esprit, ni fait changer de résolution ; ils tentèrent donc la la dernière voie. M. de la Rochefoucauld se fit encore conduire dans le cabinet du Roi, où il recommença ses plaintes et ses douleurs, et il obtint que le Roi parleroit à l'abbé pour l'obliger à prendre l'un ou l'autre parti. L'abbé fut donc obligé de se présenter devant le Roi et s'attendoit à en être maltraité ; cependant il lui parla avec une bonté de père, et l'abbé lui répondit avec tant de sagesse et de respect, qu'il le désarma. Ses parents, ainsi sans ressources, se tournèrent d'un autre côté ; tout tenoit aux revenus, et c'est ce qu'il avoit représenté au Roi avec succès, et ils ne lui en vouloient donner ni assez, ni les lui céder avec l'indépendance d'eux qui seule pouvoit faire la sûreté de la jouissance. Ils imaginèrent donc de proposer un bref du Pape qui lui permît de jouir de ses bénéfices en allant à la guerre, et engagèrent ainsi ce malheureux aîné à y consentir, puisque cela levoit toute difficulté à son égard. Les exemples, qui font beaucoup à Rome, ne manquoient pas : trois frères du comte de Soissons, le chevalier de Lorraine, et d'Harcourt, frère de Monsieur le Grand, le Grand Prieur, et bien moins qu'eux Forbin, capitaine des mousquetaires gris et lieutenant général, qui tous avoient eu des abbayes jusqu'à leur mort, et dont le prince Eugène et le Grand Prieur vivoient encore, avoient eu de pareils brefs. Ils y firent aussi entrer l'intercession du Roi pour diminuer la somme que ces dispenses coûtent toujours, et enfin ils l'obtinrent. L'abbé de la Rochefoucauld prit donc l'épée et le nom de prince de Marcillac sans rang, tandis que son cadet étoit duc ; et, pour le dépayser et contenter Rome, ils l'envoyèrent servir volontaire en Hongrie malgré lui en 1717 ; mais, à peine fut-il arrivé à Bude en allant joindre l'armée, qu'il y mourut le 18 juin à trente ans, et délivra ainsi son frère d'un état fort équivoque, et son père de la douleur de ne voir pas tout sur la tête d'un seul ; mais l'événement n'en fut pas heureux, malgré tous les efforts de la faveur et de la fortune. M. de la Rocheguyon, alors de la Rochefoucauld depuis la mort de son père, étant mort très-subitement en 1728, son fils qu'il avoit richement marié, comme on le verra dans ces Mémoires, eut plusieurs garçons dont il ne put élever aucun ; mais ses filles et en nombre lui furent toutes conservées. Désespérant d'avoir plus d'enfants après plusieurs fausses couches de sa femme, il se tourna, avec elle et avec la duchesse de la Rochefoucauld sa mère, à marier le commandeur, son unique frère, à l'aînée de ses filles pour faire au moins tomber tous ses biens et ses dignités sur lui ; ils étoient tous deux fort unis. La dispense fut accordée, et le mariage alloit se faire, lorsque le commandeur, qui depuis quelque temps avoit quitté sa commanderie et la croix, fut attaqué de la petite vérole et mourut. La douleur alla au désespoir. M. de la Rochefoucauld ne pouvoit survivre à la perte de sa maison. Il en fit tant de cris et de bruit qu'il obtint du premier ministre et du garde des sceaux son adjoint, et qui avec raison s'honoroit fort d'être son parent fort proche par la chancelière le Tellier, des lettres qui lui permirent de donner la dignité de duc vérifié, avec la terre de la Rocheguyon, à celui qui épouseroit sa fille aînée, pourvu qu'il fût aussi de la maison de la Rochefoucauld, et en cas que de ce mariage il ne vînt que des filles, que la seconde fille de M. de la Rochefoucauld, si elle avoit épousé un homme de la maison de la Rochefoucauld, recueilleroit la dignité et la terre de la Rocheguyon, et ainsi aux mêmes conditions la troisième. Aussitôt après M. de la Rochefoucauld fit le mariage de son aînée avec le fils du marquis de Roye et de la fille de Ducasse, qui d'une terre de son beau-père prit le nom de duc d'Anville. Cette grâce fut bien autre que celle que le vieux duc de la Rochefoucauld avoit arrachée du feu Roi pour le père de cette duchesse d'Anville, et telle qu'elle ne fut jamais imaginée ni conçue. Ce qui en résultera dans d'autres temps, on l'ignore; mais depuis trois ans de mariage[1] point d'enfant, et dans cette vaste tribu de la Rochefoucauld aucun nubile à portée d'épouser les deux autres filles. Ainsi, outre l'évidente extinction du duché-pairie de la Rochefoucauld, il ne paroît pas que celui de la Rocheguyon doive renaître de tant de cendres, et que les immenses biens de M. de la Rochefoucauld soient destinés, après tant de soins, qu'à une dissipation d'héritiers éloignés.

21 juillet 1714. — On a déjà expliqué cette étrange grâce par avance, et par avance on ajoutera ici ce qui dépasse le temps de ces Mémoires. Elle ne suffit pas, quelque insolite qu'elle fût et quelque singulièrement étendue qu'elle parût; voici ce qui arriva. L'abbé de la Rochefoucauld mourut en Hongrie, comme il a été dit d'avance, et son père mourut bientôt après très-subitement en 1728. Il ne restoit que deux fils : le comte de Durtal, devenu, comme on vient de le voir, duc de la Rocheguyon, et qui, par la mort de son frère, évita bien des procès et devint de droit duc de la Rochefoucauld. L'autre frère, commandeur de Pezénas dès l'enfance, n'avoit point fait de vœux, quitta la croix de Malte, prit le nom de comte de Durtal et eut le régiment de cavalerie de son frère, qui se contenta de ses voyages de mer et de quelques bouts de campagnes à terre, et d'exercer sa charge de grand maître de la garde-robe. Leur sœur, échappée tard du couvent, fut obligée pour une légère dot à renoncer à tout en épousant le duc de Crussol, extrêmement contrefait, fils aîné du duc d'Uzès, et qui donna dans les suites de grandes preuves de valeur qui achevèrent de le défigurer. M. de la Rochefou-

1. Ce mariage étant du 28 février 1732, l'addition de Saint-Simon a donc été écrite en 1735.

cauld eut beaucoup d'enfants de Mlle de Bermond-Toiras, qu'il épousa en 1715; mais il perdit tous les garçons. Sa femme, qui s'étoit souvent blessée, ne lui laissa guère d'espérance d'en plus avoir, tellement que la raison fut prise de marier l'aînée à son oncle, en lui donnant tous les biens de la maison. Il obtint de se démettre en sa faveur du duché de la Rocheguyon ; les dispenses arrivèrent, et comme le mariage s'alloit faire, la petite vérole, si fatale à cette famille, emporta le futur époux. La désolation fut extrême ; M. de la Rochefoucauld en sut tirer parti à la chaude. Chauvelin, garde des sceaux et associé au premier ministère, étoit son proche parent, parce que la chancelière le Tellier étoit sœur de son grand-père et grand'mère de la duchesse, mère du duc de la Rochefoucauld ; la charge de la garderobe approche du Roi en tout temps et en toutes heures. Bref, on vit tout à coup sortir du cabinet de Chauvelin des lettres patentes dont l'étendue, la nouveauté et la prodigieuse singularité firent l'étonnement de tout le monde. Elles portoient une faculté successive aux trois filles du duc de la Rochefoucauld de faire l'une après l'autre leurs maris ducs de la Rocheguyon en épousant un la Rochefoucauld et n'ayant point de garçons de leur mariage, en sorte que, si l'aînée en avoit, la grâce étoit fixée à ses mâles, sinon à ceux de la cadette, et ainsi de la troisième. Le rare est que cela fut enregistré sans difficulté au Parlement, et qu'en même temps le fils unique de M. de Roye et de la fille de feu Ducasse, célèbre à la mer, épousa la fille aînée du duc de la Rochefoucauld et fut en même temps duc de la Rocheguyon ; mais il prit le nom de duc d'Anville, d'une autre terre de son beau-père, pour ne pas renouveler dans la famille un nom qui leur avoit causé tant de douleur ; cela fut fait en 1731. Il n'y a point encore d'enfants, et M. de la Rochefoucauld est en recherche de deux autres la Rochefoucauld d'âge à épouser ses deux autres filles, et de biens à en tenter le hasard sans s'exposer à mourir de faim. Cette sorte de grâce fournit des réflexions qui se présentent d'elles-mêmes.

1085. *Le prince Ragotzi.*

(Pages 240-241.)

13 février 1713. — On sait trop quel fut le prince Ragotzi pour l'expliquer ici. C'est une maison considérable des frontières d'Hongrie et de Transylvanie, qui s'est élevée par l'élection à cette dernière principauté. De trois Ragotzi, père, fils et petit-fils, par la protection d'Autriche celui du milieu fut fait prince de l'Empire ; le dernier des trois épousa l'héritière des Bathori, si connus dans ces provinces où ils ont commandé ; le fils de celui-là vécut et mourut particulier en 1681. Sa femme, fille du comte Serini et mère du prince Ragotzi dont il s'agit, se remaria au fameux Tekeli. Le malheur de son père, qui eut la tête coupée avec le comte Nadasti et Frangipani, et la grande figure de son second mari dans les troubles de Hongrie, y enveloppèrent le

prince Ragotzi et le mirent enfin à la tête des Mécontents et de la Transylvanie, qui l'élurent en la place qu'avoient occupée ses pères, et dans laquelle il fit trembler Vienne plus d'une fois, dans le temps que nos troupes étoient en Bavière, et qui, sans le malheur de la dernière bataille d'Hochstedt, auroit pu mener loin l'Empereur; mais les suites de cette disgrâce si complète rejaillit tellement sur Ragotzi et son parti, qu'il n'eut de ressource que celle même des électeurs de Cologne et de Bavière, qui fut de s'échapper et de gagner la France. Cette qualité de prince de Transylvanie et celle qu'il y avoit jointe de chef du royaume d'Hongrie en attendant mieux, lui firent obtenir ici l'incognito, sous lequel il y vécut toujours sous le nom de comte de Saros, avec une très forte pension et une grande distinction, mais sans rang quelconque. Avant cette élévation, il avoit été mis en prison à Neustadt, avec grande apparence d'y perdre la tête. Sa femme, fille du landgrave d'Hesse-Rheinfels-Wanfried, obtint à grand'peine la permission de l'aller voir, et trouva moyen de le sauver sous ses habits, tandis qu'elle demeura en sa place. Il n'y eut pas moyen de lui faire pis pour cela que de la retenir en prison; on en eut honte bientôt, et on la laissa aller. Elle se retira sur les frontières de Pologne, et vécut aussi quelque temps à Dantzick et à Hambourg; mais, tandis que son mari formoit un parti, à la tête duquel il devint formidable, elle s'abandonna à un désordre qui ne put être caché, et qui enfin éclata avec un scandale de plusieurs années, tellement que son mari, qui lui devoit la vie, ne put prendre aucun parti contre elle, et n'osa aussi par honneur la reprendre avec lui. Ses malheurs domestiques et de fortune le jetèrent dans une grande, solide et austère piété, qui ne lui ôta rien de la liberté de l'esprit, ni de l'usage de la cour et des meilleures compagnies au milieu desquelles il fut toujours. Grand chasseur, de tous les voyages de Marly, en partie de ceux de Fontainebleau, assez peu à Versailles, jamais à Paris, il se fit une solitude aux Camaldules de Grosbois, dont il suivoit exactement nuit et jour le chœur et la plupart des autres exercices, jeûnoit une fois la semaine et souvent deux fois au pain et à l'eau, et vivoit d'ailleurs, tant que cela ne paroissoit pas, dans une grande austérité. Sa maison, fort grosse, étoit très-réglée; il la payoit bien et ne dépensoit qu'à cela et à la chasse. C'étoit un homme très-sage, très-modeste, de fort peu d'esprit, avec des manières nobles, prévenantes, une grande politesse, une grande aisance avec tout le monde, et, ce qui est rare ensemble, beaucoup de dignité sans nulle prétention, et, ce qui l'est encore plus que tout cela ensemble, avec fort peu d'esprit, qui faisoit admirer de près, mais d'une autre sorte, qu'on l'eût admiré si longtemps de loin. Il étoit grand et très bien fait, et fort, avec un petit nez et de petits yeux chinois ou tartares. Toujours ici, tant qu'il y a été, sur un pied de vraie considération et du Roi et des princes et princesses du sang, fort bien avec Madame la Duchesse et fort ami de M. le comte de Toulouse. Il tiroit plus de cent mille écus du Roi, toujours payés comptant par quartiers.

Ses enfants étoient retenus à Vienne dès leur enfance. On verra par la suite de ces Mémoires ce que tout cela devint.

1086. *Le cardinal Sala.*

(Page 268.)

19 juillet 1713. — Ce cardinal Sala étoit un Catalan de la lie du peuple, dont le frère étoit cocher de l'Archiduc. Beaucoup d'esprit, d'audace et d'intrigue, à la faveur du sacerdoce dont il étoit revêtu, le mirent à portée de lui rendre tant de services que ce prince crut s'en rendre un grand à lui-même que de le faire évêque de Barcelone. Cette fortune le mit en état de faire encore mieux et de mériter sa nomination au cardinalat. Ce bon ecclésiastique ne le porta pas loin, et mourut peu après qu'il fut sorti de Barcelone. C'étoit un furieux capable de tout.

1087. *L'abbé de Polignac cardinal de la nomination du roi Jacques d'Angleterre.*

(Page 270.)

23 février 1713. — Ce fut une chose assez étrange que l'abbé de Polignac, cardinal *in petto* de la nomination du roi Jacques d'Angleterre, et dont la déclaration hâta le départ d'Utrecht, y traita et y conclut son expulsion de France avec les Anglois et tout ce qu'ils voulurent à cet égard.

1088. *Respect du Roi pour la dignité cardinalice.*

(Page 271.)

5 mars 1713. — Le Roi ne s'est jamais pu défaire du respect pour les cardinaux, ni de l'aversion d'en mettre dans son Conseil, encore plus d'un premier ministre, que lui avoit inspiré le cardinal Mazarin. L'oppression qu'il avoit soufferte de celui-là ne s'étoit pu effacer, ni en même temps la grande idée qu'il avoit prise de sa dignité, et il se sentoit flatté d'en avoir à sa cour. On voit ici un soin de leur grandeur qu'il n'a eu que pour eux et pour ses bâtards.

1089. *Adoucissement des règles pour l'admission dans le chapitre de Strasbourg.*

(Page 272.)

14 février 1713. — L'excès et la multiplicité des mésalliances, que la longue suite du même esprit de gouvernement a forcé toute la noblesse du royaume de contracter pour vivre, la mettoit tout entière, si on en excepte peut-être quatre ou cinq personnes, comme MM. d'Uzès

avant son second mariage, de Duras, de Roucy, hors d'état d'entrer dans le chapitre de Strasbourg. On a vu en son lieu par quel tour de passe-passe le cardinal de Rohan lui-même y avoit été reçu; on considéra cependant qu'il étoit de l'intérêt du Roi que des François en pussent être évêques, et, comme c'est du chapitre que les évêques se tirent uniquement, il fut nécessaire de faciliter les moyens d'y entrer. Le chapitre donna les mains par degrés à ce qui lui fut proposé de la part du Roi, et ce fut le frère de Mme de Dangeau, chanoine de cette église et de plusieurs autres, même électorales, qui agit là-dessus entre le Roi et le chapitre.

1090. *La marquise de Mailly Montcavrel et sa famille.*

(Page 274.)

3 janvier 1713. — La mère de cet évêque de Lavaur étoit Montcavrel, qu'on appeloit *la Bécasse,* par la longueur de son nez et la figure de son visage. A force de soins et de souplesses, elle gouvernoit le Parlement et faisoit des procès à tous ses voisins, qu'elle gagnoit, et amassa ainsi de grands biens. Elle en hérita davantage de son unique neveu presque enfant dont, faute de père et de mère morts, elle avoit soin; son mari la laissoit faire. Elle tira parti de Mme de Maintenon par sa belle-fille, sa nièce à la mode de Bretagne, et dame d'atour de feu Madame la Dauphine, et se défit de ses deux cadets. Celui-ci, l'aîné des deux, se laissa froquer à Saint-Victor; le mariage de son frère avec une nièce de Mme de Maintenon lui valut cet évêché. L'autre, elle le fit prêtre malgré lui, et il ne s'en cachoit pas, et le laissoit avec les coudes percés mourir de faim et de froid à Saint-Victor; on le verra archevêque de Reims et cardinal. Elle vint à bout d'une substitution pour le fils de M. de Nesle, son fils aîné, tué à l'armée, et ce fils fut chevalier du Saint-Esprit pour avoir porté la queue le lendemain du sacre, à la promotion de MM. de Chartres et de Charolois, à la prière de son oncle qui le devoit faire, et qui mourut en attendant. Tout ce qui est arrivé dans cette famille n'a pas montré que Dieu bénît les vues et les conduites de cette mère ambitieuse.

1091. *Le major Brissac.*

(Page 276.)

11 février 1713. — Ce vieux Brissac, très-simple gentilhomme, avoit passé sa vie dans les gardes du corps et major longues années. Il avoit plu au Roi par son application et les détails de cet emploi, au point que les capitaines des gardes avoient souvent à compter avec lui. C'étoit un rustre, très-brutal et d'ailleurs fort désagréable, gâté par le Roi qu'il comptoit pour tout et le reste pour peu, mais homme d'hon-

neur, de valeur et de probité, estimé pour tel, quoique haï de beaucoup de gens et redouté de tout ce qui avoit affaire à lui. Le Roi, parlant un jour des devoirs des majors, qui, en y étant exacts, étoient sujets à n'être pas aimés. « Ma foi, dit M. de Duras, qui le suivoit avec le bâton de capitaine des gardes, et prenant Brissac par le bras, s'il ne faut qu'être bien haï pour être bon major, voilà, Sire, le meilleur de France et le roi des majors. » Chacun rit, et le Roi ne dit mot; mais Brissac écumoit sans oser répliquer une parole. Il se brouilla assez plaisamment avec les dames. Le Roi alloit tous les dimanches au salut quand il étoit à Versailles, et les dames dévotes ou qui vouloient le paroître n'y manquoient point. Brissac poste les gardes; c'étoit l'hiver; et, comme il vit le tour de la tribune plein de dames, et de petites bougies qu'elles portoient pour lire ou pour se faire remarquer, tout d'un coup il fait du bruit comme s'il entroit dans la tribune, et crie aux gardes de quitter leurs postes et de retourner dans leurs salles, parce que le Roi ne vient point. Aussitôt il voit éteindre les petites bougies les unes après les autres, et les dames défiler, quoique le salut, qui n'attendoit jamais le Roi, fût sur le point de commencer. Dès qu'elles furent parties, Brissac reposte les gardes, qu'il avoit fait attendre aux issues. Le Roi arrive, voit les tribunes vides, excepté deux ou trois dames, et demande avec surprise raison de cette solitude. Brissac sourit, et lui conte ce qu'il venoit de faire; le Roi et les courtisans en rirent fort; mais les dames furent nommées et notées qui ne lui pardonnèrent pas. C'étoit un gros joueur de piquet et de tric-trac, fidèle joueur, mais le plus furieux et le plus mauvais du monde. Personne ne lui marchoit sur le pied; les ministres même le ménageoient. Il haïssoit les médecins, et avoit quelquefois des disputes avec Fagon, premier médecin, devant le Roi sans aucun ménagement, dont le Roi mouroit de rire et Fagon de rage, qui avoit accoutumé au ménagement et presqu'au respect les plus grands.

1092. *Incendie de la maison du duc d'Aumont à Londres.*

(Page 287.)

12 février 1713. — M. d'Aumont étoit un panier percé, à qui rien ne coûtoit pour avoir, et qui avoit tiré des monts d'or des contrôleurs généraux et de son cousin de Barbezieux, avec qui il finit par se brouiller. Il fut accusé d'avoir procuré ce feu pour gagner sur ce qu'il en tireroit du Roi et pour couvrir une contrebande dont les Anglois se plaignirent dès son arrivée, et qui lui valut infiniment. C'étoit un homme de beaucoup d'esprit, d'une force de corps prodigieuse, débauché à l'avenant, à paroles dorées, sans foi et sans âme, et avec peu de réputation à la guerre. Cette ambassade ne lui réussit ni en Angleterre ni en France.

1093. *Le Père de Jouvancy et son Histoire de la Compagnie de Jésus.*

(Page 290.)

10 mars 1713. — Cette histoire latine de la Compagnie de Jésus fit d'autant plus de bruit qu'elle étoit du P. Jouvancy, françois, avec son nom et les approbations et les permissions de sa Compagnie. Comme ce livre est entre les mains de tout le monde, il peut juger de ce qui excita le devoir du Parlement et le zèle de bien d'autres, et admirera la douceur avec laquelle cette affaire se passa.

1094. *Jugement entre le duc de Saint-Simon et le maréchal de Montrevel à propos du gouvernement de Blaye.*

(Page 297.)

24 mars 1713. — Ce règlement de Guyenne ne valoit pas la peine de tenir place dans ces Mémoires, ou méritoit d'en être mieux informé. Des vingt-cinq articles le maréchal n'en gagna qu'un seul, et perdit les vingt-quatre autres tout net, puis dit ce qu'il voulut aux courtisans, dont son antagoniste ne fit que rire, et ils ont été très-bien observés depuis, à la grande mortification du maréchal, qui fut condamné de Paris, de M. du Maine même, quoique ce fût proprement l'affaire de son fils. Une des prétentions du maréchal étoit de précéder le duc de Saint-Simon dans la province, où il avoit pensé aller faire un voyage dans son gouvernement et dans ses terres, et s'en étoit vanté. Le duc voulut que cela fût précisément réglé pour ne s'exposer pas aux incartades et à y répondre de fait ; il fut donc décidé par un des articles que le gouverneur ou commandant général de Guyenne et le gouverneur de Blaye, se trouvant tous deux officiers de la couronne, garderoient entre eux, en Guyenne comme partout, le rang de leurs dignités. Tout le reste, hors un seul article, fut aussi nettement décidé contre le maréchal, qui ne gagna que de pouvoir faire entrer ses gardes dans la citadelle de Blaye avec leurs marques de gardes, mais sans fonction, et lui sans autorité que l'honneur de donner le mot, lequel n'étoit pas disputé.

1095. *Signature du contrat de mariage du duc de Tallard avec la fille du prince de Rohan.*

(Pages 320-321.)

14 mars 1713. — Dangeau devoit s'expliquer un peu mieux. Outre que le maréchal de Tallard signa sans difficulté avant le prince de Rohan, c'est que le duc de Tallard signa aussi au-dessus de la mariée ; mais le Roi, qui la trouvoit belle, qui fut toujours galant, et qui, de plus que tout cela, se souvenoit de Mme de Soubise sa grand'mère,

dit au duc de Tallard qu'il étoit trop galant pour signer avant elle, et la fit signer la première, mais lui marquant du doigt la place où elle devoit signer, et lui en fit laisser une au-dessus de sa signature, où tout de suite il fit signer le duc de Tallard. Voilà pour la signature. Quant au contrat et à la qualité de très-haut et très-puissant prince, prise par le prince de Rohan, le Roi avoit de tout temps déclaré que sa signature aux contrats de mariage de ceux qui ne sont point de sa famille n'est que pour les honorer, et ne donne, n'ajoute, ne confirme quoi que ce soit de ce qui y est ; et, comme les secrétaires d'État, qui ont toujours accoutumé de servir seuls de notaires aux contrats qui se signent ainsi aux fiançailles, donnent par leur signature, comme en toutes les autres expéditions, un poids à celle du Roi qu'elle n'auroit pas sans la leur, ce qui est fait et passé en règle, quoique monstrueux, on a trouvé plus court qu'ils ne signassent plus ces sortes de contrats, où leur signature pourroit faire prétendre à ceux qui y prennent des qualités à leur gré, qu'elles sont passées et confirmées par cette signature, quoique contrat de mariage où le Roi n'approuve et ne concède rien, et ne fait simplement qu'honorer le contrat.

1096. *La séance des renonciations au Parlement.*

(Page 327.)

15 mars 1713. — Le laconisme des Mémoires doit être ici suppléé. M. le duc de Berry et M. le duc d'Orléans, en manteau, partirent de Versailles dans le carrosse de M. le duc de Berry dans le fond, les ducs de Saint-Simon et de Saint-Aignan en manteau sur le devant, et le reste du carrosse rempli de trois des premiers officiers de ces princes. Ils furent reçus à la Sainte-Chapelle comme on y reçoit un fils de France, et se mirent dans les deux premières stalles à droit, avec un tapis devant eux et chacun leur carreau, et à deux stalles de M. le duc d'Orléans, en haut aussi, les ducs de Saint-Simon et de Saint-Aignan se placèrent avec chacun leur carreau, et nul autre en haut ; dans les stalles en bas du même côté les premiers officiers des deux princes qui étoient venus tant dans le carosse où ils étoient que dans ceux qui les suivirent. Au sortir de la Sainte-Chapelle, marchèrent les deux princes un à un, comme disent les Mémoires, et les ducs de Saint-Simon et de Saint-Aignan aussi un à un, qui trouvèrent toute la séance complète et qui prirent leurs places parmi les pairs, en même temps que les deux princes prirent les deux premières. Il y eut d'abord une séance aux bas siéges, où le premier président complimenta d'abord M. le duc de Berry ; puis on lut les pièces. Ensuite les présidents sortirent avec les conseillers qui de toutes parts les suivirent à la buvette, les princes et les pairs demeurant assis et découverts, leur rendant le salut de la tête et des épaules sans se soulever. Puis, les magistrats étant sortis, ils se levèrent et peu après s'allèrent placer aux hauts siéges, où les deux

princes se trouvèrent assez scandalisés de cet endroit débourré qui éloigne la première place à droit qu'occupoit M. le duc de Berry fort considérablement du coin du Roi, tandis que le premier président le joint à gauche, et que l'espace du bout sur lequel sont les princes est rembourré plus haut que le reste du même banc et que celui qui est à droit. Les présidents, sous prétexte de prendre leurs grands habits qu'ils n'avoient pas à la première séance en bas, se firent attendre longtemps, et enfin arrivèrent par-dessous la lanterne de la buvette, tout du long du banc en haut, à gauche du coin du Roi. Ils saluèrent en approchant les princes profondément, et moins le reste de la suite de ce même banc, qui étoit rempli sans intervalle des princes du sang et des pairs, et encore un autre redoublé en haut pour contenir les pairs qui étoient trop nombreux pour tenir tous sur un. M. le duc de Berry et M. le duc d'Orléans rendirent le salut aux présidents sans bouger ni se soulever, mais seulement d'une inclination de tête. Les princes du sang, qui ont accoutumé de se lever pour les présidents à mortier, parce qu'ils se lèvent aussi pour eux, ne se levèrent point non plus qu'ils avoient fait à la sortie des présidents de la première séance en bas, et les pairs, qui ne se lèvent jamais pour les présidents, parce qu'ils ne se lèvent plus pour eux, ne branlèrent pas comme à leur ordinaire et inclinèrent seulement la tête. Le salut rendu de cette sorte, les présidents s'assirent; les magistrats prirent leurs places, dont presque tous y étoient déjà; on ouvrit les portes, et on recommença à huis ouverts ce qu'on avoit fait en bas à huis clos. Au dîner du Palais-Royal, où plusieurs pairs invités se trouvèrent, ils se placèrent des deux côtés et joignant les deux princes; M. le duc de Berry seul eut un fauteuil et une soucoupe. M. le duc d'Orléans avoit un siége pareil à ceux de tout le monde. Puis ils retournèrent à Versailles avec ceux qu'ils avoient amenés.

1097. *La mission à Utrecht du baron de Capres, depuis duc de Bournonville.*

(Pages 349-350.)

2 juin 1714. — Les Mémoires taisent un fait, dont il y a lieu d'être surpris d'autant qu'ils y sont ordinairement fidèles, et fidèles aussi à les donner tout secs. De ceux qui parlent d'eux-mêmes avec un danger politique renfermé dans leur expression toute simple et nue, ils en ont supprimé plusieurs, et on en a averti vers les temps où ce silence commence; mais celui-ci, qui n'est point de cette espèce, ne peut être supprimé que par l'amitié. Dangeau, qui les a écrits, avoit marié son fils unique à la fille unique de Pompadour; la duchesse douairière d'Elbeuf étoit sœur de Mme de Pompadour, et toutes deux, et Pompadour par elles, s'étoient fort insinués dans l'amitié de Mme des Ursins. Les reflets de tout cela seroient trop longs à écrire, mais suffisent pour avoir engagé Dangeau de taire le fait dont il s'agit il y a

longtemps. Le voici : Mme des Ursins, dans le desir extrême de sa souveraineté, qui n'avoit ni fond, ni prétexte que la surprenante complaisance du roi d'Espagne à entrer dans cet étrange dessein et à le favoriser de toute sa puissance et à ses dépens, s'y trouva encore plus ardente après qu'il eut éclaté par les demandes formelles de l'Espagne, et qu'elle se vit sans milieu ou avec l'accomplissement de son plus ardent desir, et desir fort augmenté encore par la perte de la reine d'Espagne, ou de se voir le jouet de l'Espagne, de la France et de l'Europe entière. D'Aubigny, son fidèle écuyer, qu'elle avoit d'abord envoyé ménager ses affaires à Utrecht, n'y put rien faire ; elle crut qu'en y envoyant un homme d'un autre poids il en donneroit à sa prétention. Elle en trouva un à qui tout étoit bon pourvu qu'il s'ouvrît un chemin à la fortune ; en effet, cela la lui fit, mais ne procura point de souveraineté à Mme des Ursins. Le baron de Capres, cadet de plusieurs frères, et connu depuis sous le nom de duc de Bournonville, fut celui sur qui elle jeta les yeux. Un homme à tout faire, et à qui rien n'est cher ni difficile, qui a du langage, du monde, de la souplesse, égale quelquefois pour une commission, avec un esprit médiocre, ceux qui, avec plus de retenue et de respect d'eux-mêmes, ont le plus de talent et de lumières. Il fit son marché, et il alla de sa part à Utrecht ; il ne put jamais se faire admettre, quoique les ambassadeurs d'Espagne n'y oubliassent rien, et il y reçut tant de moqueries et de mépris pour l'affaire dont il s'étoit chargé, qu'il tâcha à la fin de persuader qu'il n'étoit allé là que comme un homme de confiance de la cour d'Espagne pour raccommoder les deux ambassadeurs de cette couronne, qui étoient ensemble aux épées et aux couteaux. La paix d'Espagne avec la Hollande et le Portugal fut accrochée longtemps sur ce point unique, et, comme les Mémoires encore le font sentir, le Roi le trouvoit si mauvais que, pour ramener son petit-fils par la force, après y avoir perdu celle de la raison et de son crédit sur lui, il lui refusa tout secours pour prendre Barcelone et réduire la Catalogne, jusqu'à ce qu'il eût abandonné la chimère de Mme des Ursins et signé la paix qui ne tenoit plus qu'à ce point unique. Le baron de Capres revint donc par la France en Espagne, et fut fait grand d'Espagne, à son retour, sous le nom de duc de Bournonville, et capitaine des gardes du corps de la compagnie flamande incontinent après. Cette opiniâtreté dernière de Mme des Ursins, que le Roi ne put vaincre que par le déni absolu de tout secours, dont le roi d'Espagne ne pouvoit se passer pour réduire les Catalans secrètement soutenus par l'Empereur, fut le sceau de sa ruine. Il échappa un mot sur elle au Roi parlant à Torcy, qui ne fut pour lors entendu ni de lui ni du très-petit nombre de gens à qui il revint, mais qui les surprirent fort, et qui ne fut compris comme éclair que par la chute de la foudre. C'est donc ce ridicule voyage de Bournonville dont Dangeau ne parle point parce qu'il fut d'autant plus ridicule pour lui et pour celle qui l'envoya, qu'il ne réussit en rien pour elle, et qu'il lui devint au contraire funeste de toutes parts ; mais elle étoit trop fière et trop habile pour ne pas répandre toutes les grâces dont elle étoit la dispensatrice sur un homme distingué qui s'étoit voilé et vendu jusqu'à cet excès à elle[1].....

1098. *Le bailliage d'Haguenau donné à M. de Châtillon.*

(Page 353.)

13 avril 1718. — Le peu de cas qu'on faisoit du duc Mazarin, et l'extrême mépris où le duc de la Meilleraye, son fils, étoit tombé depuis longues années, leur arrachèrent ce bailliage d'Haguenau, avec le scandale public de l'audace et de l'avidité de Voysin, qui fut une chose sans exemple. Le duc Mazarin, qui l'avoit eu comme patrimoine, le garda sa vie durant et ne se soucia peut-être guère de cette injure, par le mécontentement qu'il avoit de son fils.

1099. *Le cardinal de Janson.*

(Page 369.)

24 mars 1713. — Le cardinal de Janson étoit une sage et une excellente tête, se possédant bien, et qui, par cette dernière qualité, a parfaitement réussi dans ses diverses ambassades, et mieux servi le Roi à Rome que nul autre de ses ministres, et y a été plus craint, plus aimé et plus considéré que pas un d'eux, parce qu'avec une parole lente et désagréable par l'organe, il avoit une sagacité qui ajoutoit beaucoup à la finesse de son esprit, qui n'a jamais pu être trompé à Rome même. D'ailleurs consommé dans les affaires par une longue expérience, magnifique avec de l'ordre, et fort désintéressé, obligeant, poli et de plus très-capable d'amitié, point cardinal, moins encore romain, et tout françois sur nos libertés et sur les entreprises de Rome, avec netteté et même éclat, et parfaitement instruit; aussi peu timide au dedans qu'au dehors, et impénétrable au crédit et aux artifices des jésuites, dont il ne s'émut jamais. Quelque accoutumé qu'il fût aux affaires, et quelque agréablement qu'il fût dans le monde, où il avoit beaucoup d'amis parce qu'il en méritoit, quelques distinctions et quelques faveurs qu'il trouvât toujours à la cour, il ne se plaisoit nulle part tant qu'à Beauvais, et à y remplir, avec piété et une grande application, les fonctions de l'épiscopat. Il étoit adoré dans son diocèse et chéri des pauvres. Il aimoit la noblesse, l'aidoit, la soutenoit, et avoit beaucoup de grand dans le cœur comme dans l'esprit. Le Roi, qui l'entretenoit souvent d'affaires, a dit plus d'une fois que, s'il n'eût pas été cardinal, il l'auroit mis dans son Conseil, et s'étant étendu un jour sur ce regret en présence de Torcy, et celui-ci lui ayant proposé de l'y mettre ce nonobstant, le Roi s'expliqua sur les inconvénients d'ou-

1. La fin de cette Addition trouvera place dans la suite des *Mémoires*, en regard de la page 151 du tome X de l'édition de 1873.

vrir cette porte à un cardinal, même à un ecclésiastique qui n'en abuseroit pas, et qui feroit exemple et planche pour exciter l'ambition d'autres du même état, dont il exposa le danger avec force, par des exemples et par la nature de leur état et de leur profession. Bontemps et Forbin, capitaine des mousquetaires, fort bien avec le Roi, avoient fort contribué aux commencements de sa fortune, que son mérite connu et goûté du Roi combla. Il ne demanda point la charge de grand aumônier, et même, depuis qu'il le fut, il passoit tous les ans sept ou huit mois tant qu'il pouvoit dans son diocèse. Il fut en effet généralement regretté et beaucoup du Roi, et d'un grand nombre d'amis. Il s'expliqua souvent, et en France et à Rome, qu'il se tenoit foncièrement plus honoré de l'épiscopat, sans comparaison, que du cardinalat, quoiqu'il ne se cachât pas de l'avoir fort desiré et d'être fort aise aussi d'y être parvenu.

1100. *Lenteur voulue de la cour de Rome à accorder les bulles pour l'évêché de Beauvais à l'abbé de Saint-Aignan.*

(Page 374.)

2 juillet 1713. — Les propositions de l'Assemblée du clergé de 1682 sur la supériorité du concile général sur le Pape, contre son infaillibilité, et sur l'indépendance du temporel des rois, en un mot sur les libertés de l'Église gallicane, devoient être soutenues par tous ceux qui prétendoient aux degrés, et spécialement diverses fois chaque année par des thèses expresses, à quoi le Parlement devoit tenir la main, et cela dura quelque temps. On se relâcha ensuite là-dessus et sur bien d'autres choses en faveur de Rome, et finalement on sembla les abandonner par une lettre des évêques de l'Assemblée à l'exaltation d'Ottobon pour avoir des bulles qu'Innocent XI refusoit opiniâtrément depuis quatorze ans. Depuis cette époque, on ne soutint plus rien de ces propositions qu'à la dérobée et dans des bouffées de mécontentement qu'on avoit de Rome, dont cette cour prit tant d'avantage qu'elle prétendit les anéantir et faire un crime à quiconque les oseroit soutenir, si légèrement que ce fût. C'étoit le cas où, par ordre du Roi, l'abbé de Saint-Aignan étoit tombé, que Rome châtia par cette lenteur à lui accorder des bulles et disant hardiment pourquoi, encore que le duc de Beauvillier son frère, qui lui servoit de père, fût dans le conseil du Roi, et en effet beaucoup trop livré aux maximes de Rome par un excès de scrupule. Cette cour n'est pas demeurée depuis en si beau chemin, et après force conquêtes est encore loin d'avoir achevé toutes celles qu'elle se propose de faire.

1101. *Obsèques du jeune duc d'Alençon.*

(Page 377.)

17 avril 1713. — Dangeau s'explique à son ordinaire en attribuant

la première place après le cœur au duc de Saint-Aignan, comme de la part du Roi. Il est vrai que le Roi nomme ceux qui dans chaque degré sont choisis pour ces cérémonies, et M. de Pompadour l'avoit pareillement été, parce qu'un duc et un homme de qualité les accompagnent toujours; mais, pour la préséance sur Mme de Pompadour, qui étoit là comme gouvernante, M. de Saint-Aignan l'eut sans difficulté comme duc, parce qu'en cérémonie il ne s'agit pas de politesse, et M. de Saint-Aignan ne put la faire de sa place à une dame que hors des cours de Versailles et quand ils furent censés hors de vue et du grand chemin. Ce n'est donc pas de la part du Roi que le duc de Saint-Aignan et le marquis de Pompadour étoient là, mais comme duc et seigneur, et à ce seul titre, mais choisis entre les autres par le Roi l'un et l'autre d'entre les ducs et les seigneurs.

1102. *Intrigues pour la nomination du cardinal de Rohan comme grand aumônier.*

(Page 403.)

7 juin 1713. — Ce qui retarda si longtemps la charge de grand aumônier de France à être donnée fut le marché du P. Tellier et du cardinal de Rohan pour l'affaire du cardinal de Noailles, si connue depuis sous le nom fatal de la Constitution. Le cardinal de Rohan, qui devoit tout au cardinal de Noailles, et qui trouvoit mauvais tout ce qui se passoit contre lui, vouloit se contenter de demeurer neutre ou conciliateur; le P. Tellier le vouloit chef de son parti, et mettoit la charge à ce prix. Tallard, entremetteur, ne cessoit de presser le cardinal, et de lui représenter la différence d'être ou n'être pas grand aumônier, par le dégoût de voir un autre cardinal en cette place et par la privation des facilités de s'approcher du Roi, et de lui parler à tous moments. Il ajoutoit la peinture d'un cardinal qui n'est de rien, et sa disproportion d'avec un autre qui non-seulement est de quelque chose, mais qui est porté à la tête d'une affaire favorite et longue qui lui ouvre toutes les privances, et les grâces pour lui et pour les siens, qui s'élève à la tête du clergé pour les affaires et par la distribution des peines et des récompenses sur lesquelles il est sans cesse consulté de moitié avec un confesseur, qui, tout puissant qu'il est, lui et sa Société, a un besoin continuel de son entremise et par conséquent de compter avec lui pour tout le reste; enfin que, prenant parti et prenant celui du cardinal de Noailles, il ne pouvoit être qu'en second, au lieu que, lui étant contraire, il devenoit lui-même chef de parti et du parti florissant, et pareil au cardinal de Noailles, malgré toute la disproportion d'âge et d'ancienneté en tout, et fort supérieur pour le crédit et la cabale des jésuites et des autres ennemis du cardinal de Noailles. Tallard prêchoit avec une activité et une assiduité non pareille, parce qu'il comptoit bien prêcher pour soi-même, en s'acquérant par là le confesseur, et en se flattant bien de se ressentir de la faveur où il vou-

loit jeter l'oncle nouveau de son fils, et de trouver moyen de profiter pour lui et pour son fils, comme il arriva bientôt après, et même d'entrer dans l'affaire et à la longue de s'ouvrir une porte dans le Conseil. Le cardinal de Rohan ne pouvoit combattre des raisons si plausibles que par un reste de palpitation pour la justice et pour la vérité, qui, à la vue riante d'une ambition satisfaite, perdoit toujours du terrain ; la vénération et la reconnoissance faisoient encore en lui quelques foibles efforts, et il étoit retenu par quelque honte d'oser, à son âge et presque disciple encore, faire contre à son maître et à son bienfaiteur. Sa paresse naturelle lui étoit une autre frein. Il étoit né pour vivre mollement dans le faste et les délices, en grand seigneur, loin de tout travail et de tout embarras, et, quoiqu'on lui cachât avec soin ceux qui le menaçoient en s'abandonnant à ce qu'on vouloit de lui, il ne laissoit pas d'en prévoir une partie, et avoit peine à soumettre son col à ce pesant joug. A la fin, la vue de la charge qui l'attendoit, de l'état de chef de parti qu'on lui présentoit, de distribuer des grâces et des disgrâces qui s'offroit à lui, et de personnage considérable à Rome et en France, de protecteur de l'Église, de véritable chef du clergé, de ressource dominante des jésuites qu'il s'attachoit, et à sa maison pour laquelle il vouloit toutes choses, tout ce groupe ensemble, sans cesse rebattu par tout l'esprit, l'insinuation, l'ambition de Tallard, l'emporta sur les considérations plus religieuses, plus honnêtes et plus sages. Il se laissa entraîner à des gens qui le payèrent comptant d'avance par la charge dès qu'il se fut rendu, et qui firent après de lui tout ce qu'ils voulurent.

APPENDICE

SECONDE PARTIE

I

SERVICE ET ENTERREMENT DU DUC ET DE LA DUCHESSE DE BOURGOGNE A SAINT-DENIS LE 18 AVRIL 1712[1]

Extrait du cérémonial de Desgranges[2].

Quelques jours auparavant, M. de Dreux, précédé de cinq hérauts d'armes, revêtu de sa robe de deuil portée par son valet de chambre, et suivi de vingt-cinq jurés-crieurs ayant devant et derrière des écussons de Monsieur et Madame la Dauphine, fut inviter les cours et compagnies en leur rendant les lettres ci-après transcrites.

Si le clergé avoit été assemblé, il auroit commencé par lui porter une lettre du Roi; mais, quand il n'est point assemblé, le grand maître ou le maître des cérémonies écrivent une simple lettre à MM. les agents généraux pour leur donner avis du jour, en leur disant que MM. les prélats qui y voudront venir seront reçus et placés en la manière ordinaire.

Il commença donc par le Parlement, où, après avoir parlé et que la lecture de la lettre eût été faite, un des jurés-crieurs fit l'invitation en la manière suivante :

« Nobles et dévotes personnes, priez Dieu pour le repos de l'âme de très haut, très puissant et excellent prince Monseigneur Louis, dauphin, décédé au château de Marly le 18 février dernier, et de très haute, très puissante et vertueuse princesse Marie-Adélaïde de Savoie, son épouse, décédée au château de Versailles le 12 du même mois. »

1. Ci-dessus, p. 48.
2. Ms. Mazarine 2746. On peut comparer ce compte rendu avec le récit fait par notre auteur des obsèques de la Dauphine Bavière en 1690, donné dans notre tome I, appendice VI.

Puis, il répète les mêmes choses :

« Priez Dieu, etc. »

« Pour le repos de l'âme desquels le Roi fait faire deux services solennels, l'un le 18 de ce mois, en l'église de l'abbaye royale de Saint-Denis-en-France, et l'autre en l'église cathédrale de Paris, au jour dont vous serez averti de la part de S. M. Dimanche se diront vêpres et vigiles des morts en ladite abbaye de Saint-Denis. Priez Dieu pour leurs âmes ».

Les crieurs, qui avoient sonné avant cette proclamation, sonnèrent encore après, et on se retira.

M. de Dreux fut dans le même ordre à la Chambre des comptes et à la Cour des aides, puis à la Cour des monnoies, à l'Université, au collège d'Harcourt, où demeuroit le recteur, à la Ville, au Châtelet, à l'Élection.

Il est reçu aux Parlement, Chambre des comptes et Cour des aides, assis entre deux conseillers ;

A la Cour des monnaies, avant le doyen ;

A l'Université, dans un fauteuil devant celui du recteur ;

Au Châtelet, à droite du lieutenant civil ;

A la Ville, près du prévôt des marchands, en entrant au Bureau ;

A l'Élection, à droite du président.

Les crieurs allèrent ensuite faire la proclamation dans la Salle du Palais, et aux autres endroits accoutumés.

Le 17, l'évêque de Metz dit les vêpres des morts, où assistèrent Mme la duchesse du Lude, dame d'honneur, les autres dames et les officiers, tant de Monsieur le Dauphin que de Madame la Dauphine, qui se trouvèrent à Saint-Denis, et ils se placèrent tous, sans ordre, dans les stalles hautes et basses et sur les bancs préparés pour le service.

Après les vêpres, l'évêque se retira. Les religieux dirent les vigiles ; les dames et autres officiers y restèrent. Les hérauts d'armes s'étoient placés au coin du mausolée avant les vêpres, après avoir fait leurs révérences à l'autel, au feu Roi, à Monsieur le Dauphin et à Madame la Dauphine.

M. de Dreux et moi, nous étions aussi placés sur un autre banc, étant en manteaux, après avoir fait de simples révérences, et non de cérémonie.

Je dois observer que, le jour précédent, nous avions fait mettre sur le mausolée du chœur les deux cercueils, qui jusqu'alors avoient été en dépôt dans la chapelle de Saint-Denis ; cela se fit à dix heures du soir, par les religieux, ayant chacun un cierge à la main, et douze gardes du Roi, qui portèrent les cercueils l'un après l'autre avec leurs bretelles faites exprès, suivis par les officiers de Monsieur le Dauphin et de Madame la Dauphine qui se trouvèrent à Saint-Denis. Les entrailles avoient été mises au caveau le lendemain du convoi des corps à Saint-Denis. Sur ces cercueils, on avoit mis à Monsieur le Dauphin, du côté de la tête, une couronne de vermeil doré posée sur un carreau de velours noir, couverte de crêpe, et, aux pieds, un manteau royal à quatre rangs de fleurs de lys, avec le collier de l'Ordre attaché autour du collet. On avoit mis sur le cercueil de Madame la Dauphine une pareille couronne et un pareil manteau; le tout sur le poêle de la couronne, qui couvroit les deux cercueils, et qui en marquoit la séparation.

Le 18, au matin, deux compagnies des gardes françoises et une des suisses se sont rendues à Saint-Denis pour être à l'arrivée des princes et princesses. Ils ont mis un corps de garde aux portes au dehors pour empêcher les voitures de passer par la ville jusqu'à ce que le service fût commencé, et les obliger à passer au dehors, sans quoi on ne pouvoit éviter l'embarras, parce que la rue est trop étroite, et ils ont eu soin de faire ranger les carrosses dans la place, ou de les faire passer outre, à mesure qu'ils arrivoient devant la porte de l'église.

Vingt-quatre gardes joints aux vingt-quatre qui avoient fait halte à Saint-Denis depuis que les corps y étoient se sont rendus à l'église à six heures avec MM. des Fourneaux et de Verceil, chefs de brigade, MM. de Prades, de Ligneris, exempts, et Guéry, exempt pour les cérémonies.

Trente suisses commandés par un exempt et un fourrier s'y rendirent de même.

Il fut mis des gardes à la grande porte de l'église, et des suisses en dehors, d'autres gardes à la porte du chœur, et des suisses en dehors, de même aux deux petites portes du chœur, et particulièrement à celles du côté du cloître. Il y avoit un amphithéâtre sur chacune des deux grilles qui sont aux côtés du chœur, lequel amphithéâtre régnoit au long des trois arcades suivantes, et il y avoit un escalier en dehors de chaque côté. Il fut commandé un exempt à chacun de ces côtés pour donner place à ceux qui seroient envoyés, et il fut mis un suisse au bas de chaque escalier.

Pour l'amphithéâtre qui étoit au-dessus de la grande grille du chœur, il fut occupé par la musique, à l'exception de quelques places dont nous nous étions réservé la disposition, et on n'entroit sur ces amphithéâtres que par la porte qui est du côté de la sacristie, ayant fait barrer les autres, crainte qu'on ne descendît dans le chœur. Ces amphithéâtres pouvoient contenir: celui de la musique cent trente places, l'amphithéâtre à droite soixante douze places, les amphithéâtres des trois arcades chacun vingt-quatre places, et de même l'amphithéâtre et les arcades à gauche.

Il y avoit en dedans le chœur à droite une loge de trois bancs qui pouvoit contenir trente-six personnes, et une autre loge qui en pouvoit contenir vingt-quatre; il y avoit deux pareilles loges à gauche.

Enfin le parterre du chœur étoit rempli de quatre rangs de bancs de chaque côté, qui, avec quelques bancs qui étoient sur un tombeau, et les gradins servant à monter aux loges pouvoient contenir deux cent cinquante personnes.

Il y avoit au sanctuaire du côté de l'épître, quatre bancs de douze pieds chacun, et du côté de l'évangile deux bancs de neuf pieds seulement chacun, parce que c'est de ce côté-là que se mettent les officiants. Nous avions fait, M. de Dreux et moi, une liste des personnes à qui nous avions donné des billets; ceux qui avoient des cartes rouges étoient destinés pour les amphithéâtres ; ceux qui avoient des cartes noires l'étoient pour entrer dans le chœur. Le plan du chœur est ci-après.

M. le duc de Villeroy, capitaine des gardes du corps de quartier, fit une difficulté qui n'avoit pas encore été faite jusqu'à présent : il a prétendu devoir donner les places à l'exception des places de séances pour les cours, les gens nécessaires à la cérémonie, et les officiers de Monsieur et de Madame la Dauphine, desquelles il ne nous dispute point la disposition. Nous avons prétendu au contraire disposer de tout, et, comme il n'y avoit pas de temps pour en instruire le Roi, lequel d'ailleurs étoit fatigué de toutes ces difficultés qu'on lui a apportées pendant cette pompe funèbre, nous lui avons laissé faire une partie de ce qu'il a voulu, c'est-à-dire disposer de plusieurs places, dont on a fait une liste, avec celles dont nous avions déjà disposé, et on a fait entrer ceux qui étoient sur cette liste, soit avec nos billets, soit avec ceux des officiers des gardes.

Le clergé a occupé les places du côté de l'épître dans le sanctuaire à l'ordinaire, et nous avons disposé des places qui se sont trouvées de reste derrière lui.

Le Parlement a la septième place des hautes chaises du côté de l'épître et en a occupé dix-neuf avec un banc le long des places occupées par les conseillers ; car on n'en met point le long des bancs des présidents, plus six chaises basses pour le parquet commençant à celle qui est d'une demi-largeur plus haut que la septième occupée par le premier président, plus un banc au-dessous de ces mêmes six places, le tout pouvant contenir quarante-cinq à cinquante personnes.

La Chambre des comptes a eu quatorze hautes chaises et cinq basses pour les gens du Roi et un banc au-dessous.

La Cour des monnaies les deux dernières hautes places et les deux dernières basses avec un banc au-dessous.

La Ville sept chaises basses, entre les gens du Roi de la Chambre des comptes, et ceux de la Cour des aides, et un banc au-dessous.

L'Université a occupé les quatre dernières hautes chaises du même côté avec les trois d'en bas et des bancs tant en haut qu'en bas.

Le Châtelet a eu sept places basses, à compter de la sixième occupée par les gens du Roi du Parlement, et un banc au-dessous.

Je dois observer que le côté de l'évangile a trente places hautes, au lieu que le côté de l'épître n'en a que vingt-neuf; mais, comme cette place surnuméraire est en avançant du côté de l'autel, à l'opposé d'un endroit contre la chaise de l'abbé où il n'y a point de siège, on n'a point d'égard à cette place surnuméraire, en sorte que Mme la duchesse de Berry, dont je vais parler ci-après, qui étoit au troisième siége, se trouvoit précisément à l'opposé de M. le duc de Berry, qui étoit au second.

M. le duc d'Antin, M. de Matignon, M. le marquis de Florensac, et M. le comte de Cheverny avoient été nommés par le Roi pour porter le poêle sur Monsieur le Dauphin. M. le marquis d'Urfé, M. le marquis de la Vallière, M. le marquis de Pompadour et M. le marquis de Saumery avoient été nommés pour porter le poêle sur Madame la Dauphine. Tous étoient menins de Monsieur le Dauphin, à l'exception de M. de Saumery qui avoit été sous-gouverneur de ce prince.

Ils sont entrés dans le chœur avec leurs robes et bonnet carré, et ont occupé le premier banc plus près du mausolée du côté de l'épître.

Les autres bancs, jusqu'au coin du tombeau de Charles VIII, et les siéges au-dessous des princes ont été laissés pour leurs officiers des gardes, ceux qui portoient leurs queues, et autres gens de considération qui étoient à leur suite.

A l'extrémité de ces six bancs, en approchant du caveau, on a placé un aumônier du Roi, l'aumônier ordinaire et quatre aumôniers de quartier de Madame la Dauphine, le P. Martineau, confesseur de Monsieur le Dauphin, et le P. de la Rue, confesseur de Madame la Dauphine. Tous ces aumôniers étoient en rochet, et les deux confesseurs en surplis. M. l'évêque de Senlis, premier aumônier de cette princesse, s'étoit placé avec les évêques. Derrière ces aumôniers et confesseurs étoient le chapelain et le clerc de chapelle du Roi qui servoient près Monsieur le Dauphin, et quelques officiers de la chapelle de Madame la Dauphine.

Du côté de l'évangile, Mme la duchesse du Lude étoit sur le premier banc plus près du corps, suivie de Mme de Mailly, dame d'atour, et des dames du palais. Derrière elles, étoient sur les stalles au-dessous des princesses, M. de Villacerf, premier maître d'hôtel, le maître d'hôtel ordinaire et quatre maîtres d'hôtel de quartier de Madame la Dauphine, le premier ayant une robe à queue de trois aunes, et les autres d'une aune et demie seulement, avec leurs bâtons couverts de crêpe. Les autres places entre ces maîtres d'hôtel et les dames du palais étoient remplies par ceux qui menoient les trois princesses et ceux qui portoient leurs queues.

Sur le même premier banc, à la suite des dames du palais, étoient les officiers du conseil de Madame la Dauphine, qui sont MM. de la Vieuville, secrétaire des commandements, Bosc, surintendant, Doremieulx, intendant, et le Febvre père et fils, trésoriers. Derrière le conseil étoient le porte-manteau, les écuyers et les femmes de chambre. Le surplus des quatre bancs jusqu'à l'autel a été rempli par une partie des officiers de la chambre et du cabinet de la princesse, et l'autre partie des contrôleurs, gentilshommes servants et autres officiers de cette espèce, tous lesquels officiers étoient en manteaux.

Le banc qui est plus près des stalles appuyées contre la chaire du prédicateur, étoit occupé par les dames d'honneur des princesses.

Le surplus de tous les autres bancs, et les loges, même les deux bancs qui étoient au sanctuaire du côté de l'évangile, ont été donnés à différentes personnes que la curiosité avoit amenées à la cérémonie ; un enfoncement qui est derrière ces deux bancs a été laissé à la disposition des religieux de l'abbaye. Le plan du chœur est ci-après.

M. le duc de Berry, M. le duc d'Orléans et M. le comte de Charolois, nommés par le Roi pour faire le deuil de Monsieur le Dauphin, Mme la duchesse de Berry, Madame la Duchesse et Mlle de Bourbon, sa fille, nommées pour faire le deuil de Madame la Dauphine, sont arrivées à neuf heures et demie ; les tambours des gardes ont battu aux champs à cause de M. le duc et de Mme la duchesse de Berry.

Je les ai reçus à la descente du carrosse, à la porte de l'église, parce que le carrosse ne pouvoit tourner dans la petite rue qui donne entrée dans la cour de l'abbaye, et j'ai conduit les princes dans les deux salles d'hôtes qui étoient tendues de noir, et il y avoit dans la salle joignant, qu'ils appellent la « salle des cardinaux », une table de vingt couverts pour M. le duc de Berry préparée par ses officiers.

Les princesses ont occupé le pavillon qui est au coin de la cour au plus près de l'église, qu'on appelle la « trésorerie ». Mme la duchesse de Berry a eu la principale chambre, Madame la Duchesse et Mlle de Bourbon l'autre. Il y avoit aussi une table de vingt couverts où M. le duc de Berry est venu manger avec M. le duc d'Orléans, ayant laissé sa table à ses officiers et courtisans.

A onze heures, on a marché de l'appartement de M. le duc de Berry à l'église par le clottre, la cour, et la grande porte de l'église, savoir :

Deux cents pauvres choisis par M. le grand aumônier et conduits par le trésorier des offrandes, ayant tous un flambeau à la main, une robe grise, à chacun desquels on a donné deux écus pour une paire de souliers et pour aumône ;

Vingt-sept jurés-crieurs avec leurs sonnettes ;

Les officiers de la suite des princesses, M. de Dreux et moi avec nos robes ;

M. le duc de Beauvillier qui, en qualité de gouverneur de Monsieur le Dauphin, étoit son premier gentilhomme de la chambre-né, ayant une robe à queue de trois aunes avec le collier de l'Ordre par dessus ;

M. le duc de Berry, ayant la robe à queue de sept aunes portée par le duc de Saint-Aignan, premier gentilhomme de sa chambre, le marquis de Pons, maître de sa garde-robe, et le comte de Sainte-Maure, premier écuyer ; on avoit oublié de mettre à M. le duc de Berry son collier de l'Ordre ;

M. le duc d'Orléans avec sa robe à queue de cinq aunes, portée par M. d'Armentières, son premier gentilhomme de la chambre, et M. le marquis de Breauté, maître de sa garde-robe ;

M. le comte de Charolois avec pareille robe à queue de cinq aunes portée par le marquis de Jaucourt, son gouverneur, et par le chevalier de Jaucourt son frère.

Passant devant le pavillon où étoient les princesses, je me suis détaché pour les aller prendre, les conduire à l'église, et avons marché, savoir :

Moi,

M. le maréchal de Tessé, premier écuyer de Madame la Dauphine, faisant la fonction de chevalier d'honneur à cause de l'indisposition de M. le marquis de Dangeau ;

Mme la duchesse de Berry, menée par le marquis de Coëtenfao, son chevalier d'honneur, et le chevalier d'Hautefort, son premier écuyer, son voile baissé et la queue de sept aunes portée par le comte de Roucy, le marquis de Biron et le marquis de Montendre, capitaine des suisses de la garde de M. le duc de Berry; MM. de Roucy et de Biron, ne voulant point se céder l'un l'autre, avoient tiré au sort à qui auroit le pas, qui est échu à M. de Roucy ;

Madame la Duchesse, menée par le comte d'Uzès, avec son voile baissé, sa queue de cinq aunes portée par le marquis de Laigle et le marquis de Montpipeau ;

Mlle de Bourbon, menée par le marquis de Blansac, le voile baissé, sa queue de cinq aunes portée par le marquis d'Angennes.

En entrant à l'église, M. le duc de Beauvillier s'est placé sur un ployant à la tête du cercueil de Monsieur le Dauphin, ayant un carreau à ses pieds, et à côté de lui M. de Verceil, enseigne des gardes du Roi, avec une robe de trois aunes de queue. M. le maréchal de Tessé s'est placé de même à la tête de Madame la Dauphine, ayant à côté de lui M. des Fourneaux, lieutenant des gardes, avec une pareille robe que M. de Verceil. M. le marquis de Maillebois, maître de la garderobe du Roi, étoit aux pieds de Monsieur le Dauphin avec une pareille robe, et le marquis d'O, qui avoit été nommé par le Roi pour faire la fonction de premier écuyer de Madame la Dauphine, étoit à ses pieds avec une pareille robe.

Les hérauts, étant entrés dans le chœur, ont fait ensemble leurs révérences à l'autel, au feu Roi, à Monsieur le Dauphin et à Madame la Dauphine, et se sont placés aux quatre coins du mausolée.

M. de Dreux, sans faire de révérences, a conduit M. le duc de Berry au milieu du parterre, qui a fait les mêmes révérences que les hérauts, et est monté à sa place, qui est à la seconde des stalles du côté de l'épître. M. le duc d'Orléans et M. le comte de Charolois ont fait la même chose.

Je suis entré au parterre avec Mme la duchesse de Berry, et lui ai fait faire les mêmes révérences qu'avoit faites M. le duc de Berry, et de même à Madame la Duchesse et à Mlle de Bourbon, et elles ont occupé les trois places à l'opposé du côté de l'évangile. Après quoi, l'évêque de Metz est venu par la grande porte du chœur, accompagné des évêques de Saint-Omer, Auxerre, Séez et Saintes, ces deux derniers faisant fonction de diacre et sous-diacre. Ils ont salué en passant Monsieur le Dauphin et Madame la Dauphine, les princes et princesses, puis, s'approchant de l'autel, ils ont salué la représentation du feu Roi, l'autel et le clergé. La messe a commencé, et a été chantée par la musique du Roi.

A l'offrande, il a été posé cinq sièges au bas des degrés qui sont les plus proches de l'autel. Le roi d'armes a fait ses révérences à l'autel, à la représentation du feu Roi, au clergé, au corps de Monsieur le Dauphin, au corps de Madame la Dauphine, à M. le duc de Berry, à Mme la duchesse de Berry, à M. le duc d'Orléans, à Madame la Duchesse, à Mlle de Bourbon, à M. le comte de Charolois, au Parlement, à la Chambre des comptes, à la Cour des aides, à l'Université, au Châtelet, à la Ville, à l'Élection.

M. de Dreux a fait les mêmes révérences, et a averti par une inclinaison M. le duc de Berry, qui est descendu, et a fait les mêmes révérences, puis a été à l'autel, s'est mis à genoux sur un carreau, aux pieds de l'évêque de Metz, a baisé sa croix, et lui a présenté un cierge chargé de dix demi-louis valant dix francs pièce, lequel lui a été mis en main par M. de Dreux, qui l'avoit reçu du roi d'armes.

J'ai observé les mêmes choses pour Mme la duchesse de Berry, qui étoit conduite par son chevalier d'honneur seulement, afin qu'il pût être à côté d'elle à portée de lui marquer ce qu'elle avoit à faire. Le cierge de Mme la duchesse de Berry étoit chargé de dix pistoles, celui de M. le duc d'Orléans de huit, et ceux des autres de six.

Après l'offrande, l'évêque d'Alet, qu'un héraut et un garde du Roi ont été prendre à la sacristie, est venu faire l'oraison funèbre ; il a adressé la parole à M. le duc de Berry.

A l'élévation, six pages de la grande écurie du Roi, et six pages de Madame la Dauphine en manteau, conduits par leur gouverneur, sont venus au chœur chacun un flambeau à la main, ont salué l'autel, la représentation du feu Roi, Monsieur le Dauphin et Madame la Dauphine, et se sont mis à genoux, où ils ont été jusqu'après la communion du diacre et du sous-diacre.

La messe étant finie, l'évêque de Metz et ceux des évêques qui n'avoient point mangé, ont passé derrière l'autel pour y manger un morceau ; car il étoit trois ou quatre heures ; après quoi, étant revêtus de chapes, ils sont venus tous cinq autour du mausolée avec des fauteuils qu'on leur a donnés, et y ont fait les encensements accoutumés avec les autres prières de l'Église.

Les encensements et prières finis, M. de Dreux s'est fait donner le manteau royal de Monsieur le Dauphin qu'il a mis entre les mains de M. de Maillebois, et la couronne, qu'il a mise entre les mains de M. le duc de Beauvillier.

De mon côté, je me suis fait donner le manteau royal de Madame la Dauphine, que j'ai mis entre les mains de M. le marquis d'O, et la couronne, que j'ai mise entre les mains de M. le maréchal de Tessé. Douze gardes du Roi, avec leurs épées seulement, et des bricolles couvertes de velours noir avec des crochets, ont pris le corps de Monsieur le Dauphin, sur lequel on a posé le poële de la couronne, dont les coins ont été pris par les quatre seigneurs que j'ai ci-devant nommés, et le corps a été porté de cette manière sur les premières marches du caveau.

Les mêmes gardes ont été prendre le corps de Madame la Dauphine, sur lequel il y avoit un poële noir croisé de moire d'argent, dont les coins ont été pris par les quatre que j'ai ci-devant nommés.

Les deux cercueils ont été mis dans le caveau.

L'évêque de Metz a fait les prières de l'inhumation.

Le roi d'armes a dit à haute voix : « M. le marquis de Maillebois, maître de la garde-robe du Roi, apportez le manteau de Monsieur le Dauphin à la royale. »

Il a marché, des pieds du mausolée où il étoit resté, et sans faire aucune révérence, a été jusqu'au bord du caveau, et a mis ce manteau, auquel le collier de l'Ordre étoit attachée entre les mains du roi d'armes, qui l'a donné à un héraut qui étoit au-dedans du caveau, pour le mettre sur le cercueil. Le marquis de Maillebois a fait une révérence au caveau, à l'autel, à la représentation du feu Roi, et, retournant à sa place du côté du mausolée, a salué les princes et princesses. Toutes ces révérences n'ont été que des révérences ordinaires, et non de cérémonie.

Le roi d'armes a dit : « M. le duc de Beauvillier, premier gentilhomme de la chambre de Monsieur le Dauphin, apportez sa couronne », et il a fait la même chose que M. de Maillebois.

Le roi d'armes a encore dit : « M. le marquis de Villacerf, premier maître d'hôtel de Madame la Dauphine, et vous messieurs les maîtres d'hôtel, apportez vos bâtons. » Ils ont marché à la suite l'un de l'autre, ont jeté leur bâtons dans le caveau, et sont retournés à leurs places en observant les mêmes choses que M. de Maillebois. Quelques-uns de ces maîtres d'hôtel, qui jusqu'alors n'avoient point eu de bâtons, parce qu'ils avoient négligé d'en faire faire en entrant en charge, en ont fait faire de bois peint pour cette occasion, et ces bâtons étoient couverts de crêpe.

Le roi d'armes a dit : « M. le marquis d'O, qui faites la fonction de premier écuyer de Madame la Dauphine, apportez son manteau à la royale », et il a fait les mêmes choses que M. de Maillebois.

Enfin le roi d'armes a dit : « M. le maréchal de Tessé, qui faites fonction de chevalier d'honneur de Madame la Dauphine, apportez sa couronne. » Il l'a portée au caveau, auprès duquel il est resté, où il a dit à haute voix :

« Madame la Dauphine est morte ! Officiers, pourvoyez-vous, vous n'avez plus de maîtresse ! »

Le roi d'armes a dit ensuite tout haut : « Très-haut, très-puissant et excellent prince, Louis, dauphin, et très haute, très puissante et vertueuse princesse Marie-Adélaïde de Savoie, son épouse, sont morts. » Ce qu'il a répété une seconde fois ; à quoi il a ajouté, « priez Dieu pour leurs âmes ».

Cela fait, les évêques et les autres ecclésiastiques se sont retirés par la porte latérale à la sacristie, et les princes et princesses sont retournés à leurs chambres dans le même ordre qu'ils en étoient partis.

II

LE COMTE DE GUITAUT[1]

(Fragment inédit de Saint-Simon[2].)

M. DE GUITAUT[3], capitaine des gardes de la Reine mère et gouverneur de Saumur, mort à Paris, sans alliance, et au Louvre, en mars 1663 à quatre-vingt-trois ans, ayant[4] été moins de deux mois et demi chevalier de l'Ordre. C'étoit un homme fort considéré par sa probité et par l'extrême confiance que la Reine mère avoit prise et donnée au Roi de son attachement et de sa fidélité à toute épreuve, et dont la vertu rassura Monsieur le Prince lorsqu'il fut arrêté par lui et son neveu au Palais-Royal, et conduit par un petit degré fort obscur pour gagner le carrosse qui le devoit conduire à Vincennes avec M. le prince de Conti et M. de Longueville. On diffère à parler de sa famille à l'article de son neveu qu'on va trouver incessamment dans cette même promotion[5].

1. Ci-dessus, p. 70.
2. Extrait des *Légères notions... sur l'ordre du Saint-Esprit*: vol. Saint-Simon 34, aujourd'hui *France* 189, fol. 123 v°.
3. Il avait d'abord écrit: *Guitaut*, puis, au-dessus: *Cominges*, et a récrit définitivement: GUITAUD au-dessous.
4. *Moi*[*ns*] surchargé en *ayant*.
5. Le frère aîné Cominges est au folio 124, et le comte de Guitaut (Guillaume) au folio 127 v°; mais ces deux dernières notices ne présentent pas d'intérêt.

III

TESTAMENT ET DÉPOUILLE DU DUC DE VENDÔME[1].

Lorsque le duc de Vendôme fut sur le point de mourir, il fit appeler un notaire de Viñaroz, auquel il dicta son testament, que celui-ci rédigea aussitôt en espagnol. Une copie de ce texte nous a été conservée dans le manuscrit Clairambault 1160, à la Bibliothèque Nationale, fol. 106. Nous en donnons ci-dessous une traduction abrégée :

Au nom de Dieu, amen. Soit connu par ce présent écrit que, en la ville de Viñaroz, au royaume de Valence en Espagne, le 10e jour du mois de juin de l'année 1712, moi Louis, duc de Vendôme, de Mercœur et d'Étampes, comte de Dreux, prince d'Anet et de Martigues, pair de France, général des galères, lieutenant général des mers du Levant, commandeur des trois ordres du Roi, gouverneur de Provence, membre des suprêmes conseils d'État et de guerre de Sa Majesté Catholique, généralissime de ses armées et chevalier de l'ordre insigne de la Toison d'or, je dis et déclare que, au temps de mon contrat de mariage avec Marie-Anne de Bourbon, mon épouse, à cause de la donation totale de mes biens et maisons à ladite Marie-Anne, je me suis réservé à ma disposition cinq cent mille francs, monnaie de France ; et, comme je me reconnais gravement malade et en danger de mort, je dispose de cette somme en disant que je donne et fais donation, après ma mort, desdits cinq cent mille francs à la susdite mon épouse Marie-Anne de Bourbon, avec la charge et obligation de payer les legs et sommes ci-dessous, en ladite monnaie, aux domestiques de ma maison ci-après énoncés, et en la forme que j'indique :

Premièrement, à M. Cotron, capitaine de mes gardes, six mille francs de pension annuelle sa vie durant ;

A M. de Magnani, mon secrétaire, autres six mille francs de pension annuelle sa vie durant ;

A M. Viardon, trois mille francs en la même forme ;

A M. Lautier, autres trois mille francs de pension annuelle sa vie durant ;

A M. Buffet, mon écuyer, autres trois mille francs de pension tant qu'il vivra ;

A M. Flaubert, mon majordome, mille francs de pension annuelle sa vie durant ;

1. Ci-dessus, p. 87.

A M. Arsonet, mon chirurgien, autres mille francs de pension sa vie durant;

A mes trois valets de chambre Violot, Saussais et la France, à chacun d'eux trois, mille francs de pension tant qu'ils vivront;

A mes six laquais, Bourdonnaye, Saint-Germain, Chevalier, Francis, Valentin et Legros, à chacun, deux mille livres une fois payées;

A mon chapelain Gallec, trois cents livres de pension annuelle durant sa vie;

A mes deux chefs de cuisine, Lasiarne (?) et Azémat, à chacun, trois cents livres de pension leur vie durant;

Au chef pâtissier Magny, trois cents livres de pension;

A Gondar et Carlos, aides de pâtisserie, cent cinquante livres de pension à chacun;

A Astim, sommelier, trois cents livres de pension :

A Fossard, chirurgien, trois cents livres de pension;

A Tillard et Mayeur, aides de cuisine, cent cinquante livres de pension;

A Ferrari et Mousse, la même chose;

A Derrochet, palefrenier, la même chose;

A Colin, trois cents livres une fois payées.

Laquelle donation je fais à madite épouse Marie-Anne de Bourbon... en présence de moi présent écrivain et des témoins, qui sont LL. Exc. le marquis de Guerchy, lieutenant général, le marquis d'Arpajon, chevalier de la Toison d'or, maréchal de camp, don Sanche de Echeverria, maréchal de camp, gouverneur de la ville de Peniscola, le marquis Monti, brigadier et colonel d'infanterie, MM. de Clairefontayne et Louis d'Adoncourt, major général, et de Joseph Vidal, Alphonse Ayguasvives et Augustin Reverter, tous trois bourgeois et habitants de la présente ville de Viñaroz.

Et S. A. Sérénissime Monseigneur Louis, duc de Vendôme n'a pas signé parce qu'il n'a pu et que, ayant pris la plume pour cela et voulant le faire, il n'a pu écrire ni former de lettre à cause du tremblement de sa main et de sa grande faiblesse et maladie.

Ont signé les nombreux témoins, dont moi, écrivain, je fais foi : Don Sancho de Echeverria, — El marques d'Arpajon, — Dominique-Louis d'Adoncourt, — Clairefontayne, — El marques de Monti, — Le marquis de Guerchy, commandant les troupes françoises en Espagne, — Joseph Vidal, — Ildefonso Ayguasvives, — Agostin Reverter, — Mathias-Domingo Mallach y de Esteller, écrivain.

. . . .

Ayant été appelé à la mort de S. A. S. Mgr le duc de Vendôme, j'ai reçu ses dernières volontés, qu'il a dictées lui-même, et je certifie qu'elles sont conformes en tout à ce qui est énoncé dans le présent acte, qu'il n'a pu signer, ayant la main très tremblante; il a formé seulement deux lettres sur l'original.

Fait à Viñaroz. (signé) De Guerchy.

L'attribution des charges et du gouvernement du défunt donna lieu à diverses compétitions, notamment de la part du duc du Maine, qui aurait voulu pourvoir ses fils de cette dépouille. Saint-Simon n'en parle pas; mais on en trouve la trace dans les deux lettres suivantes du duc à Mme de Maintenon ; la troisième est relative au désir du Grand Prieur de voir finir son exil. Toutes trois sont extraites du deuxième registre de la Correspondance du duc du Maine, fol. 243 et 244.

Le duc du Maine à Mme de Maintenon.

A Marly, le 21 juin 1712.

En partant pour Anet, Madame, je reçois une lettre de Mme la princesse de Conti, qui se ravise de son indiscrétion et qui me mande de dire au Roi qu'elle seroit très-contente de n'avoir que le gouvernement. Comme peut-être le temps presse et que je n'aurai l'honneur de voir le Roi que ce soir, je crois m'acquitter de ma commission en vous l'adressant. Vous voyez en cette conjoncture l'opinion qu'on a de ma probité, et qu'on ne doute pas que, pour faire plaisir aux autres, je n'oublie que le comte d'Eu est et sera dans le besoin. Quoique je fusse fort aise qu'il fût sur le petit mémorial de S. M., et que, s'il avoit le gouvernement de Provence, ce fût comme si M. le duc de Vendôme vivoit encore, j'ai été gratifié en perspective depuis trop peu de temps pour revenir si tôt à la charge, malgré le courage que devroit donner la demande de M. de la Rocheguyon[1]. En effet, s'il s'agissoit de distribution de pension, j'ai beau être l'homme du monde le plus satiable[2] et le moins âpre à la demande, je représenterois bien vivement à notre véritable père, et à vous, Madame, qui nous tenez lieu de mère, que, le comte d'Eu ne pouvant envisager sur mon bien que dix ou douze mille livres de rente, il n'a pour toute ressource que la charge de grand maître de l'artillerie, qu'il aura achetée par la mort d'un père qui compte de ne la pas laisser si tôt. Voilà, Madame, ce que j'allois vous dire hier quand Mme la duchesse d'Orléans entra et ce qui mérite, je crois, quelque attention, mais qui pourtant ne demande nulle réponse et ne doit embarrasser en rien. Je me flatte que vous aurez approuvé la manière dont j'ai eu l'honneur de parler à S. M. pour M. de Charolois ».

Le duc du Maine à Mme de Maintenon.

A Marly, le 23 juin 1712.

« Depuis que je suis sorti de chez vous, Madame, ayant réfléchi sur le chagrin dans lequel vous m'avez fait l'honneur de me dire qu'étoit le Roi sur la distribution de ce que fait vaquer la mort de M. le duc

1. Ci-dessus, p. 233.
2. Mot corrigé de la main du duc; il y avait d'abord *traitable*.

de Vendôme, l'inquiétude m'est venue d'y avoir la moindre petite part par le dernier article de la lettre que je vous écrivis avant-hier. Je vous proteste donc, Madame, que je serois au désespoir qu'il eût produit cet effet. La même bonté qui donne la liberté de parler franchement et naïvement de ses intérêts les plus intimes au Roi et à vous comme chefs de famille, requiert aussi que S. M. ne se tienne ni importunée de les entendre, ni embarrassée de l'attention qu'elle juge à propos d'y faire, tout ce que je pense et pourrai penser de ma vie pour moi ou pour les miens n'étant jamais que relatif à lui. Mettez-moi donc l'esprit en repos, je vous en conjure, et compatissez à la délicatesse de mon cœur qui fait aller le bon plaisir de S. M. et sa bonne humeur bien devant le parfait établissement du comte d'Eu, et même devant ma vie.

Le duc du Maine au grand prieur de Vendôme.

A Marly, le 23 juin 1712.

« Vous n'aurez pas de peine à croire, Monsieur, que j'aie été vivement touché de la perte que nous venons de faire. L'alliance, l'estime, l'amitié et le bien de l'État concourent à ma douleur. Je ressens aussi la vôtre, n'ayant pas même la consolation de voir que la lettre que feu Monsieur votre frère a écrite en votre faveur, et que j'ai présentée au Roi, ait fait le moindre effet, non plus que la sollicitation de Mme la duchesse de Vendôme, pour le changement de votre cruelle situation. Pénétré de tout ceci comme je le suis, je ne me trouve guère en état de travailler à votre soulagement. Ainsi ne pouvant que mêler mes larmes avec les vôtres, il vaut mieux abréger un si triste compliment en vous priant instamment, Monsieur, de m'honorer toujours de la continuation de l'honneur de vos bonnes grâces. »

IV

MORT ET OBSÈQUES DU PREMIER PRÉSIDENT DE HARLAY[1]

Extrait des registres du Parlement[2].

« Du mardi vingt-six juillet mil sept cent douze.

Mre Jean-Antoine de Mesmes, chevalier, premier.

MM. N. de Bailleul, A Potier, J.-J. Charron, É. d'Aligre, A. Portail, Amelot, présidents.

MM. Benoise, conseiller d'honneur, Le Nain, Dozon, Portail, Chevalier, Le Meunier, Gaudart, Dreux, Robert, de Castagnères, de la Porte, Chassepot, Brizart, du Monceau, Mandat, Dorieu, Fraguier, Menguy, de Vienne, Joisel, etc.

MM. Joly de Fleury, avocat.
Daguesseau, procureur général du Roi.
Charmel, avocat.

« Ce jour, Messieurs les présidents et conseillers ci-dessus nommés et plusieurs autres partirent de la grand chambre avec les gens du Roi à la levée de la cour, et allèrent en carrosses en la maison de Messire Achille de Harlay, chevalier, comte de Beaumont, ci-devant premier président du Parlement, décédé le 23e de ce mois, pour lui jeter de l'eau bénite, ainsi qu'il se fait après le décès de Messieurs les présidents de la cour. M. de Harlay, conseiller d'État ordinaire, son fils, M. le président de Lamoignon, M. de Lamoignon, avocat général, M. de Nicolay, premier président en la Chambre des comptes, M. de Maniban, conseiller au parlement de Toulouse, neveux du défunt, M. de Harlay de Cély, maître des requêtes, le sieur abbé de Harlay, le sieur abbé de Thou, le sieur comte de Sillery, M. le duc de Châtillon et plusieurs autres personnes de condition, ses parents et alliés, se trouvèrent à la descente de M. le premier président de son carrosse. Il leur dit que la Compagnie prenoit grande part à la perte que la famille venoit de faire, qu'elle avoit cru ne pouvoir donner en public des marques trop éclatantes de l'estime qu'elle avoit eue pour le digne magistrat qu'elle se

1. Ci-dessus, p. 87.
2. Archives nationales, reg. X1A 8428, fol. 270.

glorifieroit à jamais d'avoir eu pour chef; qu'en son particulier ayant eu le bonheur d'être élevé près de lui au parquet et depuis de l'approcher familièrement, il en avoit reçu des témoignages d'affection et de bonté qu'il ne pouvoit exprimer; que, s'il n'avoit pas été assez heureux pour profiter autant qu'il auroit dû faire des lumières et des exemples d'un si grand personnage, il avoit eu dès sa jeunesse une singulière vénération pour l'élévation de son génie, pour sa profonde sagesse et pour son extrême probité, et lui avoit été attaché par les vœux d'une tendre et sincère amitié, dont il chériroit toute sa vie le souvenir.

« A quoi, M. de Harlay répondit en ces termes, ou à peu près, que la famille recevoit avec un très profond respect l'honneur extraordinaire que la Compagnie faisoit à la mémoire de son père; qu'elle étoit bien persuadée qu'elle le devoit principalement à l'affection dont il avoit plu à M. le premier président de l'honorer jusqu'à la fin de ses jours; qu'elle lui avoit été si sensible, qu'il avoit témoigné publiquement que les marques qu'il en avoit reçues à l'extrémité de sa vie avoient été sa plus solide consolation; qu'il supplioit M. le premier président de la lui conserver; qu'il la regarderoit comme le plus précieux héritage de la succession de Monsieur son père et tâcheroit de la mériter par son respect et son attachement.

« Après les civilités, Messieurs furent conduits par la famille en la chambre où étoit le corps en un cercueil sur son lit ordinaire, en une grande modestie, ainsi que le défunt l'avoit précisément ordonné; il y avoit seulement autour du lit des ecclésiastiques séculiers et des religieux qui psalmodioient. Tous Messieurs lui jetèrent de l'eau bénite; puis ils montèrent à la chambre de Mme de Harlay, épouse de M. de Harlay, conseiller d'État; elle étoit sur son lit et avec elle plusieurs dames de la famille. Messieurs la saluèrent, et elle leur fit les plus profondes inclinations qu'il lui fut possible. Messieurs se retirèrent ensuite, toujours suivis de M. de Harlay et de Messieurs ses parents, jusqu'à ce que M. le premier président fut monté en carrosse et qu'ils l'eurent vu partir.

« De là Messieurs allèrent à Saint-Sulpice, où ils attendirent que le corps eût été apporté, et ils assistèrent au service. Après lequel, M. le premier président conduisit le deuil au lieu où l'on salue ceux qui ont été présents à la cérémonie. Il y demeura jusqu'à la fin, et puis il fut reconduit par M. de Harlay et tous les parents jusqu'à son carrosse, qu'ils virent partir.

« L'on remarqua que M. le premier président et M. de Harlay se firent beaucoup de civilités pendant le chemin. Ce qui a été fait après le décès de Messire Achille de Harlay ne l'a pas été sur de pareils exemples, ni par un arrêté général de la cour, mais sur la proposition que M. le premier président en fit le matin à MM. les présidents de la cour et à Messieurs. de la grand chambre, qui la reçurent d'un vœu commun.

« M. de Harlay avoit été successivement conseiller en la cour, commissaire aux requêtes du Palais, substitut de M. de Harlay, procureur général son père, procureur général lui-même pendant vingt-deux ans, et enfin premier président durant seize années, jusqu'à ce qu'il eût été obligé de s'en démettre entre les mains du Roi en 1707, après deux apoplexies qui lui avoient presque ôté l'usage de la parole et l'avoient réduit à une grande infirmité. Il s'étoit distingué par une intégrité singulière, par un zèle ardent pour le soutien des hôpitaux et le soulagement du peuple dans la disette de 1693, par l'étendue de ses lumières et principalement par une connoissance parfaite du droit public du royaume.

« Sans parler de ses grandes alliances hors la magistrature, il étoit arrière-petit-fils de Messire Christophle de Harlay, président de la cour, de Messire Achille de Harlay, premier président, de M. le premier président de Thou, de MM. les chanceliers de Cheverny, de Bellièvre et de Sillery, neveu de M. le premier président de Bellièvre et gendre de M. le premier président de Lamoignon.

« D'ailleurs M. le premier président avoit été son substitut dès l'âge de dix-huit ans, et, depuis ce temps-là, ils avoient eu une véritable estime l'un pour l'autre, et entretenu entre eux une sincère amitié. De sorte que M. le premier président, non content de lui en avoir donné des marques publiques par les visites qu'il lui rendit assiduement les derniers jours de sa maladie, dans lesquelles on les vit s'embrasser avec bien des témoignages d'affection, proposa de lui rendre le même honneur que s'il étoit mort premier président; ce qui fut accepté bien volontiers, la Compagnie ayant conservé un grand respect, même de la vénération, pour M. de Harlay depuis sa retraite. »

V

LA BATAILLE DE DENAIN ET LA CAMPAGNE DE 1712[1].

Quoique les éditeurs du *Journal de Dangeau* (appendice à l'année 1712, tome XIV, p. 296-314), le général Pelet dans les *Mémoires militaires relatifs à la guerre de la succession d'Espagne* (tome XI, p. 496-508), et M. le capitaine Sautai dans *la Manœuvre de Denain* aient publié la plupart des documents relatifs à ce combat, nous pensons qu'il ne sera pas inutile de donner ici quelques pièces d'ordre secondaire extraites des papiers du Contrôle général des finances, qui viennent confirmer les pièces officielles déjà connues. Nous y joindrons un extrait, pour l'année 1712, des Mémoires inédits du munitionnaire Paris de la Montagne, chargé alors avec ses frères de tout ce qui regardait l'approvisionnement de l'armée de Flandre. On y verra comment la bonne organisation de ce service permit au maréchal de Villars de tirer profit de sa victoire.

I

M. Boutillier, commis des aides à Dunkerque, au Contrôleur général de finances[2].

« A Dunkerque, ce 26 juillet 1712.

« Quoique je ne doute point que Votre Grandeur ne soit mieux informée que nous du détail de la bataille que plus de vingt personnes m'ont assuré ici qui s'étoit donnée en Flandres par MM. de Tingry et de Broglie, contre le détachement des Hollandois commandé par M. d'Albemarle, je ne laisse pas d'envoyer ci-joint à Votre Grandeur l'extrait de trois lettres de Valenciennes, Douay et Lille qui en parlent fort avantageusement, desquelles nous attendons ici la confirmation, afin que Votre Grandeur sache du moins la situation où nous sommes en cette ville et qu'elle connoisse le récit des uns et des autres, qui peuvent souvent se contrarier. Cette nouvelle a réjoui les Anglois du moins autant que les François. Je m'en suis aperçu dans un souper ce soir que le sieur P... a donné à divers principaux officiers anglois et confidents de M. le gouverneur Hill, dont quelques-uns savent parler françois, lequel il n'a pas voulu leur donner sans m'y inviter, afin que je fusse témoin de ce qui s'y passeroit... »

1. Ci-dessus, p. 105.
2. Archives nationales, carton G^7 174.

« *Copie de trois lettres écrites à Dunkerque à un banquier; la première de Valenciennes ce... juillet 1712; je la crois du 20, ayant été reçue le 26 au soir :*

« Il parott que M. le prince Eugène est intrigué de la marche de l'armée du Roi vers Landrecies. Ce prince a retiré les troupes campées à Famars, à Maing et à Denain ; il a seulement laissé deux gardes de cavalerie pour observer ce qui peut sortir de cette place, et quelques bataillons audit Denain pour garder les munitions qu'il n'a pu faire voiturer à Poix, son quartier général.

« Depuis le matin jusqu'à midi de ce jour, nous n'avons entendu tirer que quatorze coups de canon de Landrecies. Les ennemis ont levé tous leurs postes avancés ; la consternation est imprimée sur leur visage, de manière que les paysans qui portent des vivres dans leur camp disent qu'il n'y a pas de François qui ne soit capable de battre deux à trois Impériaux ou Hollandois.

« Nous apprenons d'ailleurs que les troupes de France retentissent de cri de Vive le Roi ! en marchant vers l'ennemi comme si elles alloient à la noce. Dans peu de jours les troupes angloises décampées des environs du Cateau-Cambrésis arriveront sans doute près les dunes de Dunkerque, puisqu'elles sont en chemin depuis trois jours. La plupart de celles de cette ville de Valenciennes ont cru sortir pour joindre l'armée de M. le maréchal de Villars, ou du moins pour donner sur l'arrière-garde de celles qui ont abandonné les camps les plus voisins de cette place, que le prince Eugène avoit grande envie d'assiéger ou de bombarder, si les Etats-Généraux eussent été en état d'en faire la dépense...

« *Autre de Douay, ce 25 juillet à six heures du matin :*

« Je vous dirai en hâte que la bataille générale n'a pu se faire auprès de Landrecies, à cause que les Hollandois sont enterrés jusqu'aux dents ; mais M. le maréchal de Villars a fait attaquer la petite armée du mylord Albemarle, qui est campée depuis Haspré jusqu'à Marchiennes, étant environ de vingt mille hommes, entre deux fortes lignes pour assurer le convoi. Pour cela, ils ont passé l'Escaut à Neuville et Lonne sur les ponts des ennemis, et ont pris là environ six cents fourrageurs. Ils ont entouré les lignes des deux côtés, et le feu a commencé depuis hier à neuf heures du matin jusqu'à six heures du soir. Il m'est impossible de vous dire toutes les particularités, à cause qu'on les veut cacher ; mais il est sûr qu'ils ont à la fin forcé les lignes auprès de Somain, et alors il les ont pris des deux côtés dans les lignes, un parti d'environ vingt mille hommes du côté de Denain, et l'autre du côté de Marchiennes, pendant que M. de Villars, avec la grande armée, occupoit le passage par où le prince Eugène pouvoit venir au secours. L'action a été très vigoureuse ; nous avons entendu le canon et la mousqueterie comme un tonnerre ; mais, à la fin, tout a cédé aux François, et M. le général Albemarle, nonobstant sa grande défense dans Denain après la déroute, a été fait prisonnier. Le général Bull a eu le même sort avec encore un autre ; toute l'armée a été faite prisonnière, laquelle on fait monter à dix-sept bataillons et dix-huit escadrons, le reste étant tué. Quarante pièces de gros canons qui ont servi au siège du Quesnoy sont pris. Marchiennes a suivi, où on a trouvé une infinité de vaisseaux chargés de toutes sortes de munitions ; tout le bagage, etc., est pris. Mais, comme la nouvelle est si bonne, il faut un peu suspendre son jugement ; ce qui est certain, c'est que la déroute est entière, et deux déserteurs qui viennent d'arriver, l'un de Greder-allemand, et l'autre de Greder-suisse, assurent que Bouchain est entouré ; nous entendons le canon de Bouchain de temps en temps, ce qui nous l'a fait croire. On ne laisse monter personne sur le rempart aujourd'hui, ce qui étoit encore permis hier à neuf heures du soir. Il faut louer le Seigneur de ce qu'il veut à la fin avoir pitié de son peuple, et le prier de nous vouloir donner une paix générale. »

« *Autre de Lille, ce 24 juillet 1712 :*

« Je vous écris deux mots, mon cher Monsieur, pour vous mander qu'il se passa hier une action très vigoureuse. Le poste de Denain, que les ennemis avoient retranché avec grand soin et qui étoit gardé par douze ou quinze mille hommes, presque tous hollandois, commandés par mylord Albemarle, fut hier emporté après une attaque de dix heures. M. le prince de Tingry l'attaqua avec dix mille hommes, pendant que M. de Broglie, avec cinquante escadrons et autant de bataillons, l'attaqua du côté de l'Escaut. M. le prince Eugène envoya quinze mille chevaux au secours, qui ont été battus à plate couture. Ceux qui étoient dans les retranchements ont été presque tous tués ou pris. Mylord d'Albemarle est du nombre des derniers avec M. d'Hompesch, gouverneur de Douay, et M. Corneille, gouverneur d'Aire, et quantité d'autres ; on dit M. le comte de Dohna tué. Il y a quatre mille prisonniers à Valenciennes. On croit que les François ont attaqué aujourd'hui Marchiennes, où est le dépôt des provisions de guerre et de bouche. On fait monter la perte des alliés à vingt mille hommes, tant tués, blessés et pris. Demain, nous en serons mieux instruits. »

II

M. Boutillier, commis des aides à Dunkerque, au Contrôleur général[1].

« A Dunkerque ce 28 juillet 1712.

« Voici la confirmation des nouvelles que nous avons eues ici de la bataille de Flandres, qui m'a transporté de joie, quoique bien en peine d'apprendre si M. le marquis de Maillebois aura eu le bonheur de se trouver dans cette glorieuse expédition sans infortune... »

1. Archives nationales, G^7 274.

« *Copie d'une lettre écrite de Douay le 26 juillet 1712 à un banquier de Dunkerque.*

« C'est pour vous confirmer la déroute entière de M. le comte d'Albemarle, ayant été attaqué par MM. le prince de Tingry et comte de Broglio. Tout Denain a été donné au pillage, après avoir été pris d'assaut. Ils sont forcés à Fenain auprès d'Erre. Le comte d'Albemarle, gouverneur de Tournay, est prisonnier avec sa femme ; le comte de Bulow, généralissime des troupes d'Hanovre, prisonnier avec sa femme ; le gouverneur de Lille, prince d'Holstein-Beck, et le prince de Nassau, gouverneur d'Aire, prisonniers ; le gouverneur de Mons, comte de Dohna, noyé dans l'Escaut et réclamé hier par un trompette ; le comte de la Lippe fait prisonnier, étant blessé à la main ; le colonel Spaar avec vingt officiers de qualité prisonniers. Il y en a beaucoup de tués, et encore plus de noyés dans l'Escaut, qui se sont voulu sauver ; le reste est tout pris. Le quartier général est à présent à Denain, Bouchain est entouré de tous côtés pour empêcher qu'il n'en sorte rien, et les François gardent l'Escaut pour faire crever le prince Eugène faute de vivres, ou pour le faire retirer du côté de Mons. Voilà déjà un jour qu'il est sans pain... »

« *Copie d'une lettre de M. le Blanc, intendant à Ypres, à M. Desegent, commissaire des guerres à Dunkerque :*

« A Denain, le 24 juillet 1712 à quatre heures du soir.

« Le 23, à l'entrée de la nuit, M. le maréchal de Villars partit de son camp, ayant feint de marcher par la droite. Il se rendit le 24 au matin à Denain, où les ennemis avoient dix-sept bataillons, qu'il a fait attaquer et qui ont été tués, pris ou noyés. Le comte de Dohna, gouverneur de Mons, vient d'être trouvé noyé ; on dit que le comte Corneille de Nassau a eu le même sort. Il y a plus d'officiers de distinction pris que dans une grande bataille. On a amené tous les prisonniers à Valenciennes, dont la garnison fait à présent la gauche de notre armée. M. le maréchal de Montesquiou va à Marchiennes. On sera bientôt maître de cette place ou poste important, où nous trouverons grande quantité de munitions de guerre et autres, y ayant beaucoup de bateaux chargés. Vous verrez d'ici à quelque temps combien cet avantage va changer la guerre. »

III

M. Boutillier, commis des aides à Dunkerque, au contrôleur général[1].

« A Dunkerque, ce 29 juillet 1712.

« Pour vous confirmer les nouvelles que nous avons eues ici de la

1. Archives nationales, G7 274.

bataille de Flandres, j'ai l'honneur de vous envoyer ci-joint la copie d'une lettre de Lille du 27 de ce mois, d'un homme que l'on qualifie ici d'être « cuirassier » et duquel on peut croire plus qu'il ne dit. Je l'ai copiée sur l'original de sa lettre. Son ami m'ayant prié de ne le point nommer, permettez-moi de lui tenir parole... »

« *Copie d'une lettre d'un négociant de Lille à son correspondant de Dunkerque, lequel a dit, en la lisant dans le café ce matin 29, qu'il en croyoit plus qu'il ne lui en écrivoit, parce que c'étoit un fin matois, et d'autres ont répliqué qu'ils le regardoient comme un « cuirassier », c'est-à-dire, plus autrichien que françois dans Lille :*

« A Lille, le 27 juillet 1712.

« Voilà à notre tour que l'armée des alliés souffre un échec dans un gros détachement commandé par mylord Albemarle, qui couvroit le poste de Denain sur l'Escaut, près de Valenciennes, qui fut attaqué dimanche passé et forcé après une longue résistance. Le prince de Tingry et le maréchal de Villars ont prémédité ce coup-là et y ont réussi. Ce détachement ou petit camp consistoit en quinze à seize bataillons, et trois mille chevaux qui n'ont pas souffert ; mais dix à onze de ces bataillons sont taillés en pièces, prisonniers de guerre et noyés. Le mylord Albemarle est du nombre des prisonniers conduits à Valenciennes, le comte de Dohna, gouverneur de Mons, noyé, et on croit le comte Corneille de Nassau, gouverneur d'Aire, du nombre. Six bataillons de ce corps se sont retirés à Marchiennes, sur la Scarpe, où est le magasin général des munitions de guerre et de bouche, et où il y a peut-être deux cents bateaux chargés de toutes sortes de munitions et vivres, parmi lesquels grand nombre de marchandises appartenant à des marchands et boutiquiers tant d'ici que de Tournay, Gand, Bruges et Hollande. Je crois ce poste à présent pris aussi ; Saint-Amand et Mortagne sur l'Escaut sont pris aussi ; de manière que l'armée du prince Eugène qui couvroit le siège de Landrecies est coupée, l'armée de France ayant entièrement passé l'Escaut. »

IV

Extrait du « Discours de M. Paris de la Montagne à ses enfants, pour les instruire de sa conduite et de celle de ses frères dans les principales matières du gouvernement où ils ont participé. 1729[1] ».

« En 1712[2], on continua la même compagnie. Dans le cours de

1. Archives nationales, KK 1005^D, fol. 36 v° à 40 v°.
2. En marge : « Nous demeurâmes à Paris, mon frère aîné et moi, afin de solliciter les fonds nécessaires auprès du ministre et de pourvoir par notre crédit au défaut des paiements, qui n'étoient rien moins que réguliers, et nos deux cadets firent le service des vivres à l'armée. »

cette campagne, les ennemis, qui avoient en leur pouvoir Mons, Tournay, Lille, Douay, Bouchain et le Quesnoy, attaquèrent Landrecies, qui étoit la dernière place de notre frontière. Mais en un jour la fortune changea de face par l'heureux événement de l'affaire de Denain. Le secret de cette entreprise n'avoit été confié à M. de Bernières qu'une heure avant la marche de l'armée, pour le consulter sur les subsistances. Il en avoit objecté l'impossibilité, à cause de l'éloignement des magasins, qu'il avoit fallu placer dans la Picardie et dans le Soissonnois, afin qu'ils fussent en sûreté. Mais du Verney avoit répondu de cet important service dans la confiance des secours qu'il attendoit de nous et qu'il reçut en effet par le retour d'un courrier qu'il nous avoit envoyé. Les équipages des vivres firent trente-cinq lieues en trois jours pour parvenir à faire la première distribution, et ensuite mon frère du Verney soutint le service par les nouveaux achats de grains qu'il faisoit faire tous les jours à Valenciennes.

« L'avantage remporté à Denain par les armes du Roi n'auroit pas seul obligé les ennemis à se retirer de devant Landrecies. Le Roi, qui le sentoit et qui vouloit tout hasarder pour faire lever le siège de cette place, avoit ordonné à M. le maréchal de Villars d'attaquer de nouveau les ennemis. Leurs forces étoient encore très considérables, et l'évènement d'une bataille générale étoit fort douteux. Cependant, on ne voyoit pas d'autre moyen de sauver Landrecies, d'autant plus qu'on avoit rapporté à M. le maréchal et à M. de Puységur que les alliés avoient dans Mons vingt-cinq mille sacs de blés, provision plus que suffisante pour achever le siège. Du Verney fut chargé d'examiner l'espion qui avoit donné l'avis ; M. Bougard, aide-major de l'armée, le lui amena, et mon frère, qui connoissoit la ville de Mons et l'étendue des magasins, s'aperçut bientôt que l'espion étoit gagé des deux côtés : ce qui le détermina à envoyer à ses frais un autre espion à Mons pour s'instruire de la vérité. Celui-ci, plus fidèle et très habile, rapporta, en moins de vingt-quatre heures, copie de l'état que le garde-magasin de cette place avoit envoyé le jour même aux députés des Provinces-Unies et au prince Eugène. M. le maréchal connut par là qu'il n'y avoit dans Mons que deux mille cinq cents sacs, dont cinq cents seulement étoient en farine, et, comme il falloit dix jours pour moudre les deux mille autres et que, d'ailleurs, c'étoit une très foible ressource pour l'armée ennemie, M. le maréchal ne douta point que le prince Eugène ne fût obligé d'abandonner le siège de Landrecies. Là-dessus, bien loin d'engager une affaire générale, il fit redoubler les attaques de Marchiennes, qui fut bientôt enlevé. Les ennemis décampérent effectivement, et il fit investir la ville de Douay, où une partie de l'artillerie fut conduite par les chevaux des vivres qui furent prêtés par mon frère du Verney.

« Il fallut alors changer toutes les dispositions des vivres et non seulement placer les travaux à Cambray et à Valenciennes, mais encore y faire arriver les grains nécessaires. C'étoit une dépense consi-

giste chargé par le Roi de veiller à la pureté des extractions et à l'authenticité des preuves ne craignit de dénoncer au ministre les cas irréguliers et les dossiers défectueux. On trouvera dans les documents qui vont suivre un exemple des prétentions que Chérin avait parfois à combattre et qui n'excluaient nullement la bonne foi de la partie intéressée; et cet exemple sera d'autant plus remarquable qu'il se rattache, comme dans le cas de Colbert, à un nom des plus illustres, à une famille où l'hérédité de la science et de la gloire la plus pure compensait largement ce qui pouvait manquer comme quartiers de noblesse ou comme services militaires.

Personne n'avait songé à requérir aucune preuve de ce genre des trois générations de Cassini qui s'étaient déjà succédé à l'Académie des sciences ou à l'Observatoire royal, depuis l'arrivée en France et la naturalisation de Jean-Dominique, premier du nom, lorsque César-François Cassini de Thury[1], créateur de la carte de France qui porte le nom des grands astronomes, adressa à Chérin cette lettre[2] :

« Ce 10 mai 1772.

« Dans l'incertitude où je suis, Monsieur, si je serai assez heureux pour vous trouver, j'ai l'honneur de vous prévenir de l'affaire que je me propose de traiter avec vous. Il est question actuellement du mariage de mon fils avec Mlle de Pimodan, sœur de M. le marquis de Pimodan, deuxième cornette des mousquetaires[3]. Le Roi a promis à mon fils une place de gentilhomme de M. le comte d'Artois, au cas qu'il y en ait, ce qui est incertain. Je voudrois mettre mes titres en règle, au cas qu'il soit nécessaire de faire des preuves. Je n'ai point la vanité de croire que ma famille soit aussi bonne que mes amis l'ont imaginé et se sont fait un plaisir de la publier ; l'illustration qui me flatte le plus, et qui est la plus certaine, est fondée sur le mérite de mes ancêtres, et c'est un titre que je tâcherai de perpétuer dans ma famille ; mais, comme on peut trouver dans son chemin des personnes mal intentionnées ou jalouses de la préférence, je voudrois avoir des armes à leur opposer. Personne n'est plus en état que vous d'en juger et de m'en fournir, et je suis sûr qu'un homme aussi célèbre que vous

1. Né en 1714, mort en 1784.
2. Ms. Clairambault 874 (ancien Marine 2), fol. 128.
3. Ce mariage s'accomplit en effet (*Mercure* de juillet 1772, premier volume, p. 209) ; mais la jeune femme dut mourir peu après ; car nous voyons Jean-Dominique, comte de Cassini de Thury, capitaine de cavalerie au régiment de la Marche, membre de l'Académie des sciences et directeur de l'Observatoire en survivance, épouser le 11 janvier 1773 Claude-Marie-Louise de la Myre de Mory, fille du comte de Mory, et chanoinesse-comtesse de Neuville. Cette famille, dont la Chenaye des Bois a donné une fort belle généalogie « sur titres originaux communiqués et vérifiés », avait dû aux pressantes instances de la princesse de Conti l'honneur de la présentation, en 1758 (Arch. nat., MM 813, p. 371-374).

dans sa partie, sera toujours disposé à aider la célébrité de vos lumières et à dissiper les ténèbres qui pourroient affoiblir des passages obscurs, et à suppléer à ceux qui manquent.

Mon bisaïeul, père de Jean-Dominique Cassini appelé en France par Louis XIV, eut le malheur de voir sa maison brûlée dans l'incendie qui brûla entièrement la ville de Perinaldo en 1582, de sorte que nous n'avons aucun titre ni contrat de mariage de mon bisaïeul; je n'ai que l'extrait baptistaire de Jean-Dominique Cassini, du 10 juin 1625, par lequel on voit qu'il est fils de D. D. Cassini. Ces deux D. D. *dominus dominus*, n'étoient donnés qu'aux gens de qualité, à ce que m'a dit M. de Monti, notre parent; mais vous savez mieux ce qui en est que tout autre. Mon grand-père a donc pris dans tous ses actes le titre d'écuyer; ainsi, il n'est point douteux que son père Jacques le fut aussi. Pour le prouver, nous avions un diplôme de la république de Gênes, dans lequel les nobles génois donnent à mon bisaïeul le titre de citoyen et le reconnoissent noble de toute extraction. Lorsque mon neveu a été reçu page de Madame la Dauphine, je l'ai fait voir à M. de Rubempré. Je ne sais en quelles mains il est tombé; mais je ne peux le retrouver. Je n'ai donc que les pièces ci-numérotées. Je ne sais si la sixième pièce, où mon grand-père est reconnu citoyen de Bologne, a la même force; ce qui est certain, c'est que, dans les lettres de naturalité, dans les lettres de M. de Pontchartrain, de M. Colbert, dans la septième pièce, par rapport aux taxes sur les naturalisés, le Roi reconnoît mon grand-père pour noble; et si Jacques Cassini, né en 1595, n'eût pas été noble, si Jean Cassini, son fils, n'avoit pas pris le titre de noble et n'avoit pas été revêtu des places de surintendant des fortifications, de ministre du Pape, etc. (*vide* l'éloge de Fontenelle). Ainsi, depuis deux cents ans, la noblesse me paroît constatée.

Mon grand-père épousa Mlle de Laistre; le Roi chargea M. Colbert de l'établir. Nous avons une généalogie suivie, de deux cents ans, de Mlle de Laistre.

Mon père épousa Mlle du Charmoy, fille en premières noces de Mme la comtesse de Sissonne, remariée à M. le comte de Roussy de Sissonne. Nous avons la généalogie de cette maison depuis 1566. M. du Charmoy étoit, en 1687, capitaine des gardes de la porte de Monsieur.

J'ai épousé Mlle de Vaudeuil [1], dont le frère est premier président du parlement de Toulouse; son père étoit mousquetaire et n'a servi que deux ans. C'est une ancienne famille de Picardie (V. le Nobiliaire).

Ainsi, il n'y a aucune mésalliance dans la famille du côté des femmes. De ce que mon père et moi ont été dans la robe pourvus d'une charge de maître des comptes, je ne crois pas que cela puisse me faire

1. Charlotte Drouin, fille de Louis-François Drouin, seigneur de Vaudeuil, président-trésorier de France à Soissons.

tort pour mes vues. Mme de Galliffet vient d'être présentée ; son mari étoit conseiller au Parlement, son père président[1]. Il y en a eu dans le service à la vérité ; mais mon oncle l'étoit aussi (voir la 4e pièce) ; mon frère est maréchal de camp ; j'ai un de mes parents qui a été cardinal, un autre élève de mon grand-père et de l'Académie : le cardinal Monti. Les princes Colonne ont dit à l'Impératrice, lorsque j'étois à Vienne, qu'ils nous regardoient en Italie comme nobles de toute extraction, et l'Empereur m'a traité en conséquence. Il est vrai que ce ne sont point des preuves ; mais j'espère, Monsieur, que vous voudrez bien me parler vrai et m'aider de vos lumières ; même que, si je peux réussir, avec les connoissances que vous avez et l'envie de m'obliger, je pourrois peut-être parvenir à avoir un certificat qui me mît en état de faire présenter ma belle-fille ; je n'y pensois pas ; mais mes amis à la cour le veulent. Je ne ferai des démarches que lorsque vous m'aurez dit si je dois y penser.

J'ai l'honneur d'être, avec la plus grande considération, Monsieur, votre très humble et très obéissant serviteur,

CASSINI DE THURY.

A la lettre est jointe cette note :

1° Extrait baptistaire de Jean-Dominique Cassini, du 10 juin 1625, « filius D. D. Jacobi et Tulliæ Tregalius de Crouvesi ».

2° Extrait mortuaire de Jean-Dominique Cassini, écuyer, âgé de 87 ans.

3° Lettres de naturalité de Jean-Dominique Cassini, du mois d'avril 1673, pour Jean-Dominique Cassini, gentilhomme du lieu de Perinaldo, dépendant du duché de Savoie, dans la province de Bones (?).

4° Brevet de M. de Pontchartrain, ou certificat que M. de Cassini est employé sur la liste des gentilshommes destinés pour servir en qualité de gardes de la marine, du 7 avril 1692[2].

5° Certificat du sieur d'Hozier, du 20 décembre 1697.

6° « Reformatores status libertatis civitatis Bononiæ », du 7 mai 1702, qui donnent à Monsieur de Cassini le titre de citoyen de Bologne pour lui et ses successeurs, qui n'est accordé qu'aux gentilshommes qui peuvent devenir sénateurs.

7° Décharge de la taxe imposée sur les étrangers naturalisés, en faveur de M. de Cassini.

8° Contrat de mariage de Jean-Dominique Cassini, de 1674 : « Monsieur Jean-Dominique Cassini, écuyer, natif de Perinaldo, fils de défunt Jacques Cassini, écuyer, et de dame Tullia de Crouvesi, sa femme,

1. Il s'agit sans doute de la fille du président de Galliffet, mariée en 1763 au marquis d'Arlatan de la Roche, conseiller au parlement de Provence.

2. Voyez le placet de 1692, dans le même volume, f° 134. — Ce jeune homme fut tué peu après dans un combat naval.

et demoiselle Geneviève de Laistre, fille de défunt Pierre de Laistre, écuyer, conseiller du Roi, président lieutenant général au bailliage de Clermont, et de damoiselle Anne Durand, sa femme ; en présence de MM. Chevalier, seigneur du Puy, grand chambellan du roi de Pologne, son cousin ; de Joseph de Laistre, capitaine dans le régiment Dauphin, cousin, etc. »

9° Contrat de mariage de Jacques Cassini avec Mlle Charpentier du Charmoy, dont la généalogie [est] depuis 1566. En 1687, M. Charpentier étoit capitaine des gardes de la porte de Monsieur.

Sans doute Chérin remplit son devoir en indiquant au postulant les côtés faibles de sa production et les conditions requises pour avoir un avis favorable. Mais, au lieu de recourir aux dépôts du comté de Nice, dont ils se disaient originaires, M. de Cassini et son oncle le marquis s'adressèrent en Toscane. Toute la noblesse, y compris le grand-duc, leur fit l'accueil le plus bienveillant, signa des actes de reconnaissance authentiques et admit le marquis à siéger dans le sénat de Sienne, comme représentant l'une des plus anciennes familles de cette ville ; par suite, le collége de la Balia délivra dans toutes les formes requises le certificat suivant[1].

« Au très saint nom de Dieu et de la Vierge Marie, patronne de cette ville de Sienne,

« Nous, officiers du collège des Vingt de la Balia de la ville et de l'État de Sienne pour Son Altesse Royale le sérénissime grand duc de Toscane, par le présent papier de notre commission, signé par le chancelier de notre susdit collège et muni de notre cachet ou sceau ordinaire, attestons qu'en conséquence de la requête à nous présentée le 17 mai dernier, par les très nobles et très illustres seigneurs marquis Dominique-Joseph Casini[2], maréchal des camps et armées du Roi très chrétien, chevalier de l'ordre royal et militaire de Saint-Louis, seigneur d'Ambel, les Blaches, etc.[3], et le comte Jean-Dominique Casini, son neveu, directeur de l'Observatoire royal, membre de l'Académie des sciences de Paris et capitaine de cavalerie dans le régiment de Son Altesse Sérénissime le comte de la Marche, prince du sang, pour être mis en jouissance des honneurs, prérogatives, prééminences et privilèges dont jouissent les nobles de cette ville, et dont a joui la même ancienne maison noble de Casini dès le XIIIe siècle, lorsqu'elle existoit

1. Ms. Clairambault 874, f° 136.

2. Selon une note jointe à ce certificat, la famille des illustres astronomes s'était d'abord appelée « Casini » et avait habité Sienne jusqu'au milieu du XVe siècle, où un neveu du cardinal-archevêque Antoine Casini, ayant voulu soulever le peuple, fut décapité (30 août 1456), et sa famille obligée de s'exiler soit en Piémont, soit à Naples; par suite, l'orthographe du nom patronymique s'altéra.

3. Troisième fils de Jacques Cassini et de Suzanne-Françoise Charpentier du Charmoy. Il avait débuté comme exempt des gardes du corps dans la compagnie de Villeroy.

dans cette ville de Sienne ; et après avoir vu les déclarations faites par Son Altesse Royale le grand duc de Toscane, le 12 juin 1774, au sujet de la reconnoissance de la noblesse de cette maison, et après avoir entendu le sentiment ou rapport de deux commissaires députés, choisis par nous expressément pour cet objet, nous avons, par notre décret du 30 mai susdit, délibéré ou arrêté et fait exécuter de faire la description des susdits seigneurs marquis et comte Casini dans l'ordre et mont du *Reformatore*, lequel, parmi les quatre ordres et monts dans lesquels sont distribuées et décrites ces familles ou maisons nobles siennoises, est celui précisément dans lequel étoit décrite la susdite famille noble et ancienne des Casini.

Et par la résidence que, dans le courant bimestre de juillet et d'août, le sieur marquis Joseph-Dominique Casini a faite dans la haute et suprême magistrature du consistoire et de la seigneurie de Sienne, dont sont capables seulement les véritables nobles siennois, nous avons vu, à notre grande et universelle satisfaction, revivre dans cette ville la très noble famille ou maison Casini, laquelle, dans les siècles précédents, non seulement a joui des premiers honneurs et de toutes les prérogatives et prééminences dont jouissoient alors et dont jouissent à présent les familles nobles siennoises, mais encore, par les emplois importants qu'elle a remplis avec beaucoup d'honneur et de gloire, tant dans la patrie que dehors, et par la sacrée pourpre dont elle a été revêtue, a fait beaucoup d'honneur et donné bien de l'éclat à cette ville de Sienne ; et en témoignage de quoi, etc.

Donné à Sienne, dans notre collège de la Balia, le vingt-neuf août mil sept cent soixante-quinze.

Signé : Marc-Antoine SCIARELLI, chancelier. »

« Au nom de Dieu, ainsi soit-il.

« Nous, chef du peuple et de l'illustre ville et de l'État de Sienne pour Son Altesse Royale, certifions et attestons, comme vérité indubitable, à tous ceux et à chacun de ceux qui ces présentes verront, que le très excellent M. Marc-Antoine Sciarelli, qui a signé ci-devant, est chancelier de l'illustrissime collège de la Balia de cette ville de Sienne, et qu'il est tel qu'il s'est fait et se fait ; et qu'aux écrits signés par lui on ajoute et qu'on a toujours également ajouté foi, tant en jugement que dehors, comme nous le faisons nous-même, ainsi que tous les autres indifféremment ; en foi de quoi nous avons ordonné l'apposition de notre cachet ordinaire aux présentes, données à Sienne, dans le palais consistorial public, ce trente août mil sept cent soixante-quinze. Signé : Pierre BENOCCI, chef du consistoire. »

Plus bas est écrit : « Je soussigné, interprète du Roi, certifie que le présent écrit est la traduction fidèle des deux actes, le premier en langue italienne, le second en langue latine, qui y sont annexés sous mon cachet ; en foi de quoi j'ai signé et scellé ces présentes, à Paris, le trois février mil sept cent quatre-vingt-sept. Signé : l'abbé DESFRANÇOIS. »

« Collationné par les conseillers du Roi, notaires au Châtelet de Paris, soussignés, ce jourd'huy, deux mai mil sept cent quatre-vingt-sept, sur l'original de la traduction desdits deux actes, représenté et rendu.

Signé : LEFEBVRE, FOURCAULT. »

Muni de cette pièce et des indications historiques qu'il prenait trop facilement au sérieux, le comte de Cassini réitéra, en janvier 1776, la demande pour que sa femme eût l'honneur d'être présentée au Roi, et adressa à M. de Vergennes un mémoire sur l'origine de sa famille, « l'une des plus anciennes et des plus nobles de la Toscane, laquelle jouissoit dès le XIIIe siècle, des emplois les plus honorables de la République, lesquels ne pouvoient être occupés que par la plus haute noblesse ».

Ce mémoire, auquel manquaient tous les genres de justification, fut soumis par le ministre à Chérin, qui l'examina en conscience, tout surpris que les descendants de Jean-Dominique eussent retrouvé une généalogie dont personne ne se doutait quelques années auparavant et qui, subitement, remontait au quatorzième siècle, comme le voulait le règlement. Il ne trouva point de preuves, et guère plus de vraisemblance, dans la plupart des faits allégués. Pour n'en citer qu'un seul, la parenté avec les deux cardinaux Antoine Casini (1426) et François Casini (1712), on savait que le premier était d'origine plébéienne et que sa mère n'avait pu être ni une Colonne, ni la nièce du pape Martin V ; quant au second, originaire d'Arezzo, il n'avait aucune relation avec l'astronome Jean-Dominique ou sa famille. En revanche, Chérin reconstitua la généalogie depuis le temps de Louis XIV, rétablit au vrai les alliances et les parentés d'après les pièces du Cabinet du Saint-Esprit, et nous retrouvons aujourd'hui dans ses papiers la minute de ce travail, le seul authentique, ainsi qu'une copie de la lettre suivante écrite à M. de Vergennes[1] :

« 19 février 1776.

« Monseigneur,... la famille de Cassini, originaire du comté de Nice et établie à Paris depuis 1669, s'est rendue célèbre dans toute l'Europe depuis plus d'un siècle par ses services dans l'étude de l'astronomie ; mais elle n'a jamais prouvé qu'elle joignît à cet avantage celui de l'ancienne noblesse, et même, à juger de son état actuel par les maximes du Conseil, elle ne seroit admise dans l'ordre de la noblesse que sur le principe qu'en a acquis Jacques de Cassini, père et aïeul de M. le marquis et de M. le comte de Cassini, par la charge de maître des comptes, dont il fut pourvu en 1706. On ne lui connoît qu'une alliance de marque, celle de la Myre de Mory, à laquelle on joindra celle de Tana, si elle est prouvée lui appartenir.

« Je suis, etc.

« CHÉRIN. »

1. Cabinet des Titres, Papiers Chérin, vol. 46, dossier CASSINI, fol. 7 ; Arch. nat., MM 810, p. 457.

Devant cette conclusion formelle, le ministre et les requérants ne purent que s'incliner; mais il paraîtrait que ces derniers ne se tinrent pas pour battus, puisque le certificat de la Balia de Sienne, cité plus haut, porte une mention de traduction faite en 1787. A cette époque, M. de Thury était mort; mais il avait pour successeur, à l'Académie comme à l'Observatoire, son fils, le comte Jacques-Dominique, quatrième et avant-dernier représentant de cette belle race dont le nom est resté inséparable, jusqu'à la fin, des plus glorieux souvenirs de la science française.

VII

LE MARQUIS DE LA SALLE, MAITRE DE LA GARDE-ROBE[1].
(Fragment inédit de Saint-Simon[2].)

M. de la Salle, du nom de Caillebot. Le duc de Saint-Simon étoit doyen de l'ordre du Saint-Esprit lors de la promotion 1688, et restoit seul avec son frère de celle de 1633. Il étoit chez lui à la Ferté-au-Vidame, quand il reçut la lettre circulaire de M. de Louvois de se trouver un tel jour à Versailles pour recevoir les ordres du Roi. Il ne parloit ni de promotion ni de chapitre, tellement que ce vieillard, hors de tout il y avoit si longtemps et qui n'aimoit ni n'étoit aimé de M. de Louvois, partit fort inquiet de ce que ce pouvoit être ; et, comme le jour pressoit, il fut coucher à quatorze lieues de chez lui et se rendit le lendemain au lever du Roi, où il trouva que ce n'étoit que pour le chapitre. On savoit, il y avoit longtemps, qu'il y auroit promotion ; mais ce chapitre vint qu'on ne s'y attendoit pas, parce qu'il fallut du temps après pour les preuves et les habits de tant de chevaliers. Il envoya donc la liste à la duchesse de Saint-Simon à la Ferté. L'inquiétude de ce voyage avoit rassemblé autour d'elle les honnêtes gens du lieu et de sa maison à l'arrivée de l'ordinaire. Elle ouvrit sa lettre, trouva la liste et la fit lire tout haut ; au nom de la Salle, le bailli, déjà sur l'âge, interrompit et demanda qui c'étoit, puis se mit à rire et dit qu'on se trompoit : Mme de Saint-Simon, surprise, lui maintint qu'il n'y avoit point d'autre la Salle que le maître de la garde-robe qui fût connu, encore moins à portée d'être chevalier de l'Ordre ; et le bailli à soutenir que cela ne se pouvoit pas, puis à demander s'il ne falloit pas des preuves, et enfin à dire qu'il ne pouvoit comprendre que ce fût lui, parce qu'étant très jeune, il avoit vu son grand-père gros marchand de bois et riche, qui, en sa jeunesse, avoit commencé par faire des sabots dans la forêt de Senonches, qui est limitrophe à celle de la Ferté. La duchesse de Saint-Simon trouva son bailli fort instruit qui lui en conta plusieurs choses ; après quoi elle lui défendit d'en parler à personne et en demanda le secret à tout ce qui se trouva là. On peut juger si on lui tint parole.

« Quoi qu'il en soit, il s'en faut tenir au père du chevalier de l'Or-

1. Ci-dessus, p. 163-164.

2. Extrait de la pièce intitulée *Grandes charges de la couronne : Maîtres de la garde-robe*, volume 45 des Papiers de Saint-Simon, aujourd'hui *France* 200, fol. 186 v°.

dre; c'étoit un homme de main et audacieux, fort distingué à la guerre, où on y regardoit de plus près qu'on n'a fait depuis, et où le mérite étoit plus ménagé de la cour. En ces temps là, on montoit à la compagnie des gendarmes, comme on fait encore en celles des mousquetaires: cela ne se pratiquoit pas aux chevau-légers, et on ne sauroit donner d'autre raison de ces différents usages, sinon qu'il ont été tels. Le maréchal d'Albret y étoit arrivé par monter comme ses prédécesseurs. Devenu maréchal de France, il ne se soucia plus de sa charge et demanda au cardinal Mazarin la liberté de s'en défaire. C'étoit à la Salle à y monter; il y étoit fort estimé et lieutenant général. Il eut le vent que le cardinal ne lui destinoit pas la charge: il n'en fit pas à deux fois: il l'alla attendre à la porte de son cabinet, entra après lui et ferma la porte. Là, tête à tête, il lui dit que c'étoit à lui à y monter, que tous les exemples étoient pour lui, que ce lui seroit un affront que la corde cassât sur lui, que c'en seroit un aussi que cette planche faite contre les officiers qui le suivoient[1] dans la compagnie, qu'un autre que lui vanteroit sa valeur, ses services et la réputation qu'il avoit acquise, mais qu'il n'avoit que deux mots à lui dire, et à dire à lui, sachant très bien à qui il parloit, c'est qu'il n'avoit pas vécu jusqu'alors avec honneur pour recevoir un affront et le rembourser paisiblement, qu'ainsi il lui déclaroit qu'il auroit la charge ou que, à quelque prix que ce pût être, il s'en vengeroit sur quiconque. Le cardinal, qui étoit peureux à l'excès, pensa se trouver mal du compliment, demanda à la Salle son amitié et d'y pouvoir compter et lui donna la charge sur l'heure. Voilà comme il l'eut, et comme bien d'autres en ont arraché ce qu'ils en ont voulu. La Salle avoit épousé Anne-Madeleine, fille de Charles Martel, seigneur de Montpinçon, et d'Alphonsine de Balzac, et eut Montpinçon en mariage; et cette terre a été érigée en marquisat sous le nom de la Salle en juillet 1730 pour le fils du chevalier de l'Ordre. La Salle est un petit brin d'arrière-fief, tout contre Senonches et pas loin de l'abbaye de Saint-Vincent-aux-Bois près Châteauneuf-en-Thimerais. La Salle, le chevalier de l'Ordre, vendit ce rien à Monsieur le Prince, qui avoit Senonches; on y bâtit une petite maison, où ses capitaines des chasses de Senonches alloient quelquefois se divertir et très rarement habiter; car cela est très petit et tout seul à la campagne.

« M. de Soubise, qui ne se doutoit pas encore d'être prince, lorsqu'il se mit dans les gendarmes, se trouva l'ancien à monter. Lorsque la Salle mourut, la beauté de sa seconde femme éclatoit; on peut croire qu'il monta sans peine. Mais le fils de son prédécesseur se trouvoit après lui, qui n'étoit pas d'humeur endurante. M. de Soubise se vouloit rendre absolu dans la compagnie, dont par là il a su tirer des trésors; et, pour cela, vouloit doucement disposer de toutes les charges, et pour en tirer des rognures aux mutations, et pour n'y avoir que des gens souples et dans sa dépendance. Il avoit encore l'ob-

1. *Suivoient* est en interligne au-dessus de *ruineroit*, biffé.

jet éloigné de n'y laisser vieillir personne qui joignît le personnel à l'ancienneté pour monter à la compagnie, qu'il pensoit dès lors à conserver dans sa famille. Toutes ces raisons lui faisoient passionnément desirer de se défaire de la Salle, et il étoit sans cesse à l'affût de l'éconduite. Il avoit mis M. de Louvois dans son secret sur la Salle, et ce ministre n'avoit garde de ne pas servir de son mieux le mari de Mme de Soubise. Le Roi y entra aussi, tellement que, M. de Soubise et M. de Louvois trouvant tous deux leur compte, l'un à ôter la Salle des gendarmes, l'autre à donner promptement marchand et matière à Tilladet pour la vente de la charge de la Salle pour une partie du prix de celle de capitaine des cent-suisses, l'affaire fut bientôt conclue. La Salle pourtant se fit tirer l'oreille; on se flatte toujours. Il espéroit que M. de Soubise quitteroit sa charge pour avoir mieux, et il ne mettoit pas de comparaison, avec grande raison, entre monter à la compagnie ou être maître de la garde-robe. Le Roi parla et donna quelque aide à la Salle pour achever de payer; il fut ainsi maître de la garde-robe, moitié figue, moitié raisin: il en voulut mal toute sa vie à M. de Soubise et à M. de Louvois, et il ne servit plus. C'étoit un brave et fort honnête homme, sûr, droit et plein d'honneur, connu pour tel et estimé et considéré, très assidu à faire sa charge, et dans son année, et dans celle de M. de Lionne, qui ne mettoit jamais le pied à la cour, d'ailleurs très particulier, beaucoup d'humeur et de fantaisie, qui se capriçoit en-dessous et faisoit la moue, ayant avec cela des amis du meilleur de la cour et, quand il lui plaisoit, de très bonne compagnie, pourvu que ce fût fort à son aise avec ses amis. Le Roi le traita toujours avec amitié et considération, tellement même qu'il eut lieu de s'en louer dans des disputes qu'il eut avec M. de la Rochefoucauld sur leurs charges, qui les refroidirent pour toujours, sans interrompre l'amitié et la liaison avec le fils. La Salle connoissoit la cour et avoit plus de sens que d'esprit, quoiqu'il n'en manquât pas, et, quoique fort sage et fort mesuré, il lui échappa quelquefois des choses fort plaisantes. »

VIII

LES CAILLEBOT DE LA SALLE

Saint-Simon a raconté dans ses Mémoires (ci-dessus, p. 164) que M. de la Salle, maître de la garde-robe du Roi, était le petit-fils d'un marchand de bois de la forêt de Senonches, qui avait commencé par être sabotier, et il avait déjà auparavant inséré cette anecdote dans la notice qu'on vient de lire aux pages précédentes. L'étude des documents que nous avons pu retrouver sur cette question est loin de confirmer les dires de Saint-Simon. Lorsque, en 1688, ce marquis de la Salle fut nommé par le Roi chevalier de l'ordre du Saint-Esprit, il fournit des preuves de noblesse qui furent admises par les commissaires, et dont le résumé, rédigé peu après, nous a été conservé dans les dossiers généalogiques du Cabinet des titres. Voici cette pièce :

Généalogie de M. Louis de Caillebot, marquis de la Salle[1].

« I. *Robert de Caillebot,* premier du nom, seigneur de la Salle et du Mesnil-Thomas, en rendit aveu le 3 avril 1491 à Philippe de Menou, chevalier, à cause de sa châtellenie de la Ferrière.

« II. Ce titre justifie qu'il avoit un fils nommé *Marin de Caillebot,* écuyer, qui fut seigneur de la Salle et du Mesnil-Thomas. Marin épousa damoiselle Marie de Creste. Elle prend la qualité de sa veuve par une sentence du bailli de Chartres du 13 juin 1533, signée Noël, greffier.

« III. De leur mariage sortit, entre autres enfants, *Nicolas de Caillebot,* écuyer, seigneur du Mesnil-Thomas, qui avoit un frère aîné, Jean de Caillebot, écuyer, mari de damoiselle Françoise de Thaire, dont il eut des enfants. Nicolas fut marié à damoiselle Catherine de Sevrouer, fille de Jean de Sevrouer, écuyer, seigneur de la Bouverie. La preuve s'en voit dans une sentence du juge du Mesnil-Thomas du 9 mars 1541. — Ledit Nicolas fit partage des biens de la succession de défunt Marin de Caillebot, écuyer, son père, seigneur du Mesnil-Thomas et de la Salle, avec Robert de Thaire, écuyer, tuteur des enfants de Jean de Caillebot, son frère aîné, et de damoiselle Françoise de Thaire, son épouse, le 27 février 1534.

« IV. Nicolas eut la garde-noble de *Robert de Caillebot,* deuxième du nom, son fils mineur et de défunte damoiselle Catherine de Sevrouer; une sentence du présidial de Chartres du 11 janvier 1554, signée Noël,

1. Bibliothèque nationale, Cabinet des titres, dossiers bleus, vol. 148, fol. 2.

en fait mention à cause du partage par lui demandé à Philippe et Robert de Sevrouer, écuyers. — Robert de Caillebot, deuxième du nom, écuyer, seigneur de la Salle et du Mesnil-Thomas, etc., épousa damoiselle Jacqueline d'O, fille de défunt noble seigneur Étienne d'O, seigneur de Fresnay, et de noble damoiselle Madeleine Girard, sa femme, par contrat passé par devant Buthier, tabellion en la châtellenie de Maillebois le 31 mai 1558[1], dont est sorti :

« V. *Louis de Caillebot,* premier du nom, chevalier, seigneur de la Salle et du Mesnil-Thomas, capitaine au régiment des gardes. Sa filiation est justifiée par le partage qu'il fit avec ses frères et sœurs de la succession de leurs père et mère par devant Fontelaye, tabellion royal à Dreux le 31 octobre 1601. — Il a épousé damoiselle Léonor de Molitard, fille de haut et puissant seigneur Messire François de Molitard, seigneur châtelain dudit lieu et de Durbois, chevalier de l'ordre du Roi, gentilhomme ordinaire de sa chambre, et de noble dame Catherine de Chambray, sa femme. Le contrat de mariage en fut passé par devant Guignard, notaire de la châtellenie de Molitard, le 26 juillet 1603 ; dont est issu :

« VI. *Louis de Caillebot,* deuxième du nom, marquis de la Salle, conjoint par mariage avec damoiselle Anne-Madeleine Martel, fille de défunt Messire Charles Martel, chevalier, seigneur de Montpinçon, Biville, Hanouart et autres lieux, et de haute et puissante dame Alphonsine de Balzac, dame de Champcenetz, Courtaçon et Ligny ; Charpentier, notaire royal à Provins, en passa le contrat le 8 janvier 1646. — Ses services et sa capacité dans les armes lui ont fait mériter plusieurs emplois considérables : il fut capitaine au régiment des gardes, maréchal de camp et ensuite lieutenant général des armées du Roi, sous-lieutenant et capitaine-lieutenant de la compagnie des gendarmes de la garde de Sa Majesté, conseiller en son conseil d'État, gouverneur de la ville et château de Châteauneuf-en-Thimerais.

« VII. De son mariage avec Anne-Madeleine Martel est sorti Messire Louis de Caillebot, troisième du nom, marquis de la Salle, maître de la garde-robe du Roi, seigneur châtelain de Prémont, Charpont, Fontaines-sous-Prémont, Croisilles, Renancourt, Villemeux, Montpinçon, Hanouart et autres lieux, reçu chevalier des ordres du Roi le 1er janvier 1689... »

Une quarantaine d'années plus tard, et après la mort du chevalier des ordres, Nicolas-Pascal Clairambault, survivancier de son oncle Pierre Clairambault comme généalogiste des ordres du Roi, rédigeait une courte note généalogique sur la famille Caillebot et confirmait son extraction noble depuis le milieu du quinzième siècle :

1. D'après d'autres notes généalogiques, cette Jacqueline d'O aurait été une bâtarde de François d'O, sieur de Maillebois, surintendant des finances et chevalier des ordres, mort en 1594.

Notes sur les Caillebot de la Salle écrite après 1728 par Nicolas-Pascal Clairambault[1].

« Le nom de famille de MM. de la Salle est Caillebot ; leur principale illustration vient de la dignité de chevalier des ordres du Roi accordée en 1688 au feu marquis de la Salle. Il prouva alors sa noblesse depuis et compris Robert Caillebot, son cinquième aïeul, écuyer, seigneur du Mesnil-Thomas en Normandie, lequel vivoit en l'année 1454. Le père de feu M. le marquis de la Salle avoit été aussi nommé chevalier des ordres du Roi en 1651 pendant la minorité du roi Louis XIV, et, n'ayant point été compris dans la grande promotion de l'ordre du Saint-Esprit faite en l'année 1661, il s'en plaignit au Roi ; mais on dit que le feu roi ne put se dispenser de donner sa place dans cette promotion à un seigneur qui d'abord ne devoit pas y être compris. Ce marquis de la Salle fut depuis capitaine de la compagnie des gendarmes de la garde du Roi. Les alliances de MM. de la Salle sont nobles, mais point illustrées. »

En marge, d'une autre main : « Clairambault neveu devoit ajouter qu'ils ont pris les armes d'Illiers en Beauce[2]. »

A la généalogie qu'on vient de lire, les documents originaux que nous possédons encore aujourd'hui apportent une confirmation certaine, au moins depuis Louis Ier de Caillebot.

Ce grand-père du chevalier des ordres, dont Saint-Simon fait, sur la foi d'un bailli de la Ferté, un marchand de bois ancien sabotier, délivre des quittances d'appointements ou de gratifications comme capitaine aux gardes françaises dès 1596[3], et il les signe de son nom de terre LA SALLE. Le même volume des Pièces originales contient d'autres quittances du même, datées de 1598, 1614, 1615, 1620, 1621, 1627, 1642. En 1614 naît son second fils Charles, et voici comment est rédigé l'acte de baptême sur les registres de la paroisse de Villemeux[4] :

« Le 27e février 1614, fut baptisé Charles, fils de Louis de Caillebot, chevalier, seigneur de la Salle, le Mesnil-Thomas, Villemeux et Renancourt, capitaine d'une compagnie du régiment des gardes du Roi, gentilhomme ordinaire de la chambre de Sa Majesté, et de N. [Léonor] de Molitard, ses père et mère. »

Ce Louis Ier quitta le régiment des gardes en 1625[5], se retira dans sa

1. Cabinet des titres, Pièces originales, vol. 2004, dossier MONTAGUT, fol. 37. — Comparez Archives nationales, M 610, n° 4.
2. D'or à six annelets de gueules, trois, deux et un.
3. Cabinet des titres, Pièces originales, vol. 570, dossier CAILLEBOT.
4. *Inventaire des archives d'Eure-et-Loir,* série E supplément, tome IV, p. 431.
5. Journal du régiment des gardes françoises : Archives nationales, KK 538, p. 213.

terre de la Salle, et y mourut vers 1645, laissant de sa femme, Léonor de Molitard, qui ne mourut qu'en novembre 1660[1], un seul fils, Louis II, le Charles dont nous venons de voir le baptistaire étant mort de bonne heure.

Louis II de Caillebot (ci-dessus, p. 165, note 2), qui fut capitaine aux gardes françaises comme son père et qui échangea en 1647 cette commission contre celle d'enseigne des gendarmes était, dit Saint-Simon, « un brave à quatre poils qu'il ne falloit pas choquer », et il a raconté avec détails, dans la notice donnée à l'appendice précédent, au moyen de quelles menaces il obtint du cardinal Mazarin de succéder en 1666 au maréchal d'Albret comme capitaine des gendarmes. L'histoire n'est peut-être pas très authentique, d'autant plus qu'en 1666 Mazarin était mort depuis cinq ans, et notre auteur s'est peut-être rendu compte de cette impossibilité en écrivant ses Mémoires puisqu'il n'y est plus question (ci-dessus, p. 165) que de « se pousser dans les gendarmes ». Elle a sans doute pour origine l'anecdote suivante que Loret a narré plaisamment dans la lettre dix-huitième de sa *Muse historique*[2] :

Voici quelque histoire pour rire
Qu'aujourd'hui l'on m'est venu dire.
La Salle tant se hasarda
Que l'autre jour il demanda,
Pour ses services ou par grâce,
Quelque gouvernement de place ;
Sur quoi Monsieur le Cardinal
Ne lui répondit point trop mal ;
Car il a, faute de pistoles.
D'assez gracieuses paroles.
La Salle, à quelque temps de là,
Songeant à son affaire, alla
Au logis de Son Éminence,
Qui lors étoit en conférence,
Et disoit quelque petit mot
A l'oreille du sieur Sainctot.
Le Cardinal, voyant la Salle,
De colère devint tout pâle,
Détesta mille fois son sort,
Et dit ainsi, criant bien fort :
« N'aurai-je donc point en ma tâche
Jamais un moment de relâche ?
Monsieur, que vous m'importunez !
Retournez-vous-en, retournez !
Mes amis, certes, m'importunent
Beaucoup plus que gens qui pétunent,

1. *Inventaire d'Eure-et-Loir*, p. 433.
2. Édition Ravenel, tome I, p. 41, 17 septembre 1650.

Encor qu'à mon goût le pétun
Soit horriblement importun.
Les Bordelois, par conscience,
Laissent du moins mon Éminence
Aujourd'hui sans nul embarras,
Et vous ne m'y lairrez-vous pas ?
Dieux ! quel malheur d'être ministre ! »
L'autre, oyant ce discours sinistre,
Devint à l'instant, tout de bon,
Plus enflammé qu'un gros charbon ;
Il mit son chapeau sur sa tête,
Et dit : « Vraiment j'étois bien bête
De vous croire un entier ami ;
Vous n'en êtes pas un demi ;
Votre humeur me le certifie.
Dieu me damne si je m'y fie !
Adieu, Monsieur, je vous promets
Que je ne vous verrai jamais. »
La Salle, après cette incartade,
Fit promptement la retirade,
Et, depuis ce discours mutin,
N'a plus vu Monsieur Mazarin.

Ce M. de la Salle, comme tous les courtisans sous la régence d'Anne d'Autriche, aimait les aventures galantes. Il fut un poursuivant acharné de la belle Mme d'Harambure, la cousine germaine de Tallemant des Réaux, qui en a parlé dans ses *Historiettes* (tome VI, p. 265-266). La dame ne répondant pas à ses ardeurs, il résolut de l'enlever, comme son contemporain Bussy-Rabutin avait fait avec Mme de Miramion. Il donna aux propres domestiques de Mme d'Harambure une forte somme pour que ceux-ci ne fissent point de résistance, lorsqu'il tenterait d'exécuter son projet un jour qu'elle devait aller à Charenton. Mais les valets eurent des remords ; ils avertirent leur maîtresse, qui leur donna immédiatement une gratification aussi forte et renvoya à la Salle la somme qu'il avait déboursée. Cette spirituelle réponse calma le galant.

Enseigne des gendarmes de la garde depuis 1647, M. de la Salle passa sous-lieutenant en mars 1651, étant devenu maréchal de camp dans l'intervalle (1649). La Fronde lui procura le grade de lieutenant général, et c'est en cette qualité qu'il commanda la gendarmerie à la bataille des Dunes en 1658 [1]. Cette année lui fut heureuse : un dimanche du carême précédent, le cardinal Mazarin offrit un magnifique souper à la Reine et aux princesses, qui fut suivi du tirage d'une loterie à laquelle prit part toute la cour ; tous les billets gagnaient, et le gros lot, un fort

1. *Mémoires de Bussy-Rabutin*, tome II, p. 59.

beau diamant estimé quatre mille écus, échut à la Salle [1]. Le Cardinal ne lui avait pas gardé rancune de l'incartade racontée par Loret.

Très estimé de Louis XIV, notre la Salle obtint, en 1661, peu après la chute du surintendant Foucquet, le singulier privilège, pour vingt ans, d'imprimer et de vendre seul tous les petits livres usités pour enseigner l'alphabet aux enfants, à charge de ne pas les vendre à un prix plus élevé qu'ils ne l'étaient alors [2]. Peu après, le Roi lui accorda de jouir des appointements de capitaine commandant la compagnie des gendarmes, quoiqu'il n'en fût que sous-lieutenant, et, en 1668, il lui donna rang, préséance et commandement au-dessus des lieutenants des gardes du corps [3]. M. de la Salle, devenu capitaine-lieutenant des gendarmes en 1666, servit encore quelques années ; il se distingua au passage du Rhin et dans la campagne de Hollande ; mais, alors âgé de soixante-cinq ans, il sentit que l'âge lui commandait de se retirer : il céda sa charge au prince de Soubise en septembre 1673 [4], et obtint en récompense l'érection de ses terres de Champcenetz et Courtaçon, en Champagne, non loin de Provins, en marquisat sous le nom de la Salle. Le préambule des lettres d'érection [5] contient sur les Caillebot quelques détails qui ne manquent pas d'intérêt et qui ne pourraient guère s'appliquer au fils d'un sabotier :

« Louis, etc... Nous avons mis en considération l'ancienne noblesse de la famille des sieurs de Caillebot de la Salle, en notre province du Perche, de laquelle sont issus de grandes et illustres personnes, dont l'histoire marque des services considérables à cet État, notamment des feux sieurs de Caillebot de la Salle aïeul et père de notre cher et bien amé Louis de Caillebot, chevalier, seigneur de la Salle, de Champcenetz, Courtaçon, Villemeux, Renancourt, Croisilles, Hanouart, Montpinçon et autres lieux, capitaine-lieutenant des gendarmes de notre garde, lieutenant général en nos armées, bailli et gouverneur pour nous de Châteauneuf-en-Thimerais, lequel s'est rendu digne fils et successeur de leurs vertus, ayant servi l'État dès l'âge de treize ans, et étoit au siège de la Rochelle, et ensuite pendant vingt-cinq ans en qualité de lieutenant et capitaine au régiment de nos gardes après le décès dudit feu sieur de la Salle son père, qui avoit été choisi pour être l'un des capitaines audit régiment, lorsqu'il fut institué, ainsi qu'avait aussi été le feu sieur de la Salle son oncle, ledit sieur de la Salle nous ayant ensuite, et depuis vingt-quatre ans, servi avec courage et valeur et à notre entière satisfaction dans ladite compagnie des gendarmes en qualité d'enseigne, puis de sous-lieutenant et de capitaine-lieutenant, et lieutenant général de nos armées, et voulant reconnoître en la personne dudit sieur de la Salle ses services, ceux de ses ancêtres et ceux de ses

1. *Mémoires de Mademoiselle*, tome III, p. 234.
2. Archives nationales, reg. O[1] 355, fol. 67 v°.
3. Daniel, *Milice françoise*, tome II, p. 190.
4. *Gazette*, p. 952.
5. Arch. nat., reg. X[1A] 8670, fol. 483 v°, juillet 1673

enfants, l'aîné desquels enfants a été premièrement capitaine de cavalerie et, deux ans après, aide-de-camp sous nous dans l'armée que nous avons commandée en personne, la campagne dernière, en Hollande, où il a des premiers passé le Rhin en notre présence et reçu cinq blessures et entre autres un coup de sabre à travers le col; le second, qui étoit sous-lieutenant au même régiment de nos gardes, a été tué à la prise de la ville d'Unna dans le comté de la Marck au mois de [février] dernier en l'armée commandée pour nous par le sieur vicomte de Turenne; le troisième, qui est chevalier de l'ordre de Saint-Jean de Jérusalem, exerçant aussi à notre satisfaction, et suivant l'exemple et valeur de sesdits père et frères, la même charge dont nous l'avons honoré, et, afin de laisser des marques à la postérité de la satisfaction que nous avons des services que lesdits sieurs de la Salle nous ont rendus et rendent journellement, nous avons estimé ne le pouvoir faire plus avantageusement qu'en décorant du titre et dignité de marquisat lesdites terres, châtellenie et seigneurie de Champcenetz, Courtaçon, Ligny et leurs dépendances, qui se trouvent composées de toutes les marques et qualités requises à cet effet, et dont les droits composent un revenu considérable pour supporter et soutenir ce titre éminent, et auxquelles nous avons donné le nom de marquisat de la Salle, qui étoit le nom qu'a porté la châtellenie de la Salle en Thimerais, qui a ci-devant et depuis plus de trois cent cinquante ans, appartenu audit sieur de la Salle et à ses ancêtres, et qui est à présent possédée par notre très cher et très amé cousin le duc d'Enghien ; A ces causes, etc... »

M. de la Salle se retira dans ses terres, et y mourut le 1er mars 1682.

De sa femme Anne Martel, qui lui avait apporté en dot la terre de Montpinçon, dans le Cotentin, et celle de Hanouart, dans le pays de Caux, il eut cinq fils et une fille :

1° Louis III de Caillebot, marquis de la Salle, auquel nous reviendrons tout à l'heure ;

2° Antoine, baptisé le 5 octobre 1649 [1], fit ses preuves pour entrer dans l'ordre de Malte le 27 janvier 1668 [2], était sous-lieutenant au régiment des gardes françaises et fut tué à la prise de Besançon en mai 1674 ;

3° Henri-Maurice, titré sieur de Villemeux, né en 1651, aussi sous-lieutenant aux gardes, fut tué à l'armée de Turenne, au siège de la ville d'Unna, dans le comté de la Marck, le 7 février 1673 ;

4° François, né en 1652, eut, dès février 1659, l'abbaye commendataire de Saint-Martin de Pleinpied au diocèse de Bourges [3], celle de Rebais en 1671, et se démit alors de la première, passa son doctorat en théologie en 1684, reçut une charge d'aumônier du Roi en avril 1685, fut nommé évêque de Tournay en mai 1690, se démit de son évêché en mars 1705 et eut en échange l'abbaye de la Coûture de Bernay ; il se retira dans

1. *Inventaire des archives d'Eure-et-Loir*, tome IV, p. 461.
2. Ms. Arsenal 3677, p. 441.
3. Archives de la Guerre, vol. 171, fol. 24.

son monastère de Rebais et n'y mourut que le 21 décembre 1736, à l'âge de quatre-vingt-quatre ans[1];

5° Robert-Charles, baptisé le 3 décembre 1654[2], entra aussi dans l'ordre de Malte, fut blessé au siège de Candie le 30 mars 1677, à la bataille de Saint-Denis le 14 août 1678, et mourut peu après.

6° Marie-Ferdinande, qui épousa, en 1683, Charles-Balthasar de Clermont-Chaste, marquis de Clermont-Roussillon, et mourut en 1707.

Louis III de Caillebot, marquis de la Salle, est le chevalier du Saint-Esprit, maître de la garde-robe du Roi, qui a donné lieu à cette notice. Il a été question de lui assez fréquemment dans les Mémoires pour qu'il soit inutile de revenir en détail sur sa biographie. On se contentera de noter certaines particularités qui n'ont pu trouver place dans le commentaire courant.

Né en février 1646, il eut d'abord une compagnie de cavalerie, puis servit comme aide-de-camp du Roi pendant la campagne de Hollande et fut blessé au passage du Rhin; il reçut en récompense la charge de mestre-de-camp du régiment de cavalerie du Roi; mais il la quitta bientôt pour la sous-lieutenance de la compagnie des chevau-légers de la garde. On a vu ci-dessus (p. 166, note 2) qu'il ne fut jamais dans les gendarmes; par conséquent, il ne put gêner M. de Soubise dans cette compagnie, et il semble bien que l'histoire racontée par Saint-Simon, manquant de cette base, doit être considérée comme inexacte. M. de la Salle parvint en 1679 à la charge de maître de la garde-robe du Roi, parce qu'il l'acheta de M. de Tilladet et parce que le Roi, qui l'aimait, y consentit, sans que M. ni Mme de Soubise aient eu à intervenir dans l'affaire.

Il prit le titre de marquis de la Salle à la mort de son père (mars 1682); trois ans plus tard, le 8 août 1685, sans doute pressé d'argent (il n'avait peut-être pas encore payé entièrement à Tilladet le prix de sa charge), il vendit au premier valet de chambre du Roi, Quentin de la Vienne, ses terres de Champcenetz et Courtaçon sur lesquelles était assis son marquisat[3], dont il continua néanmoins à porter le titre. Très bien en cour, aimé et estimé du Roi et de Mme de Maintenon, nous le voyons recevoir un logement à Marly en 1686, tenir sur les fonts pour le Roi un des petits princes de Macassar amenés en France, assister chez Mme de Maintenon à la première représentation d'*Esther*, recevoir en 1691 la faveur si recherchée d'un justaucorps à brevet[4], être un des

1. Il a une notice comme évêque de Tournay dans les papiers du P. Léonard, carton L 745 des Archives nationales, n° 1. Le 16 septembre 1692, lui et son frère, le marquis, se firent une donation mutuelle (reg. Y 260, fol. 283 v°).

2. *Inventaire des archives d'Eure-et-Loir*, tome IV, p. 461.

3. M. de la Vienne obtint une nouvelle érection du marquisat en sa faveur, sous le nom de Champcenetz, novembre 1686 (reg. du Parlement, X1A 8680, fol. 175).

4. *Dangeau*, tomes I, p. 380, II, p. 103 et 311, et III, p. 410.

convives de Boileau dans sa maison d'Auteuil[1]. On ne reviendra pas sur l'histoire de la vente de sa charge de maître de la garde-robe, que Saint-Simon a racontée longuement[2], ni sur celle de son tardif mariage[3]. Il vécut encore seize ans et ne mourut que le 7 décembre 1728, dans son château de Renancourt, à l'âge de quatre-vingt-deux ans et neuf mois; il fut inhumé le 9 dans le cœur de l'église de Croisilles[4]. Son portrait à l'encre est conservé à la Bibliothèque nationale dans le manuscrit Clairambault 1163, fol. 1.

De son mariage avec Mlle de Benouville, il n'eut qu'un fils, Marie-Louis de Caillebot, qui fut baptisé le 14 août 1717 dans l'église de Villemeux[5]. Sa carrière a été retracée ci-dessus (p. 171, notes 1 et 2), et il a été parlé de ses deux mariages. Du premier, avec Mlle de Benoise, il eut une fille Hélène-Charlotte de Caillebot, et du second un fils, qui mourut à deux ans, et d'autres enfants qui ont continué la postérité. Émigré en 1790, Marie-Louis mourut à l'étranger; une partie de ses biens avaient été séquestrés pendant la Révolution[6]. Ajoutons qu'en juillet 1730 il avait obtenu que le marquisat de la Salle, dont son père avait vendu le fonds en 1685, fût réérigé et transféré sur sa terre de Montpinçon, en Basse-Normandie.

1. *Œuvres de Racine,* tome VII, p. 265.
2. Ci-dessus, p. 2 et 165.
3. Ci-dessus, p. 169-170.
4. *Inventaire d'Eure-et-Loir,* tome IV, p. 409.
5. *Ibidem,* p. 434.
6. Archives nationales, T 614, nos 1 à 4.

IX

LE PRINCE RAGOTZI[1]

Quoique M. Ch. Schefer ait publié en 1888-1889 dans la *Revue d'histoire diplomatique* le mémoire de M. de Bonnac, ambassadeur en Pologne, intitulé « Mémoire de ce qui s'est passé de plus considérable dans le Nord depuis l'année 1700 jusques en 1710, et le caractère des princes qui y ont eu part[2] », nous pensons qu'il y a quelque intérêt à reproduire toute la partie de ce mémoire qui regarde le prince Ragotzi ; on y trouvera un bon résumé de son existence jusqu'au moment où il fut obligé de quitter la Hongrie et de se réfugier en France, et aussi des détails que l'auteur savait de première main.

«... La fortune a fait jouer un rôle si considérable au prince Ragotzi qu'on ne sera peut-être pas fâché de voir ici le chemin par où elle l'a conduit. François de Felsoë-Vadasz, prince Ragotzi, étoit fils de Georges Ragotzi, prince de Transylvanie, et d'une sœur de Pierre, comte de Zrin, à qui l'empereur Léopold fit couper la tête avec Nadasti et Frangipani, ses complices. Georges Ragotzi, qui étoit soupçonné d'être de ce complot, et d'un second qui fut bientôt étouffé, évita la tempête en renonçant à la principauté de Transylvanie, et mourut peu de temps après dans ses terres de Hongrie. Sa veuve, ou par goût, ou peut-être dans le dessein de venger la mort du comte de Zrin, son frère, ayant épousé Tœkœly dans le commencement de sa révolte, l'Empereur lui fit enlever ses enfants, qui étoient le prince Ragotzi dont je parle, et sa sœur aînée, connue sous le nom de la comtesse de Reckheim-d'Aspremont.

« François Ragotzi fut élevé à Vienne et à Prague par les soins des jésuites ; il s'appliqua aux études, apprit les langues et les exercices convenables à un homme de sa naissance, et, montrant peu d'élévation de génie et peu d'ouverture d'esprit, les Autrichiens, ne se défiant point de son ambition et voulant l'attacher encore plus étroitement aux intérêts de la maison d'Autriche, lui firent épouser une princesse de Hesse-Rheinfeld, proche parente de l'Impératrice ; mais, quoiqu'il eût la liberté d'aller dans ses terres en Hongrie, on ne voulut jamais permettre qu'il voyageât, ni qu'il servît dans les troupes. A ces précautions, les ministres impériaux crurent qu'ils en devoient ajouter une autre, c'étoit de mettre auprès de lui un espion qui leur rendît compte de sa conduite et qui, s'insinuant dans sa confiance, pût même

1. Ci-dessus, p. 240.
2. Archives nationales, carton K 1352, n° 1.

lui inspirer quelque dessein qui, découvert par lui-même, leur donnât occasion de lui faire perdre la vie et de profiter des grands biens qu'il possède en Hongrie. Ils choisirent pour cela un Lorrain appelé Longueval, homme souple, insinuant et adroit, qui gagna bientôt la confiance du prince Ragotzi et se mit en état d'exécuter auprès de lui ce que les ministres de la cour de Vienne desiroient.

« Il faut avoir connu particulièrement des Hongrois ou des Polonois pour savoir les profondes racines que la liberté jette dans leur cœur. On ne connoît qu'imparfaitement toute la force de ce nom quand on est né dans un gouvernement différent du leur. Il y a deux cents ans que la maison d'Autriche emploie toute sa puissance à priver la nation hongroise de cette liberté; elle n'en a pu venir à bout, et elle se trompe si elle croit le faire un jour; les enfants la portent dans le cœur en naissant et la sucent avec le lait de leur mère. C'est de cette manière que le desir de la recouvrer s'étoit conservé dans celui du prince Ragotzi, malgré l'éducation différente qu'il avoit reçue. Il voyoit plus familièrement que les autres deux seigneurs hongrois, l'un appelé Sirmay et l'autre Bercheny. Tous deux avoient joui de la liberté et aspiroient à en jouir encore. Ils n'eurent pas de peine à faire entrer le prince Ragotzi dans leurs vues. La cour de Vienne le tenoit dans l'abaissement; on lui faisoit envisager que, s'il se déterminoit à faire ce qu'il falloit pour en sortir, il se trouveroit naturellement le chef de toute une grande nation, qui le regarderoit comme son libérateur. Le prince Ragotzi, déterminé par les conseils de ses amis, crut qu'il falloit commencer par s'assurer de la protection du Roi et qu'il pourroit se servir utilement de Longueval dans les démarches qu'il avoit à faire pour la solliciter. Il le mit donc dans la confidence des conversations qu'il avoit avec Sirmay et avec Bercheny, et, étant convenu avec eux d'écrire une lettre à S. M., il la confia à Longueval pour la porter en France, et partit pour aller dans ses terres de Hongrie attendre la réponse. Longueval avertit les ministres de l'Empereur, qui, pour conserver en quelque manière sa réputation, le firent arrêter à Francfort, et envoyèrent aussitôt enlever le comte Sirmay et le prince Ragotzi. Ils avoient donné les mêmes ordres pour Bercheny; mais, plus attentif que les autres, il se retira à temps et se sauva en Pologne. On conduisit le prince Ragotzi, à Neustadt, à douze lieues de Vienne, et le comte Sirmay dans un autre château. Je les laisserai tous deux pour quelque temps pour dire ce qui arriva au comte Bercheny en Pologne.

« Il s'adressa d'abord à M. du Héron, envoyé de France en Pologne, qui, étant en négociation avec le roi Auguste, obtint la protection de ce prince pour lui. Il l'engagea même à écouter les projets de cet hongrois qui, étant homme d'esprit et éloquent, lui en faisoit d'assez plausibles et de fort convenables à son humeur; mais le roi Auguste, qui n'étoit entré en négociation avec M. du Héron que pour le tromper, découvrit, ou permit à ses ministres de découvrir à l'ambassadeur impérial qui résidoit à Varsovie que Bercheny s'y trouvoit, et consentit qu'il fût arrêté, pourvu que ce ne fût pas à Varsovie même. Il congédia donc le comte Bercheny et lui dit d'aller sur les frontières de Hongrie pour prendre quelque connoissance plus particulière de l'état des affaires et des dispositions de ses amis et revenir ensuite lui en rendre compte, et sur ce que le comte Bercheny lui représenta qu'il craignoit qu'il n'y eut du danger pour lui à voyager en Pologne, le roi Auguste lui répondit qu'il n'avoit qu'à s'adresser au comte Beuckling, son premier ministre, qui pourvoiroit à la sûreté de son voyage.

« Dans cette confiance, le comte Bercheny partit de Varsovie, prenant avec lui un officier allemand, qui lui avoit été donné par le comte Beuckling et le mettant à côté de lui dans son carrosse. C'étoit un officier de l'Empereur, qui étoit chargé de l'enlever et qui, pour cet effet, s'étoit fait suivre par quelques cavaliers, qui, faisant semblant de tenir la même route, suivoient de loin le carrosse du comte Bercheny, qui n'avoit que trois ou quatre valets à cheval auprès de lui. Ce fut dans les bois de Rava à douze lieues de Varsovie que Bretschneider, c'est le nom de cet officier, crut pouvoir faire son coup. Il saisit par la main gauche le comte Bercheny, qui disoit son chapelet, et lui dit qu'il l'arrêtoit. Le comte Bercheny, qui avoit la main droite libre, eut l'esprit assez présent pour se saisir d'un pistolet, qui, selon la manière de ce pays-là, étoit dans la calèche, et le tirant dans le corps de Bretschneider, le renversa hors de la portière et empêcha par là que les cavaliers qui s'approchoient pour le saisir ne le pussent faire. Il sauta hors du carrosse par l'autre portière et, essuyant une décharge de ces cavaliers, il monta sur le cheval d'un de ses valets et se sauva chez un prêtre, qui, l'ayant caché pendant deux jours sous le toit de sa sacristie, le ramena ensuite à Varsovie, déguisé en cocher polonois. Il trouva une retraite assurée chez les missionnaires françois de cette ville par l'adresse, le zèle et la fidélité du sieur de Monméjan, prêtre françois de cette mission, qui le garda pendant quelque temps sans que pas un seul de sa communauté pût soupçonner qu'il y avoit quelqu'un de caché chez lui.

« Pendant que le comte Bercheny essuyoit cet accident en Pologne, on instruisoit à Neustadt le procès du prince Ragotzi, et, quoiqu'on n'eût pour le convaincre que la déposition d'un traître reconnu, que le prince Ragotzi récusoit, il auroit eu sans doute la tête tranchée, si on avoit pu vaincre la délicatesse de la conscience de l'Empereur, qui, pouvant bien lui permettre selon ses principes de retenir en prison un homme dont il soupçonnoit la fidélité, ne pouvoit consentir qu'il le punît de mort pour crime qu'il n'avoit pas même commencé.

« La princesse Ragotzi ne contribua pas peu non plus par ses amis à faire prolonger le procès de son mari, en attendant qu'elle pût lui procurer, comme elle fit, sa liberté. Elle étoit jeune, belle et bien faite, intrigante plutôt que spirituelle, sensible à l'agrément de plaire, et, si elle ne donnoit pas des espérances à ceux qui s'attachoient à elle, elle ne trouvoit pas mauvais au moins qu'ils s'en formassent. Avec ce caractère, on a beaucoup d'amis dans une cour où la sévérité de l'Empereur ni le zèle de l'Impératrice n'avoient pu bannir la galanterie. L'Impératrice elle-même, sensible à l'état de sa parente, avoit une attention moins chagrine sur sa conduite. Tout ce qu'il y avoit de jeunesse considérable voyoit la princesse Ragotzi comme la femme d'un malheureux, mais non pas comme celle d'un coupable ; elle sut mettre surtout les moines dans ses intérêts. Ce fut par eux qu'elle apprit quelquefois des nouvelles de la santé de son mari et qu'elle lui donna des siennes ; elle découvrit aussi par leur moyen que celui qui étoit préposé à sa garde étoit un soldat de fortune appelé Lehman, homme voluptueux, adonné à ses plaisirs, et qui, par son tempérament ou pour adoucir l'ennui de la prison où il étoit pour ainsi dire enfermé lui-même, avoit fait du château de Neustadt, où il commandoit, une espèce de petit sérail. La princesse Ragotzi, instruite de ces particularités, jugea qu'un homme de l'humeur du capitaine Lehman ne seroit pas insensible à la vue de son portrait ; elle en fit faire un avec beaucoup de soin et le lui envoya dans une boîte garnie de diamants. Ce portrait fut reçu avec reconnoissance, et le desir de voir une princesse qui paroissoit si belle, ne contribua peut-être pas peu à déterminer le capitaine Lehman à lui accorder la première grâce qu'elle lui demanda, qui étoit de venir passer une nuit avec le prince son mari. La princesse Ragotzi, ayant la parole du gouverneur, demanda à l'Impératrice d'aller accomplir un vœu à Marienzell, pèlerinage fameux à douze lieues de Vienne et à quelques lieues de Neustadt. Quand elle y fut, elle trouva une des amies du capitaine Lehman avec son frère et des habits de paysanne qu'elle prit. Dans cet équipage, elle monta en chariot et arriva dans la ville de Neustadt, d'où le frère du gouverneur l'introduisit dans le château. Ce ne fut pas sans essuyer de la part des soldats qui étoient en sentinelles les discours qu'ils ont accoutumé de tenir aux personnes pour qui ils la prenoient. Le gouverneur étoit d'ailleurs accoutumé à en faire venir si souvent que ce fut plus pour eux une nouvelle matière de divertissement qu'un sujet de soupçon. Le prince et la princesse Ragotzi passèrent tranquillement ensemble le peu de temps dont ils étoient les maîtres et déterminèrent le gouverneur à faciliter l'évasion du prince et à se servir du jeune Lehman pour cela, qui, plus jeune et plus présomptueux que son frère, se fit des idées d'espérance capables de le porter à des entreprises encore plus hasardeuses. La princesse revint prendre ses habits à Marienzell et courut à Vienne fort satisfaite de son pèlerinage et quasi certaine qu'il auroit un bon succès.

« En effet, peu de temps après, le jeune Lehman étant convenu avec son frère du jour de l'évasion du prince Ragotzi, et la princesse ayant fait toutes les dispositions nécessaires pour lui faire trouver des chevaux et pour arrêter sous divers prétextes des bateaux dans les endroits où il devoit traverser les différents bras du Danube que forme l'île de Schutt, en sorte qu'il n'eût à craindre aucun retardement, le jeune Lehman se rendit à Neustadt, sous prétexte de venir prendre congé de son frère avant d'aller joindre son régiment. Il avoit fait préparer et porter dans la chambre de son frère son porte-manteau et un habit de palefrenier à la faveur duquel le prince Ragotzi devoit sortir. La porte de la chambre où il étoit gardé, étoit dans le fond d'une galerie, et celle du capitaine Lehman lui étoit contiguë. L'ordre étoit que la porte de la chambre du prince Ragotzi demeurât toujours entr'ouverte, afin que la sentinelle qui y étoit postée le sabre à la main, pût voir ce qui se passoit dedans. Sur le soir, dans le temps qu'on allumoit les chandelles dans le corridor, le capitaine ouvrit sa porte et, tenant une chandelle à la main, la donna à la sentinelle pour l'aller allumer au bout du corridor ; de cette manière, la sentinelle tournant le dos à la porte du prince Ragotzi, il se glissa sans être aperçu dans la chambre du capitaine, prit l'habit du palefrenier du jeune Lehman, chargea son porte-manteau sur les épaules, et, précédé par cet officier qui parloit familièrement et avec hardiesse aux soldats en prenant congé d'eux, sortit de la prison. Lehman, continuant à faire le maître dans son hôtellerie comme au château, grondant son palefrenier, lui apprit à lier son porte-manteau sur son cheval et le fit partir sur le champ, lui disant qu'il le suivroit avec des chevaux de poste qu'il avoit demandés. Le prince Ragotzi, trouvant tout disposé comme il le pouvoit souhaiter, et suivi d'un page sur la fidélité duquel il comptoit, traversa heureusement toute la Hongrie, d'où il passa en Pologne. Le prince Ragotzi eut le déplaisir de ne pouvoir déterminer le capitaine Lehman à le suivre dans sa fuite ; cet [homme], retenu par son avarice, voulant différer son départ jusqu'au lendemain, fut découvert et arrêté par ses propres soldats et exécuté à mort peu de jours après. Le jeune Lehman, quoiqu'il ne fût guère plus sage que son frère, fut pourtant plus heureux ; il courut porter à Vienne, à la princesse Ragotzi, la nouvelle de l'évasion de son mari et, peut-être, s'il en avoit eu le temps, l'auroit-il fait souvenir du prix auquel il avoit mis le service qu'il venoit de rendre ; mais il fallut éloigner toutes les autres idées pour ne songer qu'à se cacher ; la princesse Ragotzi lui en facilita les moyens. Depuis ce temps-là, le prince Ragotzi lui a fait des présents proportionnés au service qu'il en avoit reçu et a donné douze mille écus aux enfants de son frère.

Je viens de dire que ce prince, après avoir traversé la Hongrie, entra en Pologne. Il se rendit heureusement à Varsovie, et cela avec tant de diligence qu'il y précéda, ou y suivit de fort près, la nouvelle de son évasion. C'étoit peu de jours après que le comte Berch(«eny, échappé au péril dont j'ai parlé, avoit trouvé un asile par le moyen du sieur de Monméjan chez les missionnaires de Varsovie. Le prince Ragotzi, qui avoit eu sans doute connoissance de cet événement chemin faisant, vint demander chez ces missionnaires le confesseur de M. du Héron. On fit venir le sieur de Monméjan, à qui il dit qu'il croyoit que c'étoit lui qui avoit réfugié un étranger considérable, qui étoit dans le malheur, qu'il le prioit de dire à cet étranger qu'il y en avoit un autre dans l'église qu'il seroit bien aise de voir. Le sieur de Monméjan, qui craignoit que ce ne fût quelque espion du roi Auguste, répondit assez sèchement au prince Ragotzi qu'il ne savoit ce dont on lui parloit, et se retira sans lui laisser que peu d'espérance de réponse; mais, ayant fait au comte Bercheny le portrait de celui qui lui avoit parlé, le comte soupçonna que ce pouvoit être le prince Ragotzi et le pria de retourner encore dans l'église pour l'examiner de nouveau et pour lui demander s'il n'avoit rien pour se faire connoître. Le prince Ragotzi donna pour lors au sieur de Monméjan la moitié d'un cachet, qui étoit apparemment un signe dont il étoit convenu en se séparant avec le comte Bercheny, qui, ne pouvant pas douter à cette marque que ce ne fût le prince Ragotzi, pria le sieur de Monméjan de le faire monter dans sa chambre, où la reconnoissance s'acheva par des pleurs et par ces mouvements de tendresse dont les malheurs rendent capables, qu'on ne connoît guère dans un état tranquille, et qu'on se persuade malaisément que les autres puissent éprouver.

M. du Héron, dont la maison étoit contiguë à celle des missionnaires, entretint plusieurs fois le prince Ragotzi et le comte Bercheny, et les consola dans leur malheur par l'espérance de la protection du Roi. Ils avoient besoin l'un et l'autre d'en recevoir de promptes marques. Quelque bien cachés qu'ils fussent, il étoit à craindre qu'on ne les découvrît; il falloit songer à une retraite plus commode, plus sûre et plus convenable. M. du Héron, qui connoissoit bien les hommes, se servit de cette connoissance pour procurer au prince Ragotzi la retraite la plus agréable qu'il pouvoit souhaiter et la plus convenable à ses desseins.

« La castellane de Cracovie d'à présent, connue pour lors sous le nom de palatine de Belz, se trouvoit à Varsovie; elle avoit toujours témoigné du penchant pour la France; elle s'étoit distinguée du temps de l'élection de M. le prince de Conti par son zèle pour le parti de ce prince, et, flattée de l'honneur qui lui étoit revenu de sa fermeté, elle continuoit dans les mêmes sentiments par goût et par vanité. M. du Héron la mit dans la confidence de l'arrivée du prince Ragotzi, lui fit de sa personne le portrait le plus propre à déterminer une femme généreuse et qui n'est pas insensible à secourir un malheureux: elle promit de l'envoyer dans ses terres. M. du Héron conduisit la nuit et à pied le prince Ragotzi et le comte Bercheny chez la castellane de Cracovie, qui, impatiente de les voir, se promena elle-même toute seule plus d'une demi-heure dans la rue pour les attendre, jusques à ce que, s'étant reconnus les uns les autres au signal qu'ils s'étoient donné, elle les introduisit dans sa maison, fit venir ses carrosses, et, contente d'une occasion si agréable de rendre service à la France, les fit partir après les premiers compliments. Ils arrivèrent heureusement en Russie. La castellane, depuis leur départ de Varsovie, ne trouva plus qu'elle y eût assez d'affaires pour y prolonger son séjour; elle partit pour la Russie, où elle fit les honneurs à ses nouveaux hôtes en femme qui s'intéressoit autant à leurs personnes qu'à leur fortune ; elle n'obligea pas des ingrats. Le prince Ragotzi se chargea seul de la reconnoissance ; pendant deux ans qu'il a passés auprès d'elle, elle n'a pas eu sujet de s'en plaindre, et ils ont établi les fondements d'une amitié qui peut avoir perdu quelque chose de sa vivacité, sans rien perdre de sa solidité.

« Les terres de la castellane de Cracovie étant fort proches des frontières de Hongrie, le prince Ragotzi et le comte Bercheny eurent l'occasion et les facilités nécessaires pour entretenir quelque commerce avec leurs amis, leur donner de leurs nouvelles et en apprendre des dispositions où ils se trouvoient. Ils commencèrent à espérer de pouvoir faire quelque chose d'avantageux pour leur liberté. Dans cette espérance, ils avoient fait en France, par le canal de M. du Héron, des ouvertures qui avoient été froidement reçues, lorsque le roi Auguste mécontent de la conduite de M. du Héron se porta, comme on sait, à le faire enlever de Varsovie, et, l'ayant fait garder assez étroitement à Thorn, le fit conduire en France : entreprise qui sera un jour d'un exemple dangereux en Pologne, si la France à la première diète n'en demande raison et ne fait établir quelque règle là-dessus...

« Peu de temps auparavant, le marquis de Bonnac, envoyé extraordinaire du Roi auprès du roi de Suède, l'allant rejoindre, avoit été arrêté en Samogitie par le sieur Oginski, staroste de cette province ; mais, ayant obtenu des passeports du roi Auguste, il arriva à Varsovie le 12 décembre, environ quinze jours après que M. du Héron eut été enlevé.

« Son arrivée fit revivre les espérances du prince Ragotzi et du comte Bercheny, qui, troublés par la violence faite à un ministre de France, et ne croyant plus trouver de sécurité dans un pays où le droit des gens n'en donnoit point, ne savoient plus quel parti prendre.

« Dans cette situation, le marquis de Bonnac, considérant les avantages que le Roi tireroit d'une diversion des troupes de l'Empereur en Hongrie, anima par ses lettres le prince Ragotzi et le comte Bercheny, mais sans précipitation et avec de tels ménagements qu'ils ne hasardassent ni leurs amis, ni leurs personnes. Comme il n'étoit pas facile de prendre de justes mesures avec eux par lettres, il pria le prince Ragotzi, s'il ne croyoit pas pouvoir se rendre en sûreté lui-même à Varsovie, d'y envoyer le comte Bercheny, et cependant, représentant au Roi, par ses lettres, l'importance de la diversion que les Hongrois pourroient faire, obtint de S. M. la permission de concourir à cette entreprise et, après avoir bien examiné s'il y avoit quelque sûreté à la commencer, d'encourager le prince Ragotzi par l'espérance de sa protection, et de leur donner même quelque secours d'argent. C'étoit ce qu'il y avoit de plus difficile par rapport à l'état où se trouvoit le marquis de Bonnac. Dès que le roi Auguste eut appris son arrivée à Varsovie, il fit défendre à tous les banquiers et aux autres marchands qui se mêloient du commerce de lettres de change de lui fournir aucun argent, de manière que, quoique le marquis de Bonnac eut des lettres de crédit, à peine pouvoit-il trouver à Varsovie de quoi fournir à la dépense ordinaire de sa maison.

« Il arriva de plus que le roi Auguste, après la diète de Lublin, étant venu à Praga vis-à-vis de Varsovie, prétendit que le marquis de Bonnac, à l'exemple des envoyés de l'Empereur, d'Angleterre et de Hollande, qui se trouvoient en cette ville, vînt auprès de lui. Ce que le marquis de Bonnac ne croyant pas pouvoir faire sans un ordre exprès du Roi, après ce qui venoit de se passer à l'égard de M. du Héron, le roi Auguste lui envoya le sieur de Lagnasco pour lui dire de se retirer à Dantzick et ne lui donna que huit jours pour se préparer à son départ.

« Ce fut dans ces entrefaites que le comte Bercheny vint le trouver à Varsovie. Il lui fit voir le nombre d'amis que le prince Ragotzi avoit en Hongrie, lui communiqua le concert qu'ils avoient pris ensemble pour prendre les armes, et rendit le succès de leur entreprise si plausible, et fit voir si évidemment au marquis de Bonnac la nécessité de la commencer sans délai, de peur que leur parti en Hongrie ne se refroidît par l'attente et ne vînt à être découvert et prévenu par les Impériaux, que le marquis de Bonnac ne put pas s'empêcher d'y donner les mains.

« Le plus difficile étoit, dans les circonstances où il se trouvoit, de leur fournir l'argent dont ils avoient besoin pour commencer. Il falloit faire partir promptement le comte Bercheny de Varsovie, de peur qu'il ne fût découvert ou par les Saxons, ou par les ministres des alliés qui y étoient, et lui fournir de quoi faire les premières emplettes nécessaires pour son entreprise. Le marquis de Bonnac fut assez heureux pour y réussir; il eut d'abord recours au nonce du pape Pignatelli, et lui emprunta le premier argent qu'il donna au comte Bercheny et avec lequel il le fit partir. Il trouva moyen en même temps de faire payer en Russie au prince Ragotzi vingt mille livres de pension que le Roi lui donnoit, et, profitant de la bonne volonté qu'il trouva dans le cardinal Radzieiowski et dans la palatine de Belz, il les détermina à lui prêter chacun sur sa parole quinze mille écus pour faire les trente mille que le prince Ragotzi demandoit, et il lui fit passer cette somme avec assez de diligence pour les mettre en état de se soutenir dans cette entreprise. Ayant fait ainsi tout ce qu'il avoit à faire à Varsovie pour le service du Roi, il en partit avant le temps qui lui avoit été fixé par le roi Auguste et se rendit à Dantzick, où à peine fut-il arrivé, qu'il sut que le prince Ragotzi étoit entré en Hongrie, et qu'il y avoit été reçu par un nombre considérable de ses amis et des habitants de ses terres. Tous s'étant mis ensuite en mouvement au nom de la liberté, il se trouva bientôt en état de résister aux Allemands, ensuite de les réduire à se tenir dans les places fortes dont ils étoient les maîtres, et enfin de les y assiéger.

« Jamais révolution ne fut plus prompte, ni plus universelle. On vit dans cette occasion que le nom de la liberté remue plus puissamment les peuples que celui même de la religion. Ce premier succès ayant fait juger au marquis de Bonnac que, pour tirer un plus grand avantage de la diversion commencée en Hongrie, il falloit donner de plus grands secours de troupes et d'argent au prince Ragotzi, [il] en exposa la nécessité au Roi. S. M. en reconnut l'importance; mais les fonds pour soutenir une guerre éloignée manquoient au Trésor royal; le marquis de Bonnac s'en étoit douté et pour ne laisser rien en arrière de tous les moyens qui pouvoient être mis en usage dans une conjoncture qu'il croyoit importante au service du Roi, il avoit disposé le cardinal Radzieiowski, son ami particulier, à lui faire une avance de cent mille écus sur une lettre que le Roi lui écriroit portant promesse de lui faire rembourser cet argent. S. M. ayant approuvé cet expédient et écrit au cardinal, le marquis de Bonnac se trouva par ce moyen en état d'envoyer tous les secours nécessaires au prince Ragotzi, et il les lui fit passer en effet avec beaucoup de diligence.

Tekeli, dont la fortune avoit été si brillante, ayant affecté de soutenir le parti des protestants en Hongrie, aliéna tous les catholiques. Le prince Ragotzi, quoique zélé catholique, de même que le comte Bercheny, profitèrent de cette faute ; ils ne firent point de distinction de religion et réunirent par là tous les peuples de Hongrie dans leurs intérêts. Ils convinrent avec les principaux des protestants qui se joignirent à eux qu'il falloit commencer par chasser les étrangers et que, cela fait, on travailleroit ensuite à loisir à règler les différends de la religion selon les principes de l'équité et de la convenance, ce qui a tenu unis les deux partis pendant tout le temps que la révolution, dont le prince Ragotzi est le chef, s'est soutenue. Que si ce prince et le comte Bercheny s'étoient conduits aussi sagement dans tout le reste, ils auroient eu sans doute l'honneur d'être les libérateurs de leur patrie, auroient entièrement chassé les Autrichiens et auroient mis les affaires de Hongrie dans un état à faire plutôt craindre les Allemands qu'à avoir rien à craindre de leur part.

« Mais ce n'est pas dans cette seule occasion qu'on a vu que les hommes manquent à leur fortune et que, portant dans les grandes affaires les vices avec lesquels ils sont nés, gâtés d'ailleurs par la prospérité, ils détruisent par leur propre faute tout ce que la fortune leur avoit procuré d'avantages.

« C'est de cette manière que le comte Bercheny, plus fin et plus habile que le prince Ragotzi, profitant de sa vanité, l'éblouit par des apparences extérieures de respect et de soumission, s'attira le principal maniement des affaires, se fit donner le commandement général des armées, et, ne laissant au prince Ragotzi que les fastueux dehors de la puissance souveraine, songea à se rendre maître de tout, non pour faire mieux que le prince Ragotzi, mais pour assouvir son avarice et se précautionner contre les accidents d'une fortune dont il avoit éprouvé les rigueurs. Le prince Ragotzi, quoiqu'averti de bonne heure des mauvais effets dont la conduite du comte Bercheny pourroit être suivie, ne songea à y remédier que lorsqu'il n'en fut plus temps. Cela rendit inutile tout ce que la nation hongroise témoigna de bonne volonté ; les secours d'argent que le Roi donnoit, quoique très médiocres, auroient suffi pour former et pour entretenir un bon corps de troupes réglées ; les officiers que le marquis de Bonnac faisoit passer incessamment en Hongrie étoient très propres pour les discipliner ; mais l'argent fut dissipé et employé à des choses vaines et inutiles, les officiers rebutés, les troupes découragées, les peuples foulés, et, ceux qui étoient de la part du Roi sur les lieux ne pouvant pas résister à ces désordres, les affaires des Hongrois commencèrent à dépérir dans le temps où on en devoit attendre de plus grands efforts. Je ne mettrai point ici le détail de tout de qui s'est passé en Hongrie pendant six campagnes ; cela me mèneroit trop loin et n'auroit rien d'agréable. Je me contenterai de dire que le prince Ragotzi toujours battu se fortifioit toujours. Qu'auroit-ce été si, suivant les conseils qu'on lui donnoit, il se fût mis en état de vaincre ?

« On ne peut cependant assez le louer de ce qu'il n'a jamais paru découragé, ni des pertes de la France, ni des siennes, et qu'il ne s'est cru vaincu que lorsqu'il a été obligé d'abandonner entièrement la Hongrie, il y a cinq ou six mois ; réputation de fermeté qu'il doit à la cause même de sa ruine, je veux dire à cette vanité mal entendue et fastueuse, qui, lui ayant fait croire avant le temps qu'il pouvoit commencer à jouir sans craindre du fruit de ses travaux, l'a jeté dans une nonchalance qui a été le principe de sa perte. C'est ainsi que cette diversion si grande qui avoit armé un royaume entier contre l'Empereur, qui le privoit de seize millions par an de revenu et l'obligeoit à entretenir un corps de plus de vingt mille hommes pour opposer à ses sujets, paroît sur le point de finir. Elle [est] d'autant plus considérable, qu'elle n'a jamais coûté plus de deux cent mille écus par an au Roi et les premières années beaucoup moins, et que, pendant que S. M., avec une si médiocre somme et par l'entremise d'un ou de deux de ses sujets, formoit un si grand obstacle à ses ennemis, le roi de Suède employoit en personne toutes ses forces à faire la même chose en Pologne contre le roi Auguste, et, toujours vainqueur, y trouvoit des difficultés qu'on n'éprouvoit pas en Hongrie, quoiqu'on y fût toujours battu. »

Au mémoire du marquis de Bonnac, on peut ajouter une lettre du chevalier Molé, lieutenant de Roi à Calais, écrite au ministre de la guerre lorsque l'annonce de la venue de Ragotzi en France parvint dans cette ville ; elle est relative au cérémonial à observer avec le prince proscrit (Dépôt de la guerre, vol. 2388, n° 65) :

Le chevalier Molé au secrétaire d'État Voysin.

Calais, le 8 décembre 1712.

« Monseigneur,

« J'ai l'honneur de vous rendre compte que M. de Rosenow, gentilhomme polonois, agent du prince Ragotzi, a débarqué ici, ce matin, venant d'Angleterre et qu'il va partir pour Paris. J'ai su de lui que son maître s'est embarqué à Dantzig, dès le 15 du mois passé, sur un vaisseau anglois qui n'est cependant attendu en Angleterre que dans quinze jours, et qu'après avoir séjourné à Londres environ un mois, il passera de là en France. Comme je ne doute pas qu'il ne débarque à Calais, j'ose vous supplier très humblement, Monseigneur, de me faire savoir les intentions du Roi sur les honneurs que je dois lui rendre. »

Voysin répondit le 12 de Versailles (*ibidem*, vol. 2584, fol. 70) :

« Monsieur, j'ai reçu la lettre que vous avez pris la peine de m'écrire le 8e de ce mois, par laquelle vous me mandez que M. le prince de Ragotzi doit bientôt arriver à Calais pour venir à Paris. Comme il doit être en France incognito et passer pour M. le comte Dapchac (*sic*), vous pouvez lui dire, lorsqu'il débarquera, que si vous n'aviez pas été averti qu'il veut être dans un parfait incognito, vous lui auriez rendu avec plaisir tous les honneurs dus à sa naissance... »

Cette question de la manière dont il convenait de traiter le prince exilé revint à diverses reprises sur le tapis. Les extraits suivants des Mémoires manuscrits du baron de Breteuil (ms. Arsenal 3863, p. 124 et suivantes) feront connaître la décision à laquelle on s'arrêta, et aussi diverses particularités du séjour du prince hongrois en France, auquel Torcy avait envoyé une berline, qui l'attendit deux mois à Dunkerque :

« Le prince François Ragotzi, prince de Transylvanie, arriva incognito à Paris, sous le nom de comte de Saaros, le 28 janvier de la présente année, et alla loger à l'hôtel de Luxembourg, que le duc de Luxembourg, gouverneur de Normandie, qui a traité magnifiquement ce prince à son passage à Rouen, lui a prêté. L'abbé Brenner, son ministre à notre cour, sans pourtant y avoir de caractère public, me vint l'après-dînée donner part de son arrivée, et conférer avec moi sur la manière de sa réception chez le Roi, me marquant que ce prince desiroit passionnément d'être traité en souverain ; mais, comme c'est au Roi et à son Conseil de déterminer si ce prince doit être regardé comme souverain ou non, que je ne puis rien répondre par moi-même sur semblable matière et que je ne pouvois pas parler à ce prince sans savoir si je l'appellerois Monseigneur et Votre Altesse Sérénissime, ou si, le traitant comme s'il étoit véritablement le comte [de] Saaros, je ne l'appellerois que Monsieur seulement, je ne fus point le voir comme je l'aurois fait sans le doute.

« Aussitôt que l'abbé Brenner m'eût donné part de son arrivée, je vins le surlendemain à Versailles savoir de S. M. de quelle manière elle vouloit qu'il fût traité : elle me répondit qu'elle avoit décidé dans son Conseil que ce prince seroit à Paris et à sa cour dans un incognito parfait, et, qu'ainsi, je ne le devois traiter qu'en comte de Saaros, et que, lorsqu'il viendroit à son audience, je le conduirois seul, par le degré dérobé, dans le cabinet de S. M. Je lui dis qu'il étoit incommodé d'une jambe, qui ne lui permettoit pas d'y venir aussi tôt qu'il souhaitoit, et S. M. m'ordonna qu'allant dire à ce prince ce qu'elle décidoit sur sa réception, je lui fisse de sa part un compliment sur son incommodité...

« ... Le Roi ayant décidé, comme je viens de le dire, que le prince Ragotzi ne seroit traité que comme comte de Saaros, je dis à l'abbé Brenner que j'irois, de la part de S. M., le voir, le vendredi 3 février. Il étoit logé à l'hôtel de Luxembourg, que le duc de Luxembourg, qui l'a magnifiquement traité à son passage à Rouen, lui a prêté. Sept ou huit gentilshommes, dont il y en a deux François, qui ont été colonels dans ses troupes, et autres Hongrois, vinrent me recevoir à la descente de mon carrosse, et l'abbé Brenner vint me recevoir au haut du degré.

« Je le trouvai sur un canapé, à côté de la cheminée, la jambe gauche, où il a un érysipèle, enveloppée d'un couvre-pied, et la jambe droite en bas. Quand je m'approchai de lui, il se leva autant que cette posture peut le permettre, et me fit mettre dans un fauteuil que je trouvai placé auprès de la cheminée. A prendre les cérémonies à la manière de France, j'étois placé au haut bout, parce que mon fauteuil étoit du côté de la cheminée le plus proche de la ruelle du lit, et son canapé du côté des fenêtres, auprès de la première desquelles est, dans cette chambre, la porte par où on entre. Mais, comme, par la disposition de la chambre, ce canapé étoit à la droite, et mon fauteuil à la gauche de la cheminée, je ne sais si, à la manière des Italiens, il ne regardoit pas la place, où il étoit, comme la place d'honneur. Il reçut ainsi, depuis, le marquis de Torcy, le duc de Beauvillier et les autres ministres qui allèrent le voir pendant son mal de jambe. Pendant que je lui parlai de la part du Roi, l'abbé Brenner se tint debout derrière mon fauteuil, et les gentilshommes un peu derrière l'abbé Brenner, et en cercle jusqu'au canapé. Je ne le traitai que de Monsieur, et de vous ; et, après qu'il eut répondu à mon compliment, ses gentilshommes s'en allèrent, et il ne resta que l'abbé Brenner. Comme la conversation fut un peu longue, et que je témoignai par politesse à l'abbé Brenner, que je sais être homme de qualité, la peine que j'avois de le voir debout derrière moi, pendant que j'étois dans un fauteuil, le prince lui dit de prendre un tabouret, sur lequel il demeura assis pendant le reste de la conversation. Le prince a infiniment d'esprit et est éloquent : il parle françois comme s'il avoit passé sa vie en France.

« La visite finie, le comte de Saaros se leva sur son canapé, comme il avoit fait pour me recevoir, et l'abbé Brenner et ses gentilshommes me reconduisirent jusqu'à mon carrosse et me virent partir.

« Le lundi suivant, j'allai rendre compte au Roi de la visite qu'il m'avoit ordonné de faire au comte de Saaros, et lui témoigner le regret que ce prince avoit de ce que son mal de jambe l'empêchoit de venir voir S. M. aussi tôt qu'il l'eût desiré. Je lui dis, en même temps, que, comme il aimoit fort la chasse, il alloit louer une maison auprès de Paris, espérant que S. M. trouveroit bon qu'il chassât dans ses plaisirs, et S. M. m'ordonna de lui dire qu'elle seroit ravie qu'il chassât dans tous les lieux réservés pour ses plaisirs et envoya deux jours après Bontemps, l'un des capitaines des chasses des environs de Paris et l'un des premiers valets de chambre de S. M., lui offrir tout ce qui pouvoit dépendre de lui...

« Le lendemain mardi 7 février, l'abbé Brenner vint à Versailles me demander de quelle manière Mgr le duc de Berry et les autres princes traiteroient son maître, s'il leur rendoit visite, de quelle manière il seroit obligé de les traiter en leur parlant, et de quelle manière aussi ceux des ministres du Roi, qui iroient le voir, prétendroient en être traités. Je lui répondis que l'incognito doit ôter toute prétention de cérémonie et qu'il faut ou toute cérémonie ou tout incognito, et que les *mezzo termine* qu'on a voulu souvent introduire dans les incognito ont produit mille tracasseries et toujours des mécontentements pour les princes qui avoient voulu des demi-cérémonies, qu'ainsi il faut que cet incognito soit parfait, et je lui citai sur cela un exemple récent qui doit désormais servir de règle à tous les incognitos, c'est celui du roi d'Angleterre qui est, à présent, en France, roi à visage découvert. Le Roi, notre maître, lui a donné partout la main, et il la prenoit chez lui sans contestation sur le Dauphin de France. A-t-il été incognito sous le nom du chevalier de Saint-Georges, comme il l'est encore aujourd'hui ? Loin de prétendre aucune distinction, il a pendant la campagne qu'il fit avec Mgr le duc de Bourgogne et Mgr le duc de Berry, son frère, mangé à leur table, assis sur un tabouret pendant que les princes étoient assis dans des fauteuils, et lors même que, après le dîner, on apportoit du café, et que les princes s'assoyoient pour le prendre, il affectoit, quelques prières qu'ils lui fissent d'en prendre avec eux, il affectoit, dis-je, de l'aller prendre dans une autre chambre. Ce roi, déguisé sous le nom du chevalier de Saint-Georges, faisoit asseoir tous les gens de qualité qui l'alloient voir et le fait encore aujourd'hui dans les différents lieux où il se trouve, comme, par exemple, l'automne dernière, au château de Sillery, où il a voulu que M. de Sillery, et la noblesse des environs qui est venue lui faire sa cour, aient été assis devant lui, et avec la même familiarité qu'ils auroient été avec les seigneurs du voisinage...

. . . .

« L'abbé Brenner m'étant venu voir le samedi 11e février pour me dire que son prince étoit en état de pouvoir aller à Versailles pour saluer le Roi, je fus, le lendemain dimanche, prendre l'ordre de S. M. qui me dit de conduire, le lendemain lundi, 13 du même mois, le comte de Saaros à son audience par le degré dérobé qui conduit par les derrières à son cabinet. Ce comte se rendit dès le lendemain au soir à Versailles, et logea chez le baigneur le plus proche du château, où je le fus voir dès le même soir. Il voulut aller rendre visite au marquis de Torcy qui avoit été le voir à Paris, mais ce ministre dit à l'abbé Brenner qu'il le prioit de n'y point aller parce qu'il avoit à travailler ce soir avec le Roi, et qu'il espéroit qu'il lui feroit l'honneur d'aller le lendemain dîner avec lui.

« La marquise [de] Dangeau, de la maison de Levenstein, étant alliée à ce prince, il se rendit le lendemain sur les neuf heures et demie du matin, ainsi que nous en étions convenus, dans l'appartement qu'elle a dans le château. Le Roi recevoit ce matin-là la harangue des États de la province de Bretagne, et, dès que S. M., qui écoute ces harangues assise dans un fauteuil au milieu de la chambre où elle couche, fut rentrée dans son cabinet, j'allai seul prendre le comte de Saaros chez la marquise [de] Dangeau et le menai par les derrières dans le cabinet du Roi, l'abbé Brenner l'accompagnant seul, sans qu'il fût suivi d'aucun de ses gentilshommes et sans que le secrétaire à la conduite des ambassadeurs vint avec nous. Nous trouvâmes le marquis de Torcy à la porte de l'antichambre du Roi qui donne sur le degré dérobé, sur lequel nous ne trouvâmes personne à notre passage. Il se mit à la droite du comte, qui marcha, lui et moi, depuis cette porte, jusque dans le cabinet, où il n'y avoit que S. M. seule debout sans gants et sans chapeau dans le fond de son cabinet auprès de son fauteuil. J'avançai trois ou quatre pas dans le cabinet où le marquis de Torcy demeura, la porte en étant demeurée ouverte pendant l'audience. Je me tins à la vue du Roi à deux pas de cette porte en dedans de l'antichambre qui la précède et où l'abbé Brenner s'étoit arrêté, le premier valet de chambre en quartier, et quelques autres de ceux qui ont les entrées secrètes du derrière de l'appartement de S. M. étoient dans cette antichambre.

« L'audience finie, le marquis de Torcy l'accompagna avec moi jusqu'à la porte où il l'avoit reçu et je le conduisis à l'appartement de la marquise [de] Dangeau, où je le laissai...

« Après qu'il eût eu audience du Roi, je dis au comte de la Chaise, capitaine des gardes de la porte, que j'avois pris l'ordre de S. M. pour laisser entrer dans la cour du château le carrosse du comte de Saaros, quoiqu'il ne fût point à ses armes, ni n'eût de manteau ducal, et il donna ordre sur-le-champ aux gardes de la porte de le laisser entrer. Il dîna chez le marquis de Torcy avec des dames et des courtisans, du nombre desquels je fus ; comme il parle françois aussi bien que moi, et qu'il a beaucoup d'esprit, il fut de fort bonne compagnie. Il retourna après le dîner à Paris, et ne fit aucune visite des princes et princesses de la famille royale hors celle de Madame, qu'il fut voir, comme ayant l'honneur de lui appartenir, et qui lui fit celui de le baiser, comme son parent ; car l'incognito devoit empêcher qu'elle ne le baisât en qualité de prince. Je refusai de le mener chez Mme la duchesse d'Orléans, puisqu'il ne vouloit voir ni M. ni Mme la duchesse de Berry, et ce fut Mme [de] Dangeau qui ménagea cette entrevue.

« Il a été depuis voir Madame la Princesse, à Paris, qui est, comme Madame, de la maison Palatine ; mais il y a pareillement été de son chef et comme parent sans que je m'en sois mêlé. Madame la Princesse et Mmes les princesse de Conti et duchesse de Vendôme, qu'il a été voir de la même façon, l'ont baisé comme leur parent, ce qui se fait ainsi à porte fermée et, pour sa parenté, ne tire point à conséquence.

. . . .

« Le comte de Saaros, qui n'étoit venu à la cour depuis le jour que j'ai marqué qu'il salua le Roi, y vint le jeudi 16 mars, et fut, pour la première fois, au lever de S. M. comme courtisan. J'eus soin de le faire placer auprès du balustre, afin que le Roi, que j'en avertis à son petit lever, pût lui parler. Quand S. M. se mit à son prié-Dieu, il s'en alla. Depuis ce temps, le comte de Saaros s'est à peu près entièrement conformé aux manières de notre cour, quand un prince y est incognito, et il s'est rendu, comme un simple courtisan, à toutes les heures où on voit le Roi. Il a été chez les princes avec la familiarité ; il est retourné de son chef manger chez les courtisans qui tiennent table sans avoir été prié que la première fois. Comme il est grand chasseur, il a été à Rambouillet, chez M. le comte de Toulouse, pendant tout le temps que le Roi y a été chasser. Il a été demeurer à Marly pendant le long voyage que le Roi a fait le 23 juillet, et est enfin entièrement devenu courtisan. A la vérité, si on ne le traite pas avec cérémonie, toute la cour fait au moins sentir combien on honore et on estime ses grandes qualités et combien il y est aimé.

« Le même jour, je le conduisis, après le lever de S. M. chez Mgr le duc de Berry et chez Mgr le duc d'Orléans ; il y fut conduit et reçu comme il avoit été le 13 février chez le Roi, sans aucune cérémonie. Ces princes se tinrent debout pendant le temps qu'il fut avec eux, et ne firent aucun pas pour le recevoir, ni pour le reconduire. Je le conduisis aussi, sur le midi, chez Monseigneur le Dauphin et chez Mme la duchesse d'Orléans, qui ne s'assit point pendant qu'il y fut, et, le soir, sur les sept heures, chez Mme la duchesse de Berry, dans le temps qu'elle venoit de se lever pour se mettre au jeu, et, quoiqu'elle fût fort incommodée de sa grossesse, elle le reçut debout, et ne s'assit point. Il ne baisa ni Mme [la duchesse] de Berry, ni Mme la duchesse d'Orléans, le parfait incognito n'admettant aucun traitement ; ainsi l'exemple de Madame n'en fut point un pour Mme la duchesse d'Orléans, sa belle-fille, ni celui de Madame la Princesse pour Madame la Duchesse, Mme la princesse de Conti, fille du Roi, ni Mme la duchesse du Maine. Il ne vit ces trois princesses que dans les derniers jours du mois de mars, et il ne les baisa point.

« Comme le comte de Saaros avoit été longtemps sans pouvoir se résoudre à se faire présenter à Mgr le duc de Berry et à M. le duc d'Orléans, par la peine qu'il avoit à consentir d'être reçu par eux sans aucune cérémonie, il fut encore aussi longtemps à se déterminer sur les visites des princes du sang. Il m'en fit parler plusieurs fois par l'abbé Brenner, qui vouloit toujours qu'on trouvât le moyen de donner des distinctions à son maître; mais je tins toujours ferme sur le parfait incognito, qui, lorsqu'il commence par le Roi, doit être suivi dans toute la maison royale, et l'on éviteroit bien des disputes et des difficultés si l'on veut établir qu'il n'y ait plus désormais que deux sortes de réceptions pour les princes étrangers, soit qu'ils soient souverains ou fils de souverains, l'une tout-à-fait en cérémonie, ainsi qu'elles sont décrites dans le cérémonial françois du temps de Louis XIII, car il n'y en a point de ce règne-ci de si bien réglées, ou tout-à-fait incognito, sans aucune cérémonie. J'ajoutois à l'abbé Brenner que rien n'obligeoit le comte de Saaros à voir les princes et les princesses du sang, comme rien ne l'avoit obligé à voir Mgr le duc de Berry et M. le duc d'Orléans, que c'étoit à lui à se déterminer sur cela, mais que, s'il vouloit les voir, il falloit que ce fût avec les conditions de l'incognito. Il s'y détermina enfin, et me dit que, voulant vivre avec eux en familiarité, il iroit les voir, et qu'ils le recevroient comme il leur plairoit. J'en avertis M. le duc du Maine et M. le comte de Toulouse, comme aussi Mme la duchesse du Maine, et je leur dis seulement que comme le comte de Saaros savoit que les princes et princesses du sang donnent un fauteuil à nos ducs et que l'incognito ne pouvoit pas permettre qu'on lui en donnât, il me paroissoit que les princesses pouvoient lui épargner le désagrément de les voir assises dans un fauteuil et de le faire asseoir sur un tabouret, comme elles font asseoir les gens de qualité non titrés; ainsi les princes du sang convinrent de le recevoir debout la première fois et que, si, quelque jour, la suite de la conversation les engageoit à s'asseoir, ils se mettroient sur un tabouret, et les princesses du sang convinrent que la première fois qu'il iroit chez elles, elles s'asseoiroient comme elles font souvent quand elles jouent, sur de petites chaises de paille à dos de bois et sans bras, chaises introduites depuis huit ou dix ans seulement, et dont la mode a commencé par des chaises de canne à jour d'Angleterre, dont quelques curieux s'étoient avisés de faire dorer les cannes et les bois : ces chaises, soit de canne, soit de paille, ne sont regardées chez les princesses que comme des tabourets, et les hommes de qualité non titrés s'asseoient chez elles indifféremment sur ces sortes de chaises ou sur des tabourets.

« Le comte de Saaros étant venu à Versailles le mardi 26, pour y voir la revue que le Roi faisoit de ses régiments des gardes françoises et suisses, il alla faire toutes les visites dont je viens de parler. Je ne l'accompagnai à aucune, parce que, ayant fait de son chef celle de Madame la Princesse à Paris, qui est la première des princesses du sang, je crus qu'il étoit plus convenable qu'il fît les autres de même.

« Depuis ce temps-là, il a été chez les princes et princesses du sang de la même manière que les courtisans et a vécu familièrement avec eux. »

X

L'AFFAIRE DU LIVRE DU P. DE JOUVANCY[1]

Arrêt du Parlement[2].

Du mercredi 22e jour de février 1713.

Ce jour, les grand chambre et tournelle assemblées, les gens du Roi sont entrés, et, Messire Guillaume-François Joly de Fleury, avocat dudit seigneur Roi, portant la parole, ont dit qu'ils étoient sur le point de porter leurs plaintes à la cour au sujet de la continuation de l'Histoire de la Société des Jésuites composée par le P. Jouvancy, lorsqu'on a remis entre leurs mains par ordonnance de la cour une requête présentée par le provincial de la province de France, le supérieur de la maison professe et les recteurs du collège et du noviciat des jésuites de cette ville de Paris, par laquelle ils demandent qu'il plaise à la cour leur faire la grâce de les entendre et recevoir la déclaration de leurs sentiments sur ledit livre intitulé *Historiæ societatis Jesu pars quinta, tomus posterior, ab anno Christi 1591 ad 1616*, conformément au projet attaché à ladite requête ; sur laquelle requête et projet de déclaration, ils ont dit que le procureur général du Roi avoit pris des conclusions par écrit, qu'ils ont laissées sur le bureau avec lesdits requête et projet de déclaration, et se sont retirés.

Vu ladite requête, signée Charles Dauchez, Charles de Laistre, Louis-François Clavyer, et Paul Bodin, et Guesdon, leur procureur, ledit projet de déclaration et les conclusions du procureur général du Roi, ouï le rapport de Me René Pucelle, conseiller, la matière mise en délibération,

Ladite cour, ayant égard à ladite requête et conformément aux conclusions du procureur général du Roi, ordonne que ledit provincial des jésuites de la province de France, le supérieur de leur maison professe et les recteurs de leurs collège et noviciat de cette ville de Paris se trouveront en la cour demain jeudi 23e de ce mois, à sept heures précises du matin, pour y être entendus sur leurdite requête et faire la déclaration de leurs sentiments sur ledit livre conformément au modèle et projet par eux présenté, qu'ils seront tenus de laisser à la cour signé d'eux ; ordonne que l'un des secrétaires du Roi servant en ladite cour leur en donnera avis.

Fait en Parlement le 22e février 1713.

(Signé) De Mesmes.

1. Ci-dessus, p. 290.
2. Arch. nat., X1B 8895.

Requête[1].

A Nosseigneurs du Parlement.

Supplient très humblement Charles Dauchez, prêtre, provincial des religieux de la Compagnie de Jésus de la province de France, Charles de Laistre, prêtre, supérieur de la maison professe desdits religieux de cette ville de Paris, Louis-François Clavyer, prêtre, recteur du collège de Paris, et Paul Bodin, prêtre, recteur du noviciat, disant qu'ayant cru qu'il étoit de leur devoir de donner à la cour une déclaration précise de leurs véritables sentiments sur la continuation de l'Histoire de leur Société composée par le P. Jouvancy, ils en ont dressé un modèle le plus exact qu'il leur a été possible, et il ne leur reste plus que de supplier la cour de vouloir bien l'approuver et la recevoir.

Ce considéré, Nosseigneurs, il vous plaise accorder aux suppliants la grâce d'être entendus en la cour, pour y faire, sur ledit livre intitulé *Historiæ Societatis Jesu pars quinta, tomus posterior, ab anno Christi 1591 ad 1616*, une déclaration précise et sincère de leurs sentiments conformément au projet attaché à la présente requête, s'il plaît à la cour l'approuver, et ordonner qu'ils auront acte de ladite déclaration, et vous ferez bien.

Charles Dauchez. Charles de Laistre.
Louis-François Clavyer. Paul Bodin.
Guesdon.

Commis Me René Pucelle, conseiller.
Fait en Parlement le 21e février 1713.

Soit montré au Procureur général.
Fait en Parlement le 21e février 1713.

Vu ladite requête et le modèle de la déclaration y attaché, je n'empêche pour le Roi être ordonné que lesdits provincial et supérieurs seront entendus par la cour en présence de moi, procureur général du Roi, aux jour et heure qu'il lui plaira marquer, pour faire une déclaration de leurs sentiments conformément au projet ci-joint, s'il plaît à la cour l'approuver.

Daguesseau.

Déclaration[2].

Nous avons appris avec douleur le bruit qu'a excité dans le public

1. Arch. nat., X1a 8893, au 24 mars 1713.
2. *Ibidem.*

un nouveau tome de l'Histoire de notre Compagnie imprimé à Rome et composé par le P. Jouvancy.

Nous avons nous-mêmes reconnu qu'en parlant des troubles qui ont agité ce royaume vers la fin du seizième siècle, il lui est échappé de se servir d'expressions susceptibles d'un très mauvais sens et qui présentent à l'esprit une idée favorable à un parti dont on ne doit parler qu'avec horreur ; qu'en faisant mention de certains ouvrages qui ont été justement condamnés par vos arrêts des années 1610 et suivantes, dont il écrit l'histoire, ou de quelques autres livres qui contiennent une doctrine semblable, il excuse ou il diminue la faute de ceux qui les ont composés, et que, soit par les louanges trop générales qu'il donne aux auteurs et à leurs ouvrages, soit par d'autres expressions répandues dans son Histoire, il donne lieu de croire à ceux qui ne le connoissent pas autant que nous le connoissons, qu'il approuve la doctrine que vous avez condamnée. Nous y avons vu enfin avec beaucoup de déplaisir que, lorsqu'il décrit les tristes événements des années 1594 et 1595, il semble vouloir attaquer la justice de vos arrêts et donner atteinte à la réputation de ceux qui les ont rendus, en répandant des couleurs favorables sur les accusés et odieuses sur les juges.

Nous sommes persuadés que la cour, qui nous a honorés si souvent de sa protection, nous rend d'elle-même la justice de croire que nous sommes bien éloignés d'adopter de tels sentiments, et nous tenons à grand honneur de déclarer devant elle qu'on ne peut être ni plus soumis que nous le sommes ni plus inviolablement attachés aux lois, aux maximes et aux usages de ce royaume sur les droits de la puissance royale, qui, pour le temporel, ne dépend ni directement ni indirectement d'aucune autre puissance qui soit sur la terre et n'a que Dieu seul[1] au-dessus d'elle ; que nous condamnons la doctrine contraire dans les livres que vous avez condamnés, comme dans tous autres livres semblables ; que nous serions très fâchés qu'il y eût aucun des sujets du Roi qui eût plus d'horreur que nous de toutes les maximes qui peuvent donner atteinte directement ou indirectement à l'autorité ou à la sûreté de nos rois et aux liens indissolubles par lesquels leurs sujets leur sont attachés.

1. Dans l'original de la déclaration ce mot *seul* est en interligne avec un renvoi paraphé. Voici à ce propos ce que raconte la *Gazette d'Amsterdam*, n° XXX : « On dit que, lorsque le Père provincial lisait ces mots du désaveu *que l'autorité suprême du Roi ne dépend pour le temporel ni directement ni indirectement d'aucune autre puissance qui soit sur la terre et n'a que Dieu au-dessus d'elle*, etc., M. le premier président l'interrompit, en lui demandant s'il n'y avoit pas encore un mot. A quoi le Père ayant répondu qu'il n'y avoit que *Dieu*, M. le premier président répliqua que, dans le double de cet écrit qu'il avoit, il y lisoit *Dieu seul*, que c'étoit une faute de leur copiste, et qu'il falloit ajouter ce mot par renvoi et le parapher en signant. »

Vos registres font encore foi des déclarations que nos supérieurs donnèrent autrefois à la cour contre ces pernicieuses maximes. Elle en est demeuré contente; nous n'avons point cessé depuis de les condamner, et nous les condamnerons toujours. Nous n'avons pas moins d'éloignement pour tout ce qui peut être contraire aux principes de l'ordre hiérarchique, et enfin nos sentiments ne sont pas moins sincères sur la soumission parfaite que nous devons à la justice aussi bien qu'à l'autorité des arrêts de la cour, et c'est dans ces dispositions de fidélité pour la majesté royale, d'attachement pour les lois de ce royaume et de respect pour le tribunal qui en soutient si dignement les droits, que nous vous avons demandé la permission que vous nous accordez aujourd'hui, de nous présenter devant vous pour vous témoigner notre sensible douleur des fautes échappées à un auteur qui n'a pas travaillé en France ni sous nos yeux.

Nous joignons au désaveu sincère que nous en faisons un engagement public à faire en sorte que l'on veille avec attention sur toute la suite de cet ouvrage, afin qu'il ne s'y glisse rien qui puisse paroître contraire aux sentiments que nous venons de vous déclarer; et, comme l'auteur travaille actuellement à l'abrégé de tout le corps de notre histoire, nous aurons soin qu'il s'y exprime d'une manière conforme à ces sentiments et à la vénération que nous avons pour cette auguste compagnie.

Ch. Dauchez, de la Compagnie de Jésus, provincial.
Charles de Laistre, supérieur de la maison professe.
Louis-François Clavyer, recteur du collège.
Paul Bodin, recteur du noviciat.

Malgré les prescriptions de l'arrêt ci-dessus, les jésuites cités ne se présentèrent pas le 23 février; ce fut seulement le 24 mars qu'ils désavouèrent le livre du P. de Jouvancy, ainsi que l'établit l'arrêt ci-après.

Arrêt du Parlement[1].

Du vendredi 24 mars 1713.

M. le premier président.

Ce jour, les grand chambre et tournelle assemblées, les gens du Roi sont entrés, et, Messire Guillaume-François Joly de Fleury, avocat dudit seigneur Roi, portant la parole, ont dit :

Que le provincial des jésuites de la province de France, le supérieur de la maison professe et les recteurs du collège et du noviciat de cette ville de Paris étoient au greffe et demandoient qu'il plût à la cour de les entendre et de recevoir leur déclaration sur le livre du P. Jouvancy,

1. *Ibidem.*

contenant la continuation de l'Histoire de leur Société, conformément à l'arrêt du 22 février dernier et à l'arrêté du jour d'hier.

Et, à l'instant, lesdits jésuites mandés et étant derrière le barreau du côté du greffe, Charles Dauchez, provincial, assisté de Charles de Laistre, supérieur de la maison professe, de Louis-François Clavyer, recteur du collège, et de Paul Bodin, recteur du noviciat desdit jésuites, adressant la parole à M. le premier président, a dit :

« Monseigneur, nous venons marquer à la cour notre reconnoissance de la bonté qu'elle a eue de nous permettre de venir faire ici, au sujet d'un livre du P. Jouvancy, la déclaration de nos sentiments les plus sincères. Telle que la cour l'a approuvée, nous aurons l'honneur de lui en faire la lecture. »

Et a lu la déclaration dont la teneur suit :

(Suit le texte donné ci-dessus.)

Et ont laissé ladite déclaration signée...

Eux retirés, les gens du Roi se sont levés et, Messire Guillaume-François Joly de Fleury portant la parole, ont dit :

« Messieurs,

« Après avoir examiné avec attention la continuation de l'Histoire de la Société des Jésuites composée par Joseph Jouvancy, prêtre de cette Société, le premier souhait que nous avons formé, dans le même temps que nous l'avons trouvée si digne de notre censure, a été que les jésuites de ce royaume n'y eussent aucune part, et que, sans attendre que la cour leur demandât compte de leurs sentiments, ils s'élevassent d'eux-mêmes contre un ouvrage qui doit exciter leur indignation comme il a excité la nôtre.

« La déclaration que le provincial des jésuites de la province de France et les supérieurs des trois maisons qu'ils ont en cette ville viennent de faire, répond à nos souhaits et justifie l'espérance que nous avions conçue de leur fidélité et de leur sagesse. Attachés par les liens de leur naissance aux intérêts de leur patrie, soumis comme le reste des sujets du Roi aux lois et aux maximes du royaume, instruits de ce qu'ils doivent à la majesté royale, ils viennent reconnoître aux yeux de la cour les fautes inexcusables d'un auteur qui, par ses fautes même, montre assez qu'il ne les a pas consultés. Justement alarmés de l'impression que cet ouvrage a faite dans le public, ils le désavouent expressément à la face de la justice, et, rappelant à la cour le souvenir des déclarations qu'ils ont faites autrefois dans ce tribunal, ils y ajoutent un nouveau témoignage de la pureté de leurs sentiments et ils veulent que la postérité lise à jamais dans vos registres que ce sont les jésuites du royaume qui ont été les premiers à condamner un livre qui étoit échappé à un de leurs confrères.

« Nous n'entrerons point après cela dans le détail d'un ouvrage que les jésuites abandonnent eux-mêmes. S'il s'agissoit d'un livre qui fût moins public ou moins connu, le devoir de notre ministère nous obligeroit à vous en découvrir tout le danger. Nous vous y ferions voir, par une discussion exacte de tous les passages qui ont excité notre zèle, ce que les jésuites viennent eux-mêmes de vous faire entendre : que c'est un livre où la Ligue est représentée avec des couleurs favorables ; que les ouvrages les plus pernicieux y sont ou excusés ou justifiés, ou mêmes loués ; que l'autorité des arrêts de 1610 et de 1614, qui ont condamné les plus dangereux de ces livres, y est affoiblie ou éludée ; que la doctrine la plus contraire aux maximes de la France, à l'intérêt commun de tous les souverains, et surtout à cette autorité suprême qui, comme les jésuites viennent de le reconnoître, « ne dépend pour le temporel ni directement ni indirectement d'aucune autre puissance qui soit sur la terre et n'a que Dieu seul au-dessus d'elle », y est approuvée ou enseignée ; que les principes de l'ordre hiérarchique et les droits sacrés de l'épiscopat n'y sont pas plus respectés ; qu'enfin l'auteur y fait tous ses efforts pour donner atteinte à la justice de vos arrêts des années 1594 et 1595, soit en cherchant à excuser, ou à justifier même, les coupables, soit en voulant noircir la réputation des juges qui les ont condamnés.

« Mais que serviroit de vous rapporter les preuves de tant de fautes différentes réunies en un seul ouvrage ? Il est depuis six mois entre les mains de tout le monde ; on en sait jusqu'aux moindres singularités, et nous ne saurions douter que la cour, animée par son devoir beaucoup plus que par le bruit que ce livre a excité dans le public, n'ait prévenu notre exactitude par son attention, et ne surpasse nos réflexions par l'étendue de ses lumières.

« Qu'il nous suffise donc de remettre ce livre entre ses mains. Quoiqu'il pût mériter toute la sévérité de notre ministère, le désaveu que les jésuites de la première ville du royaume, qui a toujours servi de modèle aux autres, viennent de faire en votre présence, la déclaration qu'ils y ont jointes de leurs sentiments, la satisfaction que le Roi a eue de cette déclaration, après laquelle il les a jugés plus dignes que jamais de la protection dont il les honore, et la connoissance parfaite que nous avons de ses intentions sur ce sujet nous engagent à nous contenter de requérir la simple suppression de cet ouvrage.

« C'est par ces mêmes motifs que nous croyons devoir aussi modérer notre zèle sur ce qui regarde la personne de l'auteur. Quoique sa naissance et sa qualité de sujet du Roi augmentent encore sa faute, la déclaration que les jésuites ont faite qu'ils auront soin que cet auteur, qui travaille à l'Abrégé de tout le corps de leur Histoire, s'y exprime d'une manière conforme aux sentiments qu'ils vous ont expliqués, cette déclaration, qui remplit les principales vues que nous devons avoir par rapport à l'auteur, est une nouvelle raison qui se joint à toutes les autres pour nous dispenser de rien requérir contre lui dans les conclusions par écrit que nous laissons à la cour avec le livre qui est l'objet de notre censure, et, si elle veut en relire encore les endroits dont nous lui avons donné une idée générale, nous espérons qu'elle rendra justice à la sagesse de notre silence, qui, contre un livre de cette nature, se contente d'employer le livre même. »

Et ont les gens du Roi laissé ledit livre avec les conclusions par écrit du procureur général du Roi, et se sont retirés.

Ce fait, ouï le rapport de Me René Pucelle, conseiller, qui a fait lecture de plusieurs endroits dudit livre, et vu les conclusions par écrit du procureur général du Roi, la matière mise en délibération,

La cour, faisant droit sur les conclusions du procureur général du Roi, donne acte auxdits provincial des jésuites de la province de France, supérieur de la maison professe et recteurs du collège et du noviciat de cette ville de Paris de la déclaration par eux faite et laissée à la cour signée d'eux, contenant leur désaveu dudit livre intitulé *Historiæ societatis Jesu pars quinta, tomus posterior, ab anno Christi 1591 ad 1616, authore Josepho Juvencio, societatis ejusdem sacerdote. Romæ, 1710*, et l'explication de leurs sentiments, et en conséquence ordonne que ladite déclaration sera mise au greffe de la cour et annexée à la minute du présent arrêt, et que ledit livre sera et demeurera supprimé; fait défenses à tous imprimeurs et libraires de l'imprimer, vendre et débiter, et à toute personne de le distribuer, soit manuellement ou autrement en quelque manière que ce puisse être, sous les peines portées par les ordonnances; enjoint à tous ceux qui en ont des exemplaires de les remettre incessamment au greffe de la cour pour y être supprimés; comme aussi fait très expresses inhibitions et défenses à toutes personnes, de quelque état, qualité et condition qu'elles soient, d'enseigner ni de soutenir par écrit ou autrement les maximes et propositions contenues ou approuvées dans ledit livre contre les lois, maximes et usages du royaume, et notamment contre la disposition des arrêts des années 1610 et 1614, sous les peines portées par lesdits arrêts; ordonne que le présent arrêt sera lu et publié partout où besoin sera.

De Mesmes.

Avis de M. Pucelle, rapporteur, dans l'affaire du P. de Jouvancy[1].

« La difficulté n'est pas de trouver dans le livre du P. Jouvancy les erreurs condamnables, elles se présentent en foule. La peine n'est que d'appliquer la punition que mérite et l'auteur et l'ouvrage. Les ordres du Roi nous arrêtent; nous devons nous y conformer et retenir dans nos cœurs une juste douleur de voir qu'on préfère l'indulgence à la justice. La sévérité eût été peut-être plus nécessaire dans cette occa-

1. Ms. Fr. 12695, fol. 265.

sion que dans une autre, puisqu'on peut regarder la doctrine qui est répandue dans ce livre comme le péché originel de la Société. Je suis de l'avis des conclusions. »

Et M. Pucelle, sortant de la grand chambre; dit au P. de Laistre, qui le remercioit : « Allez droit à Versailles, mes Pères ; c'est-là que vous devez faire vos remerciements. Vous ne m'avez aucune obligation, et je serois très fâché que vous m'en eussiez en de pareilles matières. »

XI

LA SÉANCE DE L'ENREGISTREMENT DES RENONCIATIONS AU PARLEMENT DE PARIS[1]

Extrait du Cérémonial de Desgranges[2].

. . . .

« M. le duc de Berry est parti de Versailles à six heures et demie du matin avec M. le duc d'Orléans, le duc de Saint-Simon, le duc de Saint-Aignan et son capitaine des gardes, et a trouvé le plus grand nombre de ses gardes à la porte de la Conférence, avec lesquels il a traversé Paris avec timbales et trompettes. Ses suisses et quelques-uns de ses gardes avoient pris poste à la Sainte-Chapelle. Le trésorier, en rochet seulement avec ses habits ordinaires de chœur, l'a reçu à la porte de la chapelle, lui a présenté l'eau bénite et lui a fait un compliment. ...M. le duc de Berry et M. le duc d'Orléans se sont mis à genoux sur la première marche de l'autel, où il y avoit deux carreaux, et là le trésorier ayant pris l'étole, leur a présenté la vraie croix à baiser. Puis ces deux princes se sont mis dans les stalles plus prochaines de l'autel, du côté de l'épître, où il y avoit un tapis de pied, deux carreaux pour M. le duc de Berry et un pour M. le duc d'Orléans. Ils ont entendu la messe dite par un chapelain de la Sainte-Chapelle.

« Aussitôt que le Parlement a été averti par un de ses huissiers de leur arrivée à la Sainte-Chapelle, le premier président a dit à la compagnie que, quand feu Monsieur Gaston, fils de France, vint au Parlement en 1643, on avoit député deux présidents et deux conseillers pour l'aller recevoir. Sur cet exemple, la cour a arrêté qu'on en useroit de même. Ainsi le président Portail et le président Amelot, qui sont les deux derniers, ont été députés, avec MM. Gaudart et Cadeau, conseillers. Ils se sont rendus à la Sainte-Chapelle, ont attendu que la messe fût finie, et, M. le duc de Berry sortant du chœur, M. Portail lui a fait son compliment, et l'ont amené à la grand chambre, les deux présidents se tenant à ses côtés, et les deux conseillers en avant au plus près. Il est entré comme tous les autres par le parquet des huissiers, a traversé le parquet de la chambre, toute l'assemblée étant debout, a pris la première place du banc, précisément contre celle du greffier, sans carreau ni autre distinction. Le premier président, s'étant assis, lui a fait un compliment, auquel il a répondu... »

« M[3]. le duc d'Orléans, qui étoit venu de Versailles avec M. le duc

1. Ci-dessus, p. 326.
2. Ms. Mazarine 2746, fol. 212.
3. *Ibidem*, fol. 211 v°.

de Berry jusqu'à la Sainte-Chapelle, l'a précédé de quelques moments ; la compagnie s'est levée pour lui, lorsqu'il a traversé le parquet pour aller prendre sa place ».

Procès-verbal de la séance du Parlement[1].

Du mercredi 15e mars 1713.

Messire Jean-Antoine de Mesmes, chevalier, premier,
M. André Potier,
M. Jean-Jacques Charron,
M. Claude de Longueil,
M. Étienne d'Aligre,
M. Chrétien de Lamoignon,
M. Antoine Portail,
M. Michel-Charles Amelot,

Conseillers de la grand chambre,

Laïques :	Clercs :
Lenain,	Le Musnier,
A. Portail,	Robert,
Chevalier,	Brisart,
Portail-Chatou,	Cadeau,
Bruneau,	Dumouceau,
Gaudart,	Mandat,
Dreux,	Delagrange,
Huguet de Sémonville,	Pajot,
Le Féron,	Pucelle,
Dugué,	De Vienne,
De Verthamon,	Menguy,
Dorieu,	Joisel.
De Bragelongne,	
De Creil,	
Brayer,	
Chassepot,	
De Castagner,	
De la Porte,	
Fraguier,	
Testu de Balincourt.	

Le duc de Berry,
Le duc d'Orléans,
Le duc de Bourbon,
Le prince de Conti,
Le duc du Maine, comte d'Eu,
Le comte de Toulouse, comte de Penthièvre,
L'archevêque-duc de Reims,
L'évêque-duc de Laon,
L'évêque-duc de Langres,
L'évêque-comte de Châlons,
L'évêque-comte de Noyon.
Le duc de de la Trémoïlle,
Le duc de Sully,
Le duc de Richelieu,
Le duc de Saint-Simon,
Le duc de la Force,
Le duc de Rohan,
Le duc d'Estrées,
Le duc de la Meilleraye,
Le duc de Villeroy,
Le duc de Saint-Aignan,
Le duc de Randan,
Le duc de Tresmes,
Le duc de Coislin,
Le duc de Charost,
Le duc de Villars,
Le duc de Fitz-James,
Le duc d'Antin,
Le duc de Chaulnes.

Croizet, Le Mairat } conseillers d'honneur.

1. Extrait des minutes du Parlement, carton X[1a] 8895.

De Gourgues, d'Ernoton, Carré, Le Boulanger — maîtres des requêtes.

Le Clerc de Lesseville, de Thumery, Bénard de Rezé, Feydeau, Amelot, Gilbert, Lambert, Cochet, Bochart, Frizon, Chevalier, de Lubert, Poncet, Rolland, Hénault, Le Féron, Dodun, Vallier, de la Garde, Lambert, Feydeau — présidents des enquêtes et requêtes.

Conseillers des enquêtes et des requêtes: Canaye, de Latteignant, Ribodon, Ferrand, Jassaud, de Paris, de la Mouche, de Monthulé, Nigot, Turgot, Pinon, Faure, de Saint-Martin, Durand, Lorenchet, Dandoin, Fontaine, Feydeau, Lemoine, Coste, Daguesseau, Méliand, Renouard, le Fèvre d'Ormesson, Boutet, Phélypeaux, le Tellier, Carré, le Cocq, de Louvencourt, Lamblin, Dodun, Fraguier, de la Grange, Chuberé, Émery, Robert, et autres en grand nombre.

Ce jour, toutes les chambres assemblées, sont venus en la cour successivement les princes et ducs et pairs ci-dessus nommés, et, comme ils étoient en grand nombre, ils ont occupé le banc à droite, celui de retour vis-à-vis de Messieurs les présidents et aussi celui qui est en retour jusqu'à la lanterne du côté du greffe, à l'exception de la dernière place du premier banc, où M. le Musnier est demeuré, de la dernière du second, où M. Robert, conseiller, est aussi demeuré, et de celle de M. Lenain, doyen, où il est demeuré, au bout du troisième banc, près de la lanterne du greffe, un bureau devant lui. On avoit mis un banc couvert de fleurs de lis devant le banc de retour du côté du greffe où Messieurs les ducs et pairs ont passé, lorsque ces trois autres bancs ont été remplis.

Les conseillers d'honneur, maîtres des requêtes et conseillers de la grand chambre étoient sur le banc d'en haut derrière Messieurs les présidents, et sur des bancs que l'on avoit mis pour doubler les places; les présidents des enquêtes et requêtes en leurs places où ils sont ordinairement les chambres assemblées au conseil; les conseillers des enquêtes et des requêtes dans les barreaux des deux côtés, à l'ordinaire.

Sur les neuf heures du matin, la cour, ayant été avertie que M. le duc de Berry étoit à la Sainte-Chapelle, a député MM. les présidents Portail et Amelot et MM. Gaudart et Cadeau, conseillers, pour l'y aller recevoir et le conduire en la cour. Peu de temps après, M. le duc de Berry est entré, précédé de M. le duc d'Orléans, lesdits sieurs présidents et conseillers aux côtés de M. le duc de Berry, qui étoit suivi des ducs de Saint-Simon et de Saint-Aignan. M. le duc de Berry et M. le duc d'Orléans ont pris leurs places, traversant le parquet, et MM. de Saint-Simon et de Saint-Aignan entre Messieurs les pairs suivant leur rang.

Après que M. le duc de Berry a été assis, M. le premier président, ôtant son bonnet en lui faisant une profonde inclination, puis s'étant couvert, lui a dit :

« Monsieur, la cour m'a chargé de vous marquer combien elle est sensible à la joie de vous voir prendre aujourd'hui dans ce premier tribunal de la justice du Roi la place due à la grandeur de votre naissance. Elle respecte en vous le sang auguste de cette longue suite de rois, et elle voit avec une extrême consolation sur votre visage ces traits aimables d'un prince qui ne sera jamais assez regretté ; elle le retrouve en votre personne avec toutes ses éminentes qualités ; mais elle l'y reconnoît surtout à cette douceur et à cette bonté qui lui avoit si justement acquis la tendre et sincère affection de tout le royaume. Puissiez-vous à son exemple, par un attachement inviolable aux volontés du Roi et par une application continuelle à ce qui peut le soulager dans ses pénibles travaux, contribuer à la gloire et à la durée de son règne. Ce sont là les vœux et les espérances de la cour, qui m'a encore chargé de vous protester de sa part qu'elle cherchera avec empressement les occasions de vous marquer le profond respect qu'elle a pour vous. »

M. le duc de Berry, qui s'étoit découvert lorsque M. le premier président lui avoit ôté son bonnet avant que de commencer à lui parler, ôtant encore son chapeau et le remettant aussitôt, a dit qu'il étoit très reconnoissant des sentiments que le Parlement paroissoit avoir pour lui, qu'il rechercheroit avec empressement les occasions de marquer l'estime et la considération qu'il avoit pour la compagnie, et en particulier pour la personne de M. le premier président.

Les gens du Roi ont été mandés, et ils ont dit par la bouche de Me Guillaume-François Joly de Fleury, l'un des avocats dudit seigneur :

« Que les lettres patentes qu'ils apportent à la cour par lesquelles il a plu au Roi d'approuver la renonciation du roi d'Espagne à la couronne de France, et celles que M. le duc de Berry et M. le duc d'Orléans ont faites en conséquence à la couronne d'Espagne doivent être regardées comme le premier fondement et comme le présage certain de la paix que les vœux des peuples demandent au ciel depuis si longtemps ;

« Que dix années d'une guerre, qui a épuisé presque également les deux partis, n'ont servi qu'à augmenter dans le cœur des ennemis du royaume la crainte de voir un jour les couronnes de France et d'Espagne sur la même tête ; que les tristes événements qui ont ravi à la France les premières espérances de la monarchie, ont encore ajouté de nouveaux degrés à leur inquiétude, et, persuadés que cet équilibre des puissances de l'Europe, si nécessaire et si desiré, ne pouvoit se maintenir sans mettre un obstacle perpétuel à la réunion des deux plus grandes monarchies qui puissent entrer dans cette balance politique, ils ont regardé la renonciation du roi d'Espagne à l'une de ces deux monarchies comme la seule voie possible de parvenir à la paix générale ;

« Que le Roi, partagé entre les lois fondamentales de son État et son affection pour ses sujets fatigués d'une longue et cruelle guerre, a cherché inutilement à concilier ces vues différentes en proposant au roi d'Espagne de renoncer à la couronne qu'il possède, et de se contenter des États qu'on lui céderoit pour le dédommager du sacrifice qu'il faisoit à sa patrie et au repos de l'Europe; mais que la possession présente de la couronne d'Espagne, la fidélité et l'amour des Espagnols, l'ayant emporté sur toute autre considération dans le cœur de ce prince, la résolution qu'il a prise de préférer l'Espagne à la France n'a laissé à ce royaume qu'un choix plus triste que difficile, entre la continuation d'une longue guerre, et une prompte paix dont la renonciation du roi d'Espagne doit être le nœud ;

« Qu'ils sentent toute la grandeur du prix qu'une paix d'ailleurs si desirable va coûter à la France; que leur ministère les consacre si absolument à la défense de cet ordre, respectable par son ancienneté et plus respectable encore par sa sagesse, qui, depuis tant de siècles, défère la couronne à un héritier unique et nécessaire, que leurs sentiments ont été d'abord suspendus entre le desir de la paix et la crainte de voir violer pour la première fois une loi à laquelle la France doit une nombreuse suite de rois et la plus longue monarchie dont on ait jamais vu d'exemple dans le monde ;

« Qu'ils n'ont pas cru même devoir renfermer ces mouvements dans le fond de leur cœur; qu'ils ont osé les porter jusqu'aux pieds du trône, et qu'ils en ont rapporté cette consolation, que le Roi a bien voulu les instruire lui-même des efforts inutiles qu'il a faits pour donner à son royaume une paix si nécessaire à un moindre prix; que c'est en entrant avec eux dans un détail si digne de sa bonté, qu'il leur a fait connoître qu'il avoit prévu tout ce qu'ils pouvoient lui représenter; qu'après avoir balancé dans une occasion si importante ce qu'il devoit à sa couronne, au roi d'Espagne et à ses sujets, il avoit cru, comme il s'en est expliqué par ses lettres patentes, que le salut de son peuple lui devoit être plus cher que les droits du roi son petit-fils; qu'il n'y avoit point pour lui de loi plus inviolable que son amour pour des peuples qui, par les efforts incroyables que leur zèle leur a fait faire au-delà même de leurs forces pour soutenir une si longue guerre, avoient mérité qu'il sacrifiât ce qu'il avoit de plus cher à leur bonheur ;

« Qu'instruits par lui-même de ses sentiments, qu'il leur a permis d'expliquer à la cour, et respectant comme ils le devoient la sagesse supérieure avec laquelle ses réflexions profondes ont prévenu toutes celles que son Parlement pourroit faire en cette occasion pour lui marquer son zèle pour les lois du royaume, ils ne devoient pas différer un moment à se conformer à ses intentions en requérant l'enregistrement et la publication à l'audience des lettres patentes où la renonciation du roi d'Espagne et celles que M. le duc de Berry et M. le duc d'Orléans ont faites en conséquence, se trouvent revêtues du caractère de l'autorité souveraine du Roi ;

« Que, si l'Espagne s'applaudit de s'approprier par cette renonciation des vertus qui étoient pour ainsi dire le bien de la France, nous jouirons du moins de la consolation d'admirer les mêmes vertus dans un prince qui mérite autant notre attachement par ses qualités personnelles, qu'il est digne de notre respect par l'élévation de sa naissance, et dont la bonté, la modération, l'affabilité retracent si parfaitement l'image d'un père qui a été l'amour des peuples pendant sa vie, et qui ne leur a jamais causé de déplaisir que par sa mort;

« Qu'il ne leur reste plus, pour accomplir les devoirs de leur ministère, que d'observer à la cour que, parmi les différents titres que le roi d'Espagne a pris dans l'acte de renonciation, on trouve celui de roi de Navarre et de duc de Bourgogne; que la cour conçoit aisément les conséquences dangereuses que cet acte pourroit avoir, si elle approuvoit ces qualités par son silence, qu'ils croiroient manquer à ce que leur devoir exige d'eux, s'ils ne demandoient à la cour, qu'en enregistrant ces lettres patentes et les actes de renonciation, il lui plût de déclarer en même temps, que c'est sans approbation des titres de roi de Navarre, de duc de Bourgogne et autres qui peuvent être contraires aux droits du Roi dans l'acte de renonciation du roi d'Espagne;

« Et que c'est dans ces vues que le procureur général du Roi a pris des conclusions par écrit, qu'ils laissoient à la cour, avec les lettres patentes du Roi, les renonciations attachées sous le contre-scel d'icelles, et la lettre de cachet du Roi. »

Et se sont retirés.

Lesdites lettres, renonciations et conclusions du procureur général du Roi ont été mises entre les mains de M. Lenain, doyen, qui a fait lecture de la lettre de cachet, desdites lettres patentes et renonciations, après laquelle M. le premier président, prenant la parole, a dit:

« Qu'il ne pouvoit se dispenser de rendre compte à la cour de ce que le Roi lui avoit fait l'honneur de lui dire au sujet de la résolution qu'il avoit prise d'autoriser la renonciation du roi d'Espagne par les lettres patentes dont on venoit de faire la lecture;

« Que, lorsque le Roi avoit bien voulu lui faire part de cette résolution, il avoit cru que le devoir de sa charge l'obligeoit de prendre la liberté de représenter à S. M. qu'une telle renonciation étoit absolument opposée aux lois fondamentales de l'État, qui, depuis tant de siècles, règlent si heureusement l'ordre de la succession de la couronne;

« Que le Roi lui avoit fait l'honneur de lui répondre que personne n'avoit mieux senti que lui tout ce que l'on pouvoit dire et penser sur ce sujet; qu'il l'avoit assez fait connoître, en ne consentant à la renonciation qu'après avoir inutilement tenté toutes les autres voies de parvenir à la paix; qu'il avoit voulu que ses lettres patentes même en instruisissent ses peuples, qui lui avoient marqué leur zèle par de si grands efforts et de si grands secours, et dont il préféreroit le repos et le bonheur à toute autre considération; qu'ainsi il avoit cru que rien ne devoit retarder l'avancement d'une paix si nécessaire à son royaume, et qui ne pouvoit être fondée que sur la renonciation du roi d'Espagne, son petit-fils ;

« Que le Roi, après s'être expliqué dans ces termes pleins d'affection et de tendresse pour ses peuples, lui avoit permis de les rapporter à la cour et avoit ajouté que les preuves qu'il avoit du zèle du Parlement pour son service, ne lui permettoient pas de douter que cette compagnie n'entrât dans ses sentiments et qu'à l'exemple du Roi même, elle ne fît de ses justes répugnances à donner atteinte aux lois de l'État un sacrifice que demandoit dans cette conjoncture le bien de l'État même. »

M. le doyen a fait lecture des conclusions du procureur général du Roi ; puis M. le premier président a pris les voix en la manière accoutumée : premièrement de M. le doyen, rapporteur, de MM. le Musnier et Robert, qui étoient à la dernière place de chacun des premier et second bancs, puis de Messieurs les conseillers d'honneur, maîtres des requêtes et conseillers de la grand'chambre, qui étoient tous ensemble en haut derrière Messieurs les présidents ; des présidents des enquêtes et requêtes et conseillers des enquêtes et requêtes ; des ducs et pairs, en remontant depuis les derniers jusqu'à l'archevêque-duc de Reims, sans ôter son bonnet, et les nommant par les titres de leurs pairies ; de M. le comte de Toulouse et de M. le duc du Maine, leur ôtant son bonnet et leur faisant une inclination, les nommant par les titres de leurs pairies ; de M. le prince de Conti, de M. le duc de Bourbon, de M. le duc d'Orléans et de M. le duc de Berry, sans les nommer, et leur faisant une profonde inclination, son bonnet à la main.

M. le duc d'Orléans a dit : « Monsieur, je ne dois pas opiner sur une affaire qui me regarde de si près ; mais on ne peut pas douter que je ne fusse de l'avis commun, puisque je ne suis venu que pour confirmer et ratifier par ma présence la renonciation que j'ai faite à la couronne d'Espagne, après avoir vu la renonciation du roi d'Espagne à la couronne de France faite volontairement, comme il paroît non seulement par l'acte que l'on en vient de lire, mais comme il est de ma connoissance particulière par une lettre du roi d'Espagne que j'ai vue entre les mains de M. le duc de Berry, par laquelle il lui mande qu'il est très aise d'avoir renoncé à la couronne de France en faveur d'un frère qu'il aimoit autant que lui-même. » M. le duc de Berry a confirmé la même chose et dans les mêmes termes à peu près ; et enfin, M. le premier président a demandé l'avis de MM. les présidents, sans les nommer, son bonnet à la main.

L'arrêt, conforme aux conclusions du procureur général du Roi, a été dressé séparément et lu à la Compagnie, qui l'a approuvé d'un vœu commun. Et comme il portoit que les lettres patentes et les actes de renonciation seroient lus, l'audience tenante ce jour même, Messieurs les présidents sont allés à la buvette pour prendre leurs robes rouges et leurs manteaux.

Ce pendant M. le duc de Berry, M. le duc d'Orléans et les autres princes et pairs se sont mis en haut en leurs places ordinaires, M. le doyen suivant l'usage le dernier sur le banc, et parce qu'il ne suffisoit, on a apporté un banc couvert de fleurs de lis venant seulement vis à vis M. l'archevêque duc de Reims, sur lequel le surplus des pairs se sont placés.

Les conseillers-clercs ont pris leurs places ordinaires aux audiences publiques, à la suite de Messieurs les présidents; les conseillers d'honneur, les maîtres des requêtes et les présidents des enquêtes et requêtes se sont mis sur le banc d'en bas et sur celui de retour vis-à-vis de celui de Messieurs les présidents au conseil, et sur des bancs qui furent apportés devant pour placer ceux qui n'avoient pu tenir sur les deux bancs ci-dessus; les conseillers de la grand chambre laïques sur le banc de Messieurs les présidents de la cour au conseil, et sur celui de retour, depuis la lanterne du greffe jusqu'à la chaire de l'interprète, et sur des bancs qui furent apportés devant les premiers; les conseillers des enquêtes et requêtes dans les barreaux à l'ordinaire, et les gens du Roi dans les places qu'ils occupent aux assemblées des chambres.

Messieurs les présidents sont revenus par la lanterne du côté du greffe, et, après avoir salué Messieurs les princes, qui, de leur côté, se sont levés et assis, ont pris leurs places ordinaires aux audiences publiques.

M. le premier président a ordonné que les portes fussent ouvertes; lecture a été faite des lettres patentes et des actes de renonciation du roi d'Espagne et de MM. les ducs de Berry et d'Orléans par l'un des greffiers en chef de ladite cour, ensemble des lettres patentes du mois de décembre mil sept cent attachées sous le contre-scel desdites lettres.

Me Guillaume-François Joly de Fleury, l'un des avocats dudit seigneur Roi, s'est levé et a fait un discours de même substance que celui qu'il avoit fait au conseil, et a pris les mêmes conclusions que celles que le procureur général du Roi avoit prises par écrit.

M. le premier président a été aux avis, premièrement à Messieurs les présidents, ensuite à Messieurs les conseillers-clercs de même côté. Il est revenu à Messieurs les princes, Messieurs les pairs qui étoient après eux sur le banc, à M. Lenain, doyen, qui étoit à l'extrémité du même banc, et au reste de Messieurs les pairs qui étoit sur le banc du devant. Il est repassé ensuite devant Messieurs les princes en leur faisant une profonde révérence, est descendu par le petit degré qui est à côté du greffier, et est allé successivement à tous les bancs qui étoient en bas dans le parquet et dans les barreaux, sur lesquels étoit le reste de la Compagnie en l'ordre ci-dessus marqué, et il est remonté par le même degré à sa place et a prononcé l'arrêt conforme aux conclusions du procureur général du Roi ainsi qu'il a été dressé séparément dans la feuille de l'audience.

M. le duc de Berry, M. le duc d'Orléans et Messieurs les princes du sang sont descendus par le petit degré à côté du greffier et sont sortis traversant le parquet, et ont été reconduits jusqu'à la Sainte-Chapelle, précédés par quatre huissiers frappant de leurs baguettes. Et Messieurs les présidents sont sortis en même temps par la lanterne du côté du greffe. Et, lorsque M. le duc du Maine et M. le comte de Toulouse sont sortis, ils ont été conduits jusqu'à la Sainte-Chapelle par un huissier frappant de sa baguette à l'ordinaire.

Vu : De Mesmes.

XII

L'HOTEL DE LORGE, A PARIS[1]

Lorsque M. et Mme de Frémont avaient accordé, en 1676, la main de leur fille Geneviève au maréchal de Lorge, ils s'étaient engagés, par acte sous seing privé du 19 mars de cette année, non seulement à payer au nouveau ménage les six cent mille livres de dot promises par le contrat de mariage du même jour, mais à lui assurer la nourriture, leur vie durant, et un logement complet, pendant dix ans, dans leur hôtel de la rue Neuve-Saint-Augustin ; ce temps expiré, l'hôtel devait devenir la propriété du maréchal et de sa femme, sous la réserve d'un dédit de cent cinquante mille livres. Les conventions furent exécutées, et c'est ainsi que cette demeure prit le nom d'hôtel de Lorge[2].

On peut encore, grâce à quelques ouvrages anciens et aux documents de nos dépôts d'archives[3], se faire une idée de la riche demeure de Nicolas de Frémont et de son gendre, et en fixer, à peu près, l'emplacement. Sur le 8e plan du *Traité de la Police de Paris,* par Delamare[4], l'hôtel de Lorge est marqué au coin de la rue de Gaillon et de la rue Saint-Augustin, dont il forme l'extrémité du côté de la campagne, près de l'ancienne porte Gaillon et du marais suburbain appartenant à l'abbaye de Saint-Victor; mais il semble séparé de ses jardins, qui s'étendaient par derrière jusqu'au vieux rempart de la ville, par la rue Neuve-des-Fossés-Montmartre, rue sinueuse qui rejoignait la rue Richelieu et continuait en ligne oblique jusqu'à la porte Montmartre. C'était alors un des quartiers neufs de Paris, bordé de terrains libres où le partisan Cotteblanche, les financiers Monnerot, la Touanne, Seiglière-Boisfranc, Rioult de Douilly, propre beau-frère de Frémont, bientôt la Cour des Chiens, l'homme de confiance de Chamillart, s'étaient édifié ou allaient s'édifier de superbes maisons, que la roue de la fortune, ou plus souvent des mariages, devaient faire tomber, au siècle suivant, dans les mains des plus grands seigneurs, les

1. Nos tomes II, p. 272-274, et III, p. 489-490, et ci-dessus, p. 380.

2. *Ibidem* ; Arch. nat., registre des Insinuations du Châtelet, Y 251, fol. 135 v°, 136.

3. Germain Brice, *Description de la ville de Paris,* édit. 1685, 1694, 1698, 1713, 1752 ; Piganiol de la Force, *Description de Paris,* édit. 1742, tome II, p. 576 ; Jaillot, *Recherches sur Paris,* tome II, Quartier Montmartre, p. 10 ; Arch. nat., Terrier du Roi, tome IV, Q^1 1099^6, fol. 141 et 144 v° ; Atlas N^4 Seine 52, fol. 25 v°-27 ; plan de Turgot, pl. 14.

4 Édition 1729, tome I, p. 90.

d'Estrées, les Gramont, le maréchal d'Huxelles, les ducs de Gesvres et d'Antin, le maréchal de Richelieu, le duc de Lorge, la princesse de Conti, le duc de la Vallière et même un prince régnant, le duc Christian IV des Deux-Ponts[1].

L'hôtel primitif, dont Jules Hardouin, Mansart avait fourni les dessins[2], se composait de deux grandes maisons relevant, pour leurs droits, de la Ville, communiquant l'une avec l'autre et ayant chacune leur porte cochère, leurs écuries, leurs basses-cours et leurs jardins : le fermier général Frémont y avait déjà beaucoup dépensé ; mais le mérite d'en avoir fait l'une des plus belles résidences de Paris doit revenir surtout au maréchal de Lorge, qui y employa les loisirs des vingt dernières années de sa vie[3].

Nous avons vu que M. et Mme de Lorge y logeaient depuis leur mariage. Fidèles aux promesses de 1676, les parents Frémont leur abandonnèrent la propriété de l'hôtel le 9 avril 1687, ne se réservant que l'usufruit viager de la maison contiguë, où ils demeuraient eux-mêmes depuis longtemps[4]; puis, comme leur dernière fille, Marie-Gabrielle, venait d'entrer en religion au couvent de la Visitation de Chaillot, qu'ils se sentaient vieillir tous deux et que leurs affaires étaient plutôt embarrassées, ils partagèrent par moitié leurs biens entre la maréchale et M. de Frémont d'Auneuil, son frère. Celui-ci s'installa ainsi dans une maison située en face de l'hôtel de Lorge, de l'autre côté de la rue Saint-Augustin, sur le terrain qu'occupent aujourd'hui les numéros 27 et 29[5].

A peine entré en possession, le maréchal se mit à agrandir et à agrémenter son immeuble. Par suite de l'exécution d'un arrêt du Conseil du 7 avril 1685, ordonnant, pour la commodité publique et l'embellissement de la ville, la démolition de la porte Gaillon, il y avait, tout contre l'hôtel de Lorge, une place en angle fort irrégulière, « joignant l'endroit où étoit ladite porte, faisant face d'un bout sur la rue Neuve-Saint-Augustin, et par devant sur celle de Saint-Roch, dite de Gaillon ». Grâce à la faveur royale, le 10 juin 1688, adjudication en fut faite à perpétuité au maréchal de Lorge par Messieurs du Bureau de la Ville, et, le 31 juillet suivant, ordre fut donné aux trésoriers de France d'assurer l'alignement des édifices et murs à construire sur la

1. Lefeuve, *les Anciennes maisons de Paris*, t. III, p. 241-248, p. 321-322 ; Marquis de Rochegude, *Promenades dans toutes les rues de Paris par arrondissement*, IIe arrondissement, p. 8-12, 15-16, 21, 25, 30.

2. C'est aussi Mansart qui fit les plans et le devis général de l'hôtel que le maréchal de Lorge se fit construire en 1681, à Versailles, aux frais de son beau-père : Arch. Nat., T 21[4].

3. Germain Brice : *Description de la ville de Paris*, édit. de 1713, p. 238.

4. Nicolas de Frémont y mourut en 1696, et sa veuve sept ans plus tard.

5. Notre tome III, appendice XXII, p. 489-490.

place ainsi acquise[1]. Pareillement, la rue dite des Fossés, construite sur l'ancien rempart de la ville, derrière le jardin du maréchal de Lorge, ayant été supprimée par arrêt du Conseil du 16 mars 1688, un brevet de don de place et des lettres patentes en conséquence de ce brevet furent délivrées, en septembre 1693, à M. de Lorge, qui put peu à peu pousser son jardin jusqu'au grand cours planté d'arbres, le boulevard d'aujourd'hui, qui remplaçait le vieux rempart et enfermait la ville de ce côté-là. On vit ainsi disparaître l'antique chemin de Clichy et les dernières ruines de la porte de Gaillon dans les parterres de l'hôtel de Lorge[2].

Peu de temps auparavant, d'autres lettres patentes, du 13 août 1691, avaient accordé au maréchal de Lorge « la permission de faire construire, en sa maison, rue Gaillon, une petite chapelle en saillie de deux pieds neuf pouces d'un côté et quatre pieds neuf pouces de l'autre, sur sept pieds et demi de face[3] ». C'est dans cette chapelle que, le 8 avril 1695, le curé de Saint-Roch dit la messe et donna la bénédiction nuptiale au duc Louis de Saint-Simon, notre auteur, dont le contrat de mariage avec Mlle de Lorge avait été signé la veille en l'hôtel du maréchal[4].

Nous avons reproduit, à cette occasion, l'article du *Mercure galant* qui décrit la noce et les appartements somptueux où elle se déroula[5]. On peut en rapprocher ici le récit suivant de deux Anglais séjournant à Paris en 1698[6], qui est précieux en détails sur l'hôtel à cette époque : « Nous eûmes, écrit Martin Lister, doyen de Winchester, nous eûmes, mon compagnon et moi, la bonne fortune de trouver chez lui le maréchal de Lorge, qui se promenait dans ses jardins et nous en fit les honneurs avec beaucoup de civilité. Ces jardins n'étaient pas terminés et l'hôtel du duc lui-même à peine construit; mais ce sera l'un des plus beaux de Paris. Il jouit d'une vue très étendue sur la campagne et Montmartre ; au bout des jardins s'élève une terrasse de niveau avec le rempart de la ville. Ce qui, dans cette résidence, est très commode et noblement entendu, c'est que, entre les deux cours intérieures, les carrosses traversent un portique imposant, soutenu par des colonnes, et peuvent déposer, de chaque côté, les invités, à l'abri, devant des marches qui conduisent aux escaliers et aux appartements; les voitures passent ensuite dans la seconde cour, qui n'est séparée des

1. Arch. nat., E 1844, 18 mai 1688, et 1845, 31 juillet.
2. *Ibidem*, O¹ 37, fol. 338.
3. Arch. nat., O¹ 35, fol. 229.
4. Notre tome II, p. 272-273 et p. 469-478.
5. *Ibidem*, p. 481-483.
6. « *A journey to Paris in the year 1698*, by Dr. Martin Lister. » Une traduction en a été faite en 1873, par M. de Sermizelles, pour la Société des Bibliophiles français : nous en extrayons presque textuellement l'épisode de cette visite : p. 173-174.

jardins que par de hautes grilles en fer, y tournent et reviennent prendre leurs maîtres : ainsi, l'on n'est jamais exposé aux injures du temps. Une telle précaution, bonne ici, serait encore meilleure à Londres. Ce portique donne sur les jardins au moyen d'arcades, et l'escalier est lui-même disposé de telle sorte qu'on en a une vue complète des parterres et de Montmartre en descendant. Le maréchal eut l'obligeance de nous faire visiter son appartement particulier; car tout le reste de la maison était plein d'ouvriers. Nous vîmes, dans sa chambre, son petit lit de camp de damas rouge, où il couche, et qui lui servait également, quand il commandait sur le Rhin. Il nous montra de grandes fenêtres à coulisses et la facilité avec laquelle elles s'ouvraient ou se fermaient, restant ouvertes à la hauteur que l'on veut. Il avait, nous dit-il, fait venir exprès pour cela un petit modèle d'Angleterre; car ce système n'était point connu en France. Il nous introduisit aussi dans une suite de cabinets ou petits appartements à la mode anglaise, retirés, joliment meublés et tenus avec beaucoup de propreté, ayant chacun leurs clefs anglaises, dont nous descendîmes par un double escalier dérobé. Nous fîmes en vain tout ce que nous pûmes pour l'empêcher de nous reconduire jusqu'à notre voiture, et ensuite il nous envoya un gentilhomme pour nous demander le jour où nous voudrions bien venir dîner avec lui. »

Une promenade, à la façon de celle de Lister, reste possible aujourd'hui. Il suffit d'ouvrir le tome Ier de l'ouvrage de Jean Mariette, intitulé : *L'architecture françoise ou recueil des plans, élévations, coupes et profils des églises, palais, hôtels et maisons particulières de Paris et des châteaux et maisons de campagne ou de plaisance des environs et de plusieurs autres endroits de France bâtis nouvellement par les plus habiles architectes et levés et mesurés exactement sur les lieux,* qui porte la date de MDCCXXVII[1] et contient sept belles planches, gravées par Mariette, représentant l'hôtel de Lorge sur toutes ses faces et même en profondeur. Les légendes, que nous transcrivons ici, en marqueront, d'elles-mêmes, la qualité instructive : 1° Plan au rez-de-chaussée de l'hôtel de Lorge, bâti à Paris, rue Neuve-Saint-Augustin, sur les dessins de M. Mansart, premier architecte du Roi et surintendant de ses bâtiments ; 2° plan de l'hôtel au premier étage ; 3° élévation de la façade du côté de l'entrée ; 4° élévation de la façade du côté des jardins ; 5° élévation des côtés de la cour ; 6° coupe en travers du grand corps de logis ; 7° coupe et élévation de l'escalier et du vestibule.

Le 22 octobre 1702, le maréchal de Lorge mourut; mais au mois de décembre suivant, lorsque furent célébrées les noces du duc de Quintin-Lorge avec la fille de Chamillart, c'était encore la maréchale qui habitait l'hôtel, et la maison contiguë restait occupée par la grand'mère Frémont, veuve depuis le 10 septembre 1696 : elle y mourut le

1. Bibliothèque nationale, cabinet des estampes, Hd 9b.

19 août 1703. Cependant, la maréchale ayant abandonné la place à son fils, dut, dès le 10 mai 1703, louer à M. d'Auneuil, son frère, à raison de quatorze cents livres par an « une maison à porte cochère joignant d'un côté à la maison du seigneur bailleur et de l'autre à celle du sieur Mestayer, et consistant en un corps de logis double avec caves et greniers, en une grande cour sur la rue Neuve, avec un auvent pour servir de remises aux carrosses, une petite écurie à deux chevaux et une petite chambre à côté pour un suisse, un puits et une auge de pierre pour faire boire les chevaux, une petite cour derrière ledit grand corps de logis, et une grande écurie attenante ladite cour, avec un passage pour y aller, lieux, aisances, appartenances et dépendances...[1] »

Cette modeste maison, sise, en face de l'hôtel de Lorge, rue Saint-Augustin, où la maréchale se transporta, quand, peu après la mort de son mari, elle se retira du monde, s'aperçoit à côté de celle de M. d'Auneuil, sur le plan de la rue « de Chamillart ou de Lorge », relevé vers 1704, pour le *Terrier du Roi*[2]. On voit, sur ce même plan, que les bâtiments de l'hôtel du maréchal appartenaient alors à Michel Chamillart[3] : il semble que le contrôleur général des finances les avait plus exactement loués au duc et à la duchesse de Lorge. Comme il possédait, en effet, depuis 1700, de vastes terrains, au Nord de la rue Neuve-des-Petits-Champs, il avait entrepris, au plus fort de sa puissance, et par le moyen de son factotum la Cour des Chiens, de construire à grands frais, dans le triangle formant le coin des rues de Chamillart, de Louis-le-Grand et de Saint-Augustin, une demeure luxueuse surnommée l'hôtel de Travers, et c'est pendant que l'on y travaillait qu'il dut habiter avec sa famille à l'hôtel de Lorge : voilà aussi comment son nom fut donné à l'une des voies adjacentes[4].

Puisqu'on vient de parler ici de la rue Louis-le-Grand et de la rue Chamillart ou de Lorge, il faut rappeler qu'à la suite d'un premier arrêt du Conseil du 22 mars 1704, ordonnant la prolongation de la rue Gaillon par un retour d'équerre jusqu'à la rue Neuve-des-Petits-Champs[5], un second arrêt du 3 juillet 1703, modifiant le premier, avait ordonné que la rue Neuve-Saint-Augustin serait continuée depuis la rue Saint-Roch ou Gaillon, en suivant l'alignement du mur de l'hôtel

1. La minute de ce bail, conclu pour neuf ans, nous a été conservée (Bibliothèque nationale, Pièces originales, vol. 1242, Dossier FRÉMONT, fol. 30-38 et 48-49). La maréchale de Lorge s'installa plus tard dans un hôtel de la rue d'Argenteuil.

2. Arch. nat., Q^1 1099^6, fol. 141, 145 et 148. La maison porte aujourd'hui le numéro 31 de la rue Saint-Augustin.

3. *Ibidem*, fol. 141 et 144.

4. Notre tome XVII, p. 192-193 ; reg. Q^1 1099^6, fol. 131, 141 et 144. Il existe dans la liasse F^{13} 344 un plan de la rue de Lorge qui donne le détail de l'hôtel sur une assez grande échelle.

5. A. de Boislisle, *la Place des Victoires et la place de Vendôme*, p. 159, note 4, et 179.

de Lorge, jusqu'à la rencontre de la nouvelle rue, qui devait prendre le nom de Louis-le-Grand, et que, à la place de la partie de la rue de Gaillon qui commençait au coin du mur de face de l'hôtel, il serait ouvert une rue de Lorge, depuis le carrefour formé au coin de l'hôtel jusqu'à la rencontre de la rue Louis-le-Grand[1]. En même temps, la rue Saint-Augustin fut continuée depuis la rue Gaillon jusqu'à la rencontre de la rue Louis-le-Grand, et la rue Gaillon fut fermée et supprimée « à commencer au coin du mur de l'hôtel de Lorge, jusqu'à l'égoût » pour céder la place à la rue de Lorge. Mais ces alignements ayant entamé les propriétés de Chamillart et du cardinal de Coislin, lors abbé de Saint-Victor, son voisin, on leur accorda, par un nouvel arrêt du 4 octobre 1704, l'emplacement de la rue Gaillon supprimée par l'arrêt du 3 juillet 1703, à raison de cent soixante-huit toises pour le cardinal abbé de Saint-Victor et de cent soixante-quatre toises pour Chamillart, pour en jouir eux et leurs successeurs à perpétuité[2]. Trois ans plus tard, en 1707, J. Beausire, maître général contrôleur et inspecteur des bâtiments, garde des eaux et fontaines publiques de la ville de Paris, érigea à ce carrefour de la place Gaillon, sous le nom de fontaine Louis-le-Grand, une fontaine « décorée d'un ordre dorique, avec un attique au-dessus, chargé de quantité de sculptures ». Cet édifice reconstruit en 1828 sur les dessins de Visconti, mutilé pendant les journées de juillet 1830, enfin restauré en 1900, marque seul à présent au coin de la rue de la Michodière et de la rue de Port-Mahon la place approximative de la façade de l'hôtel de Lorge[3].

Chamillart n'habita guère l'hôtel de Travers, que Louis XIV avait ordonné de saisir pour couvrir les dettes de la Cour des Chiens, et qui fut cédé ensuite au comte de Toulouse, puis, en 1712, au duc d'Antin[4]. D'après une lettre de la marquise d'Huxelles, du 27 mai 1709[5], l'ancien ministre aurait demandé vers cette date à son gendre de le garder jusqu'à la Saint-Jean 1710 à l'hôtel de Lorge ; mais il aurait ajouté que, se trouvant dans l'embarras, il ne voulait plus qu'un logis de mille écus. Après la banqueroute de la Cour des Chiens, Chamillart se fixa, du reste, rue Coq-Héron, dans l'ancien hôtel de Gesvres[6].

1. Ce projet ne fut complètement exécuté qu'en 1718.

2. Arch. nat., E 1929, 4 octobre, et E 1940, fol. 26 et 58.

3. G. Brice, *Description de la ville de Paris*, édit. 1713, p. 240 ; Rochegude, *Promenades dans toutes les rues de Paris*, IIe arrondissement, p. 11. La rue actuelle de Port-Mahon, ouverte en 1795 sur les jardins du duc de Richelieu, représente, à peu près, l'ancienne rue de Lorge ou de Chamillart.

4. Notre tome XVII, p. 192-193. Les *Mémoires* de Sourches (tome X, p. 261), rapportent, à la date du 12 février 1707, que le duc de Lorge aurait « vendu » son hôtel de Paris au comte de Toulouse pour trois cent soixante-cinq mille livres.

5. Lettre inédite.

6. A. de Boislisle, *la Place des Victoires et la place de Vendôme*, p. 179 ;

L'hôtel de Lorge était encore indivis entre la maréchale et son fils, lorsque Marie-Anne de Bourbon, fille légitimée de Louis XIV et de Mlle de la Vallière, et veuve de Louis-Armand de Bourbon, prince de Conti, la princesse première douairière de Conti, comme on l'appelait, le loua par un bail à vie du 13 septembre 1713[1]. Le marché ne s'était pas conclu facilement[2] : il stipulait un loyer de cinq mille livres par an que devaient se partager les deux co-propriétaires ; il est vrai, qu'en outre de ce loyer minime, le bail garantissait au duc de Lorge une somme de quatre-vingt mille livres à prendre sur les biens de la princesse, après son décès[3].

Comme le dit Saint-Simon, le duc faisait vraiment « argent de tout[4] ». Non content d'avoir, en 1713, loué à vie l'hôtel de la rue Neuve-Saint-Augustin à la princesse de Conti, on le voit le vendre, le 10 octobre 1720, à un prêtre, Me Guillaume Guillouzou, domicilié rue des Prêtres, paroisse Saint-Séverin, qui lui remet huit cent mille livres comptant en billets de banque[5] : mais l'acte passé par devant les notaires du Tartre et Dupuis ne nomme point le véritable acquéreur, Jean-Bonaventure le Lay de Villemaré, fermier général, qui avait été taxé à quatre cent vingt mille livres par la Chambre de justice de 1716, et avait de bonnes raisons de dissimuler une pareille acquisition[6]. Il restait convenu, par cet acte que l'acquéreur ne pourrait occuper l'hôtel et ses dépendances que six mois après le décès de la princesse de Conti, que celle-ci en jouirait conformément au contrat de bail à vie du 13 septembre 1713, que les cinq mille livres qu'elle devait payer chaque année appartiendraient « au duc de Lorge, ou à la duchesse de Lorge, sa mère, sans que l'acquéreur y puisse rien prétendre pendant la vie de Mme la princesse de Conti », et qu'enfin les quatre-vingt mille livres promises au duc de Lorge lui demeureraient réservées. Ce document de 1720 décrit ainsi l'hôtel de Lorge : « Un grand corps de logis entre cour et jardin, bâtiments et corps de logis en aile ; dans la cour, grande porte cochère, bâtiments à côté de ladite porte cochère, basse-cour à main gauche en entrant, dans laquelle sont des remises et écuries, corps de logis en aile, sur la cour qui est du côté du jardin, cour et jardin derrière, petit jardin étant à main gauche en entrant dans le grand jardin, maison, corps de logis, etc..., bâtiments étant à main

Lefeuve, *Les anciennes maisons de Paris*, tome V, p. 29-30 ; Jal, *Dictionnaire critique*, p. 352. Chamillart avait aussi acheté en 1709, sur le quai Malaquais, l'hôtel de Mme de Portsmouth, qu'il revendit à Gluc, directeur des teintures des Gobelins (*Piganiol de la Force*, tome VII, p. 287).

1. Dangeau, tome XIV, p. 401 et 471.

2. *Correspondance de Michel Chamillart*, publiée par l'abbé Esnault, tome II, p. 228-229.

3. Bibl. nat., Pièces originales DURFORT, vol. 1044, fol. 234 v°.

4. Ci-dessus, p. 380.

5. Bibl. nat., Pièces originales, dossier DURFORT 1044, fol. 234-239.

6. A. de Boislisle, *la Place des Victoires et la place de Vendôme*, p. 188.

droite en entrant dans la grande cour dudit hôtel, en laquelle maison demeuroit ci-devant Mme de Frémont, ayant lesdits hôtel et maison ouvertures et communications de l'un à l'autre et généralement tous les autres bâtiments, lieux et dépendances desdits hôtel, maison, jardin et cour, sans en rien excepter, réserver, ni retenir par Mgr le duc de Lorge, vendeur, qui entend vendre tout ce qui lui appartient desdits hôtel, maison, cours, bâtiments, jardins et dépendances.....[1] »

On peut remarquer que quelque trois mois plus tard, le 14 décembre exactement, le duc de Lorge, veuf de Mlle Chamillart[2], avec qui d'ailleurs il avait fait fort mauvais ménage[3], convolait en secondes noces avec Marie-Anne-Antoinette de Mesmes, fille aînée du premier président de Paris et de Marie-Thérèse Feydeau de Brou[4].

Dans la suite, la princesse de Conti cessa d'être locataire pour devenir à son tour propriétaire de l'hôtel de Lorge, on ne sait au juste de quelle façon, et comment elle s'arrangea avec M. de Villemaré qui l'avait acquis, comme on l'a vu, par l'intermédiaire d'un homme de paille en 1720 ; mais il n'est pas douteux qu'elle n'en fût devenue propriétaire, et c'est ce qui explique que, lors de sa mort, le 3 mai 1739, l'hôtel passa à son cousin et héritier le duc de la Vallière.

Louis-César de la Baume-le-Blanc, né le 9 octobre 1708[5], appelé d'abord le marquis de la Vallière, fait colonel d'un régiment d'infanterie de son nom le 20 octobre 1727, était le petit neveu de la duchesse Louise de la Vallière, et le neveu à la mode de Bretagne de la princesse douairière de Conti. Lorsqu'il épousa, sous le titre de duc de Vaujours, par suite de la démission de son père de la pairie, Anne-Julie-Françoise de Crussol, fille de Jean-Charles, duc d'Uzès, il fut déclaré, dans son contrat du 18 février 1732, passé devant Me Hachette, notaire à Paris, héritier universel de la princesse. Le testament olographe de celle-ci, du 28 janvier 1728, lui avait déjà reconnu cette qualité, et ses droits furent confirmés lorsque ce testament fut déposé le 9 mai 1739, dans l'étude de Me Bricault, notaire à Paris.

Peu après, le 22 août 1739, il prenait le titre de duc de la Vallière, et l'hôtel de Conti, qui lui tomba en succession, s'appela de même pendant près de trente ans. Vers cette époque, Piganiol de la Force[6] écrit

1. Bibl. nat., Pièces originales, dossier DURFORT, vol. 1044, fol. 234-239.
2. Elle était morte le 31 mai 1714.
3. Notre tome X, p. 412.
4. *Mercure*, décembre 1720, p. 163-164. Les fiançailles eurent lieu le 14 décembre 1720, à Pontoise, où était exilé le Parlement, dans le prieuré de Saint-Martin, où logeait le premier président. Le mariage y fut célébré le jour suivant, en présence de tout le Parlement, qui fut régalé les deux fois.
5. Il mourut en 1780.
6. *Description de la ville de Paris et de ses environs*, édit. 1742, tome II, p. 444.

que c'était l'une des plus belles maisons de Paris, et Germain Brice, dans sa nouvelle *Description* de la ville[1], refaisant en détail l'historique de l'hôtel, loue ses vastes appartements, ses commodités, sa magnificence, son jardin spacieux, les proportions élégantes de sa porte, le bon goût de sa décoration et son péristyle « qui annonce une maison digne de loger un prince ».

Un prince se présenta, du reste, pour l'acheter, en la personne de Christian IV, prince palatin du Rhin, duc régnant des Deux-Ponts, duc de Bavière, comte de Weldentz, Spanheim, Ribaupierre, etc. L'acte notarié, où figurent tous ces titres, passé par devant Me le Couturier, notaire à Paris, porte la date du 27 mars 1767[2], c'est-à-dire de l'année même où le duc de la Vallière, ruiné par le goût des beaux livres, avait dû se décider à vendre une partie de ses biens.

L'hôtel des Deux-Ponts, c'est le nom qui lui fut alors donné, tenait d'un côté à l'hôtel de Lallemant de Betz, fermier général, de l'autre à l'hôtel du maréchal de Richelieu, aboutissant par derrière, sur le boulevard[3], au pavillon de Hanovre, édifié, en 1760, par Chevotet pour le maréchal, et, par devant, sur la rue Neuve-Saint-Augustin. Si la rue de Lorge ou de Chamillart avait disparu momentanément dans les dépendances de l'hôtel de Richelieu, l'importance des terrains restait à peu près la même qu'au début du siècle, mesurant trois mille cent toises carrées[4]. On retrouve, d'ailleurs, sur le plan de Jaillot de 1773, les jardins d'autrefois, qui ne furent entamés qu'en 1778, lors du percement de la rue de la Michodière.

Comme le maréchal de Lorge, en reconnaissance de la place en angle, qui lui avait été cédée à perpétuité, le 10 juin 1688, s'était obligé, envers le domaine de la Ville, au payement de cinquante sols de redevance annuelle, le duc Christian IV des Deux-Ponts, s'engagea, à son tour, à acquitter pareille somme à chaque fête de la Saint-Jean-Baptiste. C'était le seul lien qui rattachât ce prince étranger à ses prédécesseurs.

1. Édition de 1752, tome I, p. 389-390.
2. Arch. nat., N4 Seine 52, fol. 25 vo-27.
3. Il y avait une entrée pour l'hôtel des Deux-Ponts sur le boulevard : *Mémoires du duc de Luynes*, tome VI, p. 415-416.
4. Arch. nat., N4 Seine 52, fol. 25 vo-27.

XIII

LETTRES ET PIÈCES DIVERSES CONCERNANT SAINT-SIMON

Année 1712.

I

Mémoire pour le duc de Saint-Simon[1].

[Février 1712.]

M. le duc de Saint-Simon ayant représenté à M. Desmaretz que toutes les paroisses de sa terre de la Ferté ont, de tout temps, été comprises sous le ressort de la subdélégation de Senonches, sans qu'aucunes aient été de celle de Verneuil, quoique voisines de cette ville, il a bien voulu que les choses demeurassent en cet état, et, nonobstant les deux surprises des deux frères Bretignières, subdélégués de Verneuil l'un après l'autre, et qui tous deux ont successivement fait comprendre plusieurs desdites paroisses en leurs provisions de subdélégués, lesdits Bretignières ont été obligés de rapporter leurs dites provisions par l'autorité de M. le Chancelier et de M. Desmaretz, et d'en prendre de nouvelles, dans lesquelles lesdites paroisses ont été omises. Depuis, le sieur Bretignières, aujourd'hui subdélégué, n'ayant pas laissé de vexer lesdites paroisses par toutes sortes d'entreprises, M. Desmaretz, à qui M. le duc de Saint-Simon a eu recours contre une persécution si déclarée et si opiniâtre, lui a accordé un arrêt qui fait défense audit Bretignières de s'ingérer en quoi que ce puisse être desdites paroisses, etc. Cet arrêt a été envoyé à M. l'intendant d'Alençon et a tenu quelque temps ledit Bretignières en bride ; mais, présentement, il recommence à faire pis que jamais, et, M. le duc de Saint-Simon ayant demandé cet arrêt au sieur Boileau, subdélégué de Senonches, qui l'a entre les mains, ledit sieur Boileau a répondu qu'il ne le pouvoit faire sans un ordre de M. Desmaretz. M. le duc de Saint-Simon supplie donc très instamment M. Desmaretz d'ordonner au sieur Boileau de remettre ledit arrêt à M. le duc de Saint-Simon, auquel il seroit très inutile et comme non existant, s'il ne l'avoit pour s'en servir à se garantir des persécutions infatigables d'un fripon que rien n'est capable d'arrêter, et contre lequel M. le duc de Saint-Simon ne peut

1. Archives nationales, G[7] 75, autographe de la main de Saint-Simon. Ce mémoire a été publié dans le tome XXI et supplémentaire de l'édition des *Mémoires* de 1873, p. 394-395. Voir dans notre tome XXII, p. 484, le commencement de cette affaire.

s'empêcher de demander très instamment justice à M. Desmaretz, puisque ni le droit de la chose, ni la possession continuelle, ni l'autorité du Contrôleur général, ni quoi que ce puisse être enfin, n'est jusqu'à cette heure capable d'arrêter les injustices, les violences, les persécutions et les friponneries dudit Bretignières, qui s'est rendu si maître et si terrible, qu'il n'est personne dans le pays qui ose se défendre ni se plaindre, bien moins implorer le secours de la justice contre son oppression, dont on ne peut mieux juger que par ce qui en arrive à M. le duc de Saint-Simon, et par ce que dessus[1].

II

Le duc de Saint-Simon au contrôleur général Desmaretz[2].

De Paris, ce 9 mars 1712.

On ne peut être plus reconnoissant que je le suis, Monsieur, de l'attention obligeante que vous me voulez bien témoigner par l'honneur de vos lettres des 6 et 7 de ce mois, que j'ai reçues hier après-midi et ce matin, avec la copie de l'arrêt que vous m'avez fait la grâce de m'accorder contre les entreprises du sieur Bretignières, et d'un extrait de lettre par lequel je vois les ordres que vous avez eu la bonté de donner à l'égard du boucher de la Ferté, maintenant à couvert des vexations qui nous alloient priver de cette grande commodité. Recevez-en, s'il vous plaît, mes très sincères remerciements, et les assurances aussi véritables que je suis parfaitement,

Monsieur,

Votre très humble et très obéissant serviteur,
LE DUC DE SAINT-SIMON.

III

Le duc de Saint-Simon au contrôleur général Desmaretz[3].

De la Ferté, ce 23 mars 1712.

Je croyois enfin être en sûreté sur mon boucher d'ici, Monsieur, et qu'après les derniers ordres précis que vous aviez eu la bonté de m'accorder là-dessus, et dont vous m'avez même fait la grâce de m'envoyer l'extrait de la réponse du traitant, pleine de soumission à ce que vous lui prescriviez, il ne feroit plus de poursuites

1. Au haut est écrit, de la main du Contrôleur général : « Écrire à M. Boileau de m'envoyer l'arrêt mentionné dans ce mémoire. » Et au-dessous : « Fait le 24 février 1712. »

2. Original appartenant à feu le baron F. de Schickler ; imprimé dans le tome XIX de l'édition de 1873, p. 260.

3. Original conservé dans la collection V. Cousin ; imprimé au tome XIX de l'édition de 1873, p. 261-262.

par lui ni par ses sous-traitants. Cependant ils n'ont pas laissé de continuer, et de faire exécuter les meubles de ce boucher, nonobstant qu'il se défendît par la lettre que vous m'avez fait l'honneur de m'écrire, et l'extrait y joint dont je viens de parler, et n'ont voulu s'arrêter pour rien. Comme j'allois dîner aujourd'hui, sont arrivés trois huissiers chargés pour le nommé Clouet, intéressé dans cette affaire, et munis d'une légende de noms de gens à exécuter, signée de Monsieur l'intendant, dans laquelle ils ont fait mettre ce boucher par surprise, puisque M. Boileau ayant votre lettre susdite entre les mains, Monsieur l'intendant ne peut ignorer ce que vous m'avez fait la grâce de m'accorder là-dessus. J'ai mandé aux huissiers de me venir parler, qui l'ont fait honnêtement. J'ai pris la peine de leur expliquer tout le fait, et je leur ai dit que, les choses en cet état, je ne souffrirois pas qu'ils procédassent à la vente des meubles, qu'ils pouvoient dire à Clouet qu'il est un fripon, et s'assurer que j'en écrirois à Monsieur l'intendant et aurois l'honneur de vous en rendre compte. J'ai ajouté que, s'ils avoient des contraintes à exercer dans le bourg sur d'autres gens, ils les pouvoient exercer en toute liberté, parce que je n'ai point de défense de vous que pour ce boucher. Ils se sont retirés sans rien vendre du boucher et sans rien faire contre personne de la Ferté, parce qu'il n'y avoit du lieu que ce boucher sur leur liste.

J'ai cru, Monsieur, vous devoir cette information, et ne devoir pas demeurer la dupe de la friponnerie, de l'opiniâtreté et de la désobéissance d'un traitant que rien n'arrête. Permettez-moi de vous dire, puisque l'occasion s'en offre, que c'est de cette sorte de pillage à frais redoublés, sur des gens déchargés, mais qui n'ont pas la force de se défendre, que ces traitants s'enrichissent, et que les provinces sont désolées, et que, comme il faut obéir aux édits et aux arrêts que vous rendez, et que qui y contreviendroit seroit avec raison rigoureusement puni, aussi est-il juste que ceux qui, de droit ou de grâce, sont par vous affranchis d'une taxe, jouissent sans vexation de ce bénéfice, et que ceux qui, avec connoissance de leur affranchissement, ne laissent pas de les exécuter, etc., soient pareillement rigoureusement châtiés. Cela parle tellement de soi-même, pour la sûreté, le respect de vos ordres, et la justice, que je me retranche tout court à vous en supplier en cette occasion, qui mettoit ce boucher en chemise et à l'aumône, dont il est déjà bien proche par les vexations qu'il souffre depuis trois ans, et hors d'état d'en relever, si le hasard ne m'eût fait trouver chez moi.

Bien des pardons, Monsieur, de vous importuner d'une si longue lettre, et si futile par proportion aux affaires qui vous occupent, mais par rapport aux miennes celle-ci en est une pour moi, qui suis plus parfaitement, Monsieur, que personne

Votre très humble et très obéissant serviteur.
Le duc de Saint-Simon.

Ici devrait se placer, dans l'ordre chronologique, si son étendue ne l'interdisait, la *Lettre anonyme au Roi*, datée d'avril 1712, que Prosper Faugère a cru, avec la plus grande vraisemblance, pouvoir attribuer au duc de Saint-Simon et qu'il a publiée dans les *Écrits inédits*, tome IV, p. 10-60 ; voyez la préface du même volume, p. x-xv.

IV

Le duc de Saint-Simon au duc d'Orléans[1].

De Versailles, ce lundi au soir, 16 mai 1712.

Mon attachement à Votre Altesse Royale tel que vous le connoissez, et l'étrange déchaînement que je trouve ici aussi grand qu'à Paris, m'a fait faire une réflexion que je ne puis différer de communiquer à Votre Altesse Royale et qui convient tout à fait à la sage démarche que vous me fîtes l'honneur de me dire hier que vous avez faite auprès du Roi touchant le cordelier. C'est, Monseigneur, de demander au Roi qu'il y ait plus d'un commissaire, afin d'ôter tout soupçon que la vérité entre les mains d'un seul ait été étouffée, comme l'on commence déjà à l'annoncer d'avance, et comme aussi il est d'usage d'en donner plus d'un en des affaires aussi majeures ou qui sont réputées pour telles. J'ai cru qu'un modèle de mémoire pour le Roi vous feroit mieux entendre ma pensée, pour quoi je le joins ici, et je me hâte là-dessus, parce que, par les calculs, le cordelier arrive mercredi, et que, si Votre Altesse Royale approuvoit ma pensée, il y auroit plus de grâce à l'effectuer avant que M. d'Argenson seul eût pris possession de cet homme en commençant seul à l'interroger qu'après, qu'il faudroit changer une forme donnée. Pardonnez donc à mon zèle et à l'amertume extrême que je ressens de tant de bouches sottes ou détestables, si je prends la liberté de vous exposer ma pensée, dont vous userez selon ce qu'elle vous paroîtra. Tout ce que je demande à Votre Altesse Royale, c'est d'avoir agréable de me renvoyer ma lettre et mon mémoire pour les brûler, de peur qu'ils ne s'égarent et que je ne paroisse me mêler de ce qui est au-dessus de moi, et que vous ne cessiez pas un moment de compter sur moi, Monseigneur, comme sur le plus attaché de tous vos serviteurs.

LE DUC DE SAINT-SIMON.

A cette lettre est annexé le projet suivant de mémoire au Roi :

La licence que j'ai trouvée ici sur les malheureux bruits qu'on ne cesse de fomenter, m'ont fait penser à demander très instamment à Votre Majesté d'étendre la grâce qu'elle m'a bien voulu accorder sur

1. Original autographe, Dépôt des affaires étrangères, vol. *Espagne* 214, fol. 60-62 ; publié par Mgr A. Baudrillart dans *Philippe V et la cour de France*, t. II, p. 575-577.

le cordelier arrêté. J'ai fait réflexion que, s'il est interrogé par un seul commissaire, les mêmes gens qui agissent avec tant d'acharnement contre moi en auront assez pour chercher à ôter la foi à ce qui sera rendu public des dépositions et que leur publicité ne fera pas l'effet que je m'en dois promettre, d'autant plus que les ennemis qu'un lieutenant de police ne peut éviter se joindront volontiers à ceux qui voudront soupçonner sa conduite par rapport à ce qui me regarde. Je crois donc me devoir à moi-même de supplier Votre Majesté de vouloir joindre au commissaire naturel d'autres commissaires tels qu'il vous plaira et les plus hors de toute prise, afin que les dépositions de ce prisonnier, reçues par plusieurs conjointement et rendues après publiques, soient entièrement hors de toute atteinte. Comme je ne dois retourner auprès de Votre Majesté que vendredi, et qu'on dit que le cordelier arrive auparavant, je n'ai pu me refuser d'importuner Votre Majesté de ce mémoire, de la cause duquel je suis trop à plaindre pour n'espérer pas de sa bonté tout ce qui peut aller à rendre plus authentiquement sûr et avéré ce qui m'est le plus cher au monde[1] ».

V

Mémoire pour le duc de Saint-Simon[2].

[Mai 1712.]

La nomination des jurats de la ville de Blaye ayant été contestée à M. le duc de Saint-Simon, gouverneur de ladite ville, il prouva son droit si clairement que, par arrêt du conseil d'État rendu, Sa Majesté y étant, le 16 août 1700, le Roi a ordonné qu'à l'avenir il sera fait chaque année, dans l'assemblée du corps de ville, une liste de dix sujets au moins, les plus propres pour remplir ces places, laquelle sera envoyée audit sieur gouverneur, suivant l'usage, pour en nommer deux ; voulant Sa Majesté que sa nomination soit enregistrée dans les registres de l'hôtel de ville, pour que ceux qu'il aura ainsi nommés fassent les fonctions de jurats et soient reconnus en cette qualité, après avoir prêté le serment en la manière accoutumée ; et, en cas qu'il arrivât quelque contestation dans l'assemblée du corps de ville, au sujet de l'élection de ceux qui seront à mettre dans ladite liste, les parties se pourvoiront à Sa Majesté, laquelle s'est réservé à cet effet la

1. Le duc d'Orléans répondit : « Je vous suis très obligé, Monsieur. Votre pensée est bonne, et j'en profiterai. Je vous renvoie vos papiers comme vous le voulez. » Ils n'arrivèrent sans doute pas jusqu'à Saint-Simon, ou celui-ci ne les brûla pas, puisque nous les retrouvons aujourd'hui dans les fonds du département des Affaires étrangères.

2. Archives nationales, G^7 144, dossier du 3 mai 1712 ; imprimé au tome XXI et supplémentaire de l'édition de 1873, p. 230-231.

connoissance, et icelle interdite au parlement de Bordeaux et à toutes autres cours et juges.

Cet arrêt a été exécuté jusques à présent sans opposition ni contradiction de personne ; mais, le Roi ayant créé en titre d'office deux offices de jurats alternatifs et triennaux dans les villes du Royaume, avec pouvoir au traitant de commettre telle personne qu'il jugeroit à propos jusques à ce que ces charges fussent remplies, le traitant de ces offices voulut, en 1710, commettre des particuliers pour en faire les fonctions ; M. le duc de Saint-Simon s'y opposa et fit connoître lors à M. Desmaretz que la prétention de ce traitant étoit insoutenable et ne pouvoit avoir lieu dans la ville de Blaye, comme étant contraire à l'usage observé de temps immémorial et à l'arrêt du Conseil qui donne le droit à M. le duc de Saint-Simon de nommer tous les ans les jurats de ladite ville, dont M. Desmaretz a été si persuadé, qu'en ladite année 1710 il ordonna au traitant de ne point faire d'établissement de jurats dans ladite ville.

M. le duc de Saint-Simon avoit lieu d'espérer qu'après des ordres si précis de M. Desmaretz, que le traitant ne feroit plus de nouvelles tentatives pour raison de ce. Cependant il a été averti que, depuis deux jours, ce traitant vouloit commettre deux sujets pour faire les fonctions de jurats alternatifs dans ladite ville de Blaye. M. le duc de Saint-Simon supplie M. Desmaretz d'arrêter les suites de cette nouvelle contravention à la volonté de Sa Majesté si nettement expliquée par son arrêt du conseil d'État du 16 août 1700, et aux ordres de M. Desmaretz ; ce faisant, ordonner que ledit arrêt du Conseil sera exécuté selon sa forme et teneur, et que défenses seront faites à ce traitant et à tous autres de commettre aucune personne pour exercer les offices de jurats dans ladite ville de Blaye.

VI

Arrêt du Conseil en faveur du duc de Saint-Simon[1].

A Versailles, le 6 juin 1712.

Sur la requête présentée au Roi, étant en son Conseil, par le sieur duc de Saint-Simon, pair de France, contenant qu'ayant trouvé la succession du feu sieur duc de Saint-Simon, son père, chargée de plusieurs dettes qu'il avoit contractées pour le service de S. M., il auroit fait son possible pour les acquitter et y auroit même employé la dot de la dame son épouse, et, comme il étoit pressé par quelques-uns de ses créanciers, qui vouloient être payés tous à la fois, ce qui étoit impos-

1. Archives nationales, reg. E 1964, fol. 259. Nous croyons intéressant de donner encore une fois un des nombreux arrêts de surséance que Saint-Simon obtint contre ses créanciers.

sible, et le menaçoient de faire saisir ses biens, il remontra à S. M., au mois de juillet 1710, qu'il avoit déjà acquitté pour 368 179 livres de principaux de rentes constituées ou d'obligations portant intérêts, qu'il en avoit payé plus de 142 000 livres d'arrérages ou intérêts, et qu'il avoit payé, outre cela, plus de 80 000 livres dues par la succession de son père à plusieurs domestiques, marchands et autres créanciers privilégiés, de toutes lesquelles dettes subsistantes il n'étoit dû de reste que 228133 livres de principaux de rentes et 16902 livres par des obligations, dont il ne devoit que 60000 livres ou environ d'arrérages ou intérêts, et il justifia le tout par des états qu'il certifia véritables et qui sont demeurés [attachés] à sa requête; sur quoi S. M. eut la bonté de lui accorder, par arrêt de son conseil d'État du 7 juillet 1710, un nouveau délai de deux années pour le payement de ses dettes, pendant lequel temps elle fit défenses à ses créanciers de le poursuivre, à la charge néanmoins de payer auxdits créanciers, à la fin de chacune desdites deux années, une année des arrérages et intérêts qui leur étoient dus, et sans que cette surséance pût empêcher le payement des dettes privilégiées exprimées dans le même arrêt. Le suppliant, qui n'a contracté aucunes dettes de son chef, espéroit de pouvoir, dans lesdites deux années, acquitter la plus grande partie de celles de la succession de son père, par le recouvrement qu'il croyoit pouvoir faire de plusieurs sommes très considérables qui lui sont dues; mais, quelque soin qu'il ait pu prendre, il n'a pu encore s'en faire payer, ni même recevoir pendant ces deux années une grande partie de ses revenus, par l'impossibilité où ses fermiers se sont trouvés de payer le prix de leurs baux. Néanmoins, il n'a pas laissé de satisfaire exactement aux conditions de l'arrêt que S. M. lui a accordé, ayant payé, pendant les deux années y mentionnées, non seulement à chacun de ses créanciers deux années des arrérages et intérêts qui leur étoient dus, mais en ayant payé à plusieurs d'entre eux un plus grand nombre, et ayant même amorti une des rentes constituées qu'il devoit, et payé plusieurs autres sommes dont il pouvoit retarder le payement, comme le tout paroît par les états de lui certifiés attachés à la présente requête, et il en auroit acquitté davantage, s'il lui avoit été possible; ce qui fait assez voir le bon usage que le suppliant a fait de cette grâce de S. M. Mais, comme il seroit encore exposé au même péril de voir ses biens saisis et consommés par des saisies et frais, si S. M. n'avoit encore la bonté de lui continuer la même surséance pour le temps qui lui est nécessaire pour faire le recouvrement des sommes considérables qui lui sont dues, dont le payement de quelques-unes est retardé par des lettres d'état et autres incidents, lesquelles suffiront pour acquitter la plus grande partie de ses dettes, il est obligé d'avoir encore recours à l'autorité et à la bonté de S. M.

Requéroit à ces causes le suppliant qu'il plût à S. M. lui accorder un nouveau délai de trois années pour le payement de ses dettes, à compter du jour de l'expiration de celui porté par l'arrêt du Conseil du 7 juillet 1710, etc....

Vu ladite requête, etc....

Le Roi, étant en son Conseil, a accordé et accorde au sieur duc de Saint-Simon un délai de deux ans, à compter du 7 juillet de la présente année, pendant lequel temps S. M. fait défenses à ses créanciers d'exercer aucunes contraintes ni faire aucunes poursuites contre sa personne et biens, ... à la charge par ledit sieur duc de Saint-Simon de payer à la fin de chacune desdites années, à compter dudit jour 7 juillet prochain, une année d'arrérages ou intérêts aux créanciers, etc....

PHÉLYPEAUX.

Ici devrait se placer, selon l'ordre chronologique, le « Mémoire succinct sur les formalités desquelles nécessairement la renonciation du roi d'Espagne, tant pour lui que pour sa postérité, doit être revêtue en France, pour y être justement et stablement validée, août 1712 ». Il a été publié par Prosper Faugère dans les *Écrits inédits de Saint-Simon*, tome II, p. 181-408, et son étendue nous interdit de le reproduire ici.

La pièce qui va suivre est une lettre écrite au chancelier de Pontchartrain, à propos des difficultés qui étaient survenues entre Eustache-Titus, marquis de Saint-Simon (dont on a vu la mort ci-dessus, p. 114-115, en septembre 1712) et Guy-Michel Billard de Lorière, qui avait épousé le 31 mai 1710, Marie-Henriette, fille de Nicolas, comte de Saint-Simon et seigneur de Vaux, frère aîné du marquis. Nicolas était mort le 22 février 1710, quelques mois avant le mariage, et M. de Lorière, son gendre posthume, prétendait que, dans les conventions passées en 1703 entre les deux frères, d'une part, et leur père, Claude de Saint-Simon, mort en 1709, de l'autre, les droits de son beau-père Nicolas, et par conséquent ceux de sa femme, fille unique, n'avaient pas été suffisamment sauvegardés. Le procès s'engagea entre eux avec diverses péripéties, jusqu'à ce qu'enfin les deux parties, le marquis Eustache-Titus et M. de Lorière, se mirent d'accord à la fin de 1711 pour demander au Roi d'évoquer l'affaire à son Conseil et de la renvoyer ensuite au jugement arbitral de trois conseillers du Parlement. Ils adressèrent en conséquence chacun une supplique identique, et le Roi y fit droit par un arrêt du Conseil du 19 janvier 1712 (Archives nationales, reg. E 1963, fol. 84), qui évoqua l'affaire et la renvoya devant MM. Portail, Leclerc de Lesseville et Mainguy, conseillers au Parlement. Il semble, d'après la lettre de notre auteur, que ces trois arbitres furent remplacés postérieurement par MM. Dreux, de Vienne et Mainguy. Sur ces entrefaites, le marquis Eustache-Titus mourut le 1er septembre 1712, et sa veuve et ses enfants restèrent seuls en face de M. de Lorière. La lettre qu'on va lire fut certainement écrite après la mort d'Eustache-

Titus, puisqu'elle ne fait allusion qu'à sa femme, Claire-Eugénie d'Hauterive, et à ses enfants, qui étaient au nombre de huit (voyez les tableaux généalogiques donnés dans l'appendice I de notre tome Ier, p. 408-409).

VII

Le duc de Saint-Simon au chancelier de Pontchartrain[1].

Ce dimanche au soir [1712, après septembre].

Je comptois, Monsieur, d'avoir l'honneur de vous voir ce soir et de mieux prendre mon temps qu'avant-hier; mais, hier et aujourd'hui, j'ai gardé Mme de Saint-Simon qui a un rhumatisme universel, avec la fièvre et une sueur continuelle qui la soulage un peu et qui lui prit avant-hier tout à coup. Le fait est que vous savez ce que c'est que Lorière et l'étrange mariage qu'il a fait, ses chicanes, etc. Vous avez commis MM. Dreux, de Vienne et Mainguy pour juger définitivement entre lui et Mme de Saint-Simon et ses enfants, et, après que ces Messieurs y ont vaqué quelques jours, après bien des persécutions, il se trouve un défaut en l'arrêt, qui me fait vous en demander un autre. Le Roi et vous avez eu dessein de commettre ces trois magistrats; il n'est question que des trois mêmes, mais qu'ils soient commis d'une manière que ce qu'ils feront soit stable, tire les parties d'affaire, et, soit en disant demain un mot au Roi en travaillant avec lui, soit de vous-même, puisqu'il ne s'agit que de rectifier votre propre expédition, vous mettrez ces gens-là en état de sortir de tristes affaires, et moi en grand repos. Je vous en conjure donc, Monsieur, et de me croire à vous avec mon dévouement accoutumé.

S. S.

VIII

Placet du duc de Saint-Simon[2].

[1712.]

« M. le duc de Saint-Simon prie M. le comte de Pontchartrain d'accorder au sieur Champoury, médecin au port de l'île de Ré, la place de premier médecin de la garnison du port de Rochefort, vacante par le décès de celui qui étoit en charge, et, en cas qu'il plaise à M. le comte de Ponchartrain de donner au second médecin du même port de Rochefort la place de premier médecin, il est supplié de donner au sieur Champoury celle de second médecin. Il aura lieu d'être content

1. Archives nationales, E 1963, fol. 83, autographe.
2. Bibliothèque de la marine à Rochefort, dépêches de la cour, volume de 1712; publiée par M. L. Delavaud dans *les Archives historiques de Saintonge*, tome XXXIX, p. 428.

de lui, étant fort estimé du gouverneur et de tous les officiers de l'île de Ré. Il est d'ailleurs fils du médecin qui est mort en exercice de la charge de premier médecin au port de Rochefort[1]. »

Nous ajoutons aux documents qui précèdent deux lettres du comte de Pontchartrain à M. de Beauharnais, intendant à la Rochelle, et relatives à des demandes faites par Saint-Simon. Elles proviennent de la même source que la pièce précédente, et montrent que les relations de Saint-Simon avec le ministre étaient plus cordiales alors que ne le ferait penser la lecture des Mémoires.

« 12 octobre 1712.

« .... Vous trouverez ci-joint un placet qui m'a été présenté de la part du nommé Saint-Sauveur, garde de M. le duc de Saint-Simon à Blaye, pour demander protection contre le sieur de Remoiville, qui refuse de rendre compte aux héritiers du nommé Rivière, son maître d'hôtel, des effets que ce dernier a laissés. Je vous prie de prendre connoissance de cette affaire pour la régler et de faire en cette occasion au garde de M. le duc de Saint-Simon tous les plaisirs qui dépendront de vous. »

« 2 novembre 1712.

« M. le duc de Saint-Simon m'ayant recommandé particulièrement le sieur Bernard Le Dantec, qui est à Saint-Jean-d'Angély, pour lui faire avoir un emploi où il puisse subsister, on m'a assuré que celui qui lui conviendroit le mieux seroit de l'établir gardien de la tour de Chassiron à la place de celui qui occupe ce poste. Je vous prie de le lui donner par préférence. Je vous en ferai un mérite auprès de M. le duc de Saint-Simon, qui a cela fort à cœur. »

1. Champoury obtint la place de second médecin ; celle de premier médecin fut donnée à Cochon-Dupuy.

ADDITIONS ET CORRECTIONS

Page 32, note 3. A propos de la mort de la princesse d'Angleterre, Mme de Maintenon écrivait le 24 avril à Mme des Ursins (recueil Bossange, tome II, p. 286) : « J'eus l'honneur d'être deux heures avec la reine d'Angleterre, qui est l'image de la désolation. La princesse étoit devenue son amie et toute sa consolation. Les François de Saint-Germain sont aussi désolés de sa perte que les Anglois, et tous ceux qui la connoissoient l'aimoient fort : elle étoit en effet très aimable, gaie, affable, bonne, civile, voulant plaire, attentive, aimant ses devoirs et les remplissant tous sans aucune peine, soumise à sa gouvernante comme à six ans, ayant une véritable passion pour la reine sa mère, mettant tout son bonheur à lui plaire, aimant tendrement le roi son frère et ne songeant qu'à l'empêcher de s'éloigner de la reine, à quoi il est convié quelquefois dans sa petite cour..... Je trouvai la reine très changée ; elle me dit qu'elle croyoit mourir bientôt. »

Page 32, note 5. L'inventaire fait le 21 avril 1712, après le décès de Mlle d'Armentières, est aux Archives nationales, reg. T*701 [10].

Page 42, note 4. Voici comment le duc de Luynes (*Mémoires*, tome I, p. 212) raconte la dispute entre le bailli de Conflans et le grand prieur de France, à laquelle Saint-Simon fait allusion : « M. le Grand Prieur et M. de Conflans se sont rendus en prison pour être jugés. L'on disoit qu'il y avoit eu un combat entre eux, où M. le Grand Prieur avoit été blessé considérablement. On prétendoit que ce combat étoit la suite de quelques paroles qu'il y eut, l'été dernier, entre M. le Grand Prieur et M. le bailli de Conflans. M. le Grand Prieur croyoit depuis longtemps avoir sujet de se plaindre de M. le bailli de Conflans. Dans une assemblée qui se tint au Temple, il y eut des sentiments différents de celui de M. le Grand Prieur ; M. le bailli de Conflans s'étant trouvé à la tête de l'avis contraire, M. le Grand Prieur, dans un mouvement de vivacité, dit au bailli de Conflans qu'il ne pouvoit attendre autre chose de lui après toutes les infamies qu'il lui avoit faites. Le bailli se tournant vers l'assemblée, dit : « Messieurs, je ne connois « d'infâme ici que Monsieur ». Plusieurs personnes se mirent entre deux, et l'assemblée se sépara. On prétend que M. de Conflans, neveu du bailli, voulant venger son oncle, qui n'a qu'un bras, se battit quelques jours après sur le boulevard, et que le Grand Prieur a pensé mourir de ses blessures. On a informé contre M. de Conflans et contre le Grand Prieur ; M. le bailli ne s'est point mêlé dans l'affaire. Il y a lieu de croire qu'ils seront justifiés l'un et l'autre, puisqu'ils se sont mis en prison. Ce que je viens de marquer est ce qui s'est dit dans le temps. M. l'ambassadeur de Malte a fait prier tous les commandeurs et chevaliers de l'ordre qui étoient à Paris de se trouver avec lui à l'entrée des juges. » Et le lendemain (p. 213) : « La grand chambre s'est aujourd'hui assemblée à la Tournelle pour juger l'affaire de M. le Grand Prieur et de M. de Conflans. Il a été décidé qu'il n'y avoit point eu de combat, et ces Messieurs ont été renvoyés. »

Page 43, note 2. Le P. Anselme avait eu comme précurseur l'abbé Jean de Longueil qui fit paraître en 1656 une *Histoire généalogique des officiers de la couronne de France,* etc. (Loret, *Muse historique,* tome II, p. 540), ouvrage assez rare, dont la Bibliothèque nationale ne possède pas d'exemplaire. — Outre Du Fourny, qui collabora activement à l'œuvre, le P. Anselme et ses continuateurs furent grandement aidés par divers érudits, notamment par les d'Hozier (dont ils négligèrent de mentionner les nombreuses communications avec une ingratitude que Moréri a relevée dans son *Dictionnaire,* tome VI, première partie, p. 407), et par Clairambault, auquel est due la rédaction du tome IX, sur les chevaliers du Saint-Esprit (*Cabinet historique,* tome XVII, 2e partie, p. 50). Les Pères Ange et Simplicien, en donnant leur édition de 1726-33, ne la regardaient pas comme définitive et, dans les années suivantes, ils réunirent un gros dossier d'Additions et corrections qui est actuellement conservé aux Archives nationales, carton M 609, nº 5, et un exemplaire annoté de l'ouvrage, qui vient peut-être de l'un d'eux, se trouve à la Bibliothèque nationale, mss. Fr. 33209-33227. L'édition de 1726-33 avait été entreprise en société par les libraires David et Cavelier père, et par souscription ; mais, plusieurs souscripteurs ayant négligé de retirer leur exemplaire, un arrêt du Conseil privé du 13 juin 1746 déclara qu'ils seraient déchus au bout d'un an du bénéfice de leur souscription (Archives nationales, AD * 883, nº 10). — Saint-Simon a raconté dans le Préambule de sa notice sur les maisons d'Albret, d'Armagnac et de Châtillon (*Écrits inédits,* tome IV, p. 340), comment il a été amené à prendre l'*Histoire généalogique* pour base de ses « Notes » sur les duchés pairies et sur les officiers de la couronne. Nous avons eu occasion de remarquer bien des fois combien il s'en est servi pour toutes les généalogies qu'il a insérées dans ses *Mémoires* ; mais ce n'a pas été sans la critiquer et la rectifier à diverses reprises (voyez notamment *Écrits inédits,* tome VIII, p. 339 et 387, et *Notice sur la maison de Saint-Simon* dans le tome XXI et complémentaire de l'édition des *Mémoires* de 1873). Il avait même projeté de lui donner une continuation (*Annuaire-Bulletin de la Société de l'histoire de France,* 1874, 2e partie, p. 89-92). De nos jours, M. Pol Potier de Courcy a exécuté le projet de Saint-Simon, en poussant jusqu'à notre époque la plupart des généalogies.

Page 47, note 3. Relativement à l'opinion du duc de Bourgogne sur la querelle entre le cardinal de Noailles et les deux évêques de Luçon et de la Rochelle, on peut citer un passage d'une lettre de Mme de Maintenon du 23 janvier 1712 (A. Geffroy, *Mme de Maintenon d'après sa correspondance authentique,* tome II, p. 297). On y voit que le jeune prince était moins porté vers le cardinal que Saint-Simon ne voudrait le faire croire. « Monsieur le Dauphin est irrité de ce qu'on répand dans Paris, et même à Rome, qu'il est pour Monsieur le cardinal, qu'il condamne les évêques, et que le parti trouvera de l'appui de son côté. Il me parut qu'il ne dédaigneroit pas de déclarer ses sentiments publiquement, et qu'il ne croiroit rien faire contre sa grandeur. » Voici en outre comment le futur cardinal Quirini, qui se trouvait alors en France, parle de cet écrit dans son *Commentarius historicus de rebus pertinentibus ad Angelum-Mariam S. R. E. cardinalem Quirinum* (Brescia, 1750, in-8°), *pars prima,* p. 145-146 : « Haud omittam referre multos variosque eo tempore in singulis, ut, ita dicam, Versaliarum angulis agitatos fuisse sermones de commentariolo theologico inter schedas Delphini ante paucos dies defuncti reperto, cujus scilicet ab eodem, dum adhùc Burgundiæ dux nominaretur, conscribendi causam præbuisset rumor per Gallias et extra ipsas etiam disseminatus de propenso ejus principis animo erga Jansenianos. Ex aulicis etiam primatibus quosdam præfractè contendentes audivi, fœtum illum suppositum fuisse a Patre Tellerio, regis a confessionibus, seu ab alio Molinianæ doctrinæ principe, aut assecla ; at contra multo sanius mihi sentire videbantur, qui fœtus ejusdem parentem agnoscebant ipsummet Delphinum seu Burgundiæ ducem. Tandem regis Ludovici authoritate dirempta fuit controversia ; nam ejus imperio transmissus fuit Romam ad cardinalem de la Tremoille idem commentariolus, ut Clementi XI exhiberetur. Hausit igitur autographum ipsum suis oculis pontifex, tantoque inde gaudio perfusus fuit, ut una simul ex iisdem laberentur uberes lacrymæ, nec potuerit quin fateretur explicatos in eo scripto de catholica doctrina sensus hujusmodi esse, qui principem theologicis studiis haud minus quam theologum, haud minus quam antistitem, excultum referrent. Gavisi sunt præ cæteris pater Tellerius, Rohanius Argentoratensis et Bissy Meldensis episcopi, quod firma animo meo hæc sederet sententia, nefas esse dubitare de germano commentarii illius auctore, paratumque me profiterer veritatem hanc in Italiam propalare. »

Page 61, note 5. Le cordelier Lemarchand était né à Loyat, près Ploermel, en Bretagne, en mai 1686 ; il n'avait donc que vingt-six ans.

Page 69, note 5. Ce qui explique l'erreur de Saint-Simon, c'est que, dès le 6 mai 1712, Dangeau (*Journal,* tome XIV, p. 141) avait parlé du futur mariage du marquis de Meuse et de Mlle de Zürlauben.

Page 75, note 5. Il n'a pas jusqu'à présent été donné d'explication satisfaisante de la locution *faire une fin comme les cochers.* On pourra cependant voir ce qui est dit dans l'*Intermédiaire des chercheurs et des curieux,* tome IX, 1876, p. 99 et 185.

Page 77, note 7. D'après Voltaire (*Catalogue des écrivains français du siècle de Louis XIV*), la Fare fit ses premiers vers pour Mme de Caylus, cette nièce préférée de Mme de Maintenon. Voici deux strophes où il est parlé d'elle :

M'abandonnant un jour à la tristesse,
Sans espérance et même sans désirs,
Je regrettois les sensibles plaisirs,
Dont la douceur enchanta ma jeunesse.
Sont-ils perdus, disois-je, sans retour !
Et n'es-tu pas cruel, Amour !
Toi que je fis, dès mon enfance,
Le maître de mes plus beaux jours,
D'en laisser terminer le cours
A l'ennuyeuse indifférence ?

Alors j'aperçus dans les airs
L'enfant maître de l'Univers,
Qui, plein d'une joie inhumaine,
Me dit en souriant : « Tircis, ne te plains plus ;
Je vais mettre fin à ta peine :
Je te promets un regard de Caylus. »

La Fare a caractérisé ses vers faciles et négligés dans ce dizain souvent cité :

Présent de la seule nature,
Amusement de mon loisir,
Vers aisés par qui je m'assure
Moins de gloire que de plaisir,
Coulez, enfants de ma paresse ;
Mais, si d'abord on vous caresse,
Refusez-vous à ce bonheur ;
Dites qu'échappés de ma veine
Par hasard, sans force et sans peine,
Vous méritez peu cet honneur.

Page 95, note 6. Voici comment les *Mémoires de Sourches* (tome XIII, p. 455-456) racontent la cérémonie de la remise de la barrette au cardinal de Rohan : « Après le lever du Roi, le camérier du pape Bianchini eut son audience publique de Sa Majesté dans le cabinet ; il étoit vêtu d'une espèce de simarre violette ; il parla en italien fort haut et longtemps, et son discours fut dans le style italien. Le Roi alla à la messe à son ordinaire, hormis qu'il alla en bas dans sa grande chapelle ; quand la messe fut achevée, le cardinal de Rohan, en habit et camail violet, arriva par le bas de la chapelle, conduit par Sainctot, introducteur des ambassadeurs, par Merlin, aide des introducteurs, et par Desgranges, maître des cérémonies, et vint, après avoir fait une profonde révérence au Roi, se mettre à genoux sur un carreau à côté de son prie-Dieu. Un moment après, Bianchini vint de la sacristie, vêtu d'une simarre rouge qui avoit un petit coqueluchon plus grand que ne le sont en France ceux des camails des évêques, et ayant fait le tour derrière le Roi, passa un peu plus loin que lui, et, revenant sur ses pas, apporta la barrette rouge et la lui présenta. En même temps le cardinal de Rohan s'avança, et le Roi la lui mit sur la tête, et puis reprit le chemin de son cabinet. Un demi-quart d'heure après, le cardinal de Rohan parut, suivi de Bianchini, revêtu de l'habit rouge de cérémonie des cardinaux, et ayant attendu quelques moments à la porte du cabinet du Roi, on ouvrit la porte à tout le monde, et le cardinal, s'étant approché du Roi de la meilleure grâce du monde, et d'une manière très respectueuse, lui fit un remerciement qui ne fut entendu que de ceux qui étoient les plus proches, et le Roi lui répondit avec beaucoup d'honnêteté et de marques de bienveillance. » Torcy, dans une lettre du 25 juillet au cardinal Ottoboni (Affaires étrangères, vol. *Rome* 523, fol. 6 v°) loue l'éloquence du discours de Bianchini.

Page 117, note 3. M. de la Chaussée, écrivant de Rome à Torcy, le 21 mai 1712, une lettre détaillée sur les nouveaux cardinaux, disait du P. Casini (Affaires étrangères, vol. *Rome* 519, fol. 263) : « On ne peut l'accuser d'avoir gagné le chapeau en flattant la cour de Rome dans ses sermons. Il se fait un devoir essentiel de ne point masquer la vérité et de représenter les vices et les abus tels qu'ils sont sans aucun déguisement pour en inspirer la sainte horreur qu'on doit en avoir. On ne lui attribue d'autre défaut que celui, qui est commun à son ordre, d'être entièrement dévoué à la maison d'Autriche. »

Page 127, note 7. A propos du voyage de Bolingbroke en France en août 1712, Tessé écrivait à la princesse des Ursins, de Fontainebleau, le 14 août (ms. Nouv. acq. fr. 20274) : « ... Ce matin, nous avons appris que le comte de Saint-Jean, autrement et depuis peu vicomte de Bolingbroke, est arrivé à Calais et qu'il sera ici dans peu de jours avec l'abbé Gaultier et Prior, qui sont deux petits génies subalternes qui n'ont pas laissé d'agir dans la grande machine de la paix. Cette nouvelle, que vous saurez d'ailleurs, ne paroît pas indifférente. Je me souviens d'avoir lu que M. Mazarin, avant sa grande fortune, s'étoit trouvé, en Italie, entre deux armées prêtes d'en venir aux mains, et que, par ses soins, tout le sang qui fut répandu ne fut que celui qui fit changer son chapeau de couleur. Que sait-on ce que va produire l'arrivée de ce principal ministre d'Angleterre ?... » Et le 21 août : « ... La nouvelle du jour, c'est l'arrivée du vicomte de Bolingbroke, que le Roi a fait loger dans le château, où il lui fait servir une table, dont la dépense au moins ne sera pas longue ; car ce mylord repart pour Londres dans deux ou trois jours. Les spéculatifs, toujours incertains comme les faiseurs d'almanachs, croyoient que d'ici ce ministre passeroit à Utrecht pour y donner quelques coups de plumes décisifs ; mais l'homme propose et Dieu dispose : il retourne à Londres, et ce n'est pourtant, je crois, que reculer de quelques jours pour mieux sauter. Vous en serez mieux instruite que nous autres galopins, qui ne voyons que ce qu'il plaît au Roi ou à ses ministres très secrets de nous laisser entrevoir... »

Page 159, note 2. Quoique nommé dans le courant d'août pour aller porter les compliments du Roi à la reine d'Angleterre, et non pas avec le titre d'ambassadeur, le duc d'Aumont retarda son départ pour faire coïncider son voyage avec celui de l'envoyé anglais. C'est seulement le 10 décembre qu'il prit congé du Roi, et il ne quitta Paris que le 17, et se rendit à Boulogne, où il attendit plusieurs semaines le duc de Shrewsbury pour profiter du yacht qui devait amener celui-ci en France (*Dangeau*, p. 262, 265, 278, 281, 282, 318, 319, 323 et 324; *Gazette d'Amsterdam*, 1712, n° cv); enfin il débarqua à Douvres le 15 janvier et se rendit de suite à Londres. Ses domestiques y étaient arrivés dès le courant d'octobre avec un équipage si considérable qu'il fallut trois navires pour le transporter (*Gazette d'Amsterdam*, Extraordinaire LXXXIX). L'Angleterre avait offert de le loger au palais de Somerset, à condition que l'ambassadeur anglais serait logé au Luxembourg; la France n'ayant pas voulu y consentir, M. d'Aumont loua la maison du marquis de Powis (*ibidem*, n^os^ XCIII et XCVIII). Il s'y installa avec une nombreuse suite, parmi laquelle le peintre Desportes et le poëte Jacques Vergier, commissaire de marine, qui fit les fonctions d'attaché naval (reg. O¹ 1083, p. 144; Jal, *Dictionnaire critique*, col. 490 et 1253-1254). Quoiqu'arrivé à Londres en janvier et ayant donné des fêtes dont la *Gazette de Leyde* rendit compte (année 1713, n°s 43 et 55), M. d'Aumont, à cause de l'incendie de sa maison (ci-dessus, p. 287), ne fit son entrée solennelle que le 12 juillet et eut sa première audience de la reine le 15 (*Mercure* de juillet, p. 268-272, et d'août, p. 73-111; *Gazette*, p. 357 et 368; *Gazette de Leyde*, n°s 58 et 60; *Curiosités historiques*, édition 1759, tome II, p. 264-290). Les dépêches de son ambassade sont au Dépôt des affaires étrangères; il y en a une copie à la Bibliothèque nationale, ms. Fr. 10714 et 10715. Le marquis de Goussainville, fils du premier président Nicolay, qui avait été le rejoindre à Londres, écrivit de ce pays à ses parents diverses lettres qui ont été publiées dans les *Pièces justificatives pour servir à l'histoire de la maison de Nicolay*, tome I, n° 407.

Page 174, note 3. Frédéric, baron Sirtema de Grovestins, né en 1668, avait eu d'abord un régiment d'infanterie; il devint par la suite lieutenant général de la cavalerie, gouverneur de Berg-op-Zoom et quartier-maître général des armées des Provinces-Unies; il mourut le 30 novembre 1730. Il y a une relation de sa course en Champagne, datée du 12 juillet 1712, au Dépôt des affaires étrangères, vol. *Allemagne* 352, fol. 72-74.

Page 180, note 4. L'acte original des renonciations du roi Philippe V, signé de sa main et déposé sur son ordre aux archives royales de Simancas, a été apporté en France avec une partie de ces archives sous Napoléon Ier et est actuellement conservé dans le carton K 1680^B^. L'expédition signée par Philippe V qui servit à l'enregistrement au Parlement est exposée au musée des Archives nationales (n° 937).

Page 181, note 3. Voici la lettre que le roi d'Espagne Philippe V écrivit à son frère le duc de Berry à propos de sa renonciation au trône d'Espagne et dont Saint-Simon a loué les termes affectueux et sincères. Elle existe en original autographe dans le volume *Espagne* 217, fol. 56, au Dépôt des affaires étrangères ; elle est datée du Buen-Retiro le 6 novembre 1712 : « Il y a bien longtemps, mon très cher frère, que je n'ay receu de lettre de vous : je ne mérite pas certainement ce silence par l'amitié que j'ay pour vous, dont la vivacité est telle que vous la pouvez souhaitter. Je compte toujours malgré cela sur la vostre et vous ne scauriez me faire un plus grand plaisir que de me la continuer. Je signai hyer au matin ma renonciation à la couronne de France que je jurai publiquement, et je fis l'après disnée l'ouverture des estats de mon royaume, où on doit la confirmer. Au milieu des raisons politiques qui m'ont obligé à cette renonciation pour donner la paix à tant de peuples accablés d'une si longue et si cruelle guerre, vous devez êtes persuadé que les sentiments que j'ay pour vous ne m'ont pas permis d'être insensible au plaisir de penser que cela retomboit en faveur d'un frère que j'aime si tendrement. J'espère que vous ne le serez pas non plus aux nouvelles marques que je vous donne de ma tendresse en cette occasion, et je finis, mon très cher frère, en vous asseurant que vous pouvez compter sur elle tant que je vivrai. PHILIPPE. »

Page 186, note 9. A propos du mariage du duc de Luynes avec la sœur consanguine de sa mère, Tallemant des Réaux (*Historiettes*, tome V, p. 380) cite un mot amusant du chevalier de Roquelaure.

Page 190, note 2. Fénelon écrivait au duc de Chevreuse (*Correspondance*, tome I, p. 85) : « Vous n'êtes point lent, mais vous êtes long ; vous employez beaucoup de temps à chaque chose, non par la lenteur de vos opérations (car, au contraire, elles sont précipitées), mais par la multitude excessive des choses que vous y faites entrer. Vous voulez dire sur chaque chose tout ce qui y a quelque rapport ; vous craignez toujours de ne pas dire assez... » Et plus loin (p. 90) : « ... L'esprit n'a pas moins besoin de jeûner que le corps ; il a aussi ses intempérances. Le jeûne, qui sembleroit devoir épuiser, fortifie, quand il soulage un estomac surchargé. Tout de même, un esprit surchargé d'aliments a besoin de jeûne... Travaillez donc à vos affaires, mais sans vous laisser aller à une multitude de vues qui causent toujours la lenteur et l'indécision. Coupez court, et faites hardiment des fautes dans le détail, plutôt que de faire en général celle de vouloir faire trop bien et de ne point finir. »

Page 195, note 2. Antoine Sconin, sieur d'Arginvilliers, baptisé en la paroisse de Chouy le 13 septembre 1657, docteur en droit, d'abord intendant du duc de Chevreuse, acheta une charge de commissaire provincial des guerres en la généralité de Paris, et devint en août 1709 syndic général des commissaires des guerres. Il avait épousé, par contrat du 19 décembre 1677, Catherine Vallette ; étant devenu veuf, il se remaria le 24 juin 1709 avec Marie-Auguste le Beau, veuve de Jean-

Baptiste Choderlos de Laclos, secrétaire du Roi ; cette seconde femme mourut en novembre 1716. Du premier lit, il eut trois fils et quatre filles, dont l'aîné Honoré-Louis Sconin, avocat au Parlement, fut commis du ministère de la guerre en 1708 ; en mars 1713, ce fils fut enfermé à la Bastille pour avoir vendu de fausses routes à des officiers pour le logement et l'étape, et il y resta jusqu'au 28 juin 1715 (Bibliothèque nationale, Cabinet des titres, dossier bleu SCONIN ; dossiers de la Bastille à la Bibliothèque de l'Arsenal).

Page 281, note 4. Saint-Simon a raconté un trait d'originalité de l'archevêque d'Auch, frère de Desmaretz. Tandis qu'il était évêque de Riez, il eut beaucoup de démêlés avec son clergé, si l'on s'en rapporte à cette lettre que le chancelier Boucherat adressa le 20 juin 1699 à M. Lebret, premier président du parlement de Provence (ms. Franç. 8865, fol. 495) : « Il a été écrit une lettre sous le nom des curés du diocèse de Riez, par laquelle ils se plaignent que M. l'évêque de Riez les traite avec rudesse et mépris, et qu'il s'est porté à l'extrémité d'en battre quelques-uns ; que, depuis quatorze ans qu'il est évêque, il n'a pas encore fait la visite de son diocèse, quoiqu'il y ait toujours résidé ; qu'il a trouvé 5 800 livres d'argent comptant de son prédécesseur, sans avoir fait aucune réparation. Toutes ses paroisses sont dans le dernier désordre et sa cathédrale ressemble plutôt à une écurie qu'à un temple de la maison de Dieu. Il tient autant de chevaux et de domestiques qu'un général d'armée, et il se passe peu de jours qu'il n'enivre quelqu'un ou ne s'enivre avec eux ; qu'il demeure jusqu'à midi à sa toilette, et joue le reste du jour ; et on dit qu'il renie le saint nom de Dieu comme un soldat aux gardes. Il se fait servir depuis plus de dix ans par une jeune fille de chambre, avec laquelle la médisance publie qu'il a relation ; qu'il ne donne pas un sol aux pauvres, quoiqu'il ait plus de trente mille livres de rentes ; qu'il se passe peu d'années qu'il ne se fasse faire des présents par des communautés ; qu'il a la juridiction dans Riez, où quelque crime qu'on y ait commis, il n'en est pas parlé, pourvu qu'on donne de l'argent à son maître d'hôtel, et qu'enfin il n'a de relation qu'avec le sieur du Bosqué, qui est un scélérat condamné à mort pour crimes énormes, et qu'il a porté la chose jusqu'à lui faire baptiser un enfant il y a quelques mois. Cette lettre est datée de Riez en Provence du 4 de ce mois. Prenez la peine, de vous informer de la vérité, pour l'avertir ensuite de ces plaintes, si elles sont véritables, et l'exciter à changer de conduite. »

Page 285, note 9. Lorsque, en 1699, la duchesse de Bourgogne réussit à faire baisser, pour un temps, la hauteur des coiffures de femmes, la *Gazette d'Amsterdam* fit connaître ainsi cette nouvelle à ses lecteurs (nº LXXXI) : « De Paris, le 2 octobre. Il y a ici une nouvelle mode, depuis huit jours, touchant les ajustements de tête des dames, qui sont, comme on sait, à coiffures hautes sur le devant, avec des rayons et des souris attachés avec des fils de fer, et quatre grands pendants ou barbes par devant et par derrière. Mais Mme la duchesse de Bourgogne, ayant remarqué que S. M. avoit quelquefois parlé de ces sortes de coiffures comme d'une chose incommode, et qui ne paroissoit pas lui plaire, se présenta, deux jours après, devant S. M. avec une autre sorte de parure de tête, dont le devant n'étoit pas à beaucoup près si haut qu'il avoit de coutume d'être, et sans aucune barbe ; sur quoi S. M. lui témoigna qu'il la trouvoit mieux de cette manière qu'elle n'étoit auparavant. Mme la princesse de Conti, qui survint dans ce moment, servit à faire la comparaison des différences de ces deux coiffures, parce que la sienne étoit à l'ordinaire. Mais Mme la duchesse de Bourgogne en eut tout l'avantage, et, à son exemple, toutes les dames de la cour ont voulu suivre cette nouvelle mode, et à Paris chacun veut s'y conformer. Cela fera du tort aux marchands de dentelles, qui en vendoient beaucoup pour les barbes, qui sont retranchées ; mais en récompense les ouvrières qui travaillent à ces nouveautés gagneront beaucoup. On appelle ces coiffures « les petites Bourgognes ». Et, quelques jours plus tard, le 9 octobre (nº LXXXIII), elle insère cette nouvelle correspondance : « Il y a quatre jours que cinq ou six femmes parurent à Fontainebleau, dans l'antichambre du Roi, avec des coiffures élevées, dont la mode est passée à la cour, ce qui les fit regarder de tous ceux qui étoient présents comme des personnes d'un autre monde, et les obligea de se retirer sans oser paroître au dîner du Roi, comme elles avoient dessein. » Les hautes coiffures s'appelaient des *rayons* (*Madame de Maintenon d'après sa correspondance,* tome II, p. 256). « *Rayon* se dit de la coiffure des femmes, pour marquer la manière dont leurs coiffes sont élevées sur leurs têtes en forme de rayons » (*Académie,* 1718).

Page 355, note 7. A propos de la pension que M. de Monasterol obtint du Roi pour sa femme, il y a au Dépôt des affaires étrangères, vol. *Bavière* 64, fol. 34, une lettre de l'ambassadeur datée du 29 avril 1713 et adressée à un commis de Torcy : « Je vous prie de trouver bon que je vous envoie mon secrétaire pour savoir si vos continuelles occupations vous ont permis de penser un instant à moi, touchant l'ordonnance que M. Desmaretz m'a demandée pour la création de vingt mille livres de rente viagère sur l'Hôtel-de-Ville, qu'il a plu au Roi de m'accorder sur les bons offices de M. de Torcy. Vous savez aussi bien que moi qu'il ne faut point laisser tirer en longueur ces sortes d'affaires..... »

Page 367, note 5. A propos des retards apportés à l'élévation au cardinalat de M. de Forbin-Janson, évêque de Beauvais, le P. Léonard insérait dans son *Journal,* au 18 septembre 1686, cette note (ms. Fr. 10265, fol. 170) : « Tous les cardinaux qui étoient au consistoire congratulèrent le pape du bon choix qu'il venoit de faire. Quand ce fut au cardinal d'Estrées, après avoir fait son compliment, il dit à S. S. que le Roi seroit fort surpris quand il sauroit que l'évêque de Beauvais avait été oublié, puisqu'il étoit nommé par le roi de Pologne et recommandé par S. M. ; qu'il étoit surprenant que les calomniateurs eussent prévalu auprès de S. S. » Et au 4 janvier 1687 (fol. 201) : « L'ambassadeur de France a fait instance, par le moyen du cardinal Cibo, afin que l'évêque de Beauvais fût par la promotion nommé au cardinalat, en faveur de qui le roi de Pologne a écrit une lettre à S. S., où il lui remontre tous les dangers par lesquels il a passé les uns après les autres pour la religion, et que le pape, en faveur des autres puissances, n'avoit pas eu d'égard au cardinalat des autres personnes qui n'étoient pas de même nation, et que S. M. Polonoise n'étoit pas contente de cette excuse, persistant toujours dans sa nomination, n'ayant point même fait réponse à la lettre du cardinal Denhof, qu'on lui a voulu supposer en sa place. »

Page 383, note 3. L'envoyé de Danemark à Paris, Christian Wernicke, communiqua à Torcy, le 28 mai 1713, la capitulation de Steenbock et des troupes suédoises signée à Oldensworth le 16 mai, et le texte s'en trouve au Dépôt des affaires étrangères, vol. *Danemark* 76, fol. 219-222. Aux folios 224 et 226 se trouvent deux lettres de Poussin, chargé d'affaires de France à Copenhague. Un premier cartel avait été signé le 18 janvier (*ibidem*, fol. 212-213).

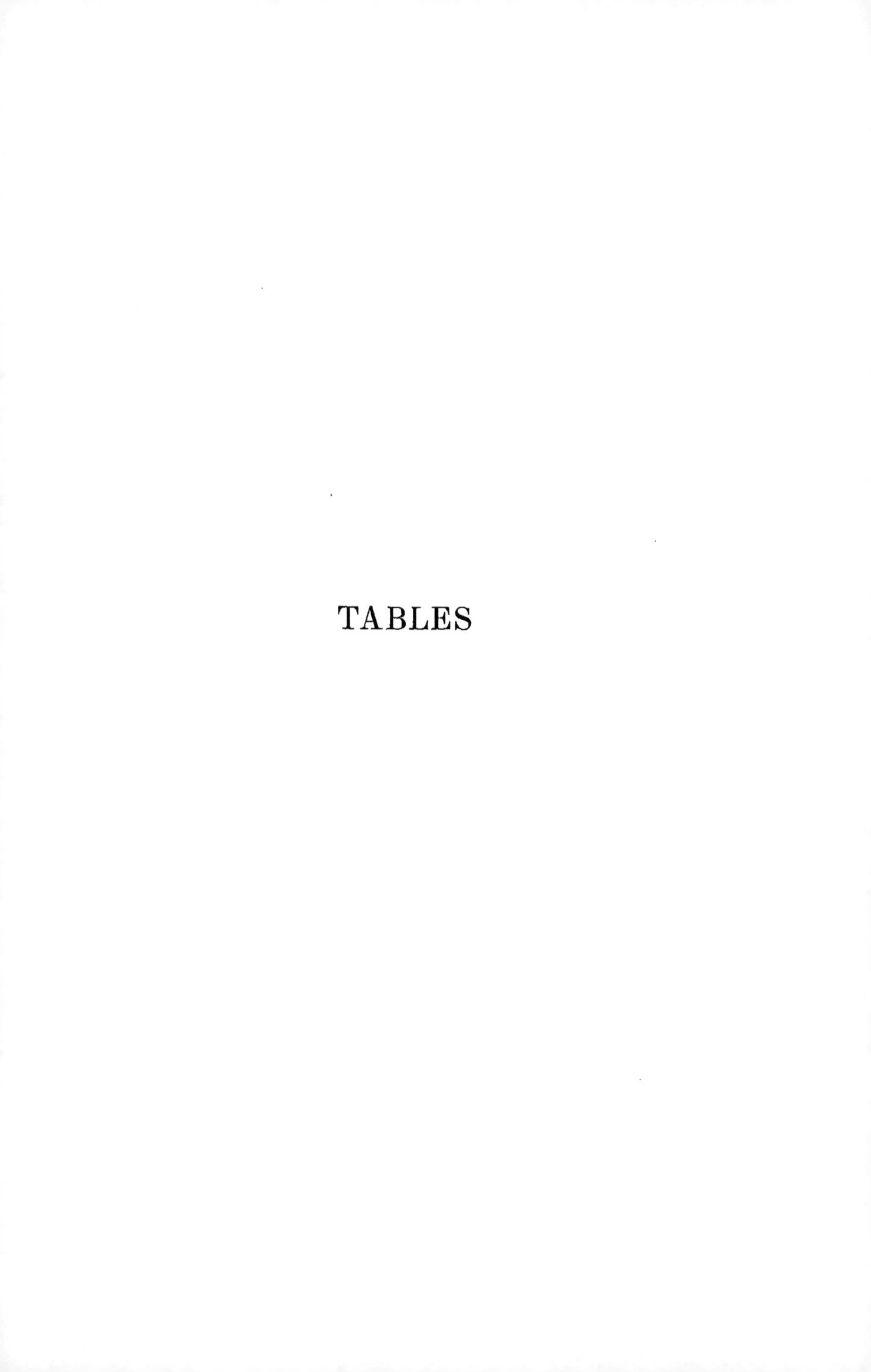

TABLES

I

TABLE DES SOMMAIRES

QUI SONT EN MARGE DU MANUSCRIT AUTOGRAPHE.

Suite de 1712.

1713

II

TABLE ALPHABÉTIQUE

DES NOMS PROPRES

ET DES MOTS OU LOCUTIONS ANNOTÉS DANS LES *MÉMOIRES*.

N. B. Nous donnons en italique l'orthographe de Saint-Simon, lorsqu'elle diffère de celle que nous avons adoptée.

Le chiffre de la page où se trouve la note principale relative à chaque mot est marqué d'un astérisque.

L'indication (Add.) renvoie aux Additions et Corrections.

A

B

C

D

H

I

J

K

L

M

N

O

Q

R

S

U

V

III
TABLE DE L'APPENDICE

PREMIÈRE PARTIE

ADDITIONS DE SAINT-SIMON AU *JOURNAL DE DANGEAU*.

(Les chiffres placés entre parenthèses renvoient au passage des *Mémoires* qui correspond à l'Addition.)

SECONDE PARTIE

TABLE DES MATIÈRES

CONTENUES DANS LE VINGT-TROISIÈME VOLUME.

FIN DU TOME VINGT-TROISIÈME

CHARTRES. — IMPRIMERIE DURAND, RUE FULBERT.

www.ingramcontent.com/pod-product-compliance
Ingram Content Group UK Ltd.
Pitfield, Milton Keynes, MK11 3LW, UK
UKHW012141240726
13966UKWH00001B/88